Antoni Lang / Margarete Saatweber

Stimme und Atmung

Kernbegriffe und Methoden des Konzeptes Schlaffhorst-Andersen und ihre anatomisch-physiologische Erklärung

Die Autorinnen

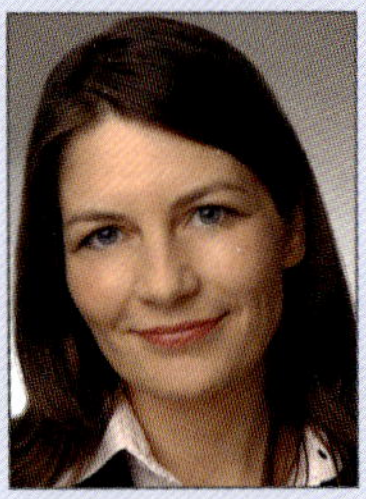

Dr. med. Antoni Lang:

- Approbierte und promovierte Ärztin mit der Zusatzbezeichnung „Naturheilverfahren"
- Staatlich geprüfte Atem-, Sprech- und Stimmlehrerin und -therapeutin
- Psychology Master Practitioner
- Nach ärztlicher Tätigkeit in Berlin seit 1997 an der CJD Schule Schlaffhorst-Andersen Bad Nenndorf tätig in der Funktion der Medizinischen Leitung sowie als Dozentin für medizinische Fächer und für Einzelunterricht in Atem-, Sprech- und Stimmschulung und -therapie
- Vorträge auf nationalen und internationalen Kongressen sowie Veröffentlichungen in deutschen und englischen Fachzeitschriften
- In dem vorliegenden Buch für die wissenschaftliche Fundierung des Konzeptes bzw. für die anatomisch-physiologischen Erklärungen der Kernbegriffe und Methoden zuständig

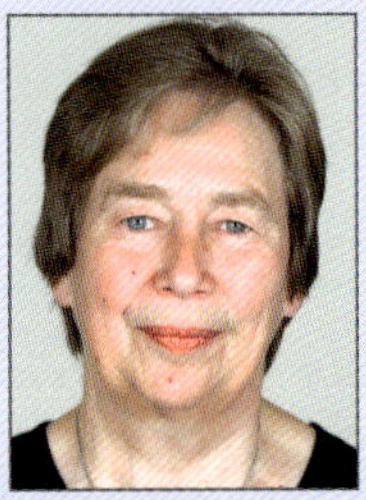

Margarete Saatweber †:

- Atem-, Sprech- und Stimmlehrerin und Logopädin
- Bis 2009 in eigener Praxis tätig
- Langjährige Studienleiterin in der Ausbildung zur/zum Atem-, Sprech- und Stimmlehrer*in /-therapeut*in an der CJD Schule Schlaffhorst-Andersen (1984-2001)
- 2002-2009 Lehrbeauftragte im Fachbereich Mündliche Kommunikation / Germanistik an der Bergischen Universität Wuppertal
- 2002-2009 Dozentin an der Schauspielschule des Theaters der Keller in Köln, langjährige Stimmtrainerin an verschiedenen Theatern
- Seminar- und Fortbildungstätigkeit in den Bereichen Atem-, Stimm- und Sprechbildung, Sprach- und Stimmtherapie für pädagogische Fachkräfte, Ärzt*innen und Thera-peut*innen wie Logopäd*innen, Sprachheilpädagog*innen, Physiotherapeut*innen u. a.
- In dem vorliegenden Buch für die Recherche der schriftlichen, z. T. historischen Quellen von Clara Schlaffhorst, Hedwig Andersen und ihren Schüler*innen zuständig

Die Herausgeber

Schule Schlaffhorst-Andersen

die-chancengeber.de

Den ganzen Menschen sehen … und ausbilden!

CJD Schule Schlaffhorst-Andersen Bad Nenndorf
Bornstraße 20 – 31542 Bad Nenndorf
www.stimmprofis.de

Codierungsnummer CJD-09-09-873-6.
Die CJD Schule Schlaffhorst-Andersen Bad Nenndorf ist eine Einrichtung im CJD.
(Christliches Jugenddorfwerk Deutschlands e. V. – Teckstraße 23 – 73061 Ebersbach – www.cjd.de)

Das CJD bietet jährlich 155.000 jungen und erwachsenen Menschen Orientierung und Zukunftschancen. Sie werden von 9.500 hauptamtlichen und vielen ehrenamtlichen Mitarbeitenden an über 150 Standorten gefördert, begleitet und ausgebildet. Grundlage ist das christliche Menschenbild mit der Vision "Keiner darf verloren gehen!".

Antoni Lang / Margarete Saatweber

Stimme und Atmung

Kernbegriffe und Methoden des Konzeptes Schlaffhorst-Andersen

und ihre anatomisch-physiologische Erklärung

Schulz-Kirchner Verlag

Bibliografische Information der Deutschen Nationalbibliothek

Die Deutsche Nationalbibliothek verzeichnet diese Publikation in der Deutschen Nationalbibliografie; detaillierte bibliografische Daten sind im Internet über http://dnb.d-nb.de abrufbar.

Besuchen Sie uns im Internet: www.schulz-kirchner.de

3., komplett überarbeitete, aktualisierte und ergänzte Auflage 2020
2., überarb. Auflage 2011
1. Auflage 2010
ISBN 978-3-8248-0646-1
eISBN 978-3-8248-0766-6

Mollweg 2, D-65510 Idstein
Vertretungsberechtigte Geschäftsführer:
Dr. Ullrich Schulz-Kirchner, Martina Schulz-Kirchner
Fachlektorat: Prof. Dr. Claudia Iven
Lektorat: Doris Zimmermann
Layout: Petra Jeck
Zeichnungen: Rebekka Vahldieck

Druck und Bindung: TZ-Verlag-Print-GmbH, Bruchwiesenweg 19, 64380 Roßdorf
Printed in Germany

Inhaltsverzeichnis

Vorwort

Seit einigen Jahren wird durch Fachkreise eine Zunahme der Stimm- und Sprechstörungen beobachtet. Gleichzeitig wird Kommunikation im privaten und beruflichen Alltag zunehmend wichtiger und anspruchsvoller. Betroffen sind nicht nur Menschen mit Sing- und Sprechberufen wie Sänger*innen, Schauspieler*innen, Moderator*innen oder Lehrer*innen, sondern auch andere Berufsgruppen, die existenziell auf ihre Stimme angewiesen sind. Dazu gehören Erzieher*innen, die anwachsende Zahl von Mitarbeiter*innen in Callcentern, Jurist*innen oder Geschäftsleute, deren berufliche Basis und Sicherheit von ihrer Überzeugungskraft in Vorträgen, Gesprächen und Präsentationen abhängen.

Die Komplexität des Systems von Stimme und Sprechen sowie die multifaktorielle Genese von Stimm- und Sprechstörungen erfordern eine ganzheitliche und ganzkörperliche Herangehensweise.

Das Konzept Schlaffhorst-Andersen ist ein ganzheitlich und ganzkörperlich ausgerichtetes Konzept, um Menschen im Umgang mit Stimme, Sprechen und Atmung zu trainieren und zu coachen. Darüber hinaus kann es zur Prophylaxe und Therapie von Störungen und Erkrankungen dieses Systems eingesetzt werden. Die Herangehensweise ist individuell und basiert auf den modernen lernpädagogischen Erkenntnissen. Auch Methoden zur Regeneration und Vitalisierung der Person in Leistungssituationen sind grundsätzliche Bestandteile des Konzeptes. Eine von ärztlicher Seite verordnete Sprach-, Sprech- oder Stimmtherapie nach diesem Konzept wird von den Krankenkassen erstattet.

In der Praxis hat sich das Konzept Schlaffhorst-Andersen seit über 100 Jahren bewährt und stetig weiterentwickelt. Im vorliegenden Werk werden die Kernbegriffe und Methoden erstmalig anatomisch-physiologisch aufgearbeitet und fachlich fundiert und nach aktuellem wissenschaftlichen Stand dargestellt. Das Buch wendet sich an alle Menschen, die sich auf professioneller Ebene mit den Themen Stimme, Sprechen und Atmung befassen, sowie an medizinisch interessierte Laien.

Das Buch gliedert sich in zwei Teile:
In Teil I werden die Kernbegriffe des Konzeptes Schlaffhorst-Andersen vorgestellt. Die aufgeführten fachspezifischen Termini sind im Laufe der Zeit aus dem praktischen Umgang mit Atmung, Sprache und Stimme hervorgegangen. Sie benennen die grundsätzlichen Arbeitsinhalte, Prinzipien, Fokusse und Ziele des Konzeptes.

Teil II beschäftigt sich mit den Methoden des Konzeptes Schlaffhorst-Andersen. Sie lassen sich leicht kombinieren und dem gewünschten Schwierigkeitsgrad anpassen. Ein Grundprinzip ist die individuelle Auswahl der Verfahren sowie deren fließender Wechsel innerhalb einer Unterrichts- oder Therapiesequenz.

Das vorliegende Werk ist so konzipiert, dass man es sowohl in der vorliegenden Reihenfolge lesen als auch als Nachschlagewerk nutzen kann. Alle 30 Hauptkapitel folgen einem übersichtlich strukturierten und einheitlichen Aufbau in vier Unterkapitel:

1. Definition
2. Anatomisch-physiologische Erklärung
3. Praktische Hinweise
4. Schriftliche Quellen aus der Schlaffhorst-Andersen-Literatur

In Unterkapitel 1 werden die Kernbegriffe und Methoden des Konzeptes Schlaffhorst-Andersen definiert und ihr Stellenwert in Bezug auf die Arbeit mit Stimme und Atmung dargestellt.

In Unterkapitel 2 finden sich die für das Kapitel bedeutsamen anatomisch-physiologischen Erklärungen. Ggf. werden hier auch angrenzende wissenschaftliche Hintergründe, z. B. aus der Physik oder Psychologie dargestellt.

Die praktischen Hinweise in Unterkapitel 3 dienen der Veranschaulichung und verstehen sich als Anregungen. Sie sollen und können keinen Ersatz für eine konkrete und persönliche Anleitung darstellen oder für eine professionelle Behandlung bei gesundheitlichen Problemen. Von detaillierten Übungsanleitungen haben wir abgesehen, um den Umfang dieses Buches nicht zu sprengen. Wären wir dabei der Vielseitigkeit der Methoden und ihrer individuellen Anwendungsmöglichkeiten gerecht geworden, wäre dieser Anteil zu umfassend geworden.

Mit der Aufführung der schriftlichen, z. T. historischen Quellen aus der Schlaffhorst-Andersen-Literatur wird in Unterkapitel 4 ein Einblick in die Entstehung, Diskussion und Entwicklung angewandter Begriffe, Methoden und deren Verständnis gegeben. Während die vorangehenden Unterkapitel 1-3 den heutigen Stand der Erkenntnisse darstellen, wird beim Lesen ersichtlich, dass in Unterkapitel 4 viele Inhalte und Erklärungsmodelle historisch zu verstehen sind und nicht (mehr) die aktuelle Lehrmeinung wiedergeben. Da, wo es uns besonders wichtig erschien, wurde durch eine einführende Bemerkung noch einmal darauf hingewiesen.

Dieses Werk ist über einen Zeitraum von mehreren Jahren entstanden. Unsere umfangreichen Recherchen wurden sehr bereichert durch den fachlichen Austausch mit erfahrenen Atem-, Sprech- und Stimmlehrer*innen, Ärzt*innen und Professoren der behandelten Gebiete, durch gezielte Fortbildungen und natürlich durch die unzähligen Erkenntnisse, die wir immer wieder durch das Unterrichten und Therapieren gewinnen dürfen.

Wir haben dieses Buch mit allen uns zur Verfügung stehenden Kenntnissen und auf dem aktuellen wissenschaftlichen Stand geschrieben, wohl wissend, dass dieser fortwährend in Entwicklung ist. Für Hinweise auf innovative Forschungsergebnisse zum Thema sind wir immer dankbar.

Da ein Konzept wie dieses in seiner Tiefe nur erfahrbar ist, wenn es persönlich erlebt und von einer erfahrenen Person angeleitet wird, empfehlen wir Ihnen, sich bei weitergehendem Interesse an eine/n Atem-, Sprech- und Stimmlehrer*in in ihrer Nähe oder an das CJD Institut Schlaffhorst-Andersen (ISA) zu wenden, um dort in Einzelarbeit oder in einem Kurs die Wirkungen auf den eigenen Körper zu erfahren. Informationen über die Ausbildung zur/m staatlich geprüften Atem-, Sprech- und Stimmlehrer*in erhalten Sie über die CJD Schule Schlaffhorst-Andersen Bad Nenndorf. Informationen über das Berufsbild gibt Ihnen auch der Deutsche Bundesverband der Atem-, Sprech- und Stimmlehrer/innen (dba). Hierfür finden Sie im Anhang des Buches ebenfalls alle Kontaktadressen.

Ich blicke auf eine wundervolle Zeit der Zusammenarbeit mit Margarete Saatweber zurück, die die Drucklegung dieses Buches nicht mehr erleben konnte.

Antoni Lang

Geleitwort

Um 1900 konnte man auf einem Plakat in Berlin eine Annonce lesen, in der Clara Schlaffhorst und Hedwig Andersen ihr einzigartiges Konzept vorstellten.
Unter Beachtung des physiologischen Gebrauchs von Atmung und Stimme boten sie therapeutische Hilfe für verschiedenste Bereiche an, letztlich als Hilfe für den ganzen Menschen.
Schon damals war die Prävention ein weiterer Fokus.
Und schließlich arbeiteten beide Protagonistinnen auch mit professionellen Sängern, Schauspielern und Pianisten.

Clara Schlaffhorst und Hedwig Andersen gaben ihr Wissen und ihre Erfahrungen in Form einer Berufsausbildung weiter, die seit 1916 schulisch organisiert war und sich kontinuierlich zur – 1982 durch das Land Niedersachsen – staatlich anerkannten Ersatzschule für staatlich geprüfte Atem-, Sprech- und Stimmlehrer*innen in der Trägerschaft des Christlichen Jugenddorfwerkes Deutschlands (CJD) weiterentwickelte. Bis heute sind an der Schule exakt 1.214 (staatlich geprüfte) Atem-, Sprech- und Stimmlehrer*innen ausgebildet worden[1]. Inzwischen hat sich der gesellschaftliche Bedarf nach diesem ganzheitlichen Konzept für Therapie und Prävention vervielfacht.
Die Krankenkassen haben durch Anerkennung der therapeutischen Leistungen seit 1977 diesem Bedarf schon früh Rechnung getragen.
Daneben kommt der Sprach-Früh-Förderung bei Kindern im Vorschulbereich eine besondere Bedeutung zu. Der Nutzen der ganzheitlichen Arbeitsweise an Atmung, Stimme, Sprache und Bewegung für die ältere Generation ist noch bei Weitem unterschätzt.

Das CJD hat seine Verantwortung für diese Schule, die als weltweit einzige dieses einmalige ganzheitliche und übergreifende Konzept bis heute weiterentwickelt hat, erkannt und sich für diese Veröffentlichung entschieden.

Dieses Buch gibt mit den gezielt recherchierten aktuellen medizinischen Erkenntnissen einschließlich der neurobiologischen Hintergründe einen Impuls in die Diskussion der verschiedensten therapeutisch und pädagogisch tätigen Berufsgruppen, die sich professionell mit Stimme beschäftigen.

---

1 Stand im Mai 2020: 1647 Absolvent*innen

Mein Dank gilt unserer medizinischen Leitung, Frau Dr. Antoni Lang, und unserer ehemaligen Studienleiterin für den Bereich Schlaffhorst-Andersen, Frau Margarete Saatweber.
Ihnen ist es gelungen, das über mehr als ein Jahrhundert entwickelte Konzept Schlaffhorst-Andersen mit den aktuellen medizinischen Forschungsergebnissen abzugleichen und die Begrifflichkeiten historisch nachvollziehbar zu machen.

Rebekka Vahldieck danke ich für die Anfertigung der Grafiken.

Dem Schulz-Kirchner Verlag danke ich für die verantwortungsvolle Übernahme von Layout und Marketing.

September 2009
Torsten Bessert-Nettelbeck
Leiter der CJD Schule Schlaffhorst-Andersen Bad Nenndorf
von 1983-2011

Allgemeine Einführung in das Konzept Schlaffhorst-Andersen

Das Konzept Schlaffhorst-Andersen hat seinen festen Platz in der Prophylaxe und Therapie von Atem-, Sprech-, Sprach- und Stimmstörungen. Außerdem wird es pädagogisch im Training und Coaching von Menschen mit sprechintensiven Berufen eingesetzt sowie künstlerisch in der Arbeit mit professionellen Schauspieler*innen und Sänger*innen oder Amateuren im Bereich von Klassik, Rock, Pop, Jazz und Musical. Darüber hinaus findet es seine Anwendung im psychosomatischen Bereich.

Die Grundprinzipien

Die folgende Auflistung stellt eine Zusammenfassung der wichtigsten Grundprinzipien dieses einzigartigen Konzeptes dar und soll neugierig machen auf deren ausführliche Darstellung in den anschließenden 30 Kapiteln dieses Werkes.

Das Konzept Schlaffhorst-Andersen beinhaltet insbesondere:

- Die Entwicklung einer physiologischen und ökonomischen Atmung in ihrem individuellen, dreiphasig verlaufenden Rhythmus von Einatmung, Ausatmung und Atempause unter besonderer Berücksichtigung der muskulären Lösungsphase und des unwillkürlichen Einatemimpulses
- Die Entwicklung einer kosto-abdominalen Atemform
- Die Entwicklung einer physiologischen und ökonomischen Phonationsatmung unter besonderer Berücksichtigung der Koordination des dreiphasigen Atemrhythmus mit der Sing- und Sprechstimme
- Die Regeneration und die Optimierung der Leistung der Stimm- und Atemorgane über das Entwickeln einer ausbalancierten Spannung und Koordination der muskulären Systeme von Aufrichtung, Atmung, Bewegung, Artikulation und Stimme unter gezielter Nutzung ihrer Zusammenhänge und Wechselwirkungen
- Den gesamtkörperlichen Spannungsausgleich zur Ökonomisierung der muskulären Abläufe von Atmung, Artikulation und Stimmerzeugung
- Die grundsätzliche Integration von ganzkörperlicher Bewegung und Atembewegung
- Das Hinführen des Individuums zu seinen aufbauenden Kräften, zur Vitalisierung und zur Regeneration auch in Leistungssituationen
- Das Übertragen des Grundprinzips eines dreiphasigen Rhythmus auch auf die Alltagsgestaltung im Sinne eines rhythmischen Phasenwechsels der Tätigkeiten einschließlich regelmäßiger Pausen zur Prophylaxe und Bewältigung von Stresssituationen
- Die Entwicklung einer ausgeprägten körperlichen Eigenwahrnehmung als Basis für physiologische Atem-, Bewegungs- und Stimmfunktionen und eine authentische Kommunikation

- Eine individuelle, ganzheitliche, systemische und entwicklungsorientierte Herangehensweise
- Die individuelle Auswahl und Anleitung der anzuwendenden Methoden und deren am Prozess orientierten Wechsel
- Die Integration des musisch-künstlerischen Ansatzes auch in den therapeutischen Kontext
- Den Einsatz der Singstimme für die Entwicklung der Sprechstimme und umgekehrt
- Die stetige Weiterentwicklung des Konzeptes, auch in Bezug auf neue Anwendungsgebiete, basierend auf den aktuellen wissenschaftlichen Grundlagen und unter Berücksichtigung neu gewonnener praktischer Erfahrungen und Erkenntnisse.

Wissenschaftliche Orientierung und Wirkfaktoren der Atem-, Sprech- und Stimmlehre

Zur Zeit der Entstehung des Konzeptes Schlaffhorst-Andersen in Berlin 1898 und der Gründung der „Rotenburger Schule für Atmungs-, Sprech- und Gesangskunst" 1916 war die Ausrichtung der Lehre noch überwiegend praktisch orientiert. Die Gründerinnen Clara Schlaffhorst und Hedwig Andersen folgten allerdings lebenslang ihrem selbst gesetzten Entwicklungsauftrag und beschäftigten sich intensiv mit den zu ihrer Zeit aktuellen wissenschaftlichen Strömungen insbesondere im Bereich der Medizin, der Kunst und der Philosophie. Seitdem wurde die Atem-, Sprech- und Stimmlehre kontinuierlich weiterentwickelt und in Hinblick auf ihre theoretischen Ansätze und Wirkfaktoren wissenschaftlich fundiert.
Das ganzheitlich ausgerichtete Konzept basiert heute auf den aktuellen wissenschaftlichen Erkenntnissen der folgenden fünf Säulen der Atem-, Sprech- und Stimmlehre:

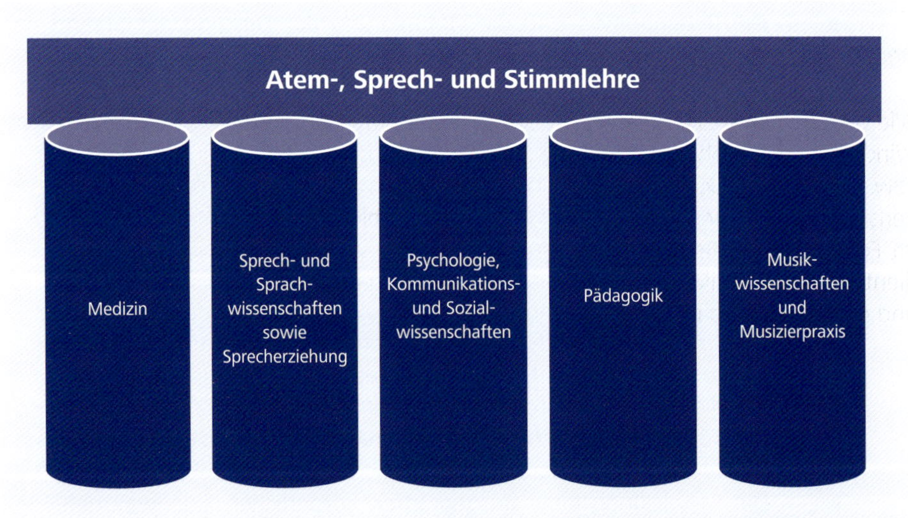

Die fünf Säulen der Atem-, Sprech- und Stimmlehre

Diese fünf Säulen setzen sich aus den kontextuell relevanten wissenschaftlichen Fachgebieten zusammen. Die wichtigsten sind im Folgenden aufgeführt:

Fachgebiet	Inhalte
Medizin	Anatomie, Physiologie und Pathologie; Krankheitslehre, Diagnostik und Therapie im Bereich der berufsrelevanten medizinischen Fachgebiete unter Berücksichtigung der aktuell gültigen nationalen Versorgungsleitlinien NVL[1], der ganzheitlichen Medizin und der Naturheilverfahren (Schwerpunkte Phoniatrie, Pneumologie, Neurologie und Psychosomatik); Neurowissenschaften, Psychoneuroimmunologie, Biomedizinische Kybernetik, Verhaltensbiologie; Gesundheitswissenschaften, biopsychosoziale Medizin; evidenzbasierte Medizin; Medizinisch-therapeutische Konzepte der Atem-, Sprech-, Stimm-, Sprach- und Schlucktherapie
Pädagogik	Sonder- und Sprachbehindertenpädagogik, Heilpädagogik, Lerntheorien, Didaktik und Methodik
Psychologie, Kommunikations- und Sozialwissenschaften	Entwicklungs- und Lernpsychologie, kognitive Psychologie, Wahrnehmungspsychologie, klinische Psychologie, holistische Theorien
Musikwissenschaften und Musizierpraxis	Musiktheorie und Musikpädagogik, Rhythmik, Instrumentalspiel, Solo- und Chorgesang, Schauspiel und Tonstudiotechnik
Sprech- und Sprachwissenschaften sowie Sprecherziehung	Akademische Logopädie, Phonetik, Linguistik und Rhetorik

Wirkfaktoren

Wie bei einem ganzheitlichen körperorientierten Konzept zu erwarten, können seine Wirkfaktoren sowohl auf körperlich-funktionaler Ebene als auch auf psychologischer bzw. psycho-physischer Ebene identifiziert werden. Auch die methodische Herangehensweise ist Teil des Konzeptes und trägt maßgeblich zu seiner Wirksamkeit bei. Die im Folgenden gewählte Trennung dieser Ebenen versteht sich nur theoretisch und dient der Übersichtlichkeit. In der Praxis sind die Wirkfaktoren aller Ebenen untrennbar und gehen fließend ineinander über.

---

1 Programm für nationale Versorgungsleitlinien der Ärztekammer, der kassenärztlichen Bundesvereinigung und der Arbeitsgemeinschaft der wissenschaftlichen medizinischen Fachgesellschaften

Körperlich-funktionale Wirkfaktoren

Auf der körperlich-funktionalen Ebene werden gezielt Prozesse eingeleitet, die Körpersysteme und Regelkreise zu einer physiologischen Neuregulation anregen. Im Folgenden werden die wichtigsten Faktoren aufgeführt, die hierfür verantwortlich sind:

- Tonusregulation, Kräftigung, Dehnung, Lockerung, Flexibilisierung und Koordination von Muskeln, Muskelgruppen und Muskelketten sowie Mobilisierung von Faszien durch sensomotorische Übungsverfahren.
  Die Folge ist die Regeneration sowie die Ökonomisierung und Leistungsoptimierung der Atem- und Aufrichtungsmuskulatur sowie der Artikulations- und Kehlkopfmuskulatur.
- Ganzkörperlicher Ausgleich des muskulären und des vegetativen Tonus über körperliche und mentale Fokussierung sowie insbesondere durch die Rhythmisierung der Atembewegung und gezielt ausgewählter motorischer Abläufe, die mit den Stimm-, Sprech- und Atemfunktionen in enger Wechselbeziehung stehen. Dabei spielt die Koordination der Atempause mit der muskulären Lösungsphase eine zentrale Rolle.
- Die unbewusste oder bewusste Orientierung des Organismus an Atemfrequenz und -rhythmus.
  Sie generiert auf neurophysiologischer Ebene ein subjektives Biofeedback in Hinblick auf das Zeitempfinden und den vegetativen Tonus. Davon leitet sich auch das momentan erlebte Ruhe- oder Stresslevel ab. Diese neurophysiologische Gegebenheit wird, durch den Transfer dieser körperlichen Erfahrung auf Alltags- und Belastungssituationen, für das individuelle Stressmanagement nutzbar gemacht.
- Motorisches Lernen physiologischer Atem-, Sprech-, Stimm- und Bewegungsmuster und deren Auswirkungen auf Stimmphysiologie und Resonanzverhalten
- Physiologische und ökonomische Aufrichtung des Körpers durch Optimierung der Gleichgewichtsregulation und der posturalen Kontrolle (z. B. über Tonusregulation, Gleichgewichtsreize, Reflexe)
- (Psycho-)physische Erdung und Zentrierung durch gelenkte Orientierung (z. B. Bodenkontakt, Mittelachse oder Mittelkörper)
- Regulation von Atemrhythmus, Atemvolumen und Atemform über das Setzen von Atemreizen und Beeinflussung der Atemdynamik
- Entwicklung einer physiologischen und ökonomischen Phonationsatmung als Basis für physiologische und leistungsfähige Stimmfunktionen
- Weitstellung der Atemwege, Sekretmobilisation und weitere medizinische Wirkungen atemtherapeutischer Maßnahmen

Psycho-physische Wirkfaktoren

- Steigerung des Selbst-Bewusstseins und der Selbsterkenntnis über Intensivierung der körperlichen (und damit auch der emotionalen) Eigenwahrnehmung durch Stimulation von spezifischen Sinneserfahrungen in aktiven und passiven Übungsangeboten

- Fokussierte körperliche Eigenwahrnehmung, Achtsamkeit, Biofeedback sowie Wahrnehmung und Beachtung somatischer Marker (A. Damásio) zur Selbstreflexion und als Basis authentischen und selbstbestimmten Verhaltens *(s. Kap. 1.2.8)*
- Differenzierung des Kontaktverhaltens durch Intensivierung der Eigen- und Fremdwahrnehmung
- Integration biopsychosozialer wie auch psychoneuroimmunologischer Auswirkungen ganzheitlicher Körpertherapien und Imaginationstechniken (vergl. Robert Ader, Nicholas Cohen, Christian Schubert u. a.)
- Psycho-physische Selbstregulation durch das Setzen gezielter somatischer, vegetativer und/oder emotionaler Reize (vergl. Biomedizinische Kybernetik)
- Ermöglichen von Lernprozessen ebenso wie von tiefen emotionalen Prozessen durch eine verlässliche therapeutische Beziehung.
  Diese beinhaltet das empathische Eingehen unter diagnostischer und therapeutischer Nutzung der organischen Resonanz *(s. Kap. 24)* sowie wertschätzende Zuwendung, kongruente Kommunikation und positive Verstärkung
- Steigern der Veränderungsbereitschaft durch Vertrauen in die therapeutische Beziehung sowie durch alltagsrelevante Realitätstests
- Selbstaktualisierung durch Erschaffung neuer Gestaltungsspielräume und durch korrektive Erfahrungen z. B. in Hinblick auf Stimmklang und Ausdrucksfähigkeit
- Aktualisierung von Körperschema und Körperbild durch Berührung und Körperarbeit
- Ressourcenaktivierung, Ressourcen- und Entwicklungsorientierung (anstelle von Defizit- und Problemorientierung)
- Steigerung der Besserungserwartung durch kontinuierliches Erfragen oder Spiegeln der Erfolgserlebnisse
- Steigerung der Selbstwirksamkeit und der Selbstwirksamkeitserwartung durch das eigene Erleben authentischer und ausdrucksfähiger Kommunikation
- Verhaltensregulation durch symbolhaft wirkende körperliche Erfahrungen sowie durch gezieltes Verhaltenstraining und mentale Übungsverfahren.
  Dies betrifft einerseits das Verhalten im Umgang mit dem eigenen Körper mit dem Ziel einer situativ angemessenen Tonusregulation und einer physiologischen Funktionsweise der an Atmung, Stimme und Aufrichtung beteiligten Systeme. Im ganzheitlichen Sinne betrifft es aber auch das Verhalten in Hinblick auf bewusste Aufmerksamkeitsfokussierung, persönlichen Raum, Präsenz, Kontakt, Kommunikation, eine den individuellen Biorhythmus integrierende Lebensweise und ein souveränes Stress- bzw. Regenerationsmanagement.
- Assoziative Verbindungen und mentale Stärkung durch Vorstellungshilfen/Imaginationen, auch zum Verankern neuer Bewegungs- und Denkmuster
- Kognitive Umstrukturierung, Transfer der Therapieinhalte auf die Alltagssituation, Entwickeln von Ritualen

Methodische Wirkfaktoren

- Steigerung von Eigenbezug und Motivation sowie differenziertes Identifizieren der Lerninhalte und Methoden durch eine individuelle, prozessorientierte und systemische Herangehensweise, Verankerung der Lerninhalte durch emotionales Lernen
- Ganzheitlicher Ansatz der Körperarbeit unter Berücksichtigung der Auswirkungen von Körperhaltung und Körperbewegungen auf innerpsychische Vorgänge (vergl. experimentelle Embodiment-Forschung)
- Zugang zu kreativen Ressourcen und Anregung kreativer Prozesse durch die Integration des musisch-künstlerischen Ansatzes auch in den therapeutischen Kontext (z. B. auch Einsatz der Singstimme zur Entwicklung der Sprechstimme)
- Vermittlung impliziter Lernanteile durch Experimentieren, Ausprobieren, durch die Vorbildfunktion der therapierenden Person sowie durch den gezielten Einsatz von Unterrichts- und Therapiematerialien
- Vermittlung expliziter Lernanteile durch das Bewusstmachen der Lerninhalte über differenzierte Feedback-Abfragen nach/während jeder Übung (bei Gruppenarbeit auch durch konstruktives Gruppenfeedback) sowie durch differenzierte Übungsanleitung und -begleitung, Beratung und Anleitung zur selbstständigen Lösungsfindung
- Steigerung der Selbstkompetenz
  Eigenständige und regelmäßige Durchführung der als wirksam erlebten Methoden mit dem Ziel einer psycho-physischen Regeneration, Vitalisierung und Steigerung der Resilienz im persönlichen und beruflichen Alltag, auch in Leistungs- und Stresssituationen

Teil I

Die Kernbegriffe

1 Ganzheitlichkeit

1.1 Definition

Der Begriff der Ganzheitlichkeit wird vielseitig verwendet und ist daher ohne nähere Erläuterung schwer fassbar. In einigen Wissenschaftszweigen wird er deshalb zunehmend kontrovers diskutiert, für den eigenen Bereich konkretisiert oder durch eine spezifischere Terminologie ersetzt. Auch wir möchten daher an dieser Stelle seine Bedeutung im Rahmen des Konzeptes Schlaffhorst-Andersen definieren:

In Bezug auf das Konzept Schlaffhorst-Andersen bedeutet der Begriff der Ganzheitlichkeit, den Menschen in seiner Ganzheit aus Körper, Geist und Seele zu erfassen, ihn aus allen drei Perspektiven zu betrachten und ihm auf körperlicher, geistig / intellektueller[1] und auf seelischer Ebene zu begegnen.
Mit einer komplexen Körperarbeit, wie sie das Konzept Schlaffhorst-Andersen beinhaltet, sprechen wir den Menschen auf allen drei Ebenen an. Auf unbewusster Ebene kommt eine Entwicklung in Gang, die sowohl Atmung und Stimme als auch verschiedene Persönlichkeitsbereiche berührt. „Mit dem Zuwachs an Selbstwertgefühl, Selbst(be)achtung und Autonomie treten oft unwillkürlich Verhaltensänderungen ein, die dazu beitragen, dass sich psychische und soziale Begleit- und auch Grundkonflikte ändern und eine Lösung dieser Probleme möglich wird."[2]

Das bedeutet im Einzelnen:

- Das Konzept Schlaffhorst-Andersen geht von der immer gegebenen psycho-physischen[3] Einheit des Individuums aus.
- Es ist weder sinnvoll noch möglich, einen isolierten Teil eines Menschen zu heilen, insbesondere, wenn es sich um die Stimme oder die Atmung handelt. Um eine nachhaltige Wirkung zu erzielen, ist die Berücksichtigung von Körper, Geist, Seele und sozialem Umfeld des Individuums unabdingbar. Individuelle, multiperspektivische und systemische Herangehensweise sowie die Offenheit für interdisziplinäre Zusammenarbeit sind die Folge.
- Ganzheitlichkeit beinhaltet auch Ganzkörperlichkeit. Eutonus und Durchlässigkeit der Gesamtkörpermuskulatur sind Voraussetzung für ei-

1 Intellekt ist hier zu verstehen als „Denk-, Erkenntnisvermögen, Verstand" (Der Duden Bd. 5, Das Fremdwörterbuch, Dudenverlag, Mannheim, 1997)

2 Weber, K. G.: Grundlagen einer somatopsychischen Interpretation von Techniken der Körperarbeit, Z. f. Physiotherapeuten 54 (2002), 1, S. 48

3 Psyche ist in diesem Zusammenhang zu verstehen als die „Gesamtheit bewusster und unbewusster seelischer Vorgänge und geistiger bzw. intellektueller Funktionen im Gegensatz zum körperlichen Sein" (Der Duden Bd. 5, Das Fremdwörterbuch, Dudenverlag, Mannheim, 1997)

nen ökonomischen und authentischen Einsatz von Atmung und Stimme *(s. Kap. 13).*

- Die Individualität des Einzelnen steht im Vordergrund und bestimmt jegliche Arbeit an Atmung und Stimme. So ist nicht eine stimmliche Norm, eine künstlerische Richtung oder ein zu erlernendes Atem- oder Bewegungsmuster wegweisend, sondern das dem Menschen Eigene, das ihn Prägende, das sein Wesen Ausmachende. Ein übergeordnetes Ziel der Atem- und Stimmarbeit ist, ihm zu seiner „Ganzheit" zu verhelfen.

1.2 Historische, psychologische und anatomisch-physiologische Erklärung zur Ganzheitlichkeit

1.2.1 Historisches

1.2.1.1 Das Konzept Schlaffhorst-Andersen

Dem Konzept Schlaffhorst-Andersen liegt seit seiner Entstehung Anfang des 20. Jahrhunderts ein Menschenbild zugrunde, welches den Menschen in seiner Einheit aus Körper, Geist und Seele beschreibt. Schlaffhorst und Andersen bezeichneten die vitalen Kräfte unseres atmenden, beseelten Organismus als „die Natur in uns". Diese zeige sich als Geist, Seele und Leib. Durch zivilisatorische Einflüsse und Zwänge sei diese Natur bei den meisten Menschen aus ihrem Rhythmus gebracht.

Diese ganzheitliche Herangehensweise ist im Zusammenhang mit der Entstehungszeit des Konzeptes Schlaffhorst-Andersen zu sehen. In dieser Zeit stellten sich Anhänger*innen der Reformbewegung des beginnenden 20. Jahrhunderts auf verschiedenen wissenschaftlichen und gesellschaftlichen Ebenen dem naturwissenschaftlich-mechanistischen Denken und Handeln ihrer Zeit entgegen *(s. Kap. 31).* „Das ganze äußere Leben mit seinen Gewohnheiten (...) muß vom rein Intellektuellen weiter ab und in die Natur tiefer hinein geführt werden als bisher."[4]

Der Begriff der *„Natur"* umfasste laut Schlaffhorst und Andersen das organische Leben im Menschen. In Form des *„Geistes"* belehre die Natur die Organe, sich ihrer Art und ihrem Zweck gemäß zu betätigen. Der Geist wurde hier abgegrenzt vom „Intellekt", dem rein verstandesmäßigen Denken, das die Seele hemme.
Die *„Seele"* war ein Begriff für den „göttlichen Odem" *(pneuma)* in Abgrenzung zur *„Psyche",* dem Inbegriff menschlichen Denkens, Fühlens und Wollens (von Schlaffhorst negativ belegt, auch im Sinne von Egozentrik). Der Begriff *„Leib"* verstand sich als lebendiger Organismus, durchwoben von „Geist" und „Seele" in Abgrenzung zum rein materiellen „Körper", verlassen von „Geist" und „Seele" und dadurch preisgegeben den krankmachenden Kräften.
Schlaffhorst und Andersens Verständnis dieser Begriffe entspricht nur teilweise noch den heute gebräuchlichen Definitionen. Die Terminologie wurde im Laufe der Zeit aktualisiert und den aktuellen wissenschaftlichen Hintergründen, Sichtweisen und Begrifflichkeiten angepasst.

---

4 Schlaffhorst, C. (1926) in: Franz, A. (Hrsg.): Die Rotenburger Woche. Öffentliche Arbeitstagung der Rotenburger Schule für Atmungs-, Sprech- und Gesangskunst, 26.-31. Juli 1926. Vorträge und ein Bericht. Leipzig, 1928, 9-17, S. 11

1.2.1.2 Die Geschichte der Psychosomatik

Diese von Schlaffhorst und Andersen gelebte Betrachtungsweise des Menschen in seiner *Einheit* aus Körper, Geist und Seele findet sich in der psychosomatischen Medizin erst seit den 1970er/80er Jahren. Bis dahin folgte man hier einem dualistischen Prinzip im Sinne der *verschiedenen* Bereiche Körper und Seele, welche sich allerdings durchaus gegenseitig beeinflussen könnten:

Bereits vor 2500 Jahren hatten indische und griechische Ärzte die Zusammenhänge zwischen seelischen Faktoren und körperlichen Erkrankungen erkannt. So schreibt Platon (428-377 v. Chr.), dass für den Menschen alles Gute und alles Böse von der Seele ausgehe. Leide der Leib, so müsse nicht nur er, sondern auch die Seele durch „die gute Rede" behandelt werden[5].

In der Renaissance beschrieben auch bedeutende europäische Ärzte wie Paracelsus (1493-1541) die enge Wechselwirkung von körperlichen und seelischen Prozessen. Schon damals finden sich z. B. Aussagen über die Bedeutung des sogenannten „Bauchhirns", welche durch die medizinische Grundlagenforschung erst seit den 1970er Jahren bestätigt werden.

Ab dem 18. Jahrhundert geriet das psychosomatische Denken und Wissen zugunsten einer naturwissenschaftlich-mechanistisch orientierten Sichtweise der Medizin zunehmend in den Hintergrund.

Der Begriff der „psychosomatischen Medizin" tauchte zum ersten Mal 1818 bei dem deutschen Psychiater Johann August Heinroth auf. Vor ca. 100 Jahren wurde die Psychosomatik über Sigmund Freud (1856-1939) und seine Schüler maßgeblich von der Psychoanalyse und anderen Schulen der Tiefenpsychologie geprägt. Sie beschäftigte sich mit den Einflüssen psychischer Gegebenheiten auf die Entstehung körperlicher Erkrankungen und strebte an, nicht die Krankheiten, sondern den kranken Menschen zu behandeln. Der ungarische Psychoanalytiker Frank Alexander (1891-1964) ging beispielsweise davon aus, dass verdrängte Gefühle chronische vegetative Spannungen auslösen, die bei entsprechender körperlicher Veranlagung zu körperlich nachweisbaren Erkrankungen führen[6]. Die Integration der Psychosomatik in die klinische Medizin wurde in Deutschland vor allem durch den Internisten und Psychosomatiker Thure von Uexküll (1908-2004) vorangetrieben, der die einseitige technische Orientierung der Medizin kritisierte und ihr ein biopsychosoziales Denkmodell gegenüberstellte. Wilhelm Reich (1897-1957), ein Schüler von Freud, wies als erster Mediziner darauf hin, dass Gefühle mithilfe muskulärer Verspannungen unterdrückt werden können. Er folgerte das Bestehen einer funktionellen Identität zwischen Emotion und Atemprozess. Laut Reich spricht das Vorhandensein individueller Atemmuster dafür, dass in ihnen Gefühle enthalten sind.

5 Häusler, W.: Grundlagen der Psychosomatik, Z. f. Physiotherapeuten 54 (2002), 6, S. 903

6 Häusler, W.: Grundlagen der Psychosomatik, Z. f. Physiotherapeuten 54 (2002), 6, S. 904

In den 70er/80er Jahren des 20. Jahrhunderts fand innerhalb der psychosomatischen Medizin ein bedeutender Paradigmenwechsel statt: Die dualistische Betrachtungsweise von einer Seele und einem Körper, die sich gegenseitig *beeinflussen*, wurde zugunsten einer ganzheitlich-systemischen Perspektive aufgegeben, die beide als Einheit versteht.[7]
Körper, Psyche, sozialer Rahmen und Umwelt unterliegen keinen Ursache-Wirkungsbeziehungen. „Alle Formulierungen, denen die Vorstellung zugrunde liegt, daß psychische Erfahrungen organische Leiden *erzeugen* oder daß körperliche Ereignisse psychische Störungen *verursachen*, sind nicht wirklich ganzheitlich. Die psychische Seite (...) und die physiologische Seite (...) sind zwei Perspektiven, die wir von einem Menschen haben; sie sind aber nicht zwei verschiedene Vorgänge." (Ruth Cohn, 1984)[8]

Auch die Neurowissenschaften stützen diesen Paradigmenwechsel. In den 1970er Jahren entsteht als neue Wissenschaft die Psycho-Neuro-Immunologie (PNI). Sie belegt, wie eng die Verarbeitung von Emotionen und physische Abläufe miteinander verschaltet sind.

Diese Erkenntnisse erweitern das sogenannte „Maschinenmodell des Menschen", wie es der modernen Akutmedizin zugrunde liegt. Sie tragen zu einem konzeptionellen Durchbruch bei, der es ermöglicht, sich dem gesunden wie auch insbesondere dem chronisch kranken menschlichen Organismus auf der Basis einer ganzheitlichen und systemischen Sichtweise zu nähern (*„Biopsychosoziales Modell"*, Engel 1977[9], Solomon 1993[10], Schubert 2016[11]). Dies führt heute folgerichtig zur Entwicklung neuer Konzepte der Medizin und Forschung, die der Betrachtung des Individuums mehr Bedeutung zumessen. Dabei finden integrative Einzelfallstudien wieder mehr Beachtung, es werden präzise analysierte Alltagserfahrungen anstelle künstlicher Laborbedingungen zugrunde gelegt und chronobiologische und klimatische Bedingungen sowie geschlechtsspezifische Unterschiede berücksichtigt.

Maßgebliche Beiträge zu einer ganzheitlichen Betrachtungsweise des Menschen innerhalb der Stimm- und Sprechtherapie finden sich seit den 1970er Jahren bei Gun-

---

7 Uexküll, von T. u. Wesiack, W.: Wissenschaftstheorie und Psychosomatische Medizin, ein biopsychosoziales Modell, in: Uexküll, von T. (Hrsg.): Psychosomatische Medizin, Urban u. Schwarzenberg, München, 1986

8 Cohn, R. (1984): Ein Ansatz zur Psychosomatischen Analyse, in: Stolze, H. (Hrsg.): Die Konzentrative Bewegungstherapie – Grundlagen und Erfahrungen, Mensch und Leben, Berlin, 1984, S. 252

9 Engel, G. L.: The need for a new medical model: A challenge for biomedicine. Science (New York, N.Y.) 1977; 196(4286): S. 129-36

10 Solomon, G. F.: Whither psychoneuroimmunology? A new era of immunology, of psychosomatic medicine, and of neuroscience, Brain Behav Immun 7 (1993), S. 352-66

11 Schubert, Chr.: Was uns krank macht – was uns heilt: Aufbruch in eine neue Medizin, Verlag Fischer & Gann, Munderfing, 2016, S. 102-113

dermann (1977)[12], Habermann (1980)[13], Stengel u. Strauch (1996)[14], Spiecker-Hencke (1997)[15], Haupt (2000)[16], Waibel (2000)[17], Wittstock (2002)[18] u. a.

1.2.2 *Der Mensch als psycho-physische Einheit*

„Vegetatives Nervensystem, Somatisches Nervensystem, Hormone, Neurotransmitter, Immunsystem und innere Organe sind ganzheitlich auf verschiedenen Ebenen über Netzwerke verbunden. Die Einheit von Geist, Seele und Körper ist eine neurowissenschaftliche Realität" (W. Rapp)[19].

Aktuelle neurophysiologische Hypothesen[20] weisen auf den ständigen Dialog zwischen Geist und Körper hin (A. Damásio)[21].

Über den Einsatz des Bewegungssystems in der Körperarbeit lernt der Mensch sich und seine Welt zu erkennen. Es wurde bewiesen, dass einzelne Elemente eines Erlebnisses selbst aus frühester Kindheit über einen Informationsaustausch zwischen den Sinnesorganen zu einer Erlebniseinheit zusammengemischt und zerlegt an unterschiedlichen Stellen des Gehirns (nach einer Sinn- und Zeitstruktur) netzwerkartig abgespeichert werden *(Körpergedächtnis, vgl. Kap. 22.2.6)*. Nach Jahrzehnten des Vergessens oder Verdrängens ist es möglich, durch einzelne Elemente (z. B. eine Sinneswahrnehmung oder eine körpertherapeutische Maßnahme) die im Gedächtnis gespeicherte Repräsentation des ursprünglichen Erlebnisses in seiner vollen Gestalt wieder zu aktualisieren.

Der unbewusste Persönlichkeitsausdruck in Körperhaltung und Bewegung kommt im Gehirn durch Verbindungen zwischen dem limbischen System (LS)[22], den Basalker-

---

12 Gundermann, H.: Die Behandlung der gestörten Sprechstimme. G. Fischer, Stuttgart, 1977

13 Habermann, G.: Funktionelle Stimmstörungen und ihre Behandlung, Arch Oto-Rhino-Laryngol. 227 (1980), S. 353-361

14 Stengel, I., Strauch, Th.: Stimme und Person, Klett-Cotta, Stuttgart, 1996

15 Spiecker-Hencke, M.: Leitlinien der Stimmtherapie, Thieme, Stuttgart, 1997

16 Haupt, E.: Stimmt's? – Stimmtherapie in Theorie und Praxis, Schulz-Kirchner Verlag, Idstein, 5. Auflage 2010

17 Waibel, J.: Ich Stimme. Edition Humanistische Psychologie, Köln, 2000

18 Wittstock, S.: Stimmig sprechen – stimmig leben, Beustverlag GmbH, München, 2002

19 Rapp, W.: Ganzheitliche Körperarbeit in der Physiotherapie als Beitrag zur Psychosomatischen Medizin, Krankengymnastik 51. Jg (1999), Nr. 5, S. 776

20 Die Hypothesen der „somatischen Marker" und der „Körper-Grundreferenzen", vergl. Alpers, G. W., in: M. A. Wirtz (Hrsg.): Dorsch – Lexikon der Psychologie. https://portal.hogrefe.com/dorsch/somatic-marker-hypothese/, Abruf am 09.10.2019

21 Damásio, A. R.: Descartes Irrtum. Fühlen, Denken und das menschliche Gehirn, List Verlag, Berlin, 2006

22 Das limbische System des Gehirns steuert u. a. emotionale Reaktionen und Gefühle.

nen[23] und den motorischen Kernen des Thalamus[24] zustande. Basalkerne und Kleinhirn[25] sind kontrollierende, differenzierende Anteile des Bewegungssystems, während das limbische System den Bewegungen emotionale Färbung und Spannung gibt.[26] Selbst das Kleinhirn ist nach heutigen Erkenntnissen nicht nur an motorischen Funktionen, sondern auch an höheren Funktionen wie abstraktem Denken, Aufmerksamkeit, Emotion, affektivem Verhalten u. a. beteiligt (Schmahmann u. Sherman, 1998[27]).

1.2.3 Die Psycho-Neuro-Immunologie (PNI)

Psychologen, Neurologen und Immunologen arbeiten seit den 1970er Jahren gemeinsam an der Frage, wodurch und wie eng Psyche, Körper, Nerven- und Immunsystem miteinander verschaltet sind. Schon erste Experimente zeigten auf, dass der Organismus entsprechend der subjektiv empfundenen Situation reagiert.

„Der Komplexität des Menschen wird man in der Medizin nur dann gerecht, wenn man psychische Faktoren und biochemische Prozesse als einem gemeinsamen System zugehörig betrachtet. Ich würde sogar behaupten, dass die Grenzen zwischen dem einen und dem anderen verschwimmen. Denn wenn man in unseren Studien beobachtet, wie die Systeme miteinander in Wechselwirkung stehen, wie sehr diese ineinander verschränkt sind, dann existiert keine Grenze mehr. Das Psychische und das Immunologische sind eins“ (Schubert, 2016)[28].

Boten- und Signalstoffe, erzeugt vom zentralen Nervensystem, Hormonsystem und Immunsystem, sind Träger dieses biologischen Dialogs, d. h. Mittler zwischen Körper, Geist und Seele. Auch eine direkte Kommunikation von Zellen untereinander konnte nachgewiesen werden.
Nach und nach wird ein Netzwerk der Kommunikation aufgedeckt, welches keiner Hierarchie folgt, sondern über eine große Anzahl an Knotenpunkten miteinander verschaltet ist.

---

23 Die Basalkerne sind Kerngebiete des Gehirns, welche maßgeblich an der Kontrolle von Bewegungen und Muskeltonus beteiligt sind.

24 Der Thalamus ist eine Hirnregion, in der alle sensorischen Informationen aus der Umwelt und dem Körperinneren gesammelt, verschaltet und verarbeitet werden. Nur für den Gesamtorganismus bedeutsame Empfindungen werden an die Großhirnrinde (Sitz des Bewusstseins) weitergeleitet (Filterfunktion). Zusammen mit der Formatio reticularis, einer netzförmigen Kernregion im Hirnstamm, kann hier gesteuert werden, ob eine emotionale Reaktion bewusst wahrgenommen wird oder nicht (s. Kap. 21.2). Darüber hinaus enthält der Thalamus auch integrierende motorische Kerngebiete.

25 Das Kleinhirn ist an der Steuerung von Motorik und Muskeltonus sowie an der zeitlichen Koordination von Bewegungsabläufen aber auch an höheren Hirnfunktionen beteiligt (s.u.).

26 Rapp, W.: Ganzheitliche Körperarbeit in der Physiotherapie als Beitrag zur Psychosomatischen Medizin, Krankengymnastik 51. Jg (1999), Nr. 5, S. 776

27 Schmahmann, J. D., Sherman, J. C.: The cerebellar cognitive affektive syndrome. Brain (1998) Vol. 121, S. 561-579

28 Schubert, Chr.: Was uns krank macht – was uns heilt: Aufbruch in eine neue Medizin, Verlag Fischer & Gann, Munderfing, 2016, S. 36

So wurde z. B. im limbischen System (s. o.) eine hohe Dichte von Rezeptoren[29] nachgewiesen, welche Botenstoffe[30] aus dem übrigen Nervensystem und dem Immunsystem entschlüsseln können. Daraus werden Rückschlüsse über die Auswirkung dieser Botenstoffe sowohl auf Emotionen als auch auf Immunzellen gezogen. Auch die Beeinträchtigung des Immunsystems durch Stresshormone ist inzwischen wissenschaftlich belegt.

„Es ist eine Kernerkenntnis der Psychoneuroimmunologie, dass unser Organismus in seiner Abwehrreaktion keinen großen Unterschied macht, mit welcher Kategorie von Stress er sich konfrontiert sieht. Unser Körper setzt sich ebenso gegen eine emotionale wie eine körperliche Verletzung zur Wehr." (Schubert, 2016[31])

Im Alltag lassen sich viele Beispiele finden, die verdeutlichen, wie eng innere Organe, Bewegungssystem, Stimme, Sprechen, Sinnesorgane, emotionale Reaktionen, Hormonsystem und Immunsystem miteinander verschaltet sind, z. B.:

- Leistungsdruck oder Angst beeinflusst den Muskeltonus, die Atmung und den Stimmklang
- Atemübungen verändern den Muskeltonus und können Emotionen hervorrufen
- Niedriger Blutdruck dämpft die Stimmungslage
- Chronischer Stress beeinflusst das Hormonsystem (z. B. Notstands-Amenorrhoe)
- Entspannungsverfahren wie Meditation, Atemtherapie u. a. wirken chronischem Stress entgegen und stärken das Immunsystem, indem sie auf molekularer Ebene die Genexpression der Entzündungsgene beeinflussen (Buric et al., 2017)[32]

1.2.4 *Der Stellenwert der psycho-physischen Einheit des Menschen in der Körpertherapie*

„Empathisch eingesetzte und auf den Menschen als Individuum gerichtete Techniken der Körperarbeit können über eine Steigerung der Körperwahrnehmung zu erheblichen vegetativen und emotionalen Folgereaktionen führen. (...) Vegetative Reaktionen gehören zu den Frühzeichen einer emotionalen Beteiligung, sie zeigen Stress oder Entspannung. Eine sympathische Reaktion steht fast immer für unangenehmen Stress, für Angst, Flucht, Aggression etc. Parasympathische Reaktionen sind eher ein Hinweis auf eine Entspannung, da der Parasympathikus dem Aufbau, der Regeneration dient.

---

29 Rezeptoren sind spezialisierte Enden sensorischer Nerven, die als Reizempfänger des Körpers dienen.

30 Gemeint sind hier Neurotransmitter und Neuropeptide bzw. Immunopeptide.

31 Schubert, Chr.: Was uns krank macht – was uns heilt: Aufbruch in eine neue Medizin, Verlag Fischer & Gann, Munderfing, 2016, S. 40

32 Buric et al.: What Is the Molecular Signature of Mind-Body Interventions? A Systematic Review of Gene Expression Changes Induced by Meditation and Related Practices. Front. Immunol. 8 (2017), S. 1-17

(...) Die Frühzeichen dieser Reaktionen zu erkennen und verantwortlich in den therapeutischen Kontext einzubauen, gehört zu den wichtigen Aufgaben einer komplex ausgerichteten, Körper und Psyche integrierenden Körperarbeit."[33]

Körperlicher Stress- und Spannungsabbau löst oft gleichzeitig die tiefen, „emotionalen Verspannungen". Motorische Zeichen wie Veränderung der Atemexkursion, flacher Atem oder tiefe Atemzüge, muskuläre Entspannung oder Anspannung sind bereits eine deutliche Reaktion auf eine Befindensänderung. „Mit zunehmend aktiver Mitarbeit des Patienten wächst die Bedeutung der sensorischen und emotionalen Faktoren. Der Patient erlebt seine Einschränkungen und Möglichkeiten bewusster. Er wird in seiner Körperwahrnehmung geschult. Unwillkürlich beginnt mit der Differenzierung der Körperwahrnehmung eine Differenzierung der emotionalen Wahrnehmung."[34]

Über Metaphern ist im Umgang mit Stimme und Atem ein unbefangenes, spielerisches Eingehen auf den momentanen Zustand möglich. Auf unbewusster Ebene kommt eine Entwicklung in Gang, die sowohl die Stimme betrifft als auch verschiedene Persönlichkeitsbereiche berührt. „Behandeln wir den Körper, behandeln wir nicht nur ihn, sondern den jeweiligen Menschen in seiner Situation und Welt"[35].
Die Ergebnisse aus der experimentellen Embodimentforschung zeigen, wie sehr das Denken und Fühlen mit selbst kleinen Veränderungen von Körperhaltung und Körperbewegungen verknüpft ist. Klassisch sind z. B. die Untersuchungen zum sogenannten „Palm Paradigm" von Cacioppo (1993), die eine Fülle weiterer Experimente nach sich zogen, in denen gezeigt wurde, dass die Ausrichtung der Handflächen nach oben („komm her") oder unten („geh weg") maßgeblich das Annäherungs- bzw. das Vermeidungssystem aktivieren. Dies hat wiederum gewaltige Auswirkung auf innerpsychische Vorgänge wie z. B. die Stimmung und das Entscheidungsverhalten.[36], [37]
Folgerichtig orientiert sich der/die Therapeut*in in der Therapie nach Schlaffhorst-Andersen nicht am Symptom, sondern an dem Menschen als leiblich-seelische Einheit. Nicht die Stimme wird behandelt, sondern das Individuum, das kommuniziert. Dabei ist eine systemische Herangehensweise konsequent. Der Mensch wird vor seinem zwischenmenschlich-sozialen, familiären und gesellschaftlich-kulturellen Hintergrund gesehen. Ganzheitliche Therapie beinhaltet somit immer auch die Offenheit für interdisziplinäre Zusammenarbeit mit Ärzt*innen, Physiotherapeut*innen, Psychotherapeut*innen, Erzieher*innen und Lehrer*innen.

---

33 Weber, K. G.: Psychovegetative Krisen in der Körperarbeit, Z. f. Physiotherapeuten 54 (2002), 1, S. 44

34 Weber, K. G.: Grundlagen einer somatopsychischen Interpretation von Techniken der Körperarbeit, Z. f. Physiotherapeuten 54 (2002), 1, S. 48

35 Stokvis, B. u. Wiesenhüter, E.: Der Mensch in der Entspannung, Hippokrates, Stuttgart, 1971

36 Vgl. Hüther, G.: Die untrennbare Einheit von Soma und Psyche. In: Storch, M. et al.: Embodiment – Die Wechselwirkung von Körper und Psyche verstehen und nutzen, Hogrefe Verlag, Göttingen 2017

37 Geuter, U.: Embodimentforschung – Die Sensomotorik des Denkens und Fühlens. In: Körperpsychotherapie. Psychotherapie: Praxis. Springer, Berlin, Heidelberg 2015

1.2.5 *Das Verhältnis zwischen Therapeut*in und Patient*in oder Klient*in*

Während korrigierende manipulative therapeutische Eingriffe selten als emotional berührend empfunden werden, klingt bei einer empathischen Herangehensweise schnell die emotionale Seite der aktuellen körperlichen Situation an. Hier gibt es kaum eingeübte Barrieren. Die Körper- und Selbst-WAHR-nehmung wird stimuliert und alte Sehnsüchte werden angesprochen. Themen wie Öffnung / Schutz, Berühren / Berührtsein spielen hierbei eine wichtige Rolle. Der/die Therapeut*in wird dabei regelmäßig mit psychischen Abwehrphänomenen wie Projektion, Übertragung und Widerstand konfrontiert. Für eine psycho-physische Heilung ist ein professioneller Umgang des/der Therapeut*in mit diesen Phänomenen unerlässlich.

Ein weiteres Phänomen ist das der „organischen Resonanz"[38] *(s. Kap. 24)*. Hierbei handelt es sich um das bewusste oder unbewusste Übertragen von vegetativen und somatischen Phänomenen, wie z. B. vegetativen Rhythmen, sowie Spannungs-, Bewegungs- und Atemmustern, von einer Person auf ihr Gegenüber. Ein/e durch Eigenerfahrung geschulte/r Therapeut*in kann die organische Resonanz sowohl als diagnostisches als auch als therapeutisches Mittel nutzen.

1.2.6 *Integration der kognitiven, vitalen und vegetativen Kräfte*

Ein übergeordneter Gedanke im Konzept Schlaffhorst-Andersen ist die Freisetzung und Integration der jedem Individuum innewohnenden Kräfte, die die Wahrnehmung, das Handeln und die Körperfunktionen des Menschen bestimmen. Gemeint sind in diesem Zusammenhang die kognitiven bzw. intellektuellen Kräfte, die hormonell und instinktiv gesteuerten Vital- und Triebkräfte zur Selbst- und Arterhaltung, die rhythmischen, natürlich geordneten vegetativen Funktionen sowie ggf. die spirituellen Kräfte *(s. Abb. 1.1)*.

Der bewusste Umgang mit der Stimme im Sinne einer ganzheitlichen Körperarbeit bietet vielfältige Möglichkeiten, sich diese Kräfte bewusst zu machen, sie zu integrieren und auf den Ebenen von Stimme, Sprechen und Körpersprache zum Ausdruck zu bringen. Das Konzept Schlaffhorst-Andersen stellt einen Weg dar, trotz aller kognitiv-intellektuellen Anforderungen immer in Verbindung mit den vegetativen und vitalen Kräften zu bleiben. Das Ergebnis ist eine zunehmende Entwicklung von Selbstfürsorge, Kongruenz und Authentizität im Selbstausdruck, Voraussetzung für langfristige Gesundheit, Selbstwirksamkeit und Selbstverwirklichung wie auch von Überzeugungskraft.

Eine besondere Rolle spielt dabei der sogenannte „Leibanschluss" *(s. Kap. 15)*. Der Begriff „Leib" meint hier den Sitz der Verdauungs- und Geschlechtsorgane als Ursprung der Vital- und Triebkräfte. Die Integration einer bewussten Wahrnehmung des Bauch- und Beckenraumes in die Stimmerzeugung führt zur Mobilisierung von psycho-physischen Kräften und zum Anschluss der Stimme an diese Kräfte. Ziel ist es, die Vital- und

38 Organisch im Sinne von „den Organismus betreffend"

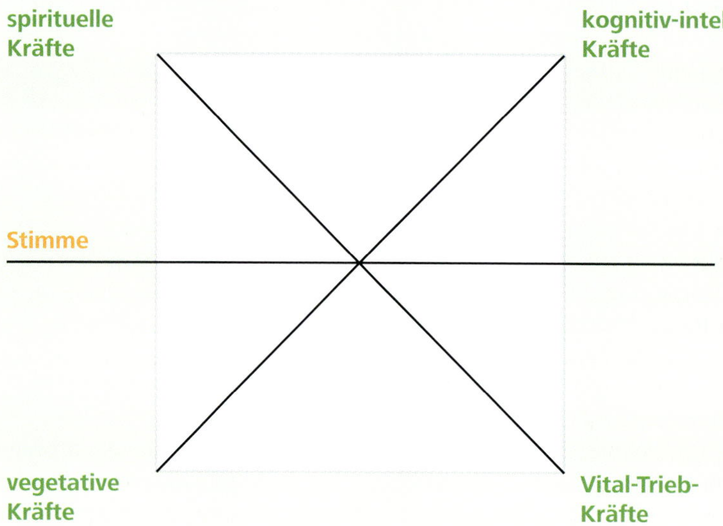

Abb. 1.1 *Die integrative Rolle der Stimme im (Sprach-)Quadrat der Kräfte*

Die von Schlaffhorst-Andersen verwendeten Bezeichnungen wurden sinngemäß modifiziert. Die historischen Begriffe nach Schlaffhorst-Andersen sind (im Uhrzeigersinn oben links beginnend): Gott / Odem, Kopfkräfte, Triebkräfte, Natur- bzw. Atemkräfte. Eine detaillierte, auch historische Auseinandersetzung mit den Hintergründen des Sprachquadrates findet sich bei Heidi Noodt (Noodt, H.: Atmung Stimme Bewegung, Books on Demand, Norderstedt, 2006, S. 128-143).

Triebkräfte in die Kommunikation mit sich und der Umwelt zu integrieren und sie mit den kognitiv-intellektuellen Kräften in Balance zu bringen.

1.2.7 *Aufrichtung und Bewegung*

Aufrichtung und Bewegung sind Spiegel der inneren Ausrichtung und Bewegtheit. Die Persönlichkeit, die innere Einstellung zu einer Situation und die momentane Stimmung beeinflussen Gestik, Mimik, Muskeltonus etc.
Umgekehrt lernt der Mensch in der Körperarbeit über den Einsatz des Bewegungssystems sich und seine Welt zu erkennen.

Im Konzept Schlaffhorst-Andersen spielt die Entwicklung der Aufrichtung und Bewegung einerseits eine Rolle als Basis für eine physiologische Atmung und Stimmgebung. Andererseits wird der Person erlebbar, wie sich beispielsweise das zentrierende Moment einer um die eigene Längsachse kreisenden Bewegung auf die Eigen- und Fremdwahrnehmung auswirkt und die emotionale Stimmungslage beeinflusst.

1.2.8 Wahrnehmung

Wahrnehmung beinhaltet das bewusste Erleben von Reizen *(im Detail s. Kap. 21)*. Dazu gehört das Registrieren und Vergleichen von Körperempfindungen *(vgl. Kap. 21)*. Das bedeutet, Wahrnehmungsschulung ist Bewusstheitsschulung. Offensichtlich ist dies in der französischen Sprache: Wahrnehmung heißt dort „la prise de conscience", das „Nehmen von Bewusstheit".

Wird der Kontakt zum eigenen Körper geschult, können in jeder Situation des Alltags schon kleinste Körpersignale *(somatische Marker* nach Damásio) wie zum Beispiel ein „Grummeln im Bauch", ein Verhärten der Nackenmuskulatur oder auch ein Wärmegefühl in der Herzgegend wahrgenommen und geachtet werden. „Es gibt kein Gefühl ohne Körperwahrnehmung – die Qualität der Körperwahrnehmung definiert die Qualität des Gefühls. (...) Mit mehr Körperwahrnehmung gibt es mehr Gefühle."[39] Die Sensibilisierung der Wahrnehmung erbringt somit Zugang zu den eigenen Emotionen und zum Selbst-Bewusst-Sein. Ohne Wahrnehmung unseres Körpers, den wir nicht nur *haben,* sondern der wir auch *sind,* kann auch kein Selbstwertgefühl empfunden werden.

Die Durchlässigkeit für körperliche Empfindungen in das Bewusstsein ist jedoch nicht selbstverständlich. Neuroanatomisch findet die Weiterleitung an die Hirnrinde in einer Region des Zwischenhirns statt, dem Thalamus, der auch „das Tor zum Bewusstsein" genannt wird *(s. Kap. 21.2)*. Die Weiterleitung ist abhängig von vielen Faktoren, wie z. B. von Interesse, Aufmerksamkeit, Vorstellungen, Erwartungen, Erfahrungen, Ängsten, Abwehrmechanismen, Übertragungsphänomenen und auch von dem Welt- und Menschenbild einer Person.

Eine weitere Ebene der Wahrnehmung betrifft die zeitliche Wahrnehmung. Da wir keine „Zeitrezeptoren" besitzen, orientiert sich unser Organismus hierzu an unserem Atemrhythmus, unserem Bewegungstempo und daran, wie viel wir in einer Zeitspanne erlebt haben. Letzteres ist abhängig davon, wie fokussiert wir sind *(s. Kap. 4.2.3)*.

1.2.9 Die Atmung

Das Ausmaß der Atembewegung sowie die Frequenz und der Rhythmus der Atmung werden unwillkürlich durch das vegetative Nervensystem (VNS) gesteuert und kontinuierlich an die Bedürfnisse des Organismus angepasst. Über das limbische System wirken hier auch emotionale Reaktionen ein. Über das somatische Nervensystem (SNS) sind die Atemmuskeln willkürlich beeinflussbar *(s. Kap. 11)*. Dadurch kommt der Atmung eine Mittlerrolle zwischen Vegetativum, Emotionen, Bewegungssystem und Willen zu.

So steigert z. B. eine tiefe Zwerchfellatmung die Spannung des Mittelkörpers, stabilisiert so die Aufrichtung und beeinflusst wesentlich die Bewegungsqualität. Das Atemvolumen und die Dosierung der Luftabgabe bestimmen wesentliche Parameter

---

39 Weber, K. G.: Grundlagen einer somatopsychischen Interpretation von Techniken der Körperarbeit, Z. f. Physiotherapeuten 54 (2002), 1, S. 49 u. 50

der Stimmfunktionen. Die Wahrnehmung und Rhythmisierung der Atmung vermag die vegetative Reaktionslage auszugleichen, eine impulshafte Atemübung vermag den Kreislauf anzuregen. Und schließlich kann die Beschäftigung mit der Atmung unmittelbar emotionale Reaktionen auslösen.

Ein wichtiges Ziel des Konzeptes Schlaffhorst-Andersen ist es, diesen miteinander in Beziehung stehenden Systemen ein Gleichgewicht anzubieten, in welchem über das Loslassen der Willkür dem Vegetativen seine Schlüsselfunktion in der Selbstregulation der natürlichen Vorgänge des Organismus zurückgegeben wird.

Die Mittlerrolle der Atmung ermöglicht das erfolgreiche Anwenden der Atemtherapie bei der Behandlung unterschiedlicher Krankheitsgebiete. Mehling (1999)[40] untersuchte die Behandlungserfolge durch Atemtherapie bei definierten Diagnosen. Es ergaben sich signifikante Erfolge auf folgenden Gebieten (nach Heilungserfolgen geordnet):

1. Schwangerschaft und Geburtsvorbereitung
2. orthopädische Beschwerden
3. funktionelle Atembeschwerden einschließlich Hyperventilation
4. vegetative Dysregulation, nervöse Spannung oder Stresskrankheit.

1.2.10 Stimme und Sprache

Die Wechselwirkungen der Stimme mit dem Atem- und dem Bewegungssystem werden ausführlich in den folgenden Kapiteln erörtert *(s. insbesondere Kap. 3, 6, 20 und 25).* Im Zusammenhang mit dem Thema Ganzheitlichkeit kommt der Stimme noch eine weitere Bedeutung zu, denn sie ist Ausdruck des inneren Selbst und Medium der Kommunikation. Da somit jede Sprach- oder Stimmstörung auch eine Kommunikationsstörung ist, können Stimme und Sprache nicht isoliert geheilt werden, sondern nur als Teil des ganzen Menschen. Dies bedeutet, dass in der Therapie die Beschäftigung sowohl mit den somatischen als auch mit den psychischen Aspekten notwendig ist.

Die Wechselwirkungen der Stimme mit den genannten Systemen haben jedoch noch eine weitere Konsequenz: Stimme selbst kann auch schädigend oder heilend auf den Körper wirken, denn „gemäß der Klangtheorie wirken sich bestimmte unangenehme Klangmuster auf das neurologische System aus; der Einfluss ist endokrinologisch, psychologisch, etc. Dabei werden Zustände von Spannung, innerer Unruhe und Stress ausgelöst. Die gleiche Hypothese ist umgekehrt anwendbar, was heißen soll, dass angenehme harmonische Klänge gut für die Gesundheit sind – um so mehr, wenn diese Klänge aus uns heraus kommen."[41]

---

40 Mehling, W. E. (1999): Atemtherapie. Der gegenwärtige Stand der Atemtherapie in Deutschland, ihre Stellung zur Medizin und ihre Anwendung bei Rückenschmerzen, D 188 (Dissertation Freie Universität Berlin), Shaker Verlag, Aachen, 1999

41 Jatzkevich, H.: Die Stimme als Ausdruck der Gefühle, URL: www.intervoice.de/de/beitrag/jaz.html (Stand: 10.07.2009)

1.2.11 Vorstellungshilfen (s. Kap. 22)

Willkürlich hervorgerufene Vorstellungs- und Erlebnishilfen spielen in der Methodik des Konzeptes Schlaffhorst-Andersen eine große Rolle. Sie schaffen einen geistig-emotionalen Zugang zur Motorik von Stimme, Atmung, Aufrichtung und Bewegung. Erwiesenermaßen wirken sie sich über neurophysiologische Mechanismen auf die Motorik aus. „Bereits der visualisierte Bewegungsentwurf hat einen Trainingseffekt, messbar in Funktion und Kraft." (Rapp, 1999)[42]

1.3 Praktische Hinweise

Der ganzheitliche Ansatz in der Atem-, Stimm- und Bewegungsarbeit zeigt sich auf verschiedenen Ebenen der Methodik. Insbesondere sind es:

- die auf den Erkenntnissen der modernen Lernforschung basierende Anwendung ganzheitlicher Lehr- und Lernmethoden
- die Entwicklung der Eigenwahrnehmung und Eigenverantwortlichkeit als Basis allen selbstständigen Lernens
- der ganzkörperliche Zugang zu den Atem- und Stimmfunktionen
- das individuelle, d. h. klienten- und prozessorientierte Arbeiten unter Einbeziehen der psychischen Befindlichkeit des Menschen, des Kontaktes zwischen Therapeut*in und Klient*in sowie des systemischen Kontextes des/der Klient*in auf der Basis eines positiven und optimistischen Menschenbildes
- das Nutzen gestalterischer Aspekte in Text und Liedarbeit für Selbstreflexion und Selbstausdruck
- die Orientierung an der Alltagssituation und der alltagsrelevanten Kommunikationsfähigkeit des/der Klient*in

1.3.1 Ganzheitliches Lehren und Lernen

Da eine Abhandlung über ganzheitliches Lernen diesen Rahmen sprengen würde, seien hier nur die wichtigsten Stichworte genannt, die in Therapie und Unterricht nach dem Konzept Schlaffhorst-Andersen eine Rolle spielen:

- gezielte Ansprache und Vernetzung von Leistungen beider Großhirnhälften. Dabei wird sowohl eine kausal-analytische Herangehensweise genutzt als auch eine analog-synthetische, bei der z. B. ausgewählte Vorstellungshilfen eine besondere Rolle spielen *(s. Kap. 22)*
- Lernen mit allen Sinnen (Einbeziehung aller Sinnesorgane) unter Berücksichtigung des individuellen Wahrnehmungstyps
- Vernetzung von Erfahrung und Wissen beim Vermitteln der Lerninhalte (insbesondere in der Arbeit mit Erwachsenen)

---

42 Rapp, W.: Ganzheitliche Körperarbeit in der Physiotherapie als Beitrag zur Psychosomatischen Medizin, Krankengymnastik 51. Jg. (1999), Nr. 5, S. 776

- spielerischer Kontext in der Arbeit mit Kindern
- emotionales Lernen zur Förderung von Motivation und Lernerfolg, offene, kreative und lösungsorientierte Arbeitsatmosphäre, Zeit und Raum zum Ausprobieren und Lernen
- engster Bezug zu den alltäglichen Anforderungen der Person auf der Basis von persönlicher Intention und authentischem Ausdruck

1.3.2 Die Entwicklung der Eigenwahrnehmung und der Eigenverantwortlichkeit

Die Schulung der Wahrnehmung ist die Basis jeder Atem-, Stimm-, Sprech-, Sprach- und Bewegungsarbeit *(s. Kap. 21).* Allgemeine Übungen zur Schulung der Körperwahrnehmung, auch mithilfe ausgewählter Arbeits- und Therapiematerialien, finden ebenso Anwendung wie die konsequente Aufforderung zur gezielten Wahrnehmung und Verankerung der erfolgreichen Wege und Schritte des Lern- und Heilungsprozesses. Die damit ermöglichte Übernahme der Eigenverantwortung ist entscheidend für die Tiefe, den Verlauf und die Stabilität des Lern- und Heilungserfolges.

1.3.3 Die ganzkörperliche Herangehensweise

Eutonus und Durchlässigkeit der Gesamtkörpermuskulatur sind Voraussetzungen für eine physiologische Atmung und für ökonomisch erzeugte Stimmfunktionen. Im Zentrum der Methodik steht das Nutzbarmachen der Wechselwirkungen zwischen Aufrichtung, Körperbewegung, Atmung, Artikulation und Stimme unter Berücksichtigung ganzkörperlicher Muskelketten und nervaler Verschaltungen *(s. Kap. 20).*
Atem-, Sprech- und Stimmtherapie nach Schlaffhorst-Andersen beinhaltet, die vitale Kraft des Menschen anzusprechen und ihn wieder in seinen individuellen Rhythmus zurückzuführen. Hierfür wurden von Schlaffhorst und Andersen verschiedene Methoden zur Rhythmisierung von Atem- und Bewegungsabläufen entwickelt. Insbesondere die Regenerationswege zeigen hier ihre tief greifende Wirkung *(s. Kap. 25).*
Auch emotionale Konflikte und Störungen drücken sich im Atemrhythmus, Sprechrhythmus und Bewegungsrhythmus aus. Die Wiederherstellung eines gesunden Gleichgewichtes innerhalb der psychomotorischen und physiologischen Abläufe über die Arbeit am Rhythmus spricht umgekehrt immer die Gesamtpersönlichkeit an.

Bei der rhythmischen Bewegungsarbeit in der Gruppe, wie beispielsweise einer schwingenden Bewegung in Handfassung zu mehreren Personen, steht ein weiteres Lernfeld im Mittelpunkt: die Auseinandersetzung mit dem Thema Eigen- und Fremdrhythmus. „Im Spannungsfeld von Eigen- und Fremdrhythmus entsteht die Grundlage von Entwicklung" (Thebe-Neumann, 1989).[43]

---

43 Thebe-Neumann, A.: Atemtherapie, lautspezifische Exspiration und Atmungsrhythmisierende Bewegung und Entspannung, unveröffentlichtes Manuskript, 1989, ohne Angabe von Ort und Datum

1.3.4 *Klientenzentriertes und prozessorientiertes Arbeiten*

„Sprich, damit ich dich sehe, atme, damit ich dich erkenne" (Sokrates).
Die Individualität des Menschen bestimmt den Therapie- bzw. Unterrichtsverlauf. Nicht ein feststehendes Handlungsschema, sondern die Erfordernisse des Individuums bilden den roten Faden. Dabei spielt der persönliche Hintergrund eine entscheidende Rolle, denn der Umgang mit Stimme und Atmung kann unerledigte schmerzvolle Erfahrung wieder mobilisieren (Scham, Angst, Verletzlichkeit etc.).
Themen, die bei der Entwicklung der Stimme und der Atmung auftreten, wirken gleichsam metaphorisch und berühren so Persönliches wie:

- laut sein dürfen, Umgang mit der eigenen Kraft
- sich hörbar machen
- sich (Atem-)Raum nehmen können
- Umgang mit Grenzen
- Umgang mit Gefühlen
- alte Lernerfahrungen
- Leistungsdruck
- Prozess- oder Zielorientierung
- Geduld / Ungeduld
- Kontakt
- Selbstverantwortung
- Lampenfieber / Aufführungsangst
- etc.

Auch kann ein bestimmter Fokus im Rahmen von Unterricht oder Therapie metaphorisch wirken. Zum Beispiel enthält die Sensibilisierung der Wahrnehmung eines Menschen für seinen Kontakt zu dem ihn tragenden Boden im Stehen oder Liegen *(s. Kap. 18)* Themen wie:

- Sicherheit, Gefühl des „Getragenwerdens"
- Loslassen von innerem Anspannen und Festhalten, von Gedanken und Ängsten
- sich selbst und seiner Basis bewusst zu sein als ein Aspekt von Selbst-Bewusstsein
- Erdung, Ankommen bei sich und im Moment
- „Bodenständigkeit"
- seinen/ihren „Standpunkt vertreten"
- etc.

Die Planung des Unterrichts oder der Therapie orientiert sich am individuellen Lern- und Entwicklungsprozess der Person. Dabei wird seine psychische Befindlichkeit ebenso berücksichtigt wie der Kontakt mit der anleitenden Person. Auch systemische Gesichtspunkte spielen eine Rolle, wie z. B. die Berücksichtigung des familiären Umfeldes, Elterngespräche bei der Arbeit mit Kindern etc.

1.3.5 Sprechen und Singen

Über den therapeutischen Alltag hinaus wirkt sich in der pädagogischen und künstlerischen Arbeit der Umgang mit der Gestaltung von Text und Gesang auf das persönliche Wachstum aus. Insbesondere, wenn an der Entwicklung der Ausdrucksfähigkeit und der Authentizität beim Sprechen und Singen, bei Vorträgen oder in der Alltagssprache gearbeitet wird.
Auch die Beschäftigung mit der emotionalen und assoziativen Wirkung der Sprachlaute sei als ganzheitliches Mittel genannt *(s. Kap. 29)* und schließlich noch die entlastende Wirkung des Singens, welche zu nutzen schon Clara Schlaffhorst ihren Schülerinnen nahebrachte, wenn sie ihnen riet: „innerlich Bedrückendes aussingen!“[44]

1.3.6 Orientierung an der Alltagssituation

Das langfristige Ziel des Konzeptes Schlaffhorst-Andersen ist die qualitative Verbesserung der vegetativen Regulation und Selbstwahrnehmung sowie die Verbindung mit den vitalen Kräften bei allen Leistungsanforderungen. Dies wird nur erreicht, wenn das (wieder) Erlernte aus der Unterrichts- oder Therapiesituation in die private und berufliche Alltagssituation übertragen und dort umgesetzt werden kann. Die Therapie orientiert sich daher an den Rückmeldungen des/der Klient*in über seine/ihre Erfahrungen im Kontakt mit sich und anderen, in verschiedenen Sprechsituationen, in Stresssituationen, bei beruflichen Tätigkeiten, im Haushalt, bei handwerklichen Tätigkeiten, speziellen Hobbys, beim Sport etc. Hilfreich ist dabei die Gabe eines Impulses durch eine gezielte Fragestellung, unter welcher der/die Klient*in sich bis zur nächsten Therapie- oder Unterrichtssitzung beobachten kann.

44 „Aufzeichnungen aus den Stunden bei Fräulein Schlaffhorst“, Mitschrift ihrer Schülerinnen vom 18.09.1940, Archiv der CJD Schule Schlaffhorst-Andersen, Bad-Nenndorf

1.4 Quellen aus der Schlaffhorst-Andersen-Literatur

1. Schlaffhorst, C., Andersen, H.:
Atmung und Stimme, Möseler Verlag, Wolfenbüttel, 1928, S. 9

„In dem unermüdlichen Ringen und Forschen um die Wiederherstellung meiner (...) Stimme sind wir (...) auf das Gebiet der Atmung geführt worden. – Wir sind im Laufe dieser Jahre mit Staunen und wachsender Ehrfurcht gewahr geworden, daß es hier nicht nur eine rein technische Frage zu lösen galt, sondern daß wir uns plötzlich im Mittelpunkt der ganzen menschlichen Wesenheit befanden. Wir erlebten bei uns und unseren Schülern Umsturz auf allen Gebieten; zuerst gesundheitlich, körperlich. (...)
Aber auch geistige und seelische Umwälzungen traten ein. Konzentrationsfähigkeit, Gedächtniskraft, Lebensmut, Selbstvertrauen, sogar Produktivität entwickelten sich."

2. „Aufzeichnungen aus den Stunden bei Fräulein Schlaffhorst", Mitschrift ihrer Schülerinnen vom 18.09.1940, Archiv der CJD Schule Schlaffhorst-Andersen, Bad Nenndorf

„Eine tönende Sprache, die natürlich und rhythmisch fließt, in der Leben ist, die die Zuhörer belebt wie den Sprecher, muß daher aus dem ganzen Leben des Sprechers kommen, das Wort muß Schöpferkraft haben, aus der *Ganzheit* von Seele, Geist und Körper. (...)
Der ganze Mensch trägt alles in sich. (...)
Selbstbewußtsein = Bewußtsein vom Selbst – von der natürlichen Stimme in Verbundenheit mit Blut und Muskeln. Ohne diese Verbindung macht der Mensch sich kaputt, verbraucht seine Nerven".

3. Noodt, H.:
Das Sprachquadrat – Seine Hintergründe, unveröffentlichtes Manuskript, Berghaupten, 1986, S. 1, 2, 5

„Diese Zusammenhänge werden jedem erfahrbar, der im Schlaffhorstischen Sinne mit seinem Atem und seiner Stimme umzugehen lernt. Er wird erleben, daß seine Stimme nicht nur Gedanken hörbar macht, sondern ebenso seine Vitalität (z. B. im Schrei) und seine atmende, ‚beseelte' Natur; und daß die Stimmentwicklung diese Kräfte aufschließen und in den menschlichen Reifungsprozeß mit einbeziehen kann – ein wahrhaft *ganzheitlicher* Erziehungsweg! (...)"

„Der Mensch soll in seiner Stimme und damit in seinem Leben trotz aller Leistungsanforderungen mit seinen vitalen Kräften in Verbindung bleiben."

„Das große ‚Ich', der Mensch mit ‚Herzkraft', der alle seine Kräfte lebt und ‚in Kindschaft' höhere Einflüsse in sich wirksam werden läßt, das war für Clara Schlaffhorst die vollkommen entfaltete, erstrebenswerte Persönlichkeit, das Ziel ihrer Arbeit. (...)

Vermutlich ist jetzt deutlicher geworden (...), daß die Arbeit der Clara Schlaffhorst nicht nur darin bestand, den Atemrhythmus wiederherzustellen und Stimmen klangvoller oder strapazierfähiger zu machen, sondern daß diese Arbeit ‚Mittel' war zu dem Ziele, den Menschen in seinen jeweiligen Möglichkeiten und Notwendigkeiten zu entfalten und zu gestalten, ihm zu dem zu verhelfen, wie er gemeint war. Atem und Stimme wurden dann adäquater Ausdruck seiner Persönlichkeit, die die polaren Kräfte in sich selbst zu vereinen imstande war. (...)

Es ist die Kunst des Arbeitens am Menschen, den jeweils nötigen nächsten Schritt zu erkennen und geduldig zu gehen, immer das erstrebenswerte Gesamtbild als Ziel vor Augen. Darin war Clara Schlaffhorst wohl Meisterin! (...)"

4. Mitschrift aus dem Pädagogik-Unterricht an der CJD Schule Schlaffhorst-Andersen (Dozent Torsten Lindner), 1994

„Schlaffhorst u. Andersen 1928:

Schlaffhorst u. Andersen bezeichneten unsere vitalen Kräfte als ‚die Natur in uns'. Diese zeige sich als Geist, Seele und Leib:

‚NATUR' umfasst das organische Leben im Menschen
zeigt sich als:

- ‚Geist' der die Organe belehrt, sich ihrer Art und ihrem Zweck gemäß zu betätigen – Abgrenzung zum ‚Intellekt', dem rein verstandesmäßigen Denken, das die Seele hemmt und schädigt.
- ‚Seele' göttlicher Odem (pneuma) – Abgrenzung zur ‚Psyche' (neg. belegt, auch im Sinne von Egozentrik), dem Inbegriff menschlichen Denkens, Fühlens und Wollens
- ‚Leib' lebendiger Organismus, durchwoben von ‚Geist' und ‚Seele' – Abgrenzung zum rein materiellen ‚Körper', verlassen von ‚Geist' und ‚Seele' und dadurch preisgegeben den krankmachenden Kräften."

5. Köpp, G.: Leben mit Stimme – Stimme mit Leben, Bärenreiter Verlag, Kassel, 1995, S.168-169

„Im Unterricht von Clara Schlaffhorst verlor man das Gesamtbild vom Menschen nie aus den Augen. Man nahm den Menschen, wie er war, brachte seine Natur ins Spiel, und erlebte den heilen, ganzen Manschen. Die ‚höheren' Ebenen ergaben sich von selbst, wenn im Atmen, Sprechen und Singen mit der Sprache und der Musik des Menschen umgegangen wurde. (...) Viele interessierte Lehrer kamen nach Rotenburg zu Clara Schlaffhorst und Hedwig Andersen. Sie wollten sich fortbilden und sich anderer pädagogischer Werkzeuge bedienen lernen, die zu einer Erfahrung und Einordnung des ganzen Menschen führen sollte. Die Atem- und Stimmkunst aus Rotenburg hatte mit ihrem erzieherischen Element überzeugt, das Voraussetzung auch für die Entwicklung einer musikalischen Kultur ist. (Norbert Linke, Philosophie der Musikerziehung, S. 47) Wo diese *ganzheitliche* Bildung des Menschen hingehörte, war schwer zu bestimmen. Das hatte es von Atem und Stimme her in dieser umfassenden Weise noch nicht gegeben. Das Wichtigste war das Studium des Übens. Wie übe ich, um den gesamten Menschen sprechend und singend zum Einsatz zu bringen. Das war Bildung in einem allgemeinen und in einem *ganzheitlichen* Sinn, frei von akademischen Zwängen, aber der naturgegebenen Ordnung des Rhythmus streng untergeordnet. Es stimmte was Clara Schlaffhorst erkannt hatte, daß sie sich in ihrer Arbeit ‚im Zentrum der menschlichen Wesenheit' befand. Der *ganzheitliche* Anspruch fiel zusammen mit einer Besinnung, auch in der Psychologie, die wieder *ganzheitlich* ausgerichtet zu werden begann. Auf ihre Weise beschäftigte sich Clara Schlaffhorst mit den gleichen Begriffen, die sich in der Psychologie herauskristallisiert hatten: Tiefe, Ganzheit, Dynamik (dynamische Fundierung) und Gestalt. Clara Schlaffhorst unterschied zwischen Seele und Psyche, wenn sie die Stimme des Menschen in Ordnung bringen wollte. Sie wollte nicht, daß nur an der Psyche herumexperimentiert werden sollte. Gewiß machte sie aber auch die Seele in Atem und Stimme, wie so manches andere, zu ihrem Experiment. Sie mußte Erfahrungen sammeln, über die sie sich mit Hedwig Andersen austauschte."

6. Das Ausbildungsprofil CJD Schule Schlaffhorst-Andersen, Bad Nenndorf, 2001

„Ehe wir es aber nicht lernen werden, unser menschliches Denken, Fühlen, Wollen mit dem Denken, Fühlen Wollen der ‚Natur in uns' in Einklang zu bringen, unser äußeres Tun mit dem inneren Leben und seiner Bewegung, die Außenseele mit der Innenseele, das mentale mit dem vitalen Leben zu verbinden, können wir unser ‚Selbst' nie finden – so lange werden wir uns auch vergebens danach sehnen, ‚anders zu werden' (...) (Schlaffhorst 1926)."

7. Saatweber, M.: Atmung und Bewegung – Schule Schlaffhorst-Andersen, in: Krankengymnastik, Zeitschrift für Physiotherapeuten, 54. Jg., 2002, S. 13 u. 17

„In der Arbeitsweise Schlaffhorst-Andersen sieht man den Menschen als Einheit aus Körper, Geist und Seele, als psycho-physische Einheit. Somit richtet sich der Arbeitsansatz auf die Entwicklung eines Gleichgewichts und einer Harmonisierung zwischen diesen drei Komponenten des menschlichen Wesens. (...)

Die ‚Natur in uns', wie Clara Schlaffhorst es nannte, ist durch zivilisatorische Einflüsse aus ihrem Rhythmus gebracht. Dieser Rhythmus muss neu erlernt werden. Regeneration, nach Clara Schlaffhorst ‚die Wiederherstellung gesunder, natürlicher Organfunktionen', ist eindeutig erklärtes Ziel der Arbeitsweise. Eine zentrale Rolle spielt dabei die Atmung. (...)

Körperbewusstsein und Bewusstsein des Atemvorgangs sind wiederum Voraussetzung für die Stärkung der Persönlichkeit im Sinne des ‚Selbst-bewusst-Seins'. Dieses Selbstbewusstsein ist z. B. in der Stimmtherapie eine wesentliche Voraussetzung, um eine funktionsfähige Stimme zu erlangen, da Stimme immer auch Ausdruck der Persönlichkeit ist. (...)

Das Konzept Schlaffhorst-Andersen fördert dieses ‚Sich-seiner-selbst-bewusst-Werden' über das Ausnutzen der Wechselwirkungen von Atmung, Stimme, Bewegung und Psyche mit dem Ziel, Körper, Geist und Seele zu harmonisieren."

8.	Saatweber, M.: Einführung in die Arbeitsweise Schlaffhorst-Andersen, Schulz-Kirchner Verlag, 6. Auflage, Idstein, 2007 S. 12, 217

„In diesem Sinne ist Regeneration nach Schlaffhorst-Andersen immer *ganzheitlich,* auch unter Einbeziehung leib-seelischer Zusammenhänge gesehen."

„Im Mittelpunkt der Arbeit des Atem-, Sprech- und Stimmlehrers steht die Arbeit an der Atmung. Hier ist die Nahtstelle zwischen Seele und Körper (Pneuma, Hauch, Geist). So wie die Atmung die Grundbefindlichkeit des Menschen widerspiegelt, so artikuliert sich der Mensch durch die Sprache. Wenn man erfahren hat, dass ‚es atmet', dann ist Loslassen – Gelassenheit – möglich, dann kann der Mensch Person werden. Person, persona (von personare = durchtönen) ist fest verbunden mit der Sprache. Sprache ist Ausdruck von Persönlichkeit.
Therapie von Sprach- und Stimmstörungen ist nur als *ganzheitliche* Therapie möglich. Sie muss den ganzen Menschen erfassen und darf sich nicht auf anatomisch-physiologische oder evtl. organpathologische Komponenten beschränken."

2 Der dreiteilige Rhythmus der Atmung und Muskulatur

2.1 Definition

Im Konzept Schlaffhorst-Andersen ist die Erkenntnis der Dreiteiligkeit als natürliches Bewegungsprinzip die Basis für einen physiologischen und ökonomischen Umgang mit Atmung, Bewegung und Stimme. Sowohl in der natürlichen Bewegung der Atemmuskulatur als auch der übrigen Skelettmuskulatur finden sich drei Phasen, die sich in einem individuellen und situationsbedingten Rhythmus abwechseln.

Der Terminus *„dreiteiliger Rhythmus der Atmung"* bezieht sich auf den Rhythmus der Atembewegung in den drei Phasen Einatmung, Ausatmung und Atempause. Atemfrequenz und das Verhältnis der Phasenlängen zueinander sind je nach Person und Situation variabel. So handelt es sich immer um einen individuellen Rhythmus, bei dem die natürliche Dreiteiligkeit in jeder Situation gewahrt bleiben sollte. Eine besondere Bedeutung hat dabei die Berücksichtigung der Pause als Lösungs- und Regenerationsphase *(vgl. Kap. 4 und 10).*

Der Begriff „dreiteiliger" oder besser *„dreiphasiger Rhythmus der Muskulatur"* weist darauf hin, dass jeder Muskel im Rahmen der Grob- und der Feinmotorik regelmäßig zwischen seinen drei Funktionszuständen Zusammenziehung *(Kontraktion)*, Dehnung und Lösung abwechseln kann *(s. Kap. 4).*

Die Dreiteiligkeit der Atmung wird in Beziehung zu der dreiphasigen Muskelbewegung gesetzt. Die daraus entstehende Wirkung wird sowohl therapeutisch als auch stimm- und sprechbildnerisch genutzt *(s. Kap. 3, 4 und 5).* Auch bei Alltagsbewegungen wird ein ausgewogenes und flexibles Abwechseln der beteiligten Muskeln zwischen ihren drei Funktionszuständen angestrebt. „Der natürliche Rhythmus der Atemtätigkeit soll sich auf alle Organe übertragen und sie in der natürlichen Bewegungsordnung und damit in hoher Leistungsfähigkeit erhalten" (Schlaffhorst 1928)[1].

2.2 Anatomisch-physiologische Erklärung

Die anatomisch-physiologischen Erklärungen zum dreiteiligen Rhythmus der Atmung und der Muskulatur werden detailliert im Zusammenhang mit der atemrhythmischen und atemverbundenen Bewegung *(Kap. 4)* beschrieben.

1 Schlaffhorst, C. und Andersen, H.: Atmung und Stimme, Möseler Verlag, Wolfenbüttel, 1928, S. 13

2.3 Praktische Hinweise

Das Ziel ist die Wahrnehmung und Wiederherstellung bzw. Förderung des dreiteiligen individuellen Atemrhythmus in der Ruhe- und Leistungsatmung (beim Sprechen, Singen, bei körperlicher Bewegung und bei geistiger oder emotionaler Belastung). Dies kann wie folgt geschehen:

Zur Vorbereitung: eutonisierende Übungen aus dem Bereich der Regenerationswege nach Schlaffhorst-Andersen *(s. Kap. 25)*, um die Durchlässigkeit der Skelettmuskulatur für die Atembewegung zu erreichen *(s. Kap. 13)*.

Übungen zur Wahrnehmung der Atmung über:

- Taktiles Erspüren der Atembewegung, zunächst in Ruhe, später unter den verschiedensten Anforderungen an Bewegung und Stimme
- Atmen gegen einen manuellen Widerstand, einen Ball oder ein elastisches Band im Bereich der Einatembewegung
- Die Ausatmung hörbar machen über das Bilden von Strömungskonsonanten oder durch den Einsatz der Stimme im Tönen von Klingern oder Vokalen *(s. Kap. 21 und 29)*.
- Das Bilden der Strömungskonsonanten ([f], [s], [ʃ], [ç], [x], *s. Kap. 29)* verlangsamt darüber hinaus die Atemfrequenz. Hierdurch wird es einfacher, den dreiteiligen Rhythmus zuzulassen und wahrzunehmen.
- Visualisieren der Atembewegung durch eine atemrhythmische Übung *(s. Kap. 4)*, bei der sich die äußere Bewegung der Atmung anpasst. Am einfachsten sind zunächst Bewegungen der Hände oder Arme.
- Übungen mit dem Nachhauch *(s. Kap. 9)* und mit dem Ausschwingen in die Pause *(s. Kap. 10)* erleichtern das Lösen und Ruhen der Atemmuskulatur in der Pause und unterstützen damit die Dreiteiligkeit beim Sprechen.
- Übungen mit dem Abfedern in die Pause bereiten die reflexartige Luftergänzung, d. h. die schnellstmögliche Lösung mit anschließender Einatmung, vor *(s. Kap. 10 und 12)*.
- Das Beibehalten der Dreiteiligkeit innerhalb einer Leistungsatmung ist deutlich schwieriger als innerhalb einer ruhigen Atmung. Daher empfiehlt es sich, den dreiteiligen Atem- und Bewegungsrhythmus zunächst in der Ruhe (z. B. im entspannten Liegen) zu üben und erst wenn in dieser Situation die Lösungsphase zugelassen werden kann, diese Qualität auf immer höhere Leistungsanforderungen an die Atmung zu übertragen.

2.4 Quellen aus der Schlaffhorst-Andersen-Literatur

1. Schlaffhorst, C., Andersen, H.:
Atmung und Stimme, Möseler Verlag, Wolfenbüttel, 1928, S. 13, 16, 38, 62, 63

„Besonders wichtig aber ist die Tatsache, daß sich der natürliche Rhythmus der Atemtätigkeit – vorausgesetzt, daß er nicht verloren gegangen ist – auf alle Organe überträgt und sie in der natürlichen Bewegungsordnung und damit in hoher Leistungsfähigkeit erhält. Ebenso teilt sich auch jede Störung von der Atmung aus allen Organen und Gliedern mit und bringt jene große Unordnung in den Menschen, die man als Nervosität bezeichnet."

„Deshalb ist es so wichtig, schon beim Kinde zu sorgen, daß:

1. die bei der Geburt vorhandene natürliche Einatmungsbewegung nicht nur erhalten, sondern auch dem Wachstum entsprechend vertieft, schließlich bewußt erlebt wird; daß
2. bei der Ausatmung nach Aufhören des Schreiens das Zwerchfell sich nicht an eine plötzliche Erschlaffung gewöhnt, sondern daß die Natur durch andere, nun willkürlich eingeschaltete Spannungen dazu erzogen wird, die Abspannung (nicht Entspannung!) des Zwerchfells l a n g s a m zu gestalten; und daß
3. die so sehr notwendige Ruhepause nach der Ausatmung nicht verloren geht.

In diesen *drei Erscheinungsformen* offenbart sich uns das ewig wechselvolle Spiel des Lebens: der *Rhythmus der Natur*."

„Die einzelnen Zeitteile dieses *dreiteiligen* Lebensflusses sind nicht immer untereinander gleich lang. Das wäre wieder starre Regel, Takt. Sie sind im Gegenteil durch innere und äußere Verhältnisse so verschiebbar, daß man sagen könnte: nicht zwei Atemzüge im Leben eines Menschen sind einander ganz gleich, so wenig wie zwei Blätter eines Baumes, zwei Wogen des Meeres einander ganz gleich sind."

„Wie steht es mit der Bewegung der Natur? Wie erkennen wir den Rhythmus? Wieder ist es die Atmung, die uns in ihrer *dreifachen Gliederung* den großen Rhythmus des Lebens zeigt, um den schon unsere Vorfahren wußten: Werden, Sein, Vergehen zu neuem Leben. Wir sehen bei der Geburt eines Menschen, daß sein Leben nicht eher wird, als bis er den ersten Atemzug getan hat. (...)
3 – 1 – 2 – Einatmung, Schrei, Pause, der Rhythmus ist geschlossen und füllt uns nun mit seinem pulsierendem Leben (...). Zwischen der ersten Einatmung bei der Geburt und der letzten Ausatmung beim Sterben (...) sollte sich unser Leben in immer demselben Rhythmus abspielen, der auch im Herzschlag und in der Bewegung aller anderen Organe herrscht, als ein immerwährender Kampf zwischen der Zusammenziehung des Zwerchfells (Wille zum Werden) und der Zusammenziehung der Lunge (Wille zum Stirb); zwischen Bedrängnis und Erlösung."

2.	Rauschnabel, V.: Aufnehmen – Abgeben – Lösen. Gedanken zum Rhythmus, in: CHK Heft 11/1985, Erfahrungsheilkunde, Haug-Verlag, Heidelberg, S. 873

„Der physiologische Atemrhythmus als zentraler Orientierungspunkt bei aller Stimm- und Bewegungsarbeit weist die Richtung zum Verständnis der übrigen physiologischen Funktionen. Von *Clara Schlaffhorst* und *Hedwig Andersen* wurde erstmals die *Dreiteiligkeit* des Atemrhythmus erfahren und sodann als allgemein physiologische Gesetzmäßigkeit von ihnen erkannt und gelehrt. Ein jahrzehntelanger Gegensatz zu der bis vor kurzem üblichen Meinung in der Schulmedizin. Der Bewegungsverlauf des Zwerchfells mit seiner Zusammenziehung, Streckung und Lockerheit wird zum Modell für das Verständnis der gesamten Grob- und Feinmotorik. *Dreiteiligkeit* bezogen auf den Atemrhythmus heißt: Ein – Aus – Pause. Das bedeutet nun, dass die Ruhe- und Leistungsfunktionen des Körpers jetzt nicht mehr als zweiteiliger Takt (z. B. Saugen und Stoßen oder Systole und Diastole) verstanden werden, was letztlich zur Erschöpfung führen würde, sondern es wird eine regulierende Phase angenommen, die sich in der praktischen Arbeit und schließlich auch in der medizinischen Forschung im großen Ganzen bestätigt."

3.	Schümann, G.: Die Atemschriftzeichen, Florian Noetzel Verlag, Wilhelmshaven, 1991, S. 200

„Rhythmische Bewegung
Abfolge von Anspannung, Abspannung und Lösung bzw. Zusammenziehung, Streckung und Lockerheit. Sie wurde von Schlaffhorst und Andersen als Bewegungsgesetz des Zwerchfells als Hauptatemmuskel erkannt und als Grundmuster jeder physiologischen Muskelbewegung angenommen (‚Naturgesetz'), in der sich Lebenskraft regeneriert.
Rhythmische Bewegung als Körperübung macht in der Grob- oder Feinmotorik die Abfolge der drei Rhythmusphasen didaktisch sichtbar und nutzt sie diagnostisch und methodisch zur Spannungsregulierung für Therapie und Pädagogik sowie zu einem Aufbau von Fertigkeiten und Leistung."

4.	Saatweber, M.: Einführung in die Arbeitsweise Schlaffhorst-Andersen, Schulz-Kirchner Verlag, 6. Auflage, Idstein, 2007, S. 20, 28

„Die Arbeitsweise Schlaffhorst-Andersen stützt sich auf die Auffassung, dass lebenden Organismen ein *dreiteiliger Rhythmus* zugrunde liegt. Zwei Teile bestehen aus Aktivitäten in entgegengesetzten Richtungen, ein Teil aus Ruhe. Das heißt, der *dreiteilige Bewegungszyklus f*ür alle Bewegungsmuster besteht aus den drei Phasen: Zusammenziehung, Streckung, Lockerheit. Durch Rhythmisierung von Bewegungsmustern wird verhindert, dass eine Phase, z. B. die Aktivität, zu dominant ist. In diesem Fall könnte es möglicherweise zur Verkrampfung führen, entsprechend in Bezug auf die Phase der Passivität zur Erschlaffung. Ordnung und Rhythmisierung der innerleiblichen Vorgänge bewirken Regeneration und Eutonisierung."
„Die Muskelbewegungen haben ebenso wie die Atmung den *dreiteiligen Rhythmus*. Verbindet man Atmung und Bewegung im *dreiteiligen Rhythmus*, entsteht eine atemrhythmische Bewegung. Auf diesen *dreiteiligen Atemrhythmus* ist der Muskel angewiesen."

3 Innenbewegung und Außenbewegung

3.1 Definition

Unter der Außenbewegung verstehen wir in diesem Zusammenhang die Motorik insbesondere der Aufrichtungs-, Bewegungs-, Artikulations- und Kehlkopfmuskulatur. Die Innenbewegung umfasst im weiteren Sinne sämtliche Organbewegungen und vegetativen Reaktionen, aber auch unsere Emotionen, unsere innere „Bewegtheit". Im engeren Sinne geht es hier um die unwillkürlich ausgelöste Atembewegung, die uns einen Zugang zur vegetativen Regulation verschafft, indem sie die vegetative Situation nach außen hin sichtbar und spürbar werden lässt *(s. Tab. 3.1)*.
Die Verbindung der Außenbewegung zur Innenbewegung bedeutet, dass Körperbewegung in Verbindung zur inneren Bewegung und Bewegtheit, insbesondere aber zur Atembewegung, ausgeführt wird. Eine so mit der Atmung verbundene Bewegung ermöglicht den stetigen Zugang der Person zu ihrem individuellen, situativen vegetativen Rhythmus.[1]

Ziel ist, dass jede äußere Bewegung durch die natürliche und unwillkürliche Atembewegung so unterstützt wird, dass sie von innen getragen wird und bis zu Höchstleistungen ökonomisch ablaufen kann, ohne dass die Fähigkeit zur gleichzeitigen Regeneration des Organismus aufgegeben wird. Dies setzt für alle körperlichen Bewegungen voraus, dass sie so ausgeführt werden, dass die für die Situation notwendige physiologische Atembewegung ungestört ablaufen kann. Das gilt für Alltagsbewegungen wie Laufen, Gehen, Stehen, Treppen steigen, Heben, etc. ebenso wie für sportliche Bewegungen und insbesondere auch für die Artikulations- und Stimmlippenbewegungen beim Sprechen und Singen. Der Atem braucht dann nicht zu stocken, Atembögen müssen nicht überzogen werden, sondern Atemfluss, Atemfrequenz, Atemtiefe und Atemrhythmus können sich differenziert und ökonomisch der jeweiligen Leistung anpassen und umgekehrt.

1 Vgl. Lang, A.: Außenbewegung – Innenbewegung. Ein Zugang zur beweglichen Stimme, in: Geißner, H. (Hrsg.): Stimmen hören, Röhrig Universitätsverlag, St. Ingbert, 2000, S. 217-222

3.2 Anatomisch-physiologische Erklärung

3.2.1 Wechselwirkungen zwischen Innenbewegung und Außenbewegung

Innenbewegung	Außenbewegung
■ Vegetative Reaktionen, Organbewegung, insbesondere die unwillkürliche Atembewegung, verursacht durch die – Atemhauptmuskulatur – Atemhilfsmuskulatur	■ Motorik insbesondere der – Aufrichtungsmuskulatur – Bewegungsmuskulatur – Artikulationsmuskulatur – Inneren und äußeren Kehlkopfmuskulatur
■ Innerlich ablaufende emotionale Reaktionen	■ Äußerlich sichtbarer Körperausdruck

Tab. 3.1 *Innenbewegung – Außenbewegung*

Vegetative Reaktionen und die Motorik der Skelettmuskulatur stehen in enger Wechselwirkung zueinander. Für die Steuerung vegetativer Reaktionen und Organbewegungen ist der vegetative Anteil des Nervensystems zuständig. Die Motorik der Skelettmuskulatur wird – unter kontinuierlicher Verarbeitung sensorischer Reize – durch den somatischen Anteil des Nervensystems gesteuert *(s. Kap. 20, 25 und 26)*. Die Steuerungszentren beider Bereiche sind im Hirnstamm miteinander vernetzt. So wird durch Einwirken auf das eine System das andere immer mit beeinflusst *(s. Abb. 25.1)*. Dabei hat das Atemsystem eine einmalige Sonderstellung: Die Atmung ist zwar eine vegetative Funktion, die Atembewegung wird jedoch von den Atemmuskeln verursacht. Letztere sind ausnahmslos Skelettmuskeln und damit auch der somatischen Steuerung unterstellt. Damit ist Folgendes gegeben:

1. Die Atembewegung wird von beiden Anteilen des Nervensystems gesteuert, dem vegetativen und dem somatischen Nervensystem.

2. Durch die vegetativen Atemzentren im Hirnstamm werden alle notwendigen sensorischen Informationen erfasst, um die Atemfrequenz, das Atemzugvolumen und den Rhythmus der Atmung kontinuierlich an die gegebenen Lebensumstände anpassen zu können. Dies geschieht unwillkürlich durch rhythmische Beeinflussung der Motoneuronen im Rückenmark, welche die Befehle der Atemzentren ausführen und an die Atemmuskulatur weiterleiten.

3. Die Atembewegung lässt sich auch von der Hirnrinde aus *(kortikal[2])* steuern, was bedeutet, dass die Atembewegung im Gegensatz zu den anderen Innenbewegungen auch willkürlich beeinflussbar ist[3].

---

2 von lat. „Cortex", eingedeutscht „Kortex" = Rinde, hier Hirnrinde

3 So können wir z. B. willkürlich die Luft anhalten, tief „in den Bauch" atmen, also das Zwerchfell senken, oder die Ausatemluft so dosieren, dass wir eine gesprochene oder gesungene Phrase bis zu Ende bringen können.

4. Über die Formatio reticularis, eine netzförmige Nervenzellformation, die maßgeblich an der Steuerung der unwillkürlichen Bewegungen und des Muskeltonus aller Skelettmuskeln beteiligt ist, werden die Spannungsverhältnisse der Atemmuskulatur gleichsinnig auf alle übrigen Skelettmuskeln übertragen. Eine Veränderung der Atemspannung bewirkt somit eine gleichgerichtete Tonusveränderung der Aufrichtungs-, Bewegungs-, Artikulations- und Kehlkopfmuskulatur *(s. Kap. 20.2.1).*

5. Die Atembewegung ist die äußerlich am deutlichsten sichtbare Innenbewegung.

Aus diesen Gründen nimmt die Atmung eine einmalige Schlüsselfunktion ein als Bindeglied zwischen:

- vegetativem und somatischem Nervensystem
- unwillkürlichem und willkürlichem Geschehen
- Atemspannung und Spannung der übrigen Skelettmuskeln
- innerlich ablaufenden und äußerlich sichtbaren Bewegungen.

Innerhalb des Konzeptes Schlaffhorst-Andersen wird sie daher als vermittelnde Instanz zwischen Innen- und Außenbewegung genutzt.

Auch die Funktionseinheit des Gehirns, welche der Steuerung und Verarbeitung von Emotionen dient *(limbisches System),* steht in direkter Verknüpfung sowohl mit dem vegetativen als auch mit dem somatischen Nervensystem. Emotionen umfassen sowohl vegetative Prozesse – wie z. B. Herzklopfen, Atembeschleunigung oder Veränderungen der Darmbewegung (Peristaltik) – als auch somatisch gesteuerte Veränderungen des Körperausdrucks, der Gestik, Mimik oder der Stimme. Umgekehrt beeinflusst der vegetative Tonus unsere Stimmung, und Wahrnehmungsübungen oder Bewegungsübungen können emotionale Reaktionen auslösen. In der Arbeit nach dem Konzept Schlaffhorst-Andersen werden diese Wechselwirkungen einerseits berücksichtigt, indem emotionale Reaktionen der Person in die Arbeit einbezogen werden, z. B., indem der Person Raum gegeben wird, eine durch die Körperarbeit hervorgerufene Emotion über den stimmlichen Ausdruck in Klang umzusetzen. Andererseits wird der emotionale Gehalt ausgewählter Texte, Lieder oder Vorstellungshilfen als individueller Zugang zu Atmung und Bewegung genutzt.

Steht die Außenbewegung mit der Innenbewegung in Verbindung, bedeutet dies einen unmittelbaren Kontakt zum individuellen, situativen vegetativen Rhythmus, einen stetigen Kontakt zu den unwillkürlichen natürlichen Signalen des Körpers. Dieser Kontakt ist die Basis für psychische und physische Gesundheit: Die Aufmerksamkeit auf die Signale des Organismus ermöglicht die Wahrnehmung auch kleinster emotionaler Reaktionen. Diese Ebene in das Denken, Entscheiden und Handeln einzubeziehen, damit in Einklang zu bringen und sie im Kontakt nach außen zu zeigen oder zu artikulieren, ist Voraussetzung für die Entwicklung der Persönlichkeit, für Selbst-Bewusstsein, Authentizität, Identität und Kontaktfähigkeit.

Auf der physischen Ebene ermöglicht uns die Wahrnehmung von Atembewegung, Herztätigkeit und Darmaktivität unseren vegetativen Tonus und den psycho-physischen Aktivierungsgrad unseres Nervensystems *(Arousal)* einzuschätzen *(s. Kap. 25.2.1)* und darauf angemessen zu reagieren. In einer hektischen Situation atemlos und mit Herzklopfen hastig zu essen ist ebenso unphysiologisch, wie sich bei vorherrschendem Vagotonus, z. B. nach einer schweren Mahlzeit, eine hohe geistige oder körperliche Leistung abzuverlangen. Ermöglicht man es dem Körper nicht, angemessen zwischen Leistungs- und Regenerationsphasen abzuwechseln, führt dies langfristig zu gesundheitlichen Störungen bis hin zu ernsthaften Erkrankungen.

Voraussetzung für die Wahrnehmung der Innenbewegung ist neben einer gerichteten Aufmerksamkeit die Durchlässigkeit der Gesamtkörpermuskulatur für die natürliche Atembewegung *(s. Kap. 13)*. Angespannte Bauchmuskeln verhindern beispielsweise das Tiefertreten des Zwerchfells und erschweren die Wahrnehmung der Bauchatmung.

Die Verbindung zur Atembewegung bedeutet auch eine Verbindung zu dem Prinzip der Dreiteiligkeit *(s. Kap. 2)*. Das durch die Wahrnehmung der Atembewegung erfahrene Prinzip eines dreiphasigen Rhythmus kann auf sämtliche Außenbewegungen, auch auf die Bewegungsabläufe der Kehlkopf- und Artikulationsmuskulatur übertragen werden. Die Atembewegung verläuft rhythmisch in den drei Phasen Einatmung, Ausatmung und Atempause. Diese rhythmische Dreiteiligkeit der Atembewegung nutzen wir als Vorbild für die Schulung der übrigen Skelettmuskulatur. Über Bewegungsübungen, die sich dem dreiteiligen Atemrhythmus anpassen, erlernen die betroffenen Muskeln wieder gleichmäßig zwischen ihren Funktionszuständen abzuwechseln. Wohlspannung, Ausdauer, Elastizität und Flexibilität der Muskeln sind die Folge.

Eine wichtige Rolle spielt hierbei die Phase der Ruhe, der Balance der Kräfte bzw. der zeitlichen Pause. Diese Phase beinhaltet Zeit und optimale Umstände für die Regeneration. Das gilt sowohl auf der Ebene des Muskelstoffwechsels als auch auf der Ebene der Alltagsgestaltung: Erfährt ein Muskel in der Pause eine Lösung, so kann die Sauerstoff- und Nährstoffversorgung ihr Optimum erreichen, ebenso wie die Abgabe von Abfallprodukten. Ermüdung wird vorgebeugt, die Möglichkeit zur anschließenden Leistung gesteigert, Regeneration und Reparation des Gewebes finden statt.
Einen vergleichbaren Stellenwert hat die Pause im Alltag: Das vegetative Nervensystem kann auf Entspannung, Verdauung, Regeneration umschalten, der Aufbaustoffwechsel findet Raum und Zeit. Die Gedanken können ruhen, der Innenkontakt kann intensiviert werden.
Wir sehen hier basale Bausteine der Selbstfürsorge und des Stressmanagements. So führt das Prinzip der Dreiteiligkeit durch ökonomische Spannungsverhältnisse und regelmäßige Phasen der Regeneration zu einer Steigerung der gesundheitlichen Verfassung und der allgemeinen Leistungsfähigkeit.

Innerhalb des Konzeptes Schlaffhorst-Andersen ist es ein zentrales Ziel, die Außenbewegung nach Möglichkeit grundsätzlich in Verbindung und im Einklang mit der natürlichen Atembewegung durchzuführen *(s. Kap. 4)*. Nachdem das Zusammenspiel der Funktionen zunächst in der Übungssituation erarbeitet und bewusst gemacht wird, kann es mit der Zeit im sensomotorischen Körpergedächtnis gespeichert und damit automatisiert werden. In dieser Form kann sich diese Fähigkeit als integraler Bestandteil des Alltags etablieren.

Im Folgenden werden die Wechselwirkungen der Atembewegung mit der Aufrichtung, der Körperbewegung, der Artikulation und der Stimme noch einmal im Detail betrachtet:

3.2.2 Atembewegung und Aufrichtung

Atemspannung *(s. Kap. 6)* und Aufrichtung hängen unmittelbar voneinander ab. Ein kraftvolles und der Situation angemessen gespanntes Zwerchfell bewirkt eine entsprechende Mittelkörperspannung *(s. Kap. 19)*. Es unterstützt und entlastet damit, insbesondere im Lendenwirbelbereich, die tiefe Rückenmuskulatur.
Durch die gelenkige und muskuläre Verbindung der Rippen mit der Wirbelsäule setzt sich die kostale Atembewegung auf die Wirbelsäule fort, sodass diese in der Einatembewegung eine leichte Streckung erfährt, während sie in der Ausatmung wieder zu ihrer ursprünglichen Krümmung zurückkehrt. Diese kleine atemrhythmische Bewegung der Wirbelsäule unterstützt ein regelmäßiges Abwechseln der einzelnen Muskelbündel der tiefen Rückenstrecker. Das beugt deren Ermüdung vor und erhöht ihre Flexibilität. Auch die Bandscheiben profitieren von einer bewegten Aufrichtung. Für sie bedeutet es wechselnde Druck- und Zugverhältnisse, was die Ernährung und Regeneration ihres Gewebes fördert.
Eine von der Atmung unterstützte Aufrichtung ist damit ökonomisch, flexibel und regenerierend. Sie fühlt sich bewegt und lebendig an.

Die Atembewegung profitiert ihrerseits von einer physiologischen Aufrichtung, da sich hier alle Atemmuskeln frei bewegen können und somit alle Atemräume genutzt werden können. Die ökonomischste Form der Atembewegung ist die Rippen-Bauchatmung *(kosto-abdominale Atemform)*. Hier können alle Atemmuskeln in der effizientesten Weise eingesetzt werden. Voraussetzung für die kosto-abdominale Atmung ist eine physiologische Aufrichtung. Ein starkes Hohlkreuz *(lumbale Hyperlordose)* hingegen behindert die Kontraktion der Zwerchfellschenkel und damit das Senken des lumbalen Zwerchfellanteils *(pars lumbalis diaphragmatis)*, beeinträchtigt also die Bauchatmung. Eine unterspannte Haltung mit eingesunkenem Brustbein schränkt die sternale und kostale Atembewegung ein.
In einer körperlichen, geistigen oder emotionalen Leistungssituation machen sich diese Zusammenhänge besonders deutlich bemerkbar, denn hier steigt das Atemminutenvolumen im Vergleich zur Ruheatmung stark an. Kann der erhöhte Bedarf nicht durch ausreichende Vergrößerung des Atemvolumens erreicht werden, so erhöht sich stattdessen die Atemfrequenz, was weniger ökonomisch ist und meist zulasten des Rhythmus, insbesondere auf Kosten der Lösungsphase während der Atempause geht.

3.2.3 Atembewegung und Körperbewegung

Wie sehr eine Außenbewegung durch die Atmung unterstützt werden kann, lässt sich insbesondere an Bewegungen aufzeigen, die eine direkte Verbindung zur Atembewegung haben. Arme, Schultergürtel und Rippen sind durch Muskeln, Gelenke und Bänder so miteinander verbunden, dass eine Hebung der Arme über die Horizontale hinaus zur Hebung des Schultergürtels und der Rippen führt. Durch die so entstehen-

de Weitung des Brustkorbs bahnt eine Armhebung, wie z. B. beim Aufhängen von Wäsche auf eine Leine, unmittelbar einen Einatemimpuls an.
Eine Rumpfbeuge führt hingegen zu einer Verengung des Mittelkörpers, sodass die inneren Organe nach oben gegen Zwerchfell und Lunge gedrückt werden und dadurch unwillkürlich Luft aus der darüber liegenden Lunge entweicht. Diese Bewegung lässt sich also leichter mit einer Ausatmung durchführen.
Das Aufrichten aus der Rumpfbeuge wird wiederum durch eine Einatembewegung unterstützt, weil durch die Senkung des Zwerchfells die Mittelkörperspannung aufgebaut und folglich die Aufrichtungsmuskulatur entlastet wird *(s. Kap. 19).*

Eine weitere Verbindung zwischen Atem- und Körperbewegung besteht über die steuernden Atemzentren in der Formatio reticularis des Hirnstammes. Mechanorezeptoren der Muskulatur, welche z. B. Dehnungsreize erfassen, sowie zentrale und periphere Chemorezeptoren, die das Blut u. a. auf ihren Kohlendioxidgehalt untersuchen, senden regelmäßige Informationen zu den Atemzentren, die Atemfrequenz, Atemrhythmus und Atemzugvolumen kontinuierlich an die Bewegung anpassen.

Verbindung von Innen- und Außenbewegung bedeutet, diese naturgegebenen anatomischen Zusammenhänge wahrzunehmen, zu berücksichtigen und zu nutzen. Das Ergebnis ist Ökonomie, Effizienz und Natürlichkeit in der Bewegung. Es beinhaltet die Chance, regelmäßig über den Tag Kontakt mit der eigenen Innenbewegung aufzunehmen und Routinearbeiten zu nutzen, um auch während des Alltags Regeneration zu erfahren.

3.2.4 Atembewegung und Artikulationsbewegung *(s. a. Kap. 20)*

Die Spannung der Artikulationsorgane hängt unmittelbar von der Stärke des Ausatemstromes während der Phonation ab. Zur lautreinen und physiologischen Bildung eines Lautes müssen beide Faktoren aufeinander abgestimmt werden.

Umgekehrt können die Artikulationsorgane der Atmung einen Widerstand entgegensetzen und so die Ausatmung verlangsamen (z. B. bei [s] oder [f]). Das Kohlendioxid im Blut steigt in dieser Zeit an und ist am Ende so hoch, dass die Atemzentren anschließend eine besonders intensive Atembewegung auslösen.

3.2.5 Atembewegung und Stimme *(s. a. Kap. 6 und 11)*

Natürliche und physiologische Stimmfunktionen setzen entsprechende Atemfunktionen voraus. Wie kein zweites System ist die Stimme abhängig von der Innenbewegung. Hier seien einige wichtige Zusammenhänge genannt:

- Die Atemspannung beeinflusst die Spannung der Kehlkopfmuskulatur und umgekehrt. Für eine physiologische und leistungsfähige Stimmgebung müssen beide Faktoren ausbalanciert sein. Eine unwillkürlich über die vegetativen Zentren gesteuerte Einatmung bringt die Atemmuskulatur in die optimale Ausgangsposition und -spannung für die folgende

Phonation. Ein Ziel ist es daher, diese Qualitäten auch auf die Phonationsatmung zu übertragen *(s. Kap. 11)*.

- Flexibilität der Atemmuskulatur ist Voraussetzung für eine flexible Stimmgebung, eine variable Atemspannung ist Voraussetzung für eine variable Dynamik der Stimme und damit für die Ausdruckskraft.
- Eine tiefe kraftvolle Zwerchfellsenkung bewirkt über die elastischen Züge (trachealer und ösophagealer Zug) eine Senkung des Kehlkopfes und damit eine Vergrößerung des supraglottischen Resonanzraumes. Dies wird hörbar in einer Steigerung der Tragfähigkeit bzw. Durchschlagskraft der Stimme.
- Eine geführte Atembewegung definiert den subglottischen Druck und damit das ungestörte Zusammenspiel der Kehlkopfmuskeln und der Stimmlippen.
- Die Kontraktionsstärke der Atemmuskulatur und die Atemführung wirken sich auf die Länge der gesprochenen oder gesungenen Phrasen aus.
- Die Koordination des individuellen dreiteiligen Atemrhythmus mit der Stimm- und Sprechfunktion ermöglicht das ungestörte Zusammenspiel von Atem-, Kehlkopf- und Artikulationsmuskulatur.
- Die Qualität der Atempausen wirkt sich auf die Gestaltung des gesprochenen oder gesungenen Inhaltes aus.

Das Ergebnis ist eine flexible Stimme mit Erweiterung des Stimmklangs und der Dynamik sowie eine Ökonomisierung der Muskelarbeit und damit Erhöhung der Leistungsfähigkeit bzw. Belastbarkeit der Stimme.

3.3 Praktische Hinweise

Voraussetzung für ein physiologisches Zusammenspiel von Innen- und Außenbewegung ist eine eutone Atem- und Gesamtkörpermuskulatur sowie eine aufmerksame Wahrnehmung sowohl der Innen- als auch der Außenbewegung. Um dies zu erreichen, bieten sich vielfältige Methoden an:

- Methoden zur Schulung der Wahrnehmung der Innenbewegung über das bewusste taktile, kinästhetische, auditive oder visuelle Erleben der Atembewegung und des Atemrhythmus
- Methoden zur Schulung der Wahrnehmung der Außenbewegung über das bewusste Erleben von Muskeltonus, Aufrichtung, Bewegungs- und Stimmqualitäten
- Methoden zur Schulung der Wahrnehmung der *Wechselwirkungen* zwischen Außen- und Innenbewegung
- Der Ausgleich von gesamtkörperlichen oder lokalisierten Fehlspannungen (Über- oder Unterspannungen) insbesondere durch die Regenerationswege *(s. Kap. 25)* oder durch weitere eutonisierende Übungen nach Schlaffhorst-Andersen. Ziel ist eine körperliche, geistige und emotionale Durchlässigkeit *(s. Kap. 13)*, welche die Verbindung von Innen- und Außenbewegung möglich macht.

Die Verbindung der Innen- und Außenbewegung im Sinne der atem*verbundenen* Bewegung beim Sprechen und Singen, aber auch bei Alltagsbewegungen ist das Ziel der folgenden Methoden. Die durchweg atem*rhythmisch* ausgeführten Bewegungsabläufe sind als Übungsweg zu verstehen *(vgl. Kap. 4)*. Im Laufe der Zeit wird es möglich, sich von der Phasengleichheit zu lösen und die Außenbewegung in ihrem eigenen situationsbedingten Rhythmus durchzuführen, ohne dabei die Verbindung zur Atembewegung zu verlieren.

- Methoden, die die Koordination von Atmung und Bewegung schulen wie atemrhythmische Bewegungen der Aufrichtungsmuskulatur, der Bewegungsmuskulatur, Atemschriftzeichen etc.
- Methoden, die die Koordination von Atmung, Artikulation und Stimmgebung schulen wie Atemschriftzeichen *(s. Kap. 26)*, atemrhythmische Bewegungen der Artikulationsmuskulatur, Lautfunktionsarbeit *(s. Kap. 29)*, atemrhythmisches Sprechen und Singen etc.
- Atemrhythmisches oder atemverbundenes Ausführen von Alltagsbewegungen
- Grundsätzlich fördern alle atemanregenden Bewegungen das Zusammenspiel von Innen- und Außenbewegung, da sie die Atembewegung vergrößern und damit die bewusste Wahrnehmung dieser Innenbewegung erleichtern (Widerstandsübungen, impulshafte Bewegungen, Bewegungen mit Arbeits- und Therapiematerialien wie Bällen, Seilen, Bändern u. a.)
- Die Erarbeitung von Funktionen wie Lautkraft *(s. Kap. 17)*, Leibanschluss *(s. Kap. 15)*, Tönung *(s. Kap. 16)* und der Fähigkeit zu Ökonomie und Beweglichkeit setzt die Verbindung von Innen- und Außenbewegung voraus und kann gleichzeitig ein Zugang dazu sein
- Das Einbeziehen vegetativer und geistig-emotionaler Reaktionen der Person
- Der gezielte Einsatz von kognitiven oder emotionalen Vorstellungshilfen
- Methoden zur kognitiven Verankerung des Erfahrenen
- Methoden zum Transfer des Gelernten in die Alltagssituation

3.4 Quellen aus der Schlaffhorst-Andersen-Literatur

1. Schlaffhorst, C., Andersen, H.:
Atmung und Stimme, Möseler Verlag, Wolfenbüttel, 1928, S. 14, 15

„Diese Vernachlässigung der Atmung steht in einem krassen Widerspruch zu der Bedeutung, die die Atmung im Leben des Menschen hat. (...)

Die Natur gibt uns (...) genau an, in welcher Reihenfolge die Bewegungen zu geschehen haben. Man sollte diesen Wink der Natur bei der Erziehung mehr beachten und von dem Zeitpunkt an, wo die willkürlichen Bewegungen des Kindes bewußt ausgeführt werden, streng darauf halten, daß diese Bewegungen mit der Atmungsbewegung verbunden bleiben. Man glaube ja nicht, daß dies als das Natürliche von selbst geschehe."

„Jede willkürliche *äußere Bewegung* müßte mit der *inneren* unwillkürlichen Atembewegung verbunden bleiben."

2. Lang, A.:
„Außenbewegung – Innenbewegung. Ein Zugang zur beweglichen Stimme", in: Geißner, H. (Hrsg.): Stimmen hören, Röhrig Universitätsverlag, St. Ingbert, 2000, S. 220

„Unter der *Außenbewegung* eines Menschen verstehen wir die Motorik seiner Skelettmuskulatur einschließlich der Stimmmuskulatur. Die *Innenbewegung* umfasst im weitesten Sinne sämtliche Organbewegungen und vegetativen Reaktionen, aber auch unsere Emotionen, unsere innere ‚Bewegtheit'. (...) Dabei nimmt die Atmung eine einmalige Schlüsselfunktion ein: Atmung ist Organbewegung, die Atemdynamik wird jedoch von der äußeren Skelettmuskulatur bewerkstelligt. (...) In der Arbeitsweise Schlaffhorst-Andersen wird sie daher als vermittelnde Instanz zwischen *Innen- und Außenbewegung* genutzt."

3. Lang, A.:
„Die Bedeutung der Atmung in der Stimm- und Sprechtherapie nach Schlaffhorst-Andersen", in: Sprache – Stimme – Gehör, 24, 2000, S. 22-24

„Darüber hinaus wird die Korrelation der motorischen Funktionen mit der vegetativen und seelischen Reaktionslage der PatientInnen berücksichtigt. (...) Einen direkten Zugang zu diesem Kommunikationsnetzwerk des Körpers können wir über die Arbeit an der Atmung bahnen. Da die Atembewegung sowohl unwillkürlich durch die vegetativen Atemzentren gesteuert wird als auch willkürlich über kortikale Zentren, fungiert sie als ein therapeutisch gut zugänglicher Mittler zwischen somatischem und vegetativem Nervensystem. In der Stimm- und Sprechtherapie nach Schlaffhorst-Andersen erfolgt über diesen Weg der Ausgleich der vegetativen Reaktionslage, z. B. bei funktionellen Stimmstörungen."

4. Saatweber, M.:
Einführung in die Arbeitsweise Schlaffhorst-Andersen, Schulz-Kirchner Verlag, 6. Auflage, Idstein, 2007, S. 21-22, 163-164

„Rhythmisches Bewegen in der äußeren Muskulatur *(Außenbewegung)* kann getrennt von der Atmung *(Innenbewegung)* erfolgen oder mit ihr synchronisiert werden. Letzteres muss angestrebt werden. Da die Bewegungen verschiedener Muskelgruppen Einfluss aufeinander haben, besteht bei der Synchronisation von Atmung und Bewegung die Möglichkeit, Atmung und Bewegung voneinander profitieren zu lassen. Übernimmt z. B. die äußere Bewegung die Führung, kann durch allmähliches Vergrößern der Bewegung die Atmung vertieft werden; der Einsatz von Impulsen und Akzenten kann zu einer besseren Rhythmisierung der Atmung führen. Im umgekehrten Fall kann z. B. durch das Setzen eines Widerstandes gegen die Ausatmung die Streckung der äußeren Muskulatur intensiviert werden. Bedingung für diese Wechselwirkung ist eine genügende Durchlässigkeit des Körpers. (...) Über rhythmisierte Bewegung und rhythmisierte Atmung kann eine positive Wirkung auch für die Stimmfunktion erzielt werden."

„Andererseits wirkt der geistige Impuls positiv auf das Atemgeschehen ein. Durch *äußere* Bewegung wird *innere* angeregt. Innere Bewegung setzt sich aber auch in die äußere fort und wird zusätzliches Ausdrucksmittel jeder Gestaltung.
Immer muss das *Außen* mit dem *Innen* verbunden sein, andernfalls wirkt es losgelöst, hohl, nicht ‚atemverbunden', und der Sprecher teilt sich damit auch nicht dem Zuhörer mit."

4 Atemrhythmische und atemverbundene Bewegung

4.1 Definition

Die Integration atemrhythmischer oder atemverbundener Bewegungsabläufe in den Gesamtablauf der Phonation und in das Alltagsgeschehen ist eines der wichtigsten Ziele der Bewegungsarbeit nach Schlaffhorst-Andersen. Über den Kontakt zu seinem individuellen vegetativen, „in steter Anpassung wechselnden, fließenden Rhythmus"[1] findet der Mensch das Bewusstsein für die natürlichen Signale seines Organismus und für seinen individuellen Lebensrhythmus. So erhält er einen Zugang zu der in ihm liegenden Vitalität und einen Weg, sich diese Vitalität für alltägliche Anforderungen in Beruf und Privatleben nutzbar zu machen. Der resultierende Zuwachs an Kraft teilt sich ihm selbst und seinem Gegenüber unmittelbar über seine Körperspannung und seinen Stimmklang mit.

Atem*rhythmische* Bewegung bedeutet, dass Atembewegung und Körperbewegung bzw. Innen- und Außenbewegung genau phasengleich verlaufen. Dabei passt sich der Bewegungsrhythmus mit seinen drei Phasen (Zusammenziehung, Dehnung, Lösung) an die drei Phasen des Atemrhythmus (Einatmung, Ausatmung, Atempause) an *(vgl. Kap. 3 und 25)*. Die Zuordnung der Phasen kann sich am Bewegungsrhythmus des Zwerchfells oder der Lunge orientieren *(s. Kap. 5)*.

Löst sich eine zunächst atemrhythmische Bewegung von der Phasengleichheit, führt dies zu einer atem*verbundenen* Bewegung. Atemverbundene Bewegung bedeutet, dass Bewegung und Atmung jeweils in ihren eigenen, situationsbedingten Rhythmen bleiben. Die Atmung kann fließen und dabei gleichzeitig den Bewegungsfluss tragen und unterstützen. Ebenso kann die (Körper-)Bewegung den Atemfluss jederzeit beeinflussen, ohne ihn jedoch zu blockieren. Es wird hier also eine Balance zwischen Unabhängigkeit und Koordination von Atmung und Bewegung angestrebt.

4.2 Anatomisch-physiologische Erklärung

4.2.1 Der dreiteilige Rhythmus der Atembewegung

Der Rhythmus der Atembewegung erfolgt in den drei Phasen Einatmung, Ausatmung und Atempause. Die Dauer und das zeitliche Verhältnis dieser Phasen zueinander sind je nach Person, Alter und Situation unterschiedlich. Durch die Atemzentren, die sich in einer netzförmigen Nervenzellformation im Hirnstamm befinden *(Formatio reticularis),* wird der Atemrhythmus kontinuierlich dem Bedarf des Organismus angepasst

1 Schlaffhorst, C. u. Andersen, H.: Atmung und Stimme, Möseler Verlag, Wolfenbüttel, 1928, S. 35

(s. a. Kap. 11). Dies berücksichtigend wird im Konzept Schlaffhorst-Andersen von dem „individuellen dreiteiligen Atemrhythmus" gesprochen.

Dieser unwillkürliche, von den Atemzentren gesteuerte Atemrhythmus kann willkürlich verändert werden, zum Beispiel um einen Satz zu sprechen oder eine Phrase zu singen, die Luft anzuhalten etc. Dieses willentliche Eingreifen erfolgt durch die Hirnrinde *(Kortex)*, welche die zur Skelettmuskulatur gehörenden Atemmuskeln ebenfalls steuern kann. Basis für die atemrhythmische und die atemverbundene Bewegung ist jedoch die unwillkürliche, vegetativ von den Atemzentren gesteuerte Atembewegung.

Einatmung	In körperlicher Ruhe bewirken das Zusammenziehen und das daraus folgende Abflachen und Senken des Zwerchfells *(Diaphragma)* gemeinsam mit der Rippenhebung durch die Kontraktion der äußeren Zwischenrippenmuskulatur *(Mm. intercostales externi)* eine Vergrößerung des Brustraumes. Bei körperlicher Belastung und bei Bedarf auch während der Phonation wird das Heben der Rippen zudem durch sogenannte „Einatem-Hilfsmuskeln" unterstützt. Die Lunge haftet über das Brustfell *(Pleura)* an Brustkorb und Zwerchfell. So führt die Vergrößerung des Brustraumes zu einer entsprechenden Ausdehnung der Lunge. Der hierdurch entstehende alveoläre Unterdruck[2] führt zum Einströmen von Luft in die Lunge.
Ausatmung	Sobald die Kontraktion der Einatemmuskulatur nachlässt, wirken die elastischen Rückstellkräfte *(Retraktionskräfte)* des Lungengewebes und der Rumpfwand. Das Zwerchfell steigt und dehnt sich aus, die Rippen senken sich entsprechend der Schwerkraft und der elastischen Kräfte des Brustkorbes *(Thorax)*. So verkleinert sich der Brustraum wieder. Es entsteht hierdurch ein alveolärer Überdruck, durch welchen die Luft aus der Lunge herausbewegt wird. In Ruhe ist die Ausatmung also ein rein passiver Vorgang. Bei körperlicher Belastung sowie beim forcierten Ausatmen wird dieser Vorgang durch sogenannte „Ausatemhilfsmuskeln" unterstützt. Sie üben zusätzlichen Druck auf den Brust- und Bauchraum aus und beschleunigen so den Ausatemvorgang. Hierdurch erhöht sich der Druck der Ausatemluft. Während der Phonation muss die Ausatmung hingegen verlangsamt werden, um den subglottischen Druck zu reduzieren und ihn so an die Erfordernisse einer physiologischen Stimmgebung anzupassen. Hierzu müssen die Ausatemhilfsmuskeln (z. B. die Bauchmuskeln) passiv bleiben. Die Einatemmuskeln hingegen dürfen nur allmählich ihre Kontraktion aufgeben *(geführte exzentrische Kontraktion)*. Dazu werden sie auch während des Ausatemvorganges mit Impulsen aus dem Einatemzentrum des verlängerten Marks im Hirnstamm versorgt.[3]

2 Alveole = Lungenbläschen

3 Schlaffhorst und Andersen (1928, S. 37) sprachen in diesem Zusammenhang von der allmähli-

In jedem Falle zieht sich die Lunge während der Ausatmung (mehr oder weniger langsam) zusammen.

Pause Während der Atempause ruht die Aktivität der Muskelfasern von Zwerchfell und äußerer Zwischenrippenmuskulatur. Die elastischen Kräfte der Einatemmuskulatur befinden sich in einem Zustand der Balance mit den elastischen Rückstellkräften von Lunge und Rumpfwand.
Die Pause ist der Moment der Regeneration für die Atemmuskulatur, da hier der muskuläre Stoffwechsel am ungestörtesten erfolgen kann: Sauerstoff und Glukose können in das Muskelgewebe aufgenommen und Kohlendioxid u. a. Stoffwechselprodukte daraus abgegeben werden.
Auch die Atem-Hilfsmuskeln sollten während der Pause gelöst sein. Erstens um die Phase der Regeneration zu nutzen, zweitens um die folgende Einatembewegung nicht zu behindern.
Während der Pause findet also keine Atembewegung statt, sondern eine mehr oder weniger lange Phase der Ruhe.

4.2.2 Der dreiphasige Rhythmus der Muskulatur

Auch in der Muskelbewegung sind drei mögliche Phasen zu beobachten. Jeder Muskel kann zwischen seinen drei Funktionszuständen Zusammenziehung *(Kontraktion)*, Dehnung und Lösung (Ruhelage) abwechseln.

4.2.2.1 Feingeweblicher Aufbau eines Skelettmuskels

Die elementaren Bausteine eines Skelettmuskels sind die quergestreiften Muskelzellen. Das sind Zellen, die bis zu 15 cm lang werden können und daher auch Muskel*fasern* genannt werden. Jede dieser Muskelfasern enthält als Hauptbestandteil in ihrem Inneren eine große Anzahl kontraktiler Elemente, die sogenannten *Myofibrillen*. Das sind fadenförmige Strukturen, die die Zelle in Längsrichtung durchziehen und zur Kontraktion befähigt sind. Sie bestehen aus einer langen Kette von sich abwechselnden und streckenweise überlappenden Eiweißen *(Myofilamenten)*, den dünnen *Aktinfilamenten* und dickeren *Myosinfilamenten.* Die kleinste solchermaßen aufgebaute funktionelle Einheit nennt man *Sarkomer (s. Abb. 4.1)*.
Jede Muskelzelle ist von einem feinen Bindegewebsmantel umhüllt. Mehrere Muskelfasern sind durch stärkere Bindegewebshüllen zu Muskelfaserbündeln zusammengefasst. Und jeder ganze Muskel wird wiederum durch eine innere und eine äußere Bindegewebshülle in seiner Form gehalten. Durch diese sogenannten *Faszien* können alle Schichten leicht gegeneinander gleiten. Die Ausläufer aller Bindegewebsschichten strahlen in die Sehne aus straffem kollagenen Bindegewebe ein, die den Muskel in der Regel an einem Knochen oder Knorpel befestigt.

---

chen „Abspannung" des Zwerchfells. Gebräuchlicher und weniger missverständlich sind allerdings die heute im methodischen Kontext des Konzeptes verwendeten Begriffe „inspiratorische Gegenspannung" oder „Atemrückhaltekraft" (s. Kap. 6.2.3.2. und Kap. 6.4.).

4.2.2.2 Lösung (Ruhelage)

Ist ein Muskel in Ruhestellung, sind die Myofibrillen voneinander gelöst und überlappen sich nur etwa zur Hälfte *(s. Abb. 4.1).* Während die versorgenden Blutgefäße des Muskels in den anderen Phasen komprimiert werden, haben sie in der Ruhepause ausreichend Raum im Gewebe, um sich ganz zu füllen. So können reichlich Sauerstoff und Nährstoffe in den Muskel aufgenommen, CO_2 und andere Stoffwechselprodukte in das Blut abgegeben werden, Zellschäden können repariert werden. Da der Energieverbrauch des Muskels in der Lösungsphase besonders gering ist, können die mit dem Blut zugeführten Stoffe zum großen Teil in die Zellspeicher aufgenommen werden.
Dauer und Qualität der Lösungsphase sind also maßgebend für Regeneration und Stoffwechsel eines Muskels. Sind die Phasen der Lösung zu selten oder zu kurz für die zu erbringende Leistung, ermüdet und/oder schmerzt der Muskel. Hierdurch wird wiederum die Qualität der folgenden Kontraktion beeinträchtigt. Ein müder und schmerzender Muskel hat wenig Kraft und Flexibilität.

4.2.2.3 Zusammenziehung (Kontraktion)

Wird ein Muskel durch eine Nervenzelle erregt, verbinden sich die dicken mit den dünnen Myofilamenten und gleiten unter Energieverbrauch tief ineinander *(s. Abb. 4.1).* Kontrahieren viele Myofibrillen gleichzeitig, verkürzt sich dadurch der gesamte Skelettmuskel.
Wenn dieser *konzentrischen Kontraktion* des Muskels von außen entgegengewirkt wird, z. B. dadurch, dass seine Gegenspieler *(Antagonisten)* oder ein Gewicht die Enden des Muskels auseinanderziehen, werden die Myofilamente daran gehindert, ineinander zu gleiten und der Muskel kann sich nicht verkürzen. Es kommt dann entweder zu einem Abbremsen dieser Bewegung mit einer allmählichen Verlängerung des Muskels *(exzentrische Kontraktion)* oder zu einer Anspannung des Muskels ohne Längenveränderung *(isometrische Kontraktion).*
Häufigkeit und Stärke der Kontraktionsphasen sind maßgebend für den Trainingszustand eines Muskels im Sinne von Ausdauer und Kraft. Wird ein Muskel selten benutzt, so verliert er an Kraft.

4.2.2.4 Dehnung

Wird ein Muskel gedehnt, werden die Myofilamente und die bindegewebigen Hüllen des Muskels auseinandergezogen. Bei einer starken Dehnung überlappen sich die dicken und dünnen Eiweiße nur noch geringfügig *(s. Abb. 4.1).*
Eine Dehnung ist (im Gegensatz zur Verlängerung bei einer exzentrischen Kontraktion, s. o.) für einen Muskel ein passiver Funktionszustand. Der Energieverbrauch ist für ihn daher in dieser Phase gering. Eine Dehnung kann entweder durch einen aktiven Antagonisten des Muskels, durch Zug- oder Schwerkraft oder auch durch ein zusätzliches Gewicht bewirkt werden.
Häufigkeit und Qualität von Dehnungsphasen sind maßgebend für die Elastizität eines Muskels. Wird ein Muskel selten gedehnt, so passt er sich den Gegebenheiten an, indem er Sarkomere abbaut und dadurch seine Länge verkürzt.

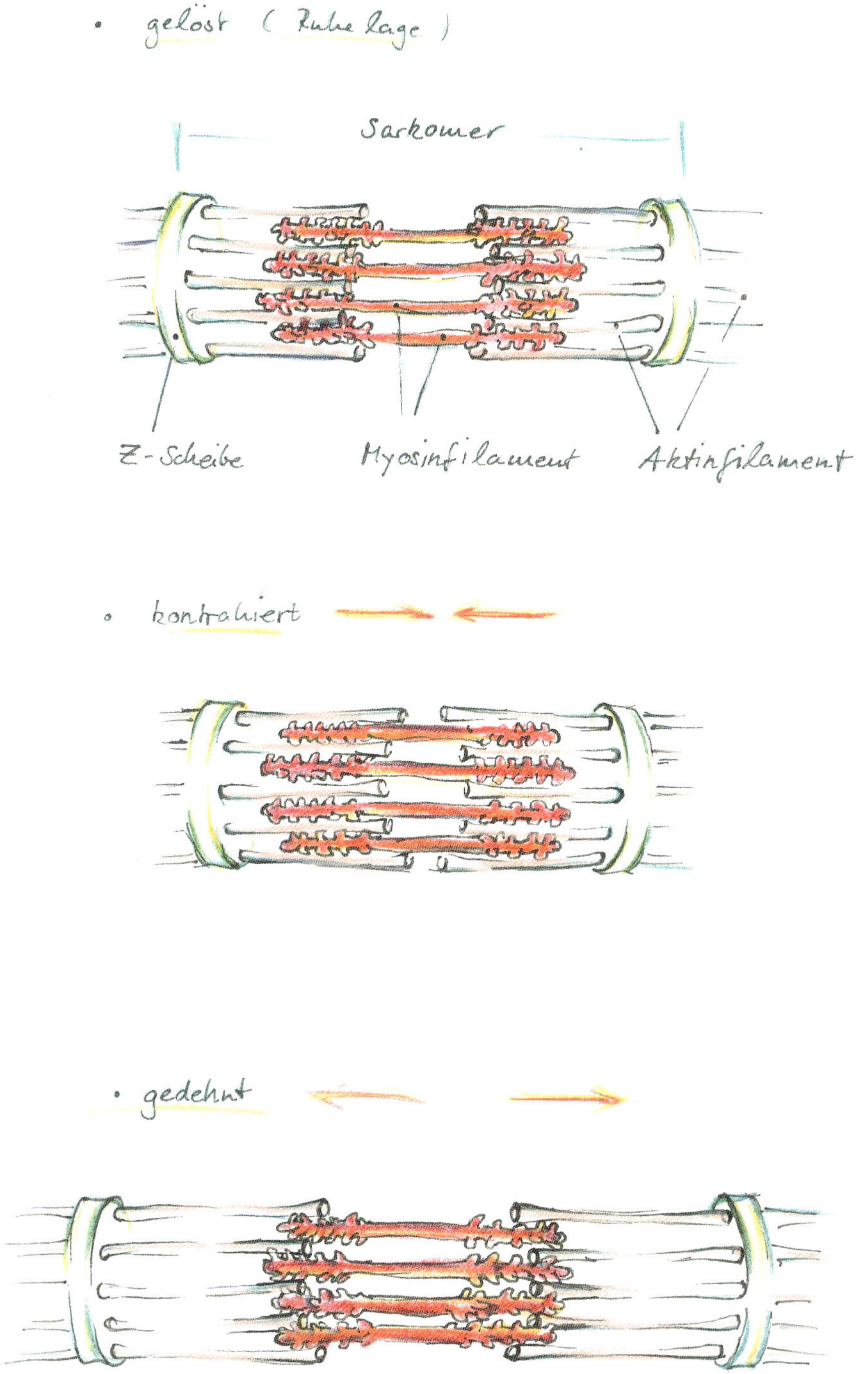

Abb. 4.1 *Die Myofibrillen in Ruhelage, bei konzentrischer Kontraktion und bei Dehnung eines Muskels*

4.2.3 *Wechselwirkungen zwischen Atem- und Muskelrhythmus (s. a. Kap. 20)*

Kraft, Wohlspannung *(Eutonus)*, Elastizität und Flexibilität eines Muskels erlangt dieser also grundsätzlich nur über ein regelmäßiges Abwechseln seiner drei möglichen Funktionszustände. Clara Schlaffhorst und Hedwig Andersen sprachen in diesem Zusammenhang von dem „dreiphasigen Rhythmus der Muskulatur". Sie legten großen Wert darauf, dass sowohl in ihren Übungen als auch in den Alltagsbewegungen ein ausgewogenes und flexibles Abwechseln zwischen diesen drei Phasen erfolgte.
Ist dieser Rhythmus an einzelnen Muskeln, an Muskelgruppen oder an großen Teilen des Bewegungssystems verloren gegangen, so kann er wieder erlernt werden. Dies kann über atemrhythmische Bewegungsabläufe der betroffenen Muskulatur erfolgen. Die Muskeln lernen so, wieder gleichmäßig zwischen ihren Funktionszuständen abzuwechseln. Die unwillkürliche Atembewegung, als vegetativ gesteuerte Innenbewegung, dient dafür als Vorbild.

Alle atemrhythmischen Bewegungen können dem Rhythmus der Lungen- oder der Zwerchfellbewegung zugeordnet werden *(s. Kap. 5).*

Eine Variante stellt die atemrhythmische Bewegung bei einer geführten Luftabgabe dar. Sie wird im Zwerchfellrhythmus durchgeführt, wobei allerdings die Dehnung des Muskels durch eine exzentrische Kontraktion ersetzt wird. Das bedeutet, dass der Muskel, der während der Einatmung konzentrisch kontrahiert wurde, in der Phase der geführten Ausatmung kontrolliert in die Ausgangsposition zurückgeführt wird. Während der anschließenden Atempause wird er vollständig gelöst. Diese Variante ist besonders gut geeignet, um die Dosierung der Ausatemluft bzw. des subglottischen Luftdruckes zu üben, da die beteiligten Einatemmuskeln hierbei ebenfalls exzentrisch kontrahieren müssen *(s. Kap. 4.2.1)*. Dies wird durch die äußere Bewegung visualisiert und in Bezug auf die Tonusregulation unterstützt.

Darüber hinaus kann durch die Betonung je einer der drei Phasen gezielt der Spannungszustand eines Muskels, einer Muskelgruppe oder des gesamten Körpers beeinflusst werden. So können Dysbalancen der Aufrichtungs- und Bewegungsmuskulatur oder Fehlspannungen der an der Artikulation und an der Stimmgebung beteiligten Muskeln gezielt ausgeglichen werden:
Wird eine Bewegung mit größerer Anforderung an die aktive Kontraktion eines Muskels geübt, wird sie vergrößert, schnell oder impulshaft ausgeführt und die Aufmerksamkeit auf die Spannungs*zu*nahme gerichtet, so wirkt sie spannungs*auf*bauend. Richtet man den Akzent und die Aufmerksamkeit auf den lösenden Teil des Bewegungsablaufes und auf die Ruhephase, verlangsamt das Tempo und wählt kleinere Bewegungen, so führt dies zum Spannungs*ab*bau.
Die atemrhythmischen Bewegungen wirken somit eutonisierend und regenerierend auf die Muskulatur und führen zur Ökonomisierung von Bewegungsabläufen.

Die Größe und der Rhythmus der Atembewegung passen sich, wie oben erläutert, an die Erfordernisse der Situation an, also auch an die Erfordernisse der atemrhythmischen Bewegungsübung. So entsteht im Verlauf der Übung eine wechselseitige Beein-

flussung zwischen Atmung und Bewegung, bei der es schließlich nicht mehr möglich ist zu sagen, was Vorgabe und was Folge ist.
Das Ergebnis ist ein wohlgespannter, ökonomisch arbeitender, flexibler und reagibler Körper, die Bewegungen sind dann mühelos und regenerierend. Die Atemmuskulatur kann durch atemrhythmische Bewegungen gelöst oder tonisiert, die Atembewegung vertieft (i. S. einer vermehrten Zwerchfellaktivität), rhythmisiert und gezielt mit der Phonation koordiniert werden.

Sowohl die atemrhythmische als auch die daraus entstehende atemverbundene Bewegung haben schließlich eine wichtige psycho-physische Komponente: Steht die äußere Bewegung mit einer Atembewegung in Verbindung, die überwiegend der vegetativen Steuerung überlassen wird, also nicht willentlich gesteuert wird (s. o.), stellt dies einen unmittelbaren Kontakt zum individuellen vegetativen Rhythmus dar. Dieser Kontakt eröffnet dem Menschen auch im Alltag einen stetigen Zugang zu den natürlichen Signalen seines Organismus. Dadurch wird es ihm ermöglicht, diese Ebene in seine Entscheidungen und Handlungen einzubeziehen und sie mit der geistigen Ebene in Einklang zu bringen.

Eine wesentliche Rolle spielt der Atemrhythmus auch am Zeiterleben. Da wir keine objektiven „Zeitrezeptoren" besitzen, orientiert sich unser Organismus zur Wahrnehmung der Zeit an subjektiven Zeitmessern wie unserem Atemrhythmus, unserem Bewegungstempo und daran, wie viel wir in einer Zeitspanne erlebt haben. Letzteres ist abhängig davon, wie fokussiert wir sind[4]. Achtsamkeitsübungen wie die aufmerksame Beobachtung des Atemrhythmus, insbesondere mit dem Fokus auf die Atempause, dehnen also unser Zeitempfinden. Auch atemrhythmische Bewegungsübungen haben eine „entschleunigende" Wirkung. Insbesondere, wenn sie so ausgeführt werden, dass der abdominale Anteil der Atembewegung zunimmt und sich die Atemfrequenz und damit auch das Bewegungstempo verringern.

4.3 Praktische Hinweise

- Um einem willkürlichen und übermäßigen Einziehen der Luft bei der Einatmung entgegenzuwirken, beginnen die Übungen grundsätzlich mit der Ausatemphase.
- Atemverbundene Bewegung ist eine Grundlage für die Arbeit an Stimme und Artikulation, da der Spannungsausgleich der Aufrichtungs- und Bewegungsmuskulatur sowie aller direkt an der Stimmgebung beteiligten Strukturen Voraussetzung für eine gesunde Funktion der Sprech- und Singstimme ist.
- Bei der atem*rhythmischen* Bewegung passt sich die äußere Bewegung zunächst der Atmung an. Die entstehende (Körper-)Bewegung beeinflusst dann wiederum die Atembewegung.
- Die atem*rhythmische* Bewegung kann im Zwerchfellrhythmus oder im Lungenrhythmus durchgeführt werden *(s. Kap. 5)*. Bei Übungen zur do-

4 Kömpf, D.: Gehirn und Zeit – Gehirnzeit, in: Focus Medizinische Universität zu Lübeck (MUL) 1-2007, S. 11-12

sierten Luftabgabe wird der Zwerchfellrhythmus gewählt und die Zuordnung der Muskelphasen zu den Atemphasen Einatmung – Ausatmung – Atempause variiert: Anstelle von „Zusammenziehen – Dehnen – Lösen“ erfolgt der Ablauf „Zusammenziehen – Führen in die Ausgangslage – Lösen“.

- Sie kann im Stehen, Sitzen oder Liegen ausgeübt werden, mit einzelnen Körperteilen wie Armen, Beinen, Händen oder Füßen, ganzkörperlich, z. B. als atemrhythmisches Gehen oder Treppen steigen, sowie gezielt lokal auf einzelne Muskeln oder Muskelgruppen begrenzt, wie z. B. im Bereich der Artikulationsmuskulatur. Bei Bedarf kann auch Arbeits- und Therapiematerial eingesetzt werden (z. B. Schwingegurt, Pezziball, Deuser® Band, *s. Kap. 23*).
- In Stresssituationen können atemrhythmische Bewegungen genutzt werden, die für andere Menschen nicht sichtbar sind, z. B. visualisierte Abläufe oder atemrhythmische Bewegungen der Füße.
- Die atem*rhythmische* Bewegung unterstützt das Bewusstmachen des individuellen, situationsbedingten Atemrhythmus. Sie wird einerseits als Regenerationsweg an sich genutzt, andererseits ist sie auch ein methodischer Weg, um an die atem*verbundene* Bewegung heranzuführen. Hierzu löst sich der Bewegungsablauf allmählich von der strengen Dreiteiligkeit, ohne dabei die Verbindung zur Atmung zu verlieren.
- Die atem*verbundene* Bewegung kann auch über die Regenerationswege ‚kreisende und schwingende Bewegung nach Schlaffhorst-Andersen‘ erarbeitet werden *(s. Kap. 25)*.
- Sie kann mit Widerstandsübungen, impulshaften Bewegungen und anderen atemanregenden Bewegungsübungen geübt werden. Zu beachten ist, dass Atmung und Bewegung sich nicht stören, sondern fördernd beeinflussen.
- Schließlich gilt es, das in der Übungssituation Erlebte in das tägliche Alltagsgeschehen zu integrieren, d. h. auch die Bewegungsabläufe des Alltags atemverbunden geschehen zu lassen. Dadurch wird ein stetiger Kontakt zu dem individuellen vegetativen Rhythmus und zu den natürlichen Signalen des Organismus ermöglicht, der als Zugang zu den regulierenden und regenerativen Kräften des Körpers genutzt werden kann.

4.4 Quellen aus der Schlaffhorst-Andersen-Literatur

Während die Phänomene der atemrhythmischen und atemverbundenen Bewegung inhaltlich von Anfang an im Zentrum der Arbeit von Schlaffhorst und Andersen standen, ist die Zuordnung zu diesen beiden *Begriffen* möglicherweise erst später erfolgt:

1. Schlaffhorst, C., Andersen, H.:
Atmung und Stimme, Möseler Verlag, Wolfenbüttel, 1928, S. 14

„Die Natur gibt uns also an, in welcher Reihenfolge die Bewegungen zu geschehen haben. Man sollte diesen Wink der Natur bei der Erziehung mehr beachten und von dem Zeitpunkt an, wo die willkürlichen Bewegungen des Kindes bewußt ausgeführt werden, streng darauf halten, daß diese Bewegungen *mit der Atembewegung verbunden* bleiben."

2. Schlaffhorst, C., Andersen, H.:
Atmung und Stimme, Möseler Verlag, Wolfenbüttel, 1950, S. 65

„Durch den Rhythmus der Stimme und Sprache kann man den Rhythmus der Atmung, *durch die Atmung den Rhythmus jeder anderen Bewegung* beeinflussen, beherrschen und in Ordnung bringen. (...) Es können alle Bewegungen in Übereinstimmung mit dem natürlichen Lebensrhythmus und mit der Atmung gebracht werden."

3. Lingelsheim, R. von:
„Gedanken über die Arbeitsweise der Schule Schlaffhorst-Andersen, einzige Ausbildungsstätte für den Atem-, Sprech- und Stimmlehrer in Eldingen, Kreis Celle", unveröffentlichtes Manuskript, o. O., 1972, S. 3, Archiv Schlaffhorst-Andersen

„Die speziell ausgerichtete Bewegungsarbeit der Schule Schlaffhorst-Andersen hat sich aus dem Wissen um die Wechselbeziehung zwischen der Atmung und den äußeren Körperbewegungen entwickelt. Im Vordergrund stehen dabei die Bestrebungen, die Impulskraft der Atmung für den willentlichen Bewegungsansatz zu nutzen, die dem Atemrhythmus zugrunde liegenden Gesetzmäßigkeiten auf die äußeren Bewegungsvorgänge zu übertragen und rückwirkend die Atmung durch gezielte Bewegungen anzuregen und zu kräftigen."

4. Schümann, G.:
Die Atemschriftzeichen, Florian Noetzel Verlag, Wilhelmshaven, 1991, S. 16

„Einatmung – Anspannung des Zwerchfellmuskels (Zentripetale Kraft)
Ausatmung – *Abspannung** des Zwerchfells (Zentrifugale Kraft)
Ruhepause – Lockerheit des Zwerchfells (Zwischen zentripetaler und zentrifugaler Kraft schwebend)

* Im Gegensatz zum Erschlaffen eines Muskels beinhaltet der Begriff „Abspannung" ein kontinuierliches und gesteuertes Nachlassen der Kontraktionsspannung".

5. „Zusammenstellung der Fachkonferenz Atmung und Bewegung CJD Schule Schlaffhorst-Andersen im Sommersemester 2000", unveröffentlichtes Manuskript, Bad Nenndorf, 2000

„Als *atemrhythmische* Bewegung bezeichnen wir eine Bewegung, die in ihren Funktionszuständen dem Atemrhythmus (Zwerchfell- oder Lungenrhythmus) angepaßt und damit eng an ihn gebunden ist, so daß Atmung und Bewegung phasengleich verlaufen.
Kommt eine solche Bewegung ‚in Ablauf', wird sie zur *atemverbundenen* Bewegung. Die Phasengleichheit ist damit aufgehoben.

Als *atemverbunden* bezeichnen wir eine Bewegung, bei der beide, Bewegung und Atmung, in dem ihnen eigenen, situationsbedingten Rhythmus bleiben und die von der Atmung getragen und unterstützt wird. Die Atmung muß fließen können, sie muß den Bewegungsfluß fördern. Atmung und Bewegung dürfen sich nicht stören. Wir sehen hier die Stimmigkeit von Innen- und Außenbewegung.

Durch die Lösungsphase der Atmung wird die Möglichkeit zur Lösung auch auf die Bewegung übertragen. Eine Phasengleichheit ist nicht mehr gegeben."

6. Saatweber, M.:
Einführung in die Arbeitsweise Schlaffhorst-Andersen, Schulz-Kirchner Verlag, 6. Auflage, Idstein, 2007, S. 21 ff, 27

„Rhythmisches Bewegen in der äußeren Muskulatur (Außenbewegung) kann getrennt von der Atmung (Innenbewegung) erfolgen oder mit ihr synchronisiert werden. Letzteres muss angestrebt werden. Da die Bewegungen verschiedener Muskelgruppen Einfluss aufeinander haben, besteht bei der Synchronisation von Atmung und Bewegung die Möglichkeit, Atmung und Bewegung voneinander profitieren zu lassen." (...)

„In der rhythmischen Bewegung ist die Koordination von Atmung und Bewegung entscheidend, da beide in enger Beziehung, besser Wechselwirkung, zueinander stehen. Ziel ist, zu einem Bewegungsablauf zu kommen, in dem, auch wenn keine Phasengleichheit von Außen- und Innenbewegung vorliegt, die Verbundenheit von Atmung und Bewegung erhalten bleibt."

5 Zwerchfell- und Lungenrhythmus

5.1 Definition

Die Begriffe „Zwerchfell- und Lungenrhythmus" beziehen sich auf den Ablauf einer atemrhythmischen Bewegung *(s. Kap. 4)*. Sie beschreiben, in welcher Reihenfolge die Bewegungsphasen eines Muskels oder einer Muskelgruppe mit der Atembewegung koordiniert werden. Hierzu werden zunächst die Bewegungsabläufe von Zwerchfell und Lunge beobachtet:

Die Bewegung des Hauptatemmuskels Zwerchfell im Verlauf des Atemrhythmus wird nach Schlaffhorst und Andersen folgendermaßen beschrieben:

Atemphase	Zwerchfellrhythmus
Einatmung	*Zusammenziehung
Ausatmung	*Ausdehnung (räumlich verstanden)
Atempause	*Lockerheit (im Sinne eines „federnden Kampf(es) zwischen Aus- und Einatmungstätigkeit", nicht im Sinne von „Schlaffheit")

Tab. 5.1 *Der Zwerchfellrhythmus (*Begriffe nach Schlaffhorst und Andersen, 1928)*[1]

Die Bewegung des Organs Lunge im Verlauf des Atemrhythmus wird wie folgt beschrieben:

Atemphase	Lungenrhythmus
Einatmung	*Ausdehnung
Ausatmung	*Zusammenziehung
Atempause	*Ruhe (im Sinne einer Balance zwischen den elastischen Kräften der Lunge mit den elastischen Kräften des gelösten Zwerchfells und der Rumpfwand)

Tab. 5.2 *Der Lungenrhythmus (*Begriffe nach Schlaffhorst und Andersen, 1928)*[2]

1 Schlaffhorst, C., Andersen, H.: Atmung und Stimme, Möseler Verlag, Wolfenbüttel, 1928, S. 37

2 Schlaffhorst, C., Andersen, H.: Atmung und Stimme, Möseler Verlag, Wolfenbüttel, 1928, S. 37

Führt ein Muskel oder eine Muskelgruppe eine Bewegung aus, die sich an die drei Phasen des Atemrhythmus anpasst *(s. Kap. 4)*, so kann dies entweder im Lungen- oder im Zwerchfellrhythmus geschehen. Somit ergeben sich für jede atemrhythmische Bewegung zwei mögliche Abläufe:

Atemphase	Bewegung eines Muskels oder einer Muskelgruppe im Zwerchfellrhythmus	Bewegung eines Muskels oder einer Muskelgruppe im Lungenrhythmus
Einatmung	Kontraktion dieser Muskulatur	Dehnung[3] dieser Muskulatur
Ausatmung	Dehnung	Kontraktion
Atempause	Lösung	Lösung

Tab. 5.3 *Muskelbewegung im Zwerchfell- oder Lungenrhythmus*

Praktisch unterscheiden sich die beiden Abläufe insbesondere darin, dass der Lösungsphase der Muskulatur entweder eine Dehnung vorausgeht (Zwerchfellrhythmus) oder aber eine Kontraktion (Lungenrhythmus). Dies führt zu unterschiedlichen Spannungs- und Bewegungsqualitäten *(s. Kap. 5.2)*.

Die Verlängerung des Muskels im Sinne einer Dehnung kann auch durch eine geführte, langsam abgebremste Verlängerung des Muskels ersetzt werden *(exzentrische Kontraktion, s. Kap. 4.2.2.3)*. Dies empfiehlt sich z. B., wenn die Atemrückhaltekraft gesteigert werden soll: Die exzentrische Kontraktion der Atemmuskulatur bei der dosierten Abgabe der Ausatemluft wird dann mit der gleichfalls exzentrischen Kontraktion der eingesetzten Bewegungsmuskulatur koordiniert.

Liegen die Aufmerksamkeit und Betonung auf der Lösungsphase der Muskulatur, wirkt die Bewegung spannungsabbauend. Liegt die Aufmerksamkeit auf der Phase der Kontraktionsphase, wirkt sie spannungsaufbauend.

5.2 Anatomisch-physiologische Erklärung

Die hier genannten Gesichtspunkte bauen auf der in Kapitel 4.2 ausgeführten Erklärung zu den drei Phasen der Atembewegung, den drei Funktionszuständen eines Muskels und zu der atemrhythmischen Bewegung auf.

---

3 Der physiologische Begriff der „Dehnung“ bezieht sich auf den Funktionszustand eines *Muskels*. Der Begriff der „Streckung“ (Extension) hingegen beschreibt die Bewegungsrichtung eines *Gelenkes* (das Gegenteil von Beugung bzw. Flexion). Die Begriffe sind nicht gleichzusetzen: Die Kontraktion eines Muskels kann durchaus eine Streckung im Gelenk bewirken. Die Beschreibung einer atemrhythmischen Bewegung bezieht sich auf die Funktionszustände der Muskulatur. Daher wird hier anstelle des Begriffes „Streckung“ der Fachterminus „Dehnung“ verwendet.

Die unterschiedliche Qualität einer Bewegung im Zwerchfell- oder im Lungenrhythmus hat auf der Ebene der Muskelphysiologie folgenden Hintergrund: Ein Muskel ist nicht vollständig elastisch, sondern er hat auch plastische Eigenschaften. Das heißt, dass er in der Lösungsphase nach einer Kontraktion oder Dehnung nicht wieder ganz in seine Ursprungslänge zurückkehrt, sondern seine Länge etwas in Richtung der vorangegangenen Phase tendiert. So sind z. B. die Finger im Anschluss an eine Kontraktion ihrer beugenden Muskeln (Schließen der Faust) in der anschließenden Phase der Lösung stärker gebeugt als im Anschluss an eine Dehnung derselben Muskeln. (Dies ist leicht nachvollziehbar durch einen Vergleich mithilfe beider Hände.)
Erfolgt eine Bewegung im Zwerchfellrhythmus, geht der Phase der Lösung immer die Dehnung voraus, im Lungenrhythmus immer die Phase der Kontraktion *(s. Tab. 5.3)*.
Auf der psycho-physischen Ebene wird es darüber hinaus qualitativ als unterschiedlich empfunden, ob die Aufmerksamkeit auf eine Muskelkontraktion während der Ein- oder Ausatemphase stattfindet.
So ergeben sich in jedem der beiden Rhythmen verschiedenartige Bewegungs- und Spannungsqualitäten, welche individuell unterschiedlich erlebt werden und sich ebenso unterschiedlich auf Atem- oder Stimmfunktionen auswirken.
Die Auswahl des Rhythmus erfolgt nach funktionellen Gesichtspunkten sowie nach Beobachtung der anleitenden und Rückmeldung der ausführenden Person.

5.3 Praktische Hinweise

Grundsätzlich verfolgen Atemübungen im Zwerchfell- oder Lungenrhythmus die gleichen Ziele wie die Übungen zur Rhythmisierung der Atmung und der Muskulatur *(s. Kap. 2 und 4)*: Es geht um die Wahrnehmung, Förderung oder Wiederherstellung des individuellen dreiteiligen Rhythmus der Atmung und der Muskulatur sowohl unter Ruhe- als auch unter Leistungsbedingungen. Durch die individuelle Anleitung der Übungsabläufe entweder im Lungen- oder im Zwerchfellrhythmus kann darüber hinaus gezielt die Spannungs- und Bewegungsqualität der an Atmung und Stimmgebung beteiligten Muskulatur beeinflusst werden.

- Um einem willkürlichen und übermäßigen Einziehen der Luft bei der Einatmung entgegenzuwirken, beginnen die Übungen grundsätzlich mit der Ausatemphase.
- Die atemrhythmischen Übungen im *Lungenrhythmus* können mit allen Muskeln oder Muskelgruppen – z. B. der Arme, Beine, Hände, Füße, der Wirbelsäule oder auch des Kiefers – im Liegen, Sitzen, Stehen, Gehen oder bei ausgewählten Alltagsbewegungen (z. B. Wäsche aufhängen) ausgeführt werden. Sie werden wie folgt durchgeführt:

Ausatmung:	Kontraktion der übenden Muskulatur
Pause:	Lösung derselben
Einatmung:	Dehnung dieser Muskulatur ggf. auch geführte exzentrische Kontraktion *(s. Kap. 4.2 und 5.1)*.

- Es können Vorstellungshilfen oder Arbeits- und Therapiematerialien eingesetzt werden, die den Aspekt der aktiven Kraft und Zusammenziehung ausgesuchter Körperregionen während der Ausatmung sowie das passive Ausgedehntwerden während der Einatmung unterstützen.
- Die atemrhythmischen Übungen im *Zwerchfellrhythmus* können ebenfalls mit allen Muskeln oder Muskelgruppen im Liegen, Sitzen, Stehen, Gehen oder bei ausgewählten Alltagsbewegungen (z. B. Treppen steigen) ausgeführt werden. Sie werden wie folgt durchgeführt:

Ausatmung:	Dehnung dieser Muskulatur ggf. auch geführte exzentrische Kontraktion *(s. Kap. 4.2 u. 5.1)*
Pause:	Lösung derselben
Einatmung:	Kontraktion der übenden Muskulatur

- Hilfreich sind Vorstellungshilfen, die den Aspekt von Kraft in der Einatmung sowie von Ausdehnung während der Ausatmung unterstützen.

Zu beachten ist bei beiden Formen, dass die momentane vegetative Situation aufgegriffen wird, indem sich die äußere Bewegung zunächst der Atembewegung anpasst. Im Verlaufe des Übungsablaufes kann durch Modifikation z. B. der Größe der Bewegung auch die umgekehrte Auswirkung der Bewegung auf Volumen und Rhythmus der Atmung erlebbar gemacht werden.

5.4 Quellen aus der Schlaffhorst-Andersen-Literatur

Nachfolgende Zitate berücksichtigen nur Quellen, die sich auf Zwerchfell- und Lungenrhythmus beziehen. Allgemeine Ausführungen über den Stellenwert (atem-)rhythmischer Bewegungen sind hier außer Acht gelassen.

1. Schlaffhorst, C., Andersen, H.:
Atmung und Stimme, Möseler Verlag, Wolfenbüttel, 1928, S. 37

„Die Zwerchfellspannung ist die erste selbständige Tätigkeit des neugeborenen Menschen, die Stimmbandspannung die zweite, und mit beiden ist der ganze Organismus mit all seinen äußeren und inneren Gliedern zum Leben erwacht und in Bewegung gesetzt: Und also wird der Mensch eine lebendige Seele. Der Rhythmus dieser seelischen Bewegung offenbart sich in der Atmung (wie auch in der Herztätigkeit) als dreiteilig:

Einatmung	Ausatmung	Ruhepause
Zusammenziehung	Ausdehnung	Lockerheit des Zwerchfells
Ausdehnung	Zusammenziehung	Ruhe der Lunge"

2. Schümann, G.:
„Natur im Menschen, Naturkraft, Mitte", unveröffentlichtes Manuskript, Titisee, 1976, S. 8, Archiv Schlaffhorst-Andersen

„Clara Schlaffhorst unterschied zwei Atemrhythmen, den des Zwerchfells – Einatmung, Ausatmung, Ruhepause, als Bewegungsweise: Anspannung, Abspannung, Ruhe oder Zusammenziehung, Streckung, Lockerheit, oder Lust, Unlust, Behagen. Hierbei dachte sie vor allem an Kinder, die lustig ihre Arme anziehen sollten, sie unlustig strecken und dann behaglich ausruhen. (...) Der andere Rhythmus, der des Lungenorgans, wurde nach demselben Grundmodell benannt, nur war die Reihenfolge eine andere:

Einatmung	Ausatmung	Ruhepause
Streckung	Zusammenziehung	Lockerheit

(...) Der Atem- oder Bewegungsrhythmus des Zwerchfells ist produktiv (männlich), der der Lunge rezeptiv (weiblich). Der Unterschied der beiden Rhythmen liegt nicht nur in ihrem Antagonismus, sondern vor allem in der Reihenfolge. Beim Zwerchfell folgt die Lockerheit der Streckung, bei der Lunge der Zusammenziehung. (...)"

3. Schümann, G.:
Die Atemschriftzeichen, Florian Noetzel Verlag, Wilhelmshaven, 1991, S. 194

„Im *Zwerchfellrhythmus* und im *Lungenrhythmus* sind die drei Spannungsphasen der Atemmuskulatur in unterschiedlicher Abfolge repräsentiert:

	Ausatmung	Pause	Einatmung
Zwerchfell	Streckung	Lockerheit	Zusammenziehung
Lunge	Zusammenziehung	Lockerheit	Streckung"

4. Saatweber, M.:
Einführung in die Arbeitsweise Schlaffhorst-Andersen, Schulz-Kirchner Verlag, 6. Auflage, Idstein, 2007, S. 19 f

> „Die Lungenbewegung ist beim Luftwechsel nicht so eindeutig in Zusammenziehung, Streckung und Lockerheit zu fassen, wie man es beim Zwerchfell selbst im Röntgenbild sehen kann. (...) dennoch bleibt es erlebbar, dass Lungenflügel sich zusammenziehen und dem Zwerchfell dadurch die Möglichkeit geben, sich im Steigen auszustrecken. Man möge es darum hinnehmen, wenn das bisher übliche Modell der rhythmischen Phasen doch auch auf die Lunge übertragen wird."

6 Die Atemspannung

6.1 Definition

Mit dem Begriff „Atemspannung" wird der Spannungszustand der Atemmuskulatur beschrieben.

Ziel ist ein eutones Spannungsgefüge aller Atemmuskeln, welches sowohl in Ruhe- als auch in Leistungssituationen

- eine physiologische, ökonomische, rhythmische und flexible Atembewegung zulässt
- physiologische und ökonomische Stimm- und Sprechfunktionen ermöglicht sowie
- die Ökonomie der Aufrichtungs- und Bewegungsfunktionen unterstützt.

6.2 Anatomisch-physiologische Erklärung

6.2.1 Die Atemmuskulatur

Tabelle 6.2 zeigt einen Überblick über die Atemmuskeln. Einige davon werden in Abbildung 6.1 veranschaulicht. Das Zwerchfell ist in Abbildung 19.1 zu sehen.

Die Atemmuskeln lassen sich nach zwei verschiedenen Gesichtspunkten einteilen:

1. nach der Atemphase, in welcher sie aktiv sind, in *Einatemmuskeln* und *Ausatemmuskeln*,

2. nach ihrer Beteiligung an der Ruhe- oder Leistungsatmung in *Haupt- und Hilfsatemmuskeln* (synonym: *Atemhilfsmuskeln*).

Hauptatemmuskeln

Die Hauptatemmuskulatur setzt sich aus den Muskeln zusammen, die bei jedem Einatemzug beteiligt sind, auch in der Ruhe und im Schlaf. Es handelt sich um das Zwerchfell *(Diaphragma, s. Abb. 19.1)* und die äußeren Zwischenrippenmuskeln *(Mm. intercostales externi, s. Abb. 6.1)*.

Die Ausatmung erfolgt in der Ruheatmung passiv. Hier genügen die elastischen Rückstellkräfte von Lunge und Rumpfwand, um den Brustraum zu verkleinern und somit die Luft aus den Lungen zu befördern.

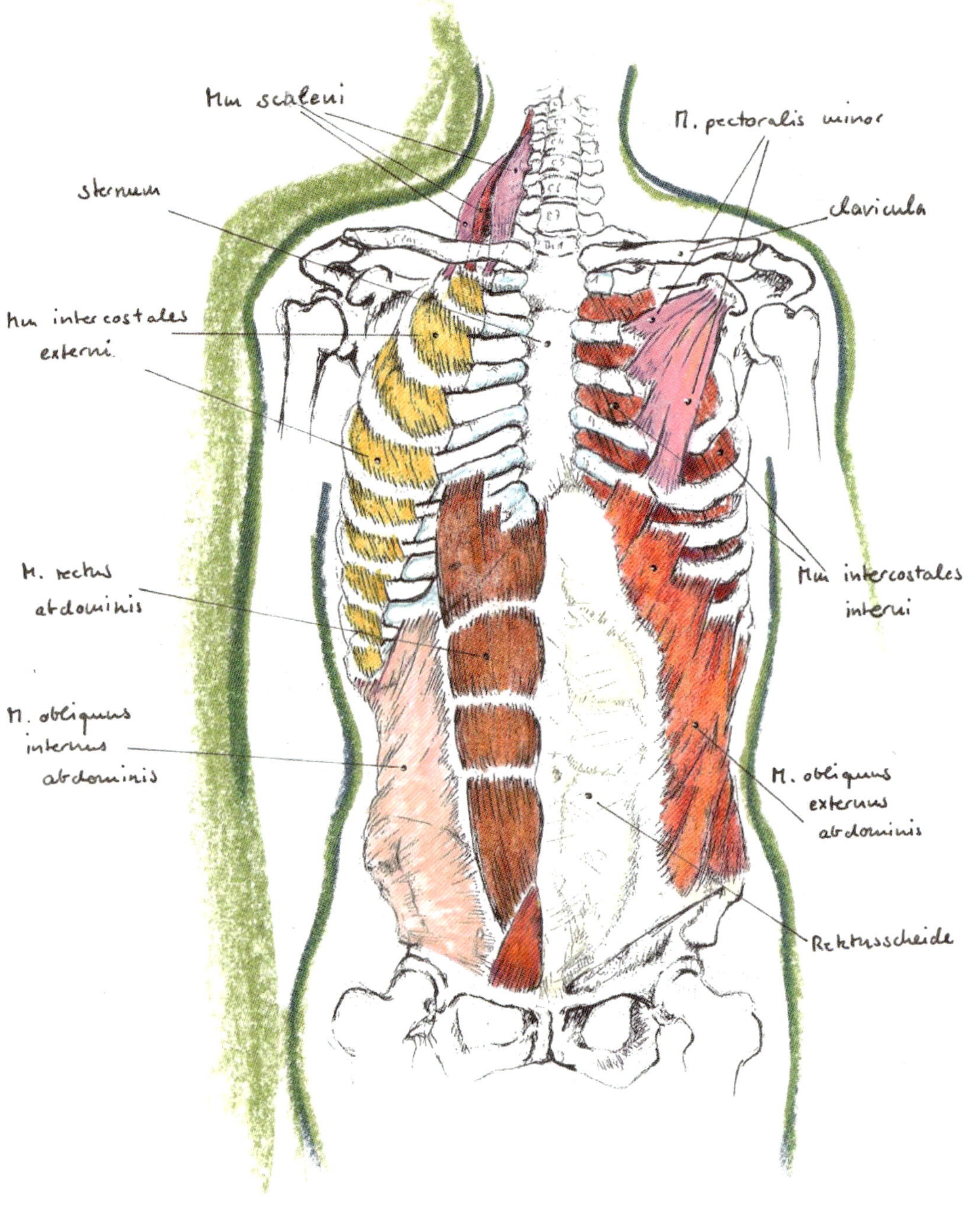

Abb. 6.1 *Ausgewählte Atemmuskeln*

Atemhilfsmuskeln

Atemhilfsmuskeln sind (Ein- und Aus-)Atemmuskeln, die zusätzlich aktiviert werden

- bei körperlicher oder emotionaler Leistung *(respiratio muta profunda)* oder
- bei einer intensivierten Phonationsleistung, wie wir sie z. B. beim Sprechen oder Singen auf der Bühne erleben können *(respiratio phonatoria profunda)*.

Die Ausatemmuskeln sind ausnahmslos Atemhilfsmuskeln. Sie brauchen nur in der körperlichen oder emotionalen Leistungsatmung aktiv werden. Hier helfen sie dabei, die verbrauchte Luft beschleunigt aus den Lungen zu pressen.
In der Phonationsatmung sollten sie grundsätzlich nach Möglichkeit passiv bleiben, denn ein Herauspressen der Luft erhöht den subglottischen Luftdruck und verhindert die Erzeugung einer physiologischen und ökonomischen Phonation *(s. Kap. 6.2.3.2)*.

	Einatemmuskeln	Ausatemmuskeln
Hauptatemmuskeln		
Thoraxmuskeln	**Diaphragma** *(Zwerchfell)* **Mm. intercostales externi** *(äußere Zwischenrippenmuskeln)*	
Atemhilfsmuskeln		
Halsmuskeln	**Mm. scaleni** *(Treppenmuskeln)* **M. sternocleidomastoideus** *(Kopfwendemuskel)*	
Thoraxmuskeln	**M. pectoralis major und** **M. pectoralis minor** *(großer und kleiner Brustmuskel)* **M. serratus anterior** *(vorderer Sägezahnmuskel)*	**M. transversus thoracis** *(querer Thoraxmuskel)* **Mm. intercostales interni** *(innere Zwischenrippenmuskeln)*
Rückenmuskeln	**M. serratus posterior superior** *(hinterer oberer Sägezahnmuskel)*	**M. serratus posterior inferior** *(hinterer unterer Sägezahnmuskel)* **M. latissimus dorsi** *(größter Rückenmuskel)*
Bauchmuskeln		**M. rectus abdominis** *(gerader Bauchmuskel)* **M. obliquus externus abdominis** *(äußerer schräger Bauchmuskel)* **M. obliquus internus abdominis** *(innerer schräger Bauchmuskel)* **M. transversus abdominis** *(querer Bauchmuskel)*

Tab. 6.2 *Die Atemmuskeln*

6.2.2 *Die Steuerung der Atemspannung durch das Gehirn (s. Kap. 11.2.2)*

Atemspannung, Atemrhythmus und -frequenz werden kontinuierlich und unwillkürlich durch die Atemzentren im Hirnstamm überwacht und an die gegebenen Umstände angepasst. Hierzu erfassen die peripheren Rezeptoren alle notwendigen Informationen und leiten sie über die zugehörigen Nervenbahnen an die Atemzentren weiter. Durch die Verknüpfung dieser Zentren mit dem limbischen System wird die Atemspannung auch wesentlich durch Emotionen beeinflusst.
Die Feinregulierung der Atemspannung wird unwillkürlich durch die Formatio reticularis[1] veranlasst, welche über die sogenannten Gamma-Motoneuronen[2] die Voraussetzung für eine höchst reagible Bereitschaftsspannung der Atemmuskulatur schaffen kann.
Die nervale Verbindung der Hirnrinde *(Kortex)* mit den Atemmuskeln ermöglicht schließlich die willentliche Einflussnahme auf die Atemspannung, wie zum Beispiel bei einer dosierten Luftabgabe.

6.2.3 *Die Wechselwirkungen zwischen dem Spannungszustand der Atemmuskulatur und den Funktionen der Kehlkopf-, Artikulations-, Aufrichtungs- und Bewegungsmuskulatur*

Die Spannungszustände der Atem-, Kehlkopf-, Artikulations-, Aufrichtungs- und Bewegungsmuskulatur stehen über das zentrale Nervensystem in Beziehung zueinander und beeinflussen sich wechselseitig. So wird auch der Grundtonus der Atemmuskulatur gleichsinnig auf alle übrigen Skelettmuskeln übertragen. Eine Veränderung der Atemspannung bewirkt somit eine gleichgerichtete Tonusveränderung der Aufrichtungs-, Bewegungs-, Artikulations- und Kehlkopfmuskulatur *(s. Kap. 3.2.1 und 20.2).*

Weitere Wechselwirkungen entstehen über das Zusammenwirken von Muskelketten, wie wir sie z. B. zwischen Thorax, Schultergürtel und Kehlkopf-Einhängesystem finden *(s. Kap. 6.2.3.2 und 20.2).*

„Gut atmen heißt, den Grund der Kehle öffnen“[3]. Das Zwerchfell ist sowohl über Pleura, Lunge, Bronchien und Trachea elastisch mit dem Kehlkopf verbunden *(trachealer Zug)* als auch über Magen, Ösophagus und Pharynx *(ösophagealer Zug) (s. Abb. 6.3).* Über diese beiden elastischen Züge führt ein Anstieg des Einatemvolumens bzw. eine Koaktivierung des Zwerchfells während der Phonation zu einer Senkung des Kehlkopfes mit einer damit verbundenen Weitung und Längung des supraglottischen Resonanzraumes. Die Stimme klingt resonanzreicher und tragfähiger als bei einer flachen

1 Netzförmige Nervenkernregion im Hirnstamm
2 Motorische Nerven, welche für die Feinregulierung des Muskeltonus zuständig sind.
3 Sprichwort eines Meisters der alten italienischen Gesangschule

Atmung. Anregende detaillierte Untersuchungen zum trachealen Zug finden sich bei J. Sundberg, J. Iwarsson und M. Thomasson[4, 5].

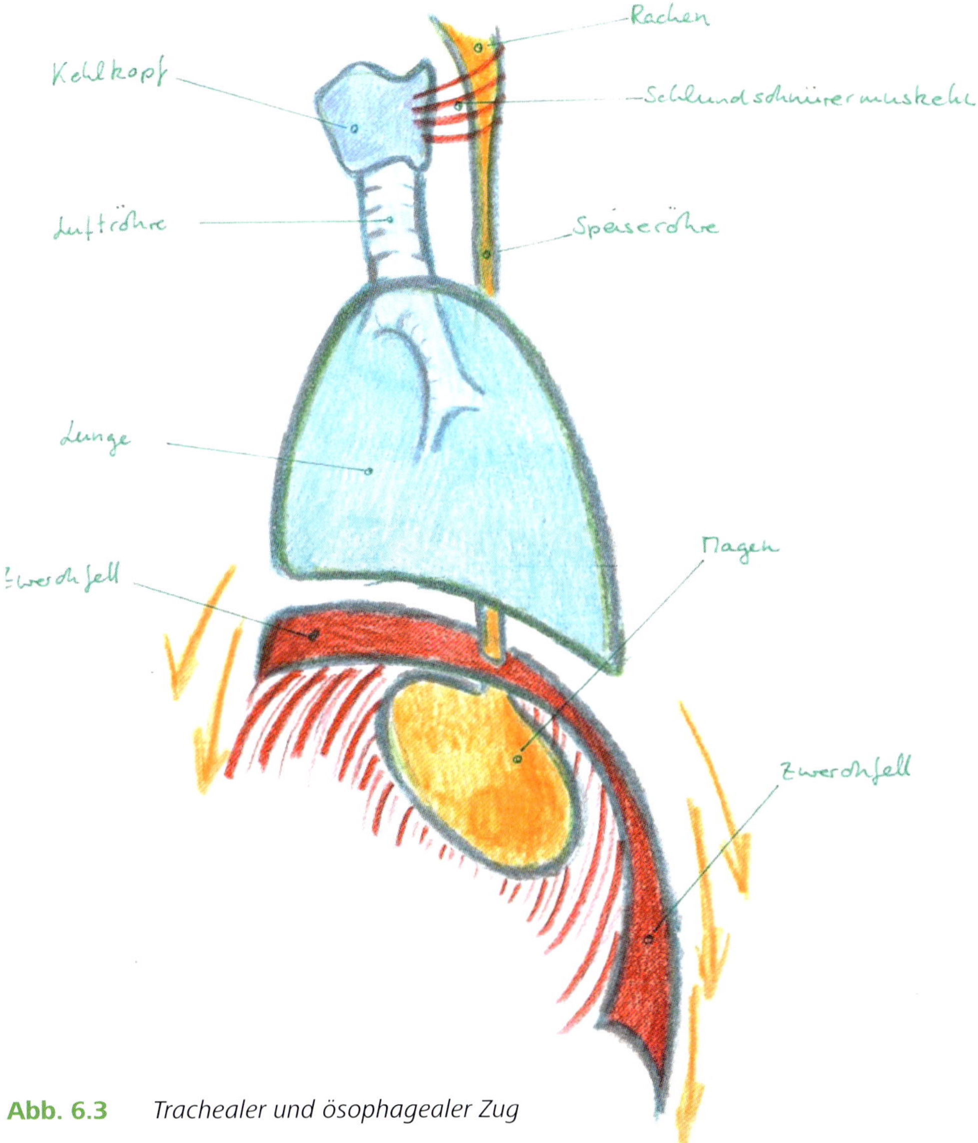

Abb. 6.3 *Trachealer und ösophagealer Zug*

4 Iwarsson, J.: Breathing and Phonation – Effects of Lung Volume and Breathing Behaviour on Voice Function, Dept of Logopedics & Phoniatrics, Karolinska Institute, Huddinge University Hospital, Dept of Speech, Music and Hearing Royal Institute of Technology (KTH), Repro Print, AB, Stockholm, Sweden 2001

5 Thomasson, M.: From Air to Aria – Relevance of Respiratory Behaviour to Voice Function in Classical Western Vocal Art, Doctoral Dissertation, Dept of Speech, Music and Hearing Royal Institute of Technology (KTH), US AB, Stockholm, Sweden 2003

Eine erhöhte Zwerchfellaktivität wirkt sich nachweislich auch direkt auf das Zusammenspiel der Kehlkopfmuskulatur aus: So ließ sich z. B. bei drei ausgebildeten Bariton-Sängern mit einer EMG-Untersuchung bei tiefer Zwerchfellsenkung eine verstärkte Aktivität des M. cricothyroideus (CT) während einer Phonation nachweisen. Die Autoren begründen dies damit, dass der erhöhte Zug an der Trachea, zum Ringknorpel weitergeleitet, den vorderen Spalt zwischen Cricoid- und Thyroidknorpel erweitere. Die Erschlaffung der Stimmlippen würde ohne Einflussnahme einen Tonhöhenabfall zur Folge haben. Um diesen Effekt zu kompensieren, steigerten die Sänger die Aktivität des CT, wodurch die Tonhöhe konstant gehalten werde.[6]

Der ösophageale Zug, welcher sich durch eine tiefe Zwerchfellsenkung ebenfalls verstärkt, führt hingegen über eine Annäherung der Schildknorpelplatten zu einer Verlängerung und Spannungszunahme der Stimmlippen.[7]

Die Atemspannung bestimmt die Atemstromstärke und damit den subglottischen Luftdruck. Dieser wirkt sich wesentlich auf das Zusammenspiel der inneren und äußeren Kehlkopfmuskeln, auf Lautstärke, Tonhöhe und auf das Schwingungsverhalten der Stimmlippen aus *(s. a. Kap. 6.2.3.2)*. Ein isolierter Anstieg des subglottischen Luftdruckes bewirkt beispielsweise einen Anstieg von Lautstärke und Tonhöhe. Das bedeutet, dass ein/e Sänger*in den subglottischen Luftdruck differenziert für jede Note neu einstellen und dabei sowohl die Lautstärke als auch die Tonhöhe berücksichtigen muss, um nicht unsauber zu singen[8,9]. Bei emotionalem Sprechen oder Singen kann während der Betonung von Silben oder Noten eine kurzzeitige Erhöhung des subglottischen Luftdruckes gemessen werden[10], d. h. die Koordination von Atemspannung und Kehlkopfmuskulatur dient hier dem persönlichen Ausdruck.

Auch die Artikulationsmuskulatur wird in Spannung und Funktion maßgeblich von der Atemspannung beeinflusst. Eine lautreine Bildung der Strömungs- und des Hauchkonsonanten, der Halb- und Vollklinger (außer [l]) sowie der Explosivkonsonanten bedarf einer differenzierten Regulierung der Atemstromstärke sowie einer fein darauf abgestimmten Spannung der Artikulationsmuskulatur *(s. Kap. 20.2.3.3)*.

Da die meisten Atemhilfsmuskeln auch Bewegungsfunktionen an Hals, Thorax, Rücken oder Mittelkörper ausüben, wirkt sich ihr Spannungsverhalten außerdem auf die Aufrichtungs- und Bewegungsqualität aus und umgekehrt *(s. u. Kap. 6.2.3.3 und 20.2)*.

---

6 Sundberg, J. (1989): Activity Relationship Between Diaphragm and Cricothyroid Muscles, Journal of Voice, Vol. 3, No. 3, pp. 225-232, Raven Press Ltd., New York

7 Wendler, J. et al.: Lehrbuch der Phoniatrie und Pädaudiologie, Thieme, Stuttgart, 2005, S. 78

8 Sundberg, J. (1990): What's so special about singers?, Journal of Voice, Vol. 4, No. 2, pp. 107-119, Raven Press Ltd., New York

9 Sundberg, J. et al. (1993): Phonatory control in male singing: a study of the effects of subglottal pressure, fundamental frequency, and mode of phonation on the voice source, Journal of Voice, Vol. 7, No. 1, pp. 15-29, Raven Press Ltd., New York

10 Sundberg et al. (1993): Short-term variation of subglottal pressure for expressive purposes in singing and stage speech: a preliminary investigation, Journal of Voice, Vol. 7, No. 3, pp. 227-234, Raven Press Ltd., New York

6.2.3.1 Die Bedeutung der Atemspannung für die Atembewegung

Am offensichtlichsten ist der Zusammenhang zwischen der Spannung der Atemmuskulatur und der Qualität der Atembewegung.

Atemvolumen und Atemfrequenz

Die Atemspannung wirkt sich unmittelbar auf Atemzugvolumen und -frequenz aus. Eine Tonisierung der Einatemmuskeln steigert das Atemzugvolumen. Bei konstantem Atemminutenvolumen senkt sich dadurch die Atemfrequenz.

Eine zu hohe Spannung der Atemmuskeln bedeutet allerdings eine Minderung ihrer Flexibilität. Diese führt zur Abnahme des Atemvolumens und langfristig auch der Vitalkapazität. Eine Unterspannung führt durch die mangelnde Kraft ebenfalls zu einer Abnahme des Atemzugvolumens. In beiden Fällen wird die für eine Leistungssituation notwendige Steigerung des Atemminutenvolumens hauptsächlich über das Anheben der Atemfrequenz erwirkt. Hier haben die Atemmuskeln jedoch kaum Lösungsphasen und ermüden rasch.

Atemform

Die Spannung kann unterschiedlich auf die einzelnen Atemmuskeln verteilt sein. Dies wirkt sich auf die äußerlich sichtbare und spürbare Atemform aus. So kann z. B. die Rippen hebende Muskulatur eine hohe Spannung haben, während das Zwerchfell unterspannt ist (kostale Atemform). Umgekehrt kann auch die Spannung des Zwerchfells deutlich überwiegen (abdominale Atemform). Bei Beteiligung der Einatemhilfsmuskeln am Hals sehen wir eine Hochatmung (klavikulare Atemform). All diese Atemformen sind unökonomisch, da die Atemarbeit von nur wenigen Muskeln geleistet werden muss, wobei mit hohem Kraftaufwand vergleichsweise wenig Gasaustausch erreicht wird.

Anders ist dies bei der kosto-abdominalen Atemform. Hier ist die Atemspannung gleichmäßig auf die Rippen hebenden Muskeln und das Zwerchfell verteilt, sichtbar an der ausgewogenen Bewegung von Thorax und Abdomen. Die kosto-abdominale Atemform ist die ökonomischste Form der Atembewegung und führt zur optimalen Entfaltung der Lunge.

Atemrhythmus

Ein besonders regenerativer Aspekt liegt im rhythmischen Wechsel der Atemphasen: Können die Atemmuskeln zwischen den drei Phasen Kontraktion, Dehnung und Lösung der Spannung abwechseln, so bleiben sie kraftvoll, elastisch und ausdauernd *(s. Kap. 2 und 4)*. Atem- und Stimmfunktionen können dann physiologisch ablaufen und wirken natürlich, kinetisch, nicht gehalten oder blockiert.

Das Wieder-Erlernen der Lösungsfähigkeit der Atemmuskulatur erfordert in der Praxis meist besondere Aufmerksamkeit. Eine eutone Atemspannung ist sowohl Voraussetzung als auch Folge einer Rhythmisierung des Atemablaufes.

Reagibilität Die Grundspannung der Atemmuskulatur bestimmt deren Fähigkeit, unmittelbar und angemessen auf Reize zu reagieren. Eine der Situation optimal angepasste Bereitschaftsspannung (Eutonus) schafft die Voraussetzung für höchste Reagibilität, während eine zu hohe oder zu niedrige Spannung die Reaktionsfähigkeit herabsetzt.

6.2.3.2 Die Bedeutung der Atemspannung für die Stimmfunktionen

Wie oben dargelegt wurde, beeinflusst die Atemspannung die Muskelspannung im Bereich des Kehlkopfes, des Kehlkopf-Einhängesystems und des Vokaltrakts *(s. o.)*. Das bedeutet, dass die Erzeugung physiologischer Stimmfunktionen in vieler Hinsicht von der Spannung und dem Funktionszustand der Atemmuskulatur abhängt.

Eine unwillkürlich über die vegetativen Zentren gesteuerte Atembewegung bringt die Atemmuskulatur in die optimale Ausgangsposition und -spannung für die folgende Phonation. Dabei werden die umfassenden Informationen aus den Rezeptoren des gesamten Körpers in die Steuerung einbezogen. Das ist ein großer Vorteil gegenüber der durch den Willen gelenkten Atembewegung. Da dem Kortex diese Informationen nicht vorliegen, kann die kortikale Atemsteuerung nur eine grobe Annäherung an die Erfordernisse des Organismus bedeuten. Dies macht sich z. B. durch eine geräuschvoll geschnappte, flache oder auch eine überzogen tiefe Einatmung („Aufpumpen") vor einer Phonationsphrase bemerkbar. Die Kehlkopfmuskeln und die Stimmlippen werden durch solche Luftdruckverhältnisse irritiert und in ihrer freien Funktion beeinträchtigt.

Während bei einer physiologischen und intensiven Einatmung die Glottis reflektorisch eine weite Öffnung erfährt, wird dieser Vorgang durch eine geschnappte, flache Einatmung eingeschränkt. Dies setzt sich auf die antagonistische Annäherung der Stimmlippen in der folgenden Phonation fort: die Feinabstimmung der Adduktionsbewegung der Stimmlippen wird behindert. Hörbar wird all dies in der Regel in Form einer geräuschvollen Einatmung und einer verhauchten oder gepressten Stimmgebung.
Ziel ist es daher, die in der unwillkürlichen Einatmung erfahrene Qualität der Atmung auch auf die Phonationsatmung übertragen zu können *(Details und praktische Hinweise s. a. Kap. 11)*.

Eine tiefe Zwerchfellsenkung bewirkt über die elastischen Züge (trachealer und ösophagealer Zug) eine Senkung des Kehlkopfes und damit eine Verlängerung des supraglottischen Resonanzraumes. Dies wird hörbar in einer Steigerung der Tragfähigkeit bzw. Durchschlagskraft der Stimme.

Eine Aktivierung des Zwerchfells erhöht tendenziell den Schluss- / Offenquotienten der Glottis und verändert den phonatorischen Atemfluss (transglottischer Luftstrom / Zeit) von gepresster in Richtung fließender Atmung. Auch scheint es hier eine stabilisierende Wirkung auf den Vokaltrakt zu geben, was sich in einer reduzierten Variabilität der Formantfrequenzen bei wechselnder Grundfrequenz zeigt.[11] Das bedeutet,

11 Leandersen, R. et al. (1987): Role of diaphragmatic activity during singing: a study of transdiaphragmatic pressures, J. App. Physiol, 62 (1), pp. 259-270

dass der Klangcharakter und die Tragfähigkeit beim Singen wechselnder Tonhöhen konstanter bleiben als beim Singen mit einem weniger aktiv beteiligten Zwerchfell.

Durch eine verlangsamte und gleichmäßig geführte Ausatembewegung unter Kontrolle des Muskelempfindens und des Drucksinns wird die Luft dosiert abgegeben. Damit wird der subglottische Luftdruck reduziert bzw. optimiert. So wird die Voraussetzung für das ungestörte Zusammenspiel der Kehlkopfmuskeln, für einen optimalen Glottisschluss und für das regelmäßige Schwingen der Stimmlippen geschaffen.
Die dosierte Luftabgabe erfordert eine spezielle, auf die Kehlkopffunktion abgestimmte Balance zwischen jenen Kräften, welche eine Einatembewegung, also eine Erweiterung des Brustraums, bewirken und jenen, die eine Ausatembewegung, d. h. eine Verengung des Brustraums, verursachen. Die Kräfte für die Einatembewegung werden von der Einatemmuskulatur aufgebracht *(s. Tab. 6.2)*. Für die Ausatembewegung gibt es mehrere Faktoren: Für die passive Ausatmung ist es einerseits die Retraktionskraft der Lunge, verursacht durch die elastischen Elemente des Lungengewebes und die Oberflächenspannung der Alveolen. Zum anderen sind es die elastischen Kräfte des Thorax mit seinen Muskeln, Bändern und Gelenken. Und schließlich spielt natürlich auch die auf den Thorax einwirkende Schwerkraft eine Rolle. Bei einer aktiv forcierten Ausatmung kommen dann noch die Kräfte der Ausatemhilfsmuskeln dazu *(s. Tab. 6.2)*.

Bei der dosierten Luftabgabe geht es also um eine Balance dieser Kräfte. Sie verhindert das unkontrollierte Herausströmen der Ausatemluft. Dazu benötigen wir zum einen das Herabsetzen der Ausatemkräfte, konkret eine möglichst niedrige Aktivität der Ausatemhilfsmuskulatur, zum anderen eine „Atemrückhaltekraft", erzeugt von einer an den Bedarf angepassten Auswahl der Einatemmuskeln. Untersuchungen haben gezeigt, dass während dieses Vorganges auch während der Ausatembewegung motorische Erregungen in einer mehr oder weniger großen Anzahl von Einatemmuskeln nachweisbar sind.
Da die Anspannung der inspiratorischen Muskeln den elastischen Kräften von Lunge und Thorax in der Weise entgegengesetzt wird, dass diesen Kräften dosiert nachgegeben wird, handelt es sich hier um eine geführte *exzentrische Kontraktion* der Einatemmuskulatur *(s. Kap. 4)*.
Die alten italienischen Gesangsmeister sprachen sehr bildhaft von einem „Einatmen der Stimme" („inhalare la voce"). Im methodischen Kontext des Konzeptes Schlaffhorst-Andersen werden dafür Begriffe verwendet wie „inspiratorische Gegenspannung" oder „Atemrückhaltekraft".[12]

Um den Ausatemdruck nicht zu erhöhen, bleibt die Ausatemhilfsmuskulatur während der dosierten Luftabgabe relativ passiv. Motorische Erregungen, die hier teilweise gemessen werden können, weisen darauf hin, dass die Gegenspieler der Einatemmuskeln für ein differenzierteres Führen der Bewegung mit genutzt werden können. Dieses Phänomen findet sich z. B. auch in einer geführten Armbewegung wie dem

---

12 Der von Schlaffhorst und Andersen in diesem Zusammenhang eingeführte Begriff einer „Abspannung" der Atemmuskulatur ist wegen seiner Missverständlichkeit (Coblenzer und Muhar verwendeten den Begriff beispielsweise für einen fast entgegengesetzten Vorgang, s. u. Quellen, Kap. 6.4) heute nicht mehr zu empfehlen.

Balancieren eines Bissens zum Mund. Diese geringfügige Aktivität der Ausatemmuskeln ist allerdings für die ausführende Person nicht als aktive Anspannung spürbar. Für die Ökonomie der Bewegung ist es wichtig, dass der Gegenspieler nicht so aktiv wird, dass seine Spannung den ausführenden Muskel in seiner Aktivität „hochtreibt" oder sogar übertrifft. Z. B. würde eine spürbar angespannte Bauchmuskulatur das Zwerchfell aufwärts drücken, das fein geführte Aufsteigen des Zwerchfells behindern und den Vorgang grob und weniger differenziert werden lassen. Hinzu kommt, dass die angespannte Bauchdecke eine gewisse Zeit benötigt, um sich wieder zu lösen, sodass sie, wenn diese Zeit nicht zur Verfügung steht, in der kommenden Einatemphase das Zwerchfell beim Herabschnellen behindert.[13]

Bei dem Vorgang der dosierten Luftabgabe handelt es sich um einen dynamischen, kontinuierlich ausbalancierenden Vorgang, um ein langsames und gleichmäßiges Steigen des Zwerchfells sowie eine durch die thorakalen Einatemmuskeln geführte Abnahme der Thoraxweite im Kontext eines rhythmischen Gesamtablaufes. Statisches Weithalten hemmt nicht nur den Atemfluss, sondern blockiert auch die an der Stimmgebung beteiligten Muskeln. Unphysiologische sogenannte „Stütz"-Methoden sind daher nicht selten Ursache von Stimmstörungen. Darüber hinaus löst muskuläres Halten auch emotionales Gehalten-Sein aus, was sich nachteilig auf die Ausdruckskraft und den Kontakt mit der zuhörenden Person auswirkt.

Die Kontraktionsstärke der Atemmuskulatur bestimmt das zur Verfügung stehende Atemvolumen, die Atemführung beeinflusst die Ausatemdauer. Gemeinsam wirken sich beide Parameter also unmittelbar auf die Länge der gesprochenen oder gesungenen Phrase aus.

Reagibilität und Flexibilität der Atemmuskulatur sind Voraussetzung für eine flexible Stimmgebung. Eine variable Atemspannung ist Voraussetzung für eine variable Dynamik und Prosodie der Stimme und damit für die Ausdruckskraft.

6.2.3.3 Die Bedeutung der Atemspannung für Aufrichtung und Bewegung

Die Aufrichtung eines Menschen ist wesentlich von seiner Atemspannung abhängig. Ein kraftvolles und eutones Zwerchfell bewirkt eine stabile aber flexible Mittelkörperspannung *(s. Kap. 19)*. Es unterstützt und entlastet damit, insbesondere im Lendenwirbelbereich, die tiefen Rückenstrecker.

Auch die Spannung der Beckenbodenmuskulatur steigt bei erhöhter Zwerchfellspannung. Durch die Vernetzung der inneren Beckenbodenschicht mit den tiefen Bauch- und Rückenmuskeln und der Hüftmuskulatur fördert eine angemessene Spannung in diesem Bereich die physiologische Aufrichtung.

Durch eine Senkung des Zwerchfells werden die Baucheingeweide nach kaudal Richtung Becken gedrängt. Hierdurch verlagert sich der Schwerpunkt des Körpers in die-

---

13 Abgesehen davon fördert eine angespannte Bauchmuskulatur auch eine Anspannung im Bereich des Rachens (Schlundschnürer-Muskulatur), was für den Husten- oder Würgereflex von Vorteil ist, für eine physiologische und ökonomische Stimmproduktion aber sehr hinderlich.

selbe Richtung. Die Aufrichtungsmuskulatur reagiert darauf mit einer entsprechenden Umverteilung ihrer Spannung. Dadurch wird z. B. die bei vielen Menschen überspannte und schmerzhafte Schulter-Nacken-Muskulatur entlastet.

Das Bewegungssystem mit seinen Knochen, Gelenkachsen, Bändern und Muskeln ist für einen physiologisch aufgerichteten Körper konstruiert. Die Qualität der Aufrichtung und die Verlagerung des Körperschwerpunktes wirken sich daher unmittelbar auf die Qualität ganzkörperlicher Bewegungen aus. Nur auf dem Boden einer physiologischen Aufrichtung können physiologische, achsengerechte und ökonomische Bewegungen ausgeführt werden.

6.3 Praktische Hinweise

Das Ziel ist also eine eutone und flexible Spannung der Atem- und Atemhilfsmuskulatur. Gleichzeitig erfolgt das bewusste Nutzen der Wechselwirkungen dieser physiologischen Atemspannung mit dem Spannungszustand der inneren und äußeren Kehlkopfmuskulatur, der Artikulationsmuskulatur sowie der Aufrichtungs- und Bewegungsmuskulatur.

Hierfür bieten sich folgende Wege an:

- Methoden zur Optimierung der Mittelkörperspannung und der Durchlässigkeit des Organismus zur Vorbereitung auf die folgenden Übungen *(s. Kap. 11 und 19)*.
- Kreisende und schwingende Bewegungen zur Eutonisierung der Atemmuskulatur *(s. Kap. 25)*.
- Methoden zur Förderung und Wahrnehmung der unwillkürlichen Einatemsteuerung *(s. Kap. 11)*.
- Atemrhythmische Übungen im Lungen- und Zwerchfellrhythmus *(s. Kap. 4 und 5)*.
- Das Erhöhen der Atemspannung durch das Setzen eines artikulatorischen Widerstandes in der Ausatmung über die Lautfunktionsarbeit mit Strömungs- oder Explosivkonsonanten *(s. Kap. 29)*. Hier wird die Wechselwirkung zwischen Atem- und Artikulationsspannung genutzt.
- Erhöhen der Atemspannung durch das Setzen eines phonatorischen Widerstandes in der Ausatmung, über die Lautfunktionsarbeit mit Halbklingern, Vollklingern und Vokalen *(s. Kap. 25 und 29)*. Dabei wird die Wechselwirkung zwischen Atem-, Artikulations- und Stimmspannung genutzt.
- Das Üben einer gleichmäßigen Spannungsabgabe durch eine geführte Ausatmung unter Bildung des Hauchkonsonanten [h].
- Das Erhöhen der Atemspannung durch Setzen eines Widerstandes in der Einatmung, z. B. durch das Schlürfen von Luft durch die Lippen oder durch einen engen Strohhalm.

- Sehr geeignet zur Tonisierung und Kräftigung der Atemmuskulatur sind die Übungen von Leo Kofler[14], welche die Elemente Schlürfen, Atem bewahren (Atembewegung für eine Zeit in Einatemstellung bei offener Glottis anhalten) und Hauchen miteinander verbinden und von denen einige auch stimmhaft durchgeführt werden. Im Konzept Schlaffhorst-Andersen finden einige davon ihre regelmäßige Anwendung. Sie werden allerdings aus verschiedenen Gründen modifiziert angeboten, und anstelle der von Kofler vorgeschlagenen fünf Körperstellungen werden die Übungen mit einer Vielzahl von Stellungen und Bewegungen kombiniert, welche die Funktion der Atemmuskulatur unterstützen *(s. Kap. 6.4.3)*.
- Auch zur Mobilisierung und Flexibilisierung der Atemmuskulatur gibt es bei Kofler eine Reihe sehr wirksamer Übungen, die z. T. stimmhaft ausgeführt werden und insbesondere Dehnungen und Klopfungen sowie den impulshaften flexiblen Gebrauch der Atemmuskeln beinhalten. Auch sie werden im Konzept Schlaffhorst-Andersen modifiziert und mit ausgewählten Körperstellungen und -bewegungen angeboten.[15]
- Raumgebende Berührungen oder das Setzen eines taktilen Widerstandes, um lokalisiert die Atemspannung, insbesondere im Bereich des Zwerchfells und der Flanken, anzuregen und so gezielt Atemräume zu erweitern. Druck- oder Berührungsreize auf der Höhe des Überganges zwischen Lendenwirbelsäule und Kreuzbein aktivieren die Zwerchfellschenkel, während taktile Reize auf der Höhe der unteren Brustwirbel die Flankenatmung intensivieren.
- Der Einsatz ausgewählter Arbeits- oder Therapiematerialien (Bälle, Seile, Gummibänder u. a.), um die Atmung zu intensivieren und den Spannungszustand der Atemmuskulatur zu eutonisieren.
- Atemverbundene Körperbewegungen, die den Spannungsgrad der Atemmuskulatur herauf- oder herabsetzen.
- Die Arbeit mit ausgewählten emotionalen oder kognitiven Vorstellungshilfen, die sich anregend oder lösend auf die Atemspannung auswirken.
- Das Ermöglichen des emotionalen und gedanklichen Erlebens gesungener Töne oder Tonfolgen, damit Atem und Stimme auch lange Gesangsphrasen tragen.
- Übungen zur Wahrnehmung und Regulierung der Atemspannung in verschiedenen Alltagssituationen.

---

14 Die ausführlich beschriebenen Übungen finden sich in dem von Schlaffhorst und Andersen aus dem Amerikanischen übersetzten, umgearbeiteten und kommentierten Buch von Leo Kofler: Die Kunst des Atmens – als Grundlage der Tonerzeugung für Sänger, Schauspieler, Lehrer, Redner, Bärenreiter Verlag, Kassel, 1992, S. 62-72

15 ebenfalls in Leo Kofler: Die Kunst des Atmens, Bärenreiter, Kassel, 1992, S. 62-72

6.4 Quellen aus der Schlaffhorst-Andersen-Literatur

Obwohl die Spannung der Atemmuskulatur – schon durch die intensive Auseinandersetzung von Schlaffhorst und Andersen mit den Atemübungen von Leo Kofler – von Anfang an eines der zentralen Themen des Konzeptes Schlaffhorst-Andersen darstellt, taucht der Begriff „Atemspannung" in alten Schriften zum Konzept Schlaffhorst-Andersen (z. B. von C. Schlaffhorst, H. Andersen, A. Schulze, G. Schümann) noch nicht auf. Die erste schriftliche Nennung in der Schlaffhorst-Andersen-Literatur ist 1990 bei M. Saatweber zu finden. Vermutlich wurde der Begriff von Dore Jacobs Buch „Die menschliche Bewegung" (1962)[16] übernommen. Thematisch angrenzende Begriffe wie „Abspannung", „Atem halten" u. Ä. finden sich hingegen schon 1928 bei Schlaffhorst und Andersen (s. u.).

6.4.1 Zitate zu thematisch angrenzenden Begriffen

1. Schlaffhorst, C., Andersen, H.:
Atmung und Stimme, Möseler Verlag, Wolfenbüttel, 1928, S. 16, 19, 23, 28, 38-39

„Deshalb ist es so wichtig, schon beim Kinde zu sorgen, daß (...) bei der Ausatmung nach Aufhören des Schreiens das Zwerchfell sich nicht an eine plötzliche Erschlaffung gewöhnt, sondern daß die Natur durch andere, nun willkürlich eingeschaltete Spannungen dazu erzogen wird, die Abspannung (nicht Entspannung!) des Zwerchfells langsam zu gestalten; (...)"

„Jede Lautgattung hat ihre besondere Atemführung und Lungentätigkeit. Bei den Konsonanten f, s, sch, ch wird der Atem in einem ruhigen Strom von den Lippen, Zähnen usw. entlassen, die Lunge zieht sich zusammen. Der Vokal ist dagegen nicht als reine Ausatmung aufzufassen; bei ihm wird ganz im Gegenteil durch die Spannung der Stimmbänder, ähnlich wie beim Gesangston – nur nicht so lange – der Atem zurückgedrängt, die Lunge ist abgespannt. Auch der Vollklinger (l, m, n, ng) muß mit ganz lockeren Lippen und mit so wenig Atem gebildet werden, daß das Gefühl (die Empfindung) einer Ausatmung fast aufhört; die Lunge ist dabei zwischen An- und Abspannung, ruhig. Bei allen Lauten aber ist absolute Ruhe der Bauchmuskeln notwendig; selbst der Explosivkonsonant darf nicht durch einen willkürlichen Stoß der Bauchwand hervorgebracht werden."

„Überhaupt ist nichts so geeignet (...) herzustellen, als die Regelungen aller Bewegungen nach dem natürlichen Lebensrhythmus, dessen Vorbild wir in der Herz- und Atemtätigkeit haben: Anspannung, Abspannung, Ruhe."

„Durch das Schreien schafft sich die Natur immer wieder selbst die Hemmung, die für die Entleerung der Lungen und für die Abspannung des Zwerchfells notwendig ist."

„Der Schrei zeigt uns, dass es nötig und nützlich ist, der Hebung des Zwerchfells einen Widerstand entgegenzusetzen, den die gespannten Stimmbänder besorgen. Aus der bloßen Entspan-

16 Jacobs, D.: Die menschliche Bewegung, Henn Verlag, Ratingen, 1962

nung, wie sie beim lautlosen Ausatmen stattfindet, wird dadurch eine allmähliche Abspannung, eine kräftige Streckung des Zwerchfells. (...)
Nur durch (...) rhythmisch geregelte Stimmübungen ist es möglich, dem Zwerchfell wieder zu dem so wichtigen zweiten Bewegungsteil, der Abspannung, zu verhelfen (...)."

Der Begriff „Abspannung" bezeichnet bei Schlaffhorst und Andersen also das nur allmähliche Aufgeben der Einatemspannung während der Ausatmung in der Phonation (exzentrische Kontraktion der Atemmuskulatur). Im Gegensatz dazu verwenden Coblenzer und Muhar diesen Begriff für das Entlastungsmoment des Zwerchfells mit Entweichen der Restluft beim Aufgeben eines Tones. Dieser Vorgang ist nach Coblenzer und Muhar Voraussetzung für die blitzartige Senkung des Zwerchfells bei der automatischen Luftergänzung:

2. Coblenzer, H., Muhar, F.:
Atem und Stimme, Österreichischer Bundesverlag, Wien, 1987, S. 70, 74

„Den Vorgang, der die reflektorische Luftergänzung auslöst, nennen wir das ‚Abspannen'."

3. Coblenzer, H., Muhar, F.:
„Die Phonationsatmung", Wiener klinische Wochenschrift Nr. 48, Sonderabdruck aus 77. Jahrgang, 1965, S. 945-953

„Nun zur Luftergänzung. Hervorstechend ist das unmittelbare Einschießen der Inspiration nach spezifischer Abspannung. Das inspiratorische Strömungsmaximum ist durchweg 0,2 Sekunden nach Beginn der Abspannung erreicht, gleichgültig, wieviel Zeit die Gestaltung bis zum Beginn der nächsten Phonation einräumt."

4. Kofler, L.:
Die Kunst des Atmens, Bärenreiter Verlag, Kassel, 1961, S. 35-36

„*Halte den Atem ein Weilchen zurück*
(wobei jedes Drängen gegen die Stimmbänder und jede Anstrengung der Halsmuskulatur vermieden werden muß).
Wir haben (...) gesehen, daß beim gewöhnlichen Atmen die Ausatmung unmittelbar auf die Einatmung folgt. Vor dem Singen oder Sprechen aber muß die Luft nicht nur nicht erst ausgeatmet werden, sondern man muß alle Kraft anwenden, um sie nicht entweichen zu lassen. Dies geschieht dadurch, daß man die Lungen, sobald sie gefüllt sind, im ausgedehnten (abgespannten) Zustand erhält, wobei die Tore der Lungen – die Stimmbänder – sich schließen. Dieser schon von den alten Gesangspädagogen gelehrte ‚Moment der Bereitschaftsstellung' geht beim Singen und Sprechen der Zusammenziehung der Lungen voraus."

5. Glaser, V.:
Eutonie, Haug Verlag, Heidelberg, 1990, S. 154

„Auch bei der wirkungsvollen Tongebung, die außer von den Stimmbändern auch von der Funktionsfähigkeit des Atemapparates abhängig ist, bedeutet der ‚Halt durch den Atem' eine wesentliche Ausdrucksverbesserung. So wird es besonders für Sprecher, Sänger und Bläser zur grundlegenden Forderung, eine Ausgangshaltung zu finden, die der Einstellung bei der unspezifischen Tonisierung entspricht. Dabei bewirkt der Transsensus, der auf das Publikum gerichtet ist, über die Gamma-Tonisierung der Bauchdecke die reziproke Innervierung des Zwerchfells. Das führt zur Atem- oder Tonstütze während der Ausatemphase, der ‚inspiratorischen Gegenspannung' für das Appoggio des Sängers (Coblenzer und Muhar)."

6. Schümann, G.:
Die Atemschriftzeichen, Florian Noetzel Verlag, Wilhelmshaven, 1991, S. 16

„Einatmung – Anspannung des Zwerchfellmuskels (Zentripetale Kraft)
Ausatmung – *Abspannung*[7] des Zwerchfells (Zentrifugale Kraft)
Ruhepause – Lockerheit des Zwerchfells (Zwischen zentripetaler und zentrifugaler Kraft schwebend)

[7] Im Gegensatz zum Erschlaffen eines Muskels beinhaltet der Begriff *‚Abspannung'* ein kontinuierliches und gesteuertes Nachlassen der Kontraktionsspannung."

7. Saatweber, M.:
Einführung in die Arbeitsweise Schlaffhorst-Andersen, Schulz-Kirchner Verlag, 6. Auflage, Idstein, 2007, S. 84-85, 158

„Der Begriff ‚Atemhalten' bedeutet ein Bewahren des Atems. Der Begriff beschreibt den Vorgang als Aktivität, als Leistung. Sie beruht darin, dass man die Lungen, sobald sie gefüllt sind, im ausgedehnten (abgespannten) Zustand erhält, die entwickelte Einatemspannung einen Moment bewahrt. Der Atem wird ‚zurückgehalten', die Luftabgabe ist verzögert. Der Moment des Atemhaltens entspricht einem nicht ‚Entweichenlassen', nicht ‚Fließenlassen' des Atems."

„Die in der Einatmung aufgebaute Zwerchfellspannung lässt nach der Haltephase nicht auf einmal los, sondern kann allmählich durch das langsam steigende Zwerchfell abgespannt werden. Der Lunge, in ihrem Bestreben sich zusammenzuziehen, wird auf diese Weise ein Widerstand entgegengesetzt.
Diese aus dem Atemhalten resultierende Ausatemqualität ist von Bedeutung für die Gesangs- und Sprechkunst. Durch das ‚Halten des Atems' kann die Atemmuskulatur mitbefähigt werden, die Luftabgabe in Dauer und Spannungsqualität text- bzw. liedgemäß zu vollziehen."

„Durch das ‚Zurückhalten des Atems' nach der Einatmung steht für die Ausatmung die Fülle des Luftstromes zur Verfügung. Es wird also keine Luft verschwendet. Die Einatemmuskulatur wird gekräftigt, auf ihre Aufgabe während der Phonation vorbereitet. Der Ton wird getragen, gewinnt an Qualität. Eine langsame, feindosierte Luftabgabe und -verarbeitung in Klang wird möglich."

„Das Zwerchfell behält beim Singen[17] trotz Ausatmung seine Einatmungstendenz, es strebt der elastischen Zusammenziehung der Lungen entgegen durch den Zug nach unten. Durch dieses antagonistische Prinzip wird die Stimme gedehnt, die Glottis schließt sich."

17 mit ‚saugender Funktion', (Anm. d. Verfasserinnen)

6.4.2 *Zitate zum Begriff „Atemspannung"*

8. Saatweber, M.:
Einführung in die Arbeitsweise Schlaffhorst-Andersen, Druck Stephansstift, 1. Auflage, Hannover, 1990, S. 47, 50, 52, 139-140

„Eine gute Atemspannung ermöglicht so eine lebendige, von innen getragene Haltung, durch die ein guter Bezug des Menschen zum Boden und zu dem ihn umgebenden Raum entsteht, der ihm ein freies Agieren möglich macht."

„Jede Veränderung im Spannungsverhältnis in einem Punkt im Körper wirkt sich im gesamten Spannungsgefüge aus. Es besteht eine ständige Wechselwirkung zwischen allen Muskelgruppen im Körper, d. h. auch Körperspannung und Atemspannung stehen in einer wechselseitigen Beziehung zueinander, ebenso wie Atemspannung und Stimmspannung."

„Unter Atemspannung verstehen wir eine Optimierung der Spannungsverhältnisse der Atemmuskulatur in Richtung Eutonus, wodurch die Elastizität der Zwerchfell- und Zwischenrippenmuskulatur ermöglicht wird und gleichzeitig die Lungenelastizität gefördert wird.
(...) Die Atemspannung, die die Voraussetzung für eine gute Mittelkörperspannung ist, kann sich in Art und Größe der Leistung anpassen. Die Spannung steigt in Art und Größe und ist sogar verschieblich, sowohl in der Höhe, wie auch seitlich."

„Nach Schlaffhorst und Andersen beruht der mangelnde Stimmbandschluß größtenteils auf einer Erschlaffung der Atemmuskulatur, insbesondere des Zwerchfells. Die Arbeit am guten Stimmbandschluß erfordert also in erster Linie eine Belebung und Kräftigung der Atemmuskulatur, die zu einer Elastizität führt, als Voraussetzung für eine gute Atemspannung.
Bei insgesamt eutoner Atemspannung steigt das Zwerchfell in der Ausatmung während der Phonation langsam und geführt, so daß die Luft dosiert an die Stimmlippen geführt wird und alle Luft zum Klingen gebracht werden kann."

9. Lang, A.:
„Der Mittelkörper", in: Reader für den medizinischen Unterricht an der CJD Schule Schlaffhorst-Andersen, Stand: Hannover 2001

„Bei einem ökonomischen Zusammenspiel der Atemmuskulatur befinden sich die Weichteile des Mittelkörpers in einem ‚Zustand beweglicher Spannung. Der Mittelkörper ist straff, ohne von verspannten Bauchmuskeln eingeengt zu sein. Er ist beweglich, aber nicht schlaff'. Diesen Zustand elastischer Straffheit durch Weitsein in der Mitte nennt D. Jacobs ‚Atemspannung'[18]."

„Der Tonus der Atemmuskulatur wird vom Atemzentrum gesteuert.
Er passt sich an Größe und Art der Leistung an, d. h. er steigt mit (körperlicher oder seelischer) Leistung und verschiebt sich vertikal – je nachdem ob Arm- oder Beinarbeit geleistet wird und horizontal – bei seitlicher Gewichtsverlagerung. Daraus ergibt sich: je höher die *Atemspannung*, desto höher die Mittelkörperspannung (und umgekehrt)."

---

18 Jacobs, D.: Die menschliche Bewegung, Kallmeyersche Verlagsbuchhandlung, Hannover, 1990, S. 239

„Der Grundtonus der Atemmuskulatur (und damit des Mittelkörpers) lässt sich nicht getrennt vom Gesamtkörpertonus betrachten. Animales und vegetatives Nervensystem arbeiten hier eng zusammen, Bewusstes und Unbewusstes, Außen- und Innenbewegung, Willkürliches und Unwillkürliches werden miteinander verbunden. (...) Auf diese Weise werden Grundtonus und Reflextonus der Muskulatur mit emotionalen Impulsen (limbisches System), Vorstellungsbildern (v. a. raumgreifender und -erweiternder Art), Körperwahrnehmung und vegetativen Bedingungen (Formatio reticularis) sowie mit bewusster Wahrnehmung und Entscheidung (Cortex) verknüpft."

„Haltung und Bewegung sowie deren Belebtheit, Mühelosigkeit, Freiheit und ihr ,Von-Innen-Her-Getragen-Sein' hängen in erster Linie von der Qualität der Mittelkörperspannung ab: Dabei haben die äußeren Haltemuskeln, insbesondere die Rückenstrecker, um so weniger zu tun, je straffer der Rumpf durch eine tiefe Atmung (großes Luftpolster, tief gesenktes Zwerchfell) aufgefüllt ist."

„Laut D. Jacobs genügt bei guter antagonistischer Zusammenarbeit der Atemmuskulatur ,beinahe der Ruhetonus der Rückenstrecker, um die Wirbelsäule mühelos aufrecht zu erhalten´".

„,Von den beiden Kräften der Haltung ist die Atemspannung die Hauptkraft, die Spannkraft der Rückenstrecker die Hilfskraft (...) Die Haltung wird von der Atmung getragen; versagt die Atmung, so versagt die Haltung´, so schreibt sie."

„Auch kann, z. B. bei verkrampftem Schultergürtel, bei verhärteter Bauchmuskulatur oder Fehlhaltung der Wirbelsäule die Atembewegung behindert sein, was zu einem circulus vitiosus führt, da nun der Mittelkörper nicht mehr durch die Atemspannung unterstützt wird."

„Belebende seelische Eindrücke vermitteln Spannung, vertiefen die Atmung und erhöhen somit die Mittelkörperspannung. Der Körper ist somit bereit in eine der Situation angemessene äußere Bewegung zu treten."

10. Lang, A.:
„Die Bedeutung der Atmung in der Stimm- und Sprechtherapie",
Sprache – Stimme – Gehör, 24, 2000, S. 22-24

„,Gut atmen heißt den Grund der Kehle öffnen'. Dieses Zitat eines Meisters der alten italienischen Gesangschule weist darauf hin, dass man schon damals die Bedeutung der Atmung als basale Funktion für eine gesunde Stimmgebung erkannt hatte. Mit dem heutigen Wissen über die physiologischen Grundlagen der Atmung und der Stimmgebung wird diese Aussage stichhaltig untermauert. So fungiert die Ausatemluft als Schallträger, der Anblasedruck beeinflusst die Kehlkopffunktion und die Spannung der Atemmuskulatur wirkt sich auf die Spannung der Stimm- und Artikulationsmuskulatur aus. Eine vertiefte Atembewegung vergrößert über den trachealen Zug den supraglottischen Resonanzraum. Das Atemvolumen und die Atemrückhaltekraft verlängern die Sprach- oder Gesangsbögen, und die Fähigkeit zur Koordination von Atmung, Stimme und Sprache bedingen die kommunikativen und musikalischen Ausdrucksmöglichkeiten. In der Stimm- und Sprechtherapie nach Schlaffhorst-Andersen wird daher der

‚Kunst des Atmens' eine zentrale Rolle beigemessen. Nicht Atemgymnastik ist hiermit gemeint, sondern das Erlernen eines physiologischen Atemablaufes und seiner optimalen Koordination mit der Phonation."

6.4.3 Zitate zu Leo Kofler

Die wichtigsten Quellen sind die von Leo Kofler selbst verfassten Bücher:

Kofler, L.: The Art of Breathing as the Basis of Tone-Production. Edgar S. Werner & Company, New York, 1887

und von C. Schlaffhorst und H. Andersen übersetzt:

Kofler, L.: Die Kunst des Atmens, Breitkopf und Härtel Verlag, 1. Auflage, Leipzig, 1897, spätere Auflagen im Bärenreiter Verlag, Kassel

Nur wenige Atem-, Sprech- und Stimmlehrer*innen haben sich darüber hinaus schriftlich mit Übungen von Leo Kofler auseinandergesetzt.

11. Saatweber, M.:
Einführung in die Arbeitsweise Schlaffhorst-Andersen, Druck Stephansstift, 1. Auflage, Hannover, 1990, S. 71 ff

„Clara Schlaffhorst und Hedwig Andersen fanden über die Ausführungen von Leo Kofler den Weg zur Atemarbeit (...)
In der Schule Schlaffhorst-Andersen werden auch heute noch Atemübungen nach Leo Koflers Buch ‚Die Kunst de Atmens' praktiziert. (...)
Daran (an das Vorwort zur 20ten Auflage, Anmerk. der Verf.) schließen sich Ausführungen an, die den Umgang mit Kofler-Übungen beschreiben, aber auch kritisch beleuchten.
Original Kofler heißt vor allem, daß die Atemübungen ohne Bewegung ausgeführt werden, wobei die ersten drei Stellungen nach Kofler (...) festgelegt sind. (...)
Wir wollen nicht original nach Kofler arbeiten, sondern mit Arm- und Beinbewegungen, Vorstellungsbildern, Auflegen der Hände auf den Körper etc.
Die statischen Körperhaltungen entsprechen nicht dem Haltungsideal unserer heutigen Zeit, sondern eben der Zeit des Erscheinungsjahres der ersten Auflage des Buches 1897 (richtig wäre hier 1887. 1897 erschien die Übersetzung von Schlaffhorst und Andersen, Anm. d. Verf.). Sie müssen ‚aufgelockert' bzw. sogar aufgehoben werden. Außerdem birgt ein Teil der Stellungen die Gefahr in sich, die Schultern hochzuziehen, starr und steif zu stehen – ‚man steht vollkommen gerade' – und die wenigen Bewegungsmöglichkeiten nicht atemverbunden und mechanisch auszuführen, wie ‚dann hebt man den Stock energisch in die Höhe', man legt den Stock ‚mit einer kräftigen Bewegung auf den Nacken' etc."

12. Seyd, W.:
Schwingen und Atemmassage, Neckar-Verlag, Villingen-Schwenningen, 1993, S. 11

„Nach dem Erscheinen des Buches (Leo Kofler, Die Kunst des Atmens bei Breitkopf und Härtel 1897, Anm. der Verf.) begann die gemeinsame Arbeit von Clara Schlaffhorst und Hedwig Andersen in Berlin. Durch die Übersetzung des Buches erkannten Clara Schlaffhorst und Hedwig Andersen die Bedeutung von Atemübungen für die Gesundheit im allgemeinen und im speziellen für die Sing- und Sprechstimme. In der gemeinsamen praktischen Arbeit nahmen die Atemübungen einen großen Raum ein. Schon in der Zeit nach der Jahrhundertwende erkannten die beiden Lehrerinnen durch eigene Forschungsergebnisse, daß die Koflerschen Atemübungen vielfach gewaltsam und mechanistisch ausgeführt wurden. Sie legten größten Wert auf eine physiologische Atmung. Es wurde von ihnen darüber ein reger Briefwechsel mit Leo Kofler geführt, der darin betonte, daß alle beschriebenen Tätigkeiten beim Atmen stets ohne krampfhafte Willens- und gewaltsame Muskelanspannung zu geschehen hätten. (...)
Die Koflerschen Atemübungen (Nr. I – IV) wurden von Clara Schlaffhorst und Hedwig Andersen in die von ihnen entwickelten Bewegungsübungen (das Schwingen) integriert."

13. Köpp, G.:
Leben mit Stimme – Stimme mit Leben, Bärenreiter Verlag, Kassel, 1995, S. 21

„Dort (bei Julius Hey in Herrsching in Oberbayern, Anmerk. der Verfasserinnen) erhielt sie von Hedwig Andersen ein Telegramm: ‚Kofler angenommen'. Julius Hey hatte empfohlen, Breitkopf und Härtel nur die Übersetzung des Atemteils der Gesangsschule von Leo Kofler einzuschicken. Mit einer Empfehlung von Hey wurde er angenommen. Auch er hatte erkannt, daß etwas Bedeutsames damit verbunden ist, wenn ‚ein voller Atem mit der vereinten Tätigkeit aller Atemmuskeln' angestrebt werden soll. Die Kunst des Atems als Grundlage der Tonerzeugung war es seiner Meinung nach wert, verbreitet zu werden. Daß es hier nicht nur um ein System für Redner und Sänger ging, hatte Leo Kofler schon entdeckt und sollte Clara Schlaffhorst in einem noch umfassenderen Maße beschäftigen. Daß nur der Atemteil bei Breitkopf und Härtel erschien, machte Clara Schlaffhorst bald zur Atemlehrerin, wogegen sie sich immer wieder wehrte. Auf Hedwig Andersen traf das eher zu, was aus ihren später erscheinenden Aufsätzen bald hervorging."

7 Saugende und fließende Funktion der Atmung

7.1 Definition

Die Begriffe „saugende Funktion" und „fließende Funktion" beziehen sich auf die Phonationsatmung, insbesondere beim Einsatz der Singstimme. C. Schlaffhorst sprach auch von der „atmenden Stimme" (s. u.). Es geht um eine Abstimmung des Luftstroms auf die Stimmfunktionen mit dem Ziel einer ausgewogenen, physiologischen Balance zwischen dem mittleren subglottischen Luftdruck und der Schließkraft der Stimmlippen. Bei der fließenden Funktion erfolgt diese Anpassung mit einem etwas höheren Luftstrom als bei der saugenden Funktion *(s. u. Kap. 7.2)*.

7.2 Anatomisch-physiologische Erklärung

Die Begriffe der saugenden und fließenden Funktion beziehen sich begrifflich zunächst einmal auf den Luftstrom während der Phonation (saugend: weniger Luftstrom, fließend: etwas mehr). Gleichzeitig beinhalten sie jedoch die mit den entsprechenden Atemqualitäten verbundenen Stimmfunktionen (Schwingungsfähigkeit und Klangqualität).

Der Luftstrom ergibt sich aus dem Verhältnis zwischen dem subglottischen Luftdruck und dem vorwiegend durch die mediale Kompression (Schließkraft) der Stimmlippen erzeugten Strömungswiderstand. Sowohl bei der saugenden als auch bei der fließenden Funktion geht es um eine physiologische Abstimmung des mittleren subglottischen Luftdruckes auf die mediale Kompression der Stimmlippen während der Phonation, denn das Verhältnis dieser beiden Parameter beeinflusst

a) die Schwingungsfähigkeit der Stimmlippen,
b) die Klangqualität der Stimme sowie
c) den Luftverbrauch für einen bestimmten Stimmklang.

Am effizientesten ist es, wenn der subglottische Luftdruck während der Phonation durch eine präzise dosierte Luftabgabe flexibel und differenziert an die ständig wechselnden Spannungszustände der Stimmlippen angepasst wird *(s. Kap. 6)*. Das bedeutet, dass sich die Spannung der Atemmuskulatur von der medialen Kompression leiten lässt (Effizienzregelkreis). Dieser Zustand entspricht der „atmenden Stimme" nach Schlaffhorst.

Nicht effizient ist das hyperfunktionelle Verhältnis, bei dem eine sehr hohe mediale Kompression besteht und die Stimmlippen nur durch einen erhöhten subglottischen Luftdruck zum Schwingen gebracht werden können. Der Atemfluss ist gestaut, die Atemmuskeln reagieren unflexibel. Die Klangqualität der Stimme erscheint gepresst, „brustig", metallisch bis schrill.

Ebenfalls ineffizient ist ein hypofunktionelles Verhältnis mit inkomplettem Glottisschluss, da auch hierbei die Stimmlippen nur durch einen erhöhten subglottischen Luftdruck in Schwingung versetzt werden können. Durch den Spalt entweicht vermehrt Luft, die nicht als Klang, sondern als Geräusch hörbar wird. Der Luftverbrauch ist entsprechend erhöht und die Klangqualität erscheint verhaucht, „kopfig" und matt.

Bei extrem hoher oder niedriger medialer Kompression kommt gar keine Stimmschwingung mehr zustande.[1]

Zwischen diesen Extremzuständen liegt der Bereich der gesunden Stimmfunktion mit einem physiologischen Atemfluss[2]. Die Begriffe „saugende und fließende Funktion" unterscheiden die zwei Pole *innerhalb* dieser physiologischen, also ausgewogenen Balance:
Bei der saugenden Funktion ist die mediale Kompression etwas geringer als bei der fließenden Funktion und die Stimmlippen schwingen mit ausgeprägter Randkantenbeteiligung. Die Ausatemluft wird dosierter abgegeben als bei der fließenden Funktion, d.h. der Luftstrom und der Luftverbrauch sind niedriger und die Atembögen länger. Durch die verstärkte Aktivität des Zwerchfells vergrößert sich der Schluss-Offenquotient *(s. Kap. 6.2.3.2)*, der Stimmklang erscheint verdichtet und energiereich. Auf der psycho-physischen Ebene geht es um „zu sich kommen", „sich (kon-)zentrieren", „für sich sorgen" (saugen), „bei sich bleiben", „sich nicht verströmen".

Bei der fließenden Funktion ist die mediale Kompression etwas höher und die Stimmlippenschwingungen erfolgen mit einem etwas höheren muskulären Anteil als bei der saugenden Funktion. Die Ausatemluft wird etwas weniger dosiert abgegeben, d.h. der Luftstrom und der Luftverbrauch sind etwas größer, wodurch die Atembögen entsprechend kürzer sind. Der Stimmklang erscheint eher luftig, flötenartig und weich.
Auf der psycho-physischen Ebene geht es hier um „abgeben", „loslassen", „lassen", „sich einlassen".

---

1 Halle und Stevens (1971), Fritzell et al. (1983), Isshiki und Ohkawa (1983), zitiert in: W. Rohmert (Hrsg.): Grundzüge des funktionalen Stimmtrainings, Zeitschrift für Arbeitswissenschaft, Darmstadt, 1986, S. 25-26

2 s.a. Iwarsson, J.: Breathing and Phonation – Effects of Lung Volume and Breathing Behaviour on Voice Function, Dept of Logopedics & Phoniatrics, Karolinska Institute, Huddinge University Hospital, Dept of Speech, Music and Hearing Royal Institute of Technology (KTH), Repro Print, AB, Stockholm, Sweden 2001

7.3 Praktische Hinweise

- Der Einsatz der *saugenden* Funktion ist auf der funktionellen Ebene wirksam, um das Aushalten langer Phrasen, die Tonhaltedauer und Dynamik sowie das Singen von Schwelltönen zu optimieren und den Luftverbrauch möglichst ökonomisch zu gestalten. Auf der gestalterischen Ebene unterstützt sie den Ausdruck von Eigenschaften wie „introvertiert", „nachdenklich", „gehalten", „lauernd", „horchend" u. a.
- Das „Schlürfen" *(z. B. Kofler-Übung III, Schlürfübung)*[3] tonisiert die Atemmuskulatur durch den Widerstand der Lippen bei der Einatmung und bereitet so die für die saugende Funktion nötige Atemspannung *(s. Kap. 6)* vor.
- Das Aufstellen der Zunge in [l]-Stellung während der Einatmung bei geweiteter Kieferöffnung bewirkt eine erhöhte Einatembereitschaft und eignet sich dadurch zur Vorbereitung der *saugenden* Funktion.
- Zur Förderung der saugenden Funktion dient der Einsatz der Laute [s] oder [z].
- Der Einsatz der *fließenden* Funktion unterstützt auf der funktionellen Ebene die Bildung von Legatobögen und verhilft zu mehr Leichtigkeit und Weichheit im Ton. Auf der gestalterischen Ebene unterstützt sie den Ausdruck von Eigenschaften wie „nach außen gerichtet", „gebend", „animierend", „fließend" u. a.
- Zur Förderung der *fließenden* Funktion dient der Einsatz der Vollklinger [m], [n], [ŋ] und der Strömungskonsonanten [ʃ] und [f].
- Mit spannungsaufbauenden Übungen während der Phonation, z. B. auch unter Zuhilfenahme verschiedener Arbeits- und Therapiematerialien wie Bali-Feder, Bogen, Deuser® oder Theraband, kann man die *saugende* Funktion unterstützen, mit spannungsabbauenden Bewegungen die *fließende* Funktion.
- Die *saugende* Tendenz wird durch aufnehmende Bewegungen, den Rückschwung der schwingenden Bewegung oder Rückwärtsgehen während der Phonation verstärkt, während die *fließende* Tendenz eher durch abgebende Bewegungen, den Vorschwung der schwingenden Bewegung oder Vorwärtsgehen unterstützt wird.

---

3 Kofler, L.: Die Kunst des Atmens, Bärenreiter Verlag, Kassel, 1992, S. 63

7.4 Quellen aus der Schlaffhorst-Andersen-Literatur

Die Gegenüberstellung von „Saugen" und „Fließen" ist schriftlich erstmalig bei Schümann (1976) beschrieben worden, ebenso wie die Gegenüberstellung der Begriffe „saugende und fließende Funktion bei der Phonation" (1977). In früheren Darstellungen findet sich der Begriff „Saugkraft", welcher allerdings mit unterschiedlichen Bedeutungen verbunden wurde (s. u.). Die in der frühen Schlaffhorst-Andersen-Literatur beschriebenen Verknüpfungen der saugenden und fließenden Funktion mit Drüsen- und Kreislauffunktionen sowie mit den Atemformen (Zwerchfell- oder Kostalatmung) sind historisch zu verstehen und haben unter dem heutigen wissenschaftlichen Wissensstand keine Relevanz mehr. Der in diesem Zusammenhang auch genannte Begriff eines „Fließen des Tones" bezieht sich auf die *Wahrnehmung* des Stimmklanges bei der fließenden Funktion. Er ist pädagogisch und nicht physikalisch zu verstehen, da es ja nicht die Schallwellen sind, die fließen, sondern die strömende Atemluft.

1. Lehrervereinigung Schlaffhorst-Andersen e. V. – Deutscher Bundesverband der Atem-, Sprech- und Stimmlehrer/innen – dba: „Zusammenstellung von Begriffsdefinitionen aus der Schlaffhorst-Andersen-Arbeit", nach einer Befragung von 1967, unveröffentlichtes Manuskript, Eldingen, 1972, Archiv Schlaffhorst-Andersen

Zitate (alphabetisch geordnet):

Grauding, A.: „*Saugkraft*: eine Urkraft, die jede Kreatur mitbekommt, die einfach vorhanden ist! Der Säugling saugt erst mal die Luft, dann die Nahrung ein. Wenn diese Kraft nicht vorhanden ist, kommt das Kind nicht zum Leben. Das Luft-Aufsaugen wird durch Schreien, nachher durch Singen unterstützt. Mit dieser Kraft hängt auch das Schlürfen zusammen."

Leutiger, R. u. L.:
„*Saugkraft* entspricht dem Schlürfen. Diese Widerstandsübung tonisiert die dabei tätige Muskulatur und übt sie."

2. Mittelstädt, H.: „Auseinandersetzung mit einigen Begriffen der Schlaffhorst-Andersen-Arbeit aus der Sicht des Atem- und Stimmphysiologen", Hausarbeit zur Prüfung an der Schule Schlaffhorst-Andersen, Wittingen, 1976, S. 10-11

„Schümann: Man möchte mit dem Erüben von kurzem, ruckhaften Einschlürfen die Mitarbeit der Leibregion wach machen, schließlich auch schon die *Saugekräfte* des Blutes (des großen Blutkreislaufs) ansprechen. *Saugekraft* bedarf des Blutes und der Drüsen. (...)

von Lingelsheim: *Saugkraft* kann von der Stimme und vom Zwerchfell ausgehen. Ist sie vorhanden, setzt ein Begehren ein, als ob jede Zelle saugen würde. Man kann Saugkraft also als Intensität des Verlangens des Organismus bezeichnen, Sauerstoff ‚ranzukriegen'." (...)

H. Mittelstädt selbst kommentiert diese und weitere Zitate wie folgt:
„Die Definitionen über *Saugkraft* sind nach meinem Wissen so offensichtlich falsch, dass ich es nicht wage, eine entsprechende physiologische Fragestellung zu formulieren."

3. Schümann, G.:
„Natur im Menschen, Naturkraft, Mitte", unveröffentlichtes Manuskript, Titisee, 1976, S. 5, Archiv Schlaffhorst-Andersen

„Die(se) exspiratorische Dehnung kann man als Wegbereiter für die inspiratorische betrachten. Die Muskeln und das Lungenorgan lernen dabei schon eine Zurückhaltung, die bei der inspiratorischen Dehnung gar in eine Umkehr verwandelt wird, ein wirkliches Umkehren des Zwerchfells wie zur Einatmung. Diese Fähigkeit der Atemmuskeln innerhalb der Phonation ist durch Schulung erlernbar. Methodisch aufzubauen eben durch die beiden Arten des Schlürfens, durch die exspiratorische Dehnung, durch Stärkung der *Saugekraft,* und dann darf man von einer Atemstütze sprechen. Doch möchte ich hier hinzufügen, daß ein Zwerchfell nicht immer in der ‚Umkehr' verharren kann, (...). Sowie man nicht nur ein-, sondern auch ausatmet, muß dieser Umkehr, dieser *saugenden Atemfunktion* eine *fließende*, abfließende folgen, sonst könnte das Zwerchfell seine Einatmungstendenz nicht wiederholen.
Atemstütze ist demnach nicht ein andauerndes nach unten gesaugt sein, nicht immer ‚Umkehr', sondern der elastische Wechsel zwischen *saugender und fließender Atemfunktion.* Saugekraft, Rückstrom und Atemstütze sind letztlich das gleiche."

4. Schümann, G.:
„Die atmende Stimme – Saugen und Fließen bei der Phonation", unveröffentlichtes Manuskript, Titisee, 1977, S. 3, Archiv Schlaffhorst-Andersen

„Clara Schlaffhorst sprach von einer *saugenden u n d fließenden Funktion* bei der Phonation. Der Empfindung des Ansaugens von Luft von außen durch die Stimmlippen entspricht das ‚inhalare la voce', ‚das Einbrechen inspiratorischer Impulse', als auch die ‚Einatmungstendenz durch den Zug des Zwerchfells nach unten.'
Da aber im natürlichen Leben niemand nur einatmet, kann auch bei der Phonation nicht nur die eine Seite des Atemgeschehens, die Einatmungstendenz Geltung haben. Wenn H. Lullies[4] von einem Einbrechen inspiratorischer Impulse spricht, so deutet diese Bezeichnung schon darauf hin, (...) dass ein W e c h s e l zwischen Ein- und Ausatmungstendenz vorhanden sein müsste. Für diesen Wechsel eben prägte Clara Schlaffhorst den Begriff der *saugenden* (Zug des Zwerchfells nach unten) und *fließenden Atemfunktion* bei der Phonation (Nachlassen dieses Zuges und beherrschtes Steigen des Zwerchfells)."

4 Lullies, H.: Physiologie der Stimme und Sprache, Tropon, Köln, 1958

5.	Saatweber, M.: Einführung in die Arbeitsweise Schlaffhorst-Andersen, Schulz-Kirchner Verlag, 6. Auflage, Idstein, 2007, S. 158

„Die Begriffe ‚saugende Funktion' und ‚fließende Funktion' wurden von C. Schlaffhorst geprägt und beziehen sich auf die Atemfunktionen während der Phonation. Sie bezeichnen ein ausgewogenes Wechselspiel zwischen Ein- und Ausatemmuskulatur und haben damit Auswirkung auf den Stimmapparat, den Kehlkopf, die Einhängemuskulatur des Kehlkopfes und die Stimmfalten. C. Schlaffhorst verstand unter ‚Saugen und Fließen' die ‚atmende Stimme'. Die saugende Funktion ist eine Voraussetzung für den idealen Stimmbandschluss.

‚Saugende Funktion' ist mit dem Begriff der italienischen Gesangsschule ‚Inhalare la voce' gleichzusetzen: Einatmungstendenz in der Ausatmung. Das heißt Verlangsamung der Ausatmungsbewegung durch ‚inspiratorische Einbrüche', so H. Lullies[5]. Ein weiterer Begriff ist das Atemstützen während der Phonation ‚Appoggiare la voce'; er stammt auch aus der ital. Gesangsschule und meint anlehnen, gegen etwas stützen. ‚Der italienische Sänger arbeitet mit der Vorstellung, er stütze durch eine imaginäre Kraft vom unteren Rücken her gegen die obere Brustwand', so Hussler[6].

Das Zwerchfell behält beim Singen trotz Ausatmung seine Einatmungstendenz, es strebt der elastischen Zusammenziehung der Lungen entgegen durch den Zug nach unten. (...)
Ziel der ‚saugenden Funktion' ist, der Singstimme Klangkraft, Dynamik, Tonhaltedauer zu ermöglichen, daraus ergibt sich differenzierte Tongebung, Gestaltung, Umgehen mit Schwelltönen, Singen großer Atembögen.

Der ‚fließenden Funktion' wird nach Schlaffhorst-Andersen die Kopfstimmfunktion zugeordnet. Sie erfordert ein gut gefasstes, jedoch warm und weich tönendes Fließen des Tones, das durch das langsam steigende Zwerchfell möglich ist. (...). C. Schlaffhorst definierte die ‚fließende Funktion' während der Phonation ungefähr als Nachlassen des Gegenzuges des Zwerchfells nach unten, gleichmäßiges, langsames Steigen des Zwerchfells."

5 Lullies, H.: Physiologie der Stimme und Sprache, Tropon, Köln, 1958

6 Hussler, F., Rodd-Marling, Y.: Singen, Schott Verlag, Mainz, 1978

8 Der Moment der exspiratorischen Dehnung

8.1 Definition

Der Begriff der exspiratorischen Dehnung beschreibt die geringe, aber spürbare kurze federnde Weitung der Rumpfwand im Moment eines plötzlichen Luftstaus, wie sie insbesondere zu Beginn der Plosion bei der Bildung von Explosivkonsonanten oder bei der impulshaften Bildung von Halbklingern erfolgt.

8.2 Anatomisch-physiologische Erklärung

Ohne Bildung eines artikulatorischen Widerstandes erfährt der Brustraum während seiner Ausatembewegung eine allmähliche Abnahme seines Volumens. Der Begriff der exspiratorischen Dehnung widerspricht dieser Tatsache keinesfalls. Vielmehr beschreibt dieser Begriff ein erfahrbares Phänomen, welches diesen Ablauf für einen winzigen Moment unterbricht. Es ist also keinesfalls eine andauernde Weitung der Rumpfwand während der Ausatmung gemeint, sondern ihr kurzes minimales Rückfedern in die Weite.

Sie entsteht als Auswirkung der Rückstoßkraft, welcher die Ausatemluft durch eine plötzliche artikulatorische Verschlussbildung unterworfen ist. Diese Kraft drängt einen Teil der Atemluft in die Lunge zurück, wirkt in alle Richtungen des Brustraumes und weitet ihn so. Rippen und Brustbein erfahren dabei eine federnde Hebung, wodurch die thorakalen Ausatemhilfsmuskeln, insbesondere die innere Zwischenrippenmuskulatur *(Mm. intercostales interni)* und der quere Thoraxmuskel *(M. transversus thoracis)* passiv gedehnt werden.
Die Vergrößerung des Brustraumes nach kaudal[1] wirkt sich auch auf das Zwerchfell aus, indem dieses in einer federnden Bewegung passiv nach unten und zur Seite gedrängt wird, spürbar an einer kurzen Weitung des Mittelkörpers *(Kap. 19)*.

Die Rumpfmuskulatur verhält sich im Moment der exspiratorischen Dehnung passiv. Die Folge ihrer Dehnung und Lockerung ist eine Flexibilisierung der Rumpfwand.

---

1 kaudal = steißwärts

8.3 Praktische Hinweise

- Damit eine exspiratorische Dehnung entstehen kann, bedarf es einer eutonen und flexiblen Atemmuskulatur, damit der rückfedernden Luft kein zu großer Widerstand entgegengesetzt wird. Gegebenenfalls sind hier Vorübungen mit Dehnungen, Klopfungen oder Massagegriffen zum Spannungsabbau der Atemhilfsmuskulatur sinnvoll.
- Umgekehrt hat die exspiratorische Dehnung einen flexibilisierenden Einfluss auf die Atemmuskulatur und kann daher gezielt zur Thoraxmobilisierung eingesetzt werden.
- Es ist wichtig, darauf zu achten, dass die exspiratorische Dehnung nicht mit einem aktiven Einsatz der äußeren Thoraxmuskulatur verwechselt oder kompensiert wird.
- Über die bewusste Wahrnehmung der exspiratorischen Dehnung kann die Sensibilität im Bereich der Thoraxwand erhöht und die Wahrnehmung der Atembewegung verstärkt werden.

8.4 Quellen aus der Schlaffhorst-Andersen-Literatur

Zunächst eine Anmerkung zu Aussagen aus den folgenden Quellen:
Die in den Quellen z. T. erwähnte Kräftigung der Thoraxmuskulatur erfolgt durch den Vorgang der exspiratorischen Dehnung zunächst einmal nicht. Erst wenn diese passive Weite anschließend aktiv durch Zwerchfell und äußere Zwischenrippenmuskeln aufrechterhalten wird, wie z. B. bei einer reflexartigen Luftergänzung *(s. Kap. 12),* kommt auch eine die Muskeln kräftigende Komponente hinzu.
Die exspiratorische Dehnung der Lunge wirkt sich zwar auf die konzentrisch wirkenden Retraktionskräfte der Lunge aus, indem diese Kräfte umso stärker wirken, je mehr das elastische Bindegewebe der Lunge vorgedehnt wird. Dies ist vergleichbar mit einer Stahlfeder, die sich umso stärker zusammenzieht, je weiter man sie zuvor auseinandergezogen hat. Eine langfristige Veränderung dieser elastischen Kräfte wird durch die exspiratorische Dehnung jedoch nicht bewirkt, da die mechanischen Reize zu kurz auf die Bindegewebsfasern der Lunge einwirken, um dort Umbauprozesse anzuregen.

1. Andersen, H.:
„Die artikulatorischen Gesetzmäßigkeiten der Sprachlaute", in:
Atmung und Stimme, Möseler Verlag, Wolfenbüttel, 1950, S. 50

„Diesen verschiedenen Stellen im Ansatzrohr (bei der Bildung der Explosivkonsonanten, Anm. der Verfasserinnen) entsprechen auch verschiedene Anschlagspunkte im Brustkorb. Die energischen Widerstände im Ansatzrohr bewirken im Brustkorb eine *exspiratorische Dehnung* und eine ähnlich förderliche Beteiligung und Durcharbeitung der inneren Zwischenrippenmuskeln, wie sie bei den Halbklingern bereits besprochen wurde."

2. Lehrervereinigung Schlaffhorst-Andersen e. V. – Deutscher Bundesverband der Atem-, Sprech- und Stimmlehrer/innen – dba:
„Zusammenstellung von Begriffsdefinitionen aus der Schlaffhorst-Andersen-Arbeit", nach einer Befragung von 1967, unveröffentlichtes Manuskript, Eldingen, 1972, Archiv Schlaffhorst-Andersen

Zitate (alphabetisch geordnet):

Bulgrin, E.: „Die energischen Widerstände im Ansatzrohr (bei den Explosivkonsonanten) bewirken im Brustkorb eine *exspiratorische Dehnung.* Eine gleichzeitige Dehnung eindeutig bei der Rückstoßwirkung beim Explosivkonsonanten, wahrscheinlich auch in Mikrowirkung bei der Stimmgebung an sich. *Exspiratorische Dehnung* ist nicht eine weitere Dehnung des Brustkorbes nach der Inspiration, sondern eine *federnde* Ausatmung. Das Breitbleiben des Brustkorbes bei der Ausatmung verhütet das Zusammenfallen."

Grauding, A.: „(...) Auch beim Husten und Niesen findet eine *exspiratorische Dehnung* statt. Bei jedem Widerstand, der der Ausatmung entgegengesetzt wird, findet erstmal eine kurze Dehnung der Lunge statt, die sich danach um so kräftiger zusammenzieht."

Leutiger, R. u. L.:
„Während der Ausatmung mit der Zusammenziehung der Lunge ist eine gleichzeitige Dehnung unwahrscheinlich. Dagegen eindeutig bei der Rückstoßwirkung beim Explosivkonsonanten, wahrscheinlich auch in Mikrowirkung bei der Stimmgebung an sich."

Schulze, A.: „Dehnung der Lunge bei der Ausatmung, wie es z. B. bei Explosivkonsonanten geschieht = eine Auswirkung der Explosive von innen her nach allen Seiten: rückfedernd zum Zwerchfell, nach allen Seiten des Brustkorbes und nach oben. Nicht von außen darf die Dehnung gemacht werden. Sie geschieht in gewisser Weise auch bei jeder Phonation und ist oft bei der Ausatmungsschulung nötig."

Schenk zu Schweinsberg, W.:
„Wechselspiel zwischen äußeren und inneren Zwischenrippenmuskeln."

Wendik, L.: „*Exspiratorische Dehnung* ist nicht eine weitere Dehnung des Brustkorbs nach der Inspiration, sondern eine *federnde* Ausatmung."

3. Noodt, H.:
„Die deutschen Sprachlaute", Mitteilungen für den Freundeskreis der Schule Schlaffhorst-Andersen Nr. 2, 1996, S. 41

„Die Empfindungen richten sich auf die Kraftansammlung in der Atemmuskulatur (bei der Bildung der Explosivkonsonanten, Anm. d. Verfasserinnen), spürbar an einer leichten Dehnung des Rumpfes (*‚exspiratorische Dehnung'*)".

4. Saatweber, M.:
Einführung in die Arbeitsweise Schlaffhorst-Andersen, Schulz-Kirchner Verlag, 6. Auflage, Idstein, 2007, S. 43, 193, 194

„Bei der Lösung des Verschlusses (des Explosivkonsonanten, Anm. d. Verfasserinnen) infolge von Druckerhöhung unterhalb desselben entweicht ein Großteil der Luft nach außen. Mit der Spannung löst sich aber auch die Spannung des Thorax; deshalb entweicht nicht alle Luft nach außen, sondern ein Teil zwingt den entspannten Thorax zu Erweiterung.
Man spricht hier von *‚exspiratorischer Dehnung'*. Diese führt zu einem gut federnden Zwerchfell, kräftigt und intensiviert die Zwischenrippenmuskulatur und bietet die Voraussetzung für einen guten Stimmbandschluss bei der Phonation."

„Explosivlaute (...) werden gebildet, indem der ausströmenden Luft an unterschiedlichen Artikulationsstellen ein Widerstand entgegengesetzt wird, durch den die Luft gehalten und der dann explosionsartig gelöst wird. Dies führt zu einer Dehnung im Thorax (*exspiratorische Dehnung),* die die Intercostalmuskulatur kräftigt und belebt."

„Die oben beschriebene Funktion bei der Bildung von Halbklingern und Explosiven, die so genannte *‚exspiratorische Dehnung'*, wirkt sich positiv auf die Elastizität der Lunge aus und erhöht somit die Retraktionskraft, verbunden mit der Thoraxflexibilität."

9 Der Nachhauch

9.1 Definition

Als Nachhauch wird im Konzept Schlaffhorst-Andersen der Anteil der Ausatemluft bezeichnet, der im *Anschluss* an die Phonation entweicht und nicht mehr in Schwingung versetzt, also weder als Klang noch als Geräusch hörbar wird. Die artikulatorische und die phonatorische Enge sind dabei geöffnet und die Atemmuskulatur ist gelöst, sodass die durch die Zusammenziehung des Lungengewebes ausströmende Luft ungehindert und vollständig entweichen kann.
Das bedeutet im Einzelnen:

- Wenn der Nachhauch im Anschluss an eine gesprochene oder gesungene Phrase nicht mehr möglich ist, so ist dies ein Zeichen für einen in das exspiratorische Reservevolumen überzogenen Ausatembogen während der vorangegangenen Phonation. „Der Nachhauch ist der Prüfstein für die vorangegangene Leistung."[1]
  Übungen mit dem Nachhauch haben die Aufgabe, dieses Überziehen des Ausatembogens spürbar zu machen und dem entgegenzuwirken. Auch wird der rasche Übergang vom Dosieren der Ausatemluft zum raschen Lösen der beteiligten Einatemmuskulatur geübt.
- Die als Nachhauch ausströmende Luft kann nach allen Sprachlauten, die am Ende einer Silbe eines Wortes oder einer gesungenen oder gesprochenen Phrase stehen, erlebt werden.
- Die Luft entweicht dabei durch denselben Weg wie bei der Lautbildung des vorangegangen Lautes. Das bedeutet, dass sie bei den Vollklingern [m], [n] und [ŋ] nicht durch den Mund, sondern durch die Nase entweicht.
- Der Hauchkonsonant [h] ist gleichzeitig Sprachlaut und Nachhauch.
- Der Nachhauch findet zeitgleich mit dem Ausschwingen der Atemmuskulatur in die Pause statt, zwischen Phonation und Atempause. Dennoch ist der „Nachhauch" dem „Ausschwingen in die Pause" *(s. Kap. 10)* nicht gleichzusetzen, denn beide Begriffe stehen unter einem anderen Fokus und beinhalten Unterschiede in Bezug auf die artikulatorische Einstellung.

---

1 Schümann, G.: Die Atemschriftzeichen, Florian Noetzel Verlag, Wilhelmshaven, 1991, S. 138 ff

9.2 Anatomisch-physiologische Erklärung

9.2.1 Die Bildung des Nachhauches

Voraussetzung für die Bildung eines jeden Lautes ist ein Widerstand, der der ausströmenden Luft entgegengesetzt wird. Bei stimmlosen Konsonanten wird er über eine Engebildung in den Ansatzräumen gebildet, bei Vokalen im Bereich der Glottis, bei stimmhaften Konsonanten im Bereich von Ansatzräumen *und* Glottis.
Ist die Lautbildung beendet, erfolgt durch das Lösen der artikulatorischen und phonatorischen Widerstände das unmittelbare freie Ausströmen der Luft im Nachhauch. Die Luft entweicht dabei auf demselben Weg wie bei dem vorangegangenen Auslaut. Bei Explosivkonsonanten, Strömungskonsonanten und Halbklingern[2] ist dies der Mund, bei Vollklingern die Nase, bei Vokalen Mund und Nase.
Um ein Kollabieren der an der Stimmgebung beteiligten Muskulatur sowie einen abrupten Spannungsabfall in der inhaltlichen Gestaltung zu vermeiden, wird die Spannung der Artikulationsmuskulatur dabei nicht vollständig aufgelöst, sondern nur soweit herabgesetzt, dass der Ausatemluft kein Widerstand mehr entgegengesetzt wird. Bei richtiger Bildung (ohne Atemdruck und bei ausreichend gelöstem artikulatorischen und phonatorischen Widerstand) erfolgt der Nachhauch geräuschlos.

Die Atemmuskulatur hingegen wird ab dem Beginn des Nachhauches vollständig gelöst, das Ausströmen der Luft erfolgt einzig aufgrund der Zusammenziehung des elastischen Lungengewebes.

9.2.2 Die Auswirkungen des Nachhauches

Die Auswirkungen des Nachhauches betreffen insbesondere:

- die Flexibilität und Koordination der beteiligten Muskelgruppen
- die Qualität der Ausatmung
- die Gestaltung des Spannungsbogens
- die folgende Pause
- die folgende Einatmung
- das Kehlkopf-Einhängesystem und
- die Spannung der inneren Kehlkopfmuskulatur

9.2.2.1 Die Flexibilität und Koordinationsfähigkeit der beteiligten Muskelgruppen
Die Erzeugung eines Nachhauches erfordert ein hohes Maß an Flexibilität und Koordinationsfähigkeit. Das betrifft sowohl die Muskeln der Ansatzräume und des Kehlkopfes, die bis dahin die phonatorische Enge gebildet haben, als auch die Einatemmuskulatur, über deren Spannung während der Phonation der subglottische Luftdruck dosiert wurde. Die Stimmlippen schließende Muskulatur und die Atemmuskulatur müssen augenblicklich in die Lösungsphase wechseln, die Artikulationsmuskulatur zum selben Zeitpunkt ihre Spannung stark herabsetzen.

---

2 Allerdings werden innerhalb der deutschen Sprache Halbklinger als Endlaut in der Regel nicht ausgesprochen (Ausnahme: „r").

9.2.2.2 Die Qualität der Ausatmung

Das Entstehen eines Nachhauches enthält eine wichtige Aussage über den Aktivitätsgrad der *Aus*atemmuskulatur, v. a. der Bauchmuskeln, während der vorangegangenen Phonation.

Aufgrund nervaler Verschaltungen bewirkt eine Kontraktion der Bauchmuskulatur reflektorisch eine Anspannung des Schlundschnürer-Muskels *(M. constrictor pharyngis)*, also eine Verengung des Rachenraumes. Um die Weite und Flexibilität dieses wichtigen Resonanzraumes während der Phonation zu gewährleisten, sollten die Bauchmuskeln folglich passiv sein[3]. Das bedeutet auch, dass der Phonationsbogen innerhalb des Atemzugvolumens endet und nicht durch Einziehen des Bauches in das exspiratorische Reservevolumen überzogen wird.

Das Erspüren des Nachhauches kann in diesem Sinne methodisch als Feedback genutzt werden. Ein Nachhauch kann nämlich nur dann entstehen, wenn die Ausatmung innerhalb des Atemzugvolumens endet. Wird der Ausatembogen während der Phonation hingegen überzogen, wird die Bildung eines Nachhauches verhindert. Hierbei spielt die Ausatemmuskulatur, insbesondere die Bauchmuskulatur, eine wichtige Rolle, denn das Überziehen der Ausatmung in das exspiratorische Reservevolumen geschieht durch die Kontraktion dieser Muskeln. Sie verkleinern den Brust- und Bauchraum, sodass die Lunge zusammengedrückt wird und folglich die Reserveluft ausströmt. Mit dem Lösen aller beteiligten Muskeln dehnt sich der Thorax seinen elastischen Kräften entsprechend sofort wieder aus, zurück in seine ursprüngliche Form. Der Bauch weitet sich wieder und die Bauchorgane sowie das Zwerchfell senken sich. Der Thoraxraum vergrößert sich also in alle Richtungen, folglich dehnt sich das Lungengewebe entsprechend aus. Durch den so entstehenden Unterdruck in den Atemwegen wird augenblicklich Luft in die Lunge *hinein*gesaugt. Eine passive Luft*ab*gabe wie beim Nachhauch kann in diesem Fall also nicht entstehen.

9.2.2.3 Die Gestaltung des Spannungsbogens

Ein weiterer Nutzen des Nachhauches ist die Verlängerung von Spannungsbögen innerhalb von Texten oder Gesangstücken. Die Gesamtkörperspannung und Präsenz der sprechenden Person bleiben während des Nachhauches erhalten. Der Nachhauch hat eine dynamische Qualität, die sich auf die Zuhörer überträgt. Die Zeit des Nachhauches kann durch Gestik und Mimik emotional gefüllt werden, sodass der vergangene Laut innerlich nachklingen kann, ohne dass von der sprechenden oder zuhörenden Person ein Spannungsabfall erlebt wird.

---

3 Passiv ist nicht gleichbedeutend mit schlaff. Ein angemessener Grundtonus ist unabdingbar für eine physiologische Aufrichtung. Auch können motorische Erregungen in der Bauchdecke während einer dosierten Luftabgabe gemessen werden, die allerdings nicht bewusst oder aktiv erzeugt werden, sondern darauf hinweisen, dass die Bauchmuskeln als Antagonisten der Einatemmuskeln für ein differenzierteres Führen der Atembewegung mit genutzt werden (s. Kap. 6.2.3.2).

9.2.2.4 Die folgende Pause

Das Lösen der Atemmuskulatur während des Nachhauches unterstützt ein Ausschwingen in die Pause *(s. Kap. 10)*. Letzteres stellt sich dar als ein ruhiges Ausschwingen der während des Nachhauches erfolgenden Ausatembewegung, bis eine mehr oder weniger lange Ruhephase beginnt.

9.2.2.5 Die folgende Einatmung

Die im Nachhauch gelöste Atemmuskulatur ermöglicht, unterstützt durch das allmähliche Ausschwingen der Ausatembewegung, eine ruhige, langsame, tiefe und geräuschlose Einatmung. Dies hat folgende Hintergründe:

Für das Zwerchfell bedeutet der Nachhauch anstelle einer plötzlichen Erschlaffung seiner Muskelfasern ein kontinuierliches Ausschwingen der steigenden Bewegung. Diese endet in einer leichten (Vor-)Dehnung seiner Muskelfasern, was in Folge zu einer intensiveren Zusammenziehung und damit zu einer tieferen Einatmung führt.[4]

Der Nachhauch begünstigt das Entstehen eines unwillkürlichen Einatmungs-Impulses *(s. Kap. 11)*. Daraus resultiert eine der Situation angemessene und flexible Spannung der Einatemmuskulatur mit optimalem Zugriff und hoher Flexibilität derselben in der Lautproduktion, sei es Sprache oder Gesang.
Die unwillkürliche Einatmung bewirkt darüber hinaus reflektorisch eine Weitstellung der Glottis, hörbar an der geräuschlosen Einatmung.

Bei einer langsamen Einatmung muss die Atemmuskulatur geringere visköse Widerstände[5] überwinden als bei einer schnellen Einatmung. Bei gleicher Kraft kann hier also mehr Volumen eingeatmet werden.

Die Problematik einer angespannten Bauchmuskulatur während der Phonation wurde oben bereits beschrieben. Da die Bauchmuskeln sich antagonistisch zum Zwerchfell verhalten, behindert eine angespannte Bauchdecke darüber hinaus das rasche und tiefe Senken des Zwerchfells in der Einatmung. Eine entspannte Bauchdecke hingegen steigert die Effizienz der Zwerchfellatmung. Zu diesem Zweck kann wiederum die Bildung und Beobachtung des Nachhauches genutzt werden.

9.2.2.6 Das Kehlkopf-Einhängesystem

Die Weitung der Ansatzräume im Nachhauch führt, neben der erwähnten Geräuschlosigkeit der Einatmung, zu einer physiologischen Einstellung des Kehlkopf-Einhängesystems für den nächsten Stimmeinsatz.
Der Kehlkopf wird aktiv eingespannt in ein Netz von paarigen Muskeln, den Kehlkopf-Hebern und -Senkern, die in einer engen funktionalen Beziehung miteinander stehen.

---

4 Das leichte bis mittelstarke Vordehnen eines Muskels erhöht dessen Kontraktionskraft. Diese Grundeigenschaft quergestreifter Muskulatur nutzen wir z. B. auch, wenn wir einen Ball möglichst kraftvoll werfen wollen: Wir holen mit dem Oberarm nach hinten aus, um die Muskeln, die den Arm nach vorne bewegen, vorzudehnen.

5 Visköse (nicht-elastische) Widerstände, die bei der Atmung zu überwinden sind, setzen sich u. a. aus Strömungswiderständen in den zuleitenden Atemwegen und (in geringem Ausmaß) der Gewebereibung zusammen.

Die Kehlkopf-Heber (*M. thyrohyoideus, M. stylopharyngeus* und *M. palatopharyngeus*) üben Zug nach oben aus, die Kehlkopf-Senker (*M. sternothyreoideus* sowie der untere Teil, die *Pars cricopharyngea* des *M. constrictor pharyngis inferior*) ziehen nach unten. Darüber hinaus erfolgt über beide Gruppen ein leichter Zug nach vor- und rückwärts. Durch ihr Gegenspiel (Antagonismus) stellt sich die nötige Einspannung des Kehlkopfes her. In der Gesangspädagogik übliche Begriffe hierfür sind „offener Hals, Gähnstellung, tiefe Kehlstellung" etc.
Die tiefe Senkung des Zwerchfells führt durch Aktivierung der Kehlkopf-Senker sowie durch die elastischen Züge über Luft- und Speiseröhre *(Trachea* und *Ösophagus)* zum Tiefertreten des Kehlkopfes mit Auswirkungen auf den Klangcharakter der Stimme und Vergrößerung des Tonumfanges und des Resonanzreichtums.

9.2.2.7 Die Spannung der inneren Kehlkopfmuskulatur
Voraussetzung für eine physiologische Spannung der Kehlkopfmuskulatur ist ein während der Phonationsatmung initiatives Zwerchfell. Hierzu muss es sich frei bewegen können und darf nicht durch die groben Muskelgruppen der Brust und Bauchwand behindert werden. Aufgrund der engen nervalen Verflechtung des Regelsystems von Kehlkopf-, Zwerchfell- und Bauchmuskulatur wirken sich Fehlspannungen der beiden Letzteren behindernd auf das freie Zusammenspiel der inneren Kehlkopfmuskeln aus. Wird der Atembogen überzogen und die Bauchmuskulatur angespannt, erscheint der M. vocalis in seiner Funktion dominant, der M. cricothyreoideus geschwächt. Die Stimmlippenschwingung ist insgesamt vermindert, im Verhältnis mit viel Masse aber kaum Randkante. Die Variationsbreite von Prosodie und Dynamik ist herabgesetzt.
Der Nachhauch ist aufgrund all seiner zuvor genannten Wirkungen als methodisches Mittel dazu geeignet, diesen negativen Funktionskreis zu durchbrechen. Darüber hinaus unterstützt die während des Nachhauches und der folgenden unwillkürlichen Einatmung gegebene Weitstellung der Glottis einen weichen Stimmeinsatz und ein optimales Schwingungsverhalten der Stimmlippen in der folgenden Phonation.

9.3 Praktische Hinweise

- Zur Vorbereitung des Nachhauchs empfehlen sich Hauchübungen. Dadurch weiten sich die Ansatzräume und es entsteht eine Wahrnehmung für ihre Ausformung und für die frei ausströmende Luft. Besonders wichtig sind hierbei die weit offene Glottis, die weiten Ansatzräume und der geöffnete Mund. Um die Wärme der ausströmenden Luft wahrzunehmen, kann man auch eine Handfläche vor den Mund halten oder einen Spiegel behauchen.
- Durch die Erzeugung von Strömungskonsonanten mit anschließendem Nachhauch, den man bewusst als Hauch empfindet, können die Qualitäten des Nachhauches verdeutlicht werden.
- Im Nachhauch wird die Spannung der Kehlkopf- und Artikulationsmuskulatur so weit herabgesetzt, dass der Ausatemluft kein Widerstand mehr entgegengesetzt wird. Bei ausreichender Lösung entweicht die Restluft geräuschlos und ohne Druck.
- Da der Nachhauch das Ausschwingen in die Pause *(s. Kap. 10)* unterstützt, kann er ebenso zum Lösen der beim Sprechen und Singen beanspruchten Atemmuskulatur genutzt werden.

- Da der Nachhauch einen unwillkürlichen Einatmungsimpuls *(s. Kap. 11)* anbahnt, kann er zur Förderung einer voluminösen und geräuschlosen Einatmung genutzt werden.
- Das Entwickeln des Nachhauches eignet sich dazu, den raschen Wechsel zwischen Beherrschung und freiem Ausströmen der Luft mit der hierfür benötigten Koordination und Flexibilität der Atem-, Artikulations- und Kehlkopfmuskulatur zu trainieren oder zurückzuerlangen.
- Am Ende eines Explosivkonsonanten sind das Lösen des Verschlusses (Explosion) und der Nachhauch kaum getrennt wahrzunehmen. Dennoch führt auch hier die Vorstellung des (warmen) Hauches zu einer physiologischen Luftabgabe.
- Durch den Nachhauch wird ein weicher Stimmeinsatz vorbereitet. Entsprechende Texte können dieses Phänomen gezielt nutzen.
- Der Nachhauch bietet sich auch an, um die beim Sprechen oder Singen notwendige Bereitschaftsspannung nach einem Phonationsbogen zu erhalten, damit der Gedanke und der Kontakt ohne Spannungsabfall fortgesetzt werden. Eine Übungsmöglichkeit ist zu zweit gegenüber oder als Gruppe im Kreis sitzend die „Weitergabe von Wörtern wie einen Faden, der durch den Nachhauch nicht abreißt".
- Der Nachhauch eignet sich auch zur Arbeit an der Gestaltung einer Phonationspause innerhalb von Texten oder Gesangsstücken, dergestalt, dass die Pause emotional von der sprechenden oder singenden Person gefüllt werden kann, ohne dass ein Spannungsabfall erfolgt.
- Die von G. Schümann[6] entwickelten Atemschriftzeichen „Atemschiff" und „Atemmännchen" eignen sich hervorragend zur Unterstützung des Nachhauches *(s. Kap. 26)*.
- Ebenso eignen sich hierfür schwingende Bewegungen verbunden mit der Phonation. Der Stimmeinsatz (Halbklinger, Vollklinger bzw. entsprechende Silben und Wörter) wird mit den ersten zwei Dritteln des Vorschwunges verbunden, das letzte Drittel bleibt dann für den Nachhauch, die Pause findet am Umkehrpunkt statt und die Einatmung vollzieht sich auf dem Rückschwung.
- Übungen zur Anwendung des Nachhauches als Feedbackmöglichkeit können bei Bedarf gezielt zur Selbstkontrolle in der Alltagssituation genutzt werden (z. B. in Stresssituationen).

---

6 Schümann, G.: Die Atemschriftzeichen, Florian Noetzel Verlag, Wilhelmshaven, 1991, S. 138 ff

9.4 Quellen aus der Schlaffhorst-Andersen-Literatur

Der Begriff „Nachhauch" ist von Gertrude Schümann geprägt und in älteren Schriften nicht zu finden.

1. Schümann, G.:
   Die Atemschriftzeichen, Florian Noetzel Verlag, Wilhelmshaven, 1991, S.138 ff

„Was ist unter *Nachhauch* zu verstehen?

Die Vorsilbe ‚nach-' deutet darauf hin, daß etwas vorangegangen sein muß, also etwas vor dem Hauch war, dem er nun nachfolgt. Dieses Vorangegangene ist das Wort, ist der Ton, ist letztlich jeder artikulierte Laut des Alphabetes. Allein der Hauchlaut [h] ist davon auszunehmen; er ist sowohl Laut als auch Nachhauch zugleich.

Es wird allgemein bekannt sein, daß kein Laut ohne Luft erzeugt werden kann, wahrscheinlich auch, daß jeder Laut – das H wieder ausgenommen – so beschaffen ist, daß er durch eine ihm eigene Bildung im Ansatz- oder Kehlrohr der Luft einen leichteren oder stärkeren Widerstand entgegensetzt. Dadurch vermag er den von Natur frei und schnell entweichenden Luftstrom zu fassen, zu halten, zu bewahren, kurz – zu beherrschen.

Ist aber die Aussage beendet, hört die schnelle Aneinanderreihung von Lauten auf, so folgt das freie, unmittelbare Ausströmen der Luft im *Nachhauch*.

Es ist irrig anzunehmen, daß bei einem langen Satz oder lang angehaltenem Ton alle Luft verbraucht sei und die Ausatmung sich also vollendet habe. Jeder recht gebildete Laut bewahrt noch d i e Luft, die er eben zu seiner Erzeugung bedarf und erst wenn er aufhört, gibt er diese Luft frei (auch die Strömungskonsonanten!).
Sollte dieser Nachhauch am Ende einer Phrase nicht mehr möglich sein, so sind Lauterzeugung und -bildung nicht in Ordnung gewesen. Der Nachhauch ist der Prüfstein für die vorangegangene Leistung.

Dieser Wechsel von Beherrschung und freiem Durchströmen der Luft im Ansatzrohr sollte sich normalerweise automatisch vollziehen. Erst die Erfahrung, daß diese gegensätzlichen Funktionen unvollkommen geworden sind, hat die *Nachhauch*-Übungen notwendig gemacht."

2.	Sauer, I.: „Nachhauch“, unveröffentlichtes Manuskript o. Ort, o. D. (vermutlich aus den 1990er Jahren)

(Der *Nachhauch* ist die)[7] „Restluft, die nach einer gesprochenen oder gesungenen Phrase noch vorhanden sein sollte, um ohne Mühe den Bauch lösen zu können. Ist keine Restluft mehr vorhanden, hat man seine Möglichkeiten überschritten und ist zur Schnappatmung gezwungen. Die Bauchmuskulatur verspannt sich und kann sich nur ruckweise lösen.“

3.	Saatweber, M.: Einführung in die Arbeitsweise Schlaffhorst-Andersen, Schulz-Kirchner Verlag, 6. Auflage, Idstein, 2007, S. 24, 131 ff, 166

„Er (der Nachhauch)[8] bezeichnet das freie, unmittelbare Ausströmen der Luft nach der Phonation, das Ausschwingen der Atmung, das nach Clara Schlaffhorst in die Lockerheitsphase der Atemmuskulatur führt.“

„*Nachhauch* bedeutet, dass am Ende des Tones noch ein wenig Luft, die nicht mehr in Schwingung versetzt wird und somit nicht hörbar wird, aus der Lunge abgegeben wird.
Beim Sprechen wird – je nach Laut unterschiedlich – eine Engstelle im Ansatzrohr gebildet, die der Ausatemluft einen Widerstand entgegensetzt (Ausnahme: der Hauchlaut [h], der Laut und Nachhauch zugleich ist). Beim *Nachhauch* wird diese Engstelle geöffnet, die Stimmlippen sind geöffnet, und die Luft kann nun ungehindert ausströmen.

„Sollte dieser *Nachhauch* am Ende einer Phrase nicht mehr möglich sein, so sind Lauterzeugung und -bildung nicht in Ordnung gewesen. Der *Nachhauch* ist der Prüfstein für die vorangegangene Leistung“, so Gertrude Schümann.

Kommt aber nach dem Sprechen der *Nachhauch*, so kann sich dann auch die äußere und innere Atemmuskulatur lösen – Pause – und erneut zur Einatmung bereit sein.

Für das Zwerchfell bedeutet der Nachhauch ein besseres Ausschwingen der steigenden Bewegung, das dann zu einer besseren, d. h. intensiveren Zusammenziehung und damit zu einer tieferen Einatmung führt. Ein harter Stimmabsatz wird vermieden und damit die Voraussetzung für einen weichen Stimmeinsatz geschaffen.

Der *Nachhauch* ist bei allen Lauten erwünscht. Nach den Klingern „m, n“ und „ng“ entweicht die ausströmende Luft ausschließlich durch die Nase, bei den anderen Lauten durch Mund und Nase. Besondere Bedeutung hat der *Nachhauch* am Ende eines Phonationsbogens, da die nachfolgende Einatmung durch ihn eine Vorbereitung erfährt.

7 Anm. d. Verfasserinnen

8 Anm. d. Verfasserinnen

Um die Möglichkeit des Luftabgebens am Ende der Phonation zu üben, eignen sich besonders gut die Explosivlaute (p, t, k). Die bei der Verschlussphase dieser Laute gestaute Luft entweicht nach der Lösung des Verschlusses und kann besonders gut als *Nachhauch* empfunden werden."

„*Nachhauch* ist das ungehinderte Fließen der Luft im Anschluss an die Phonation. Die Einatemmuskulatur muss nachgeben, sie muss der Lunge die Möglichkeit geben, sich langsam zusammenzuziehen, sie nicht in ihrer Aktivität zu behindern. Dazu ist auch eine Weithaltung des Brustkorbs durch die Zwischenrippenmuskulatur notwendig, da ein Zusammenfallen des Brustkorbs einen plötzlichen Druckabfall im Brustraum zur Folge hätte. Dadurch würde die Lunge regelrecht ausgepresst. Kann der *Nachhauch* zustande kommen, war die Abgabe der verbrauchten Luft optimal gewährleistet, und ein unwillkürlicher Einatemimpuls kann sich aus dem nachfolgenden Pausengeschehen entwickeln. Man kann den *Nachhauch* als das ‚Ausschwingen' an der ausschwingenden Pause bezeichnen, er führt in die Atempause hinein."

10 Das Ausschwingen und das Abfedern in die Pause

10.1 Definition

Die Begriffe des Ausschwingens und des Abfederns in die Pause beschreiben die Qualität der Atembewegung im Anschluss an einen Phonationsbogen. Je nach Erfordernis führt ein Phonationsbogen über eine ausschwingende oder über eine abfedernde Bewegung der Atemmuskulatur in die Atempause, wodurch deren Qualität und damit auch die Qualität der folgenden Einatmung und Phonation maßgeblich beeinflusst wird.

Das *Ausschwingen in die Pause* erfolgt als ein ruhiges Ausschwingen der Atembewegung im Anschluss an die Phonation. Die Atemmuskulatur beendet in dieser Phase ihren Prozess des Lösens und gelangt dadurch allmählich in eine Ruheposition. Die Qualität der Atempause ist hier vergleichbar mit der Atempause innerhalb der Ruheatmung *(s. Kap. 4)*.
Das Ausschwingen in die Pause leitet eine ruhige, langsame und tiefe Einatmung ein. Es kann sich insbesondere bei ruhigen Texten und Liedern einstellen und ermöglicht auch bei anspruchsvoller Literatur regeneratives Sprechen und Singen ohne Ermüdung und Heiserkeit.

Das *Abfedern in die Pause* hat impulshaften Charakter und dauert nur einen Sekundenbruchteil. Es erfolgt am Ende der Phonation als ein leichtes, rasches Abfedern der Atemmuskulatur aus der Ausatembewegung, durch das über ein kurzes Lösungsmoment spontan und automatisch eine impulshafte Einatembewegung eingeleitet wird, die sog. „reflexartige Luftergänzung" *(s. Kap. 12)*.
Das Abfedern in die Pause mit folgender reflexartiger Luftergänzung ermöglicht der sprechenden oder singenden Person lange Phrasen mit dem Text oder der Musik angemessenen Pausen ohne Atemnot sprechen oder singen zu können.

10.2 Anatomisch-physiologische Erklärung

Voraussetzung für eine physiologische Stimmgebung ist das Bewahren eines dreiteiligen Rhythmus, wie er in der natürlichen Ruheatmung gegeben ist, auch während der Phonationsatmung. Der Rhythmus der Ruheatmung (Einatmung – Ausatmung – Atempause) wird hier zur rhythmischen Abfolge von Einatmung – Phonation – Phonationspause. Die Qualität der Pause zwischen der Phonation und der ihr folgenden Einatmung hängt von den Gegebenheiten der zu sprechenden oder zu singenden Rhythmik ab. Wir unterscheiden zwei mögliche Qualitäten: die Pause, die nach einer aus der vorangegangenen Phonation in die Ruhelage ausschwingenden Ausatembe-

wegung entsteht, und die Pause, über die nach einer Phonation ein Abfedern der Ausatembewegung in die Einatembewegung entsteht.
Sowohl das Ausschwingen als auch das Abfedern in die Pause enthalten ein mehr oder weniger stark ausgeprägtes Lösungsmoment innerhalb der Kehlkopf-, Artikulations- und Atemmuskulatur. Während dieses bei dem Ausschwingen in die Pause bis zu mehreren Sekunden andauern kann, nimmt es bei dem Abfedern in die Pause nur einen Sekundenbruchteil ein, von Coblenzer und Muhar (1965)[1] treffend als „Entlastungsmoment beim Aufgeben des Tones" bezeichnet.
Durch einen raschen Wechsel zwischen Ein- und Ausatmung werden die Strömungswiderstände in den Atemwegen bei fehlender Atempause relativ groß. Dadurch steigt die Atemarbeit an. Die fehlende Ruhe- und Lösungsphase bedeutet für die Atemmuskulatur außerdem eine Beeinträchtigung ihrer Durchblutung und ihres Zellstoffwechsels. Aus diesen Gründen wird die Atembewegung in einer solchen Situation unökonomisch und anstrengend. Dies wird durch eine dreiteilige Rhythmik mit eingebundener Lösungsphase vermieden.

Durch das Lösungsmoment wird auch die Qualität der folgenden Einatmung maßgeblich gesteigert, denn hier können die „Inspirationsimpulse zur vollen Wirksamkeit anschwellen"[2], wie man es in den auch heute noch aktuellen Untersuchungen von Coblenzer und Muhar (1965) bestätigt sieht: Die Einatembewegung erfolgt um ein Vielfaches müheloser, schneller und tiefer als ohne vorangegangene Lösungsphase.
Durch die Tiefe der Einatembewegung wird reflektorisch die Weitstellung der Glottis gesteigert. Die Glottisweite ist Voraussetzung für die Geräuschlosigkeit der Einatmung sowie für deren Effizienz. Außerdem ist sie unabdingbar für eine physiologische Spannung und Flexibilität der Kehlkopfmuskulatur, für das Schwingungsverhalten der Stimmlippen und damit für die Qualität der folgenden Phonation.
Durch eine tiefe Einatembewegung des Zwerchfells wird außerdem über die elastischen Züge von Luft- und Speiseröhre *(trachealer und ösophagealer Zug)* auch der Kehlkopf gesenkt, was zu einer Vergrößerung der supraglottischen Resonanzräume führt und damit zur Steigerung des Resonanzreichtums und der Tragfähigkeit der Stimme.

Es wird also deutlich, dass eine die Dreiteiligkeit des Atemrhythmus berücksichtigende Phonation qualitativ in deutlichem Gegensatz steht zu einem geräuschvollen Einziehen der Luft ohne vorangegangenes Lösungsmoment.

Im Folgenden werden die Abläufe beim Ausschwingen und beim Abfedern in die Pause im Detail beschrieben.

---

1 Coblenzer, H. und Muhar, F.: Die Phonationsatmung, Wiener klinische Wochenschrift Nr. 48, Sonderabdruck aus 77. Jahrgang, 1965, S. 945-953

2 Coblenzer, H. und Muhar, F.: Die Phonationsatmung, Wiener klinische Wochenschrift Nr. 48, Sonderabdruck aus 77. Jahrgang, 1965, S. 945-953

10.2.1 Das Ausschwingen in die Pause

Bei einem Ausschwingen in die Pause sind alle Atemmuskeln am Ende des Phonationsbogens vollständig gelöst, sodass der Brustkorb und das Zwerchfell in einer ausschwingenden Bewegung, wie wir sie auch in der Ruheatmung finden, den elastischen Rückstellkräften der Lunge folgen können. Das Zwerchfell steigt so lange, bis seine elastischen Kräfte mit denen des Lungengewebes ausbalanciert sind. Diese Balance bedeutet für das elastische Lungengewebe und für das Zwerchfellmuskelgewebe einen Zustand von Ruhe und leichter gegenseitiger Dehnung. Dieser Zustand kann mehrere Sekunden andauern und mündet in der Regel unwillkürlich in eine langsame ruhige Einatmung. Da in dieser Zeit das Kohlendioxid im Blut wieder ansteigt und da Muskelgewebe die Eigenschaft hat, nach einer Vordehnung kraftvoller zu kontrahieren als ohne diese, senkt sich das Zwerchfell nach einem Ausschwingen in die Pause besonders tief. Um diese Abwärtsbewegung nicht zu behindern, ist es wichtig, dass die Ausatemhilfsmukulatur (v. a. die Bauchmuskulatur) und die Beckenbodenmuskulatur während des gesamten Vorganges, insbesondere während und nach der Ruhephase, passiv bleibt.

Das Ausschwingen in die Pause unterstützt das Zulassen einer unwillkürlichen, autonom ausgelösten Einatmung, was eine Optimierung der Atem- und Stimmspannung mit sich bringt *(s. o. und vgl. Kap. 11)*. Die Anpassung des Phonationsablaufes an den autonom gesteuerten Atemrhythmus bedeutet darüber hinaus eine Balance zwischen der natürlichen Innenbewegung des Atmens und der willkürlichen Außenbewegung des Sprechens. Dieser Kontakt zur vegetativen Steuerung der Atmung beinhaltet ein regeneratives Moment, welches sich sowohl auf die sprechende Person als auch auf ihre Zuhörer*innen auswirkt.

10.2.2 Das Abfedern in die Pause

Das Abfedern in die Pause kann zu jedem Zeitpunkt der Phonation geschehen und genutzt werden. Dabei findet im Anschluss an die Phonation eine rasche Lösung der Einatemmuskulatur statt, die nur den Bruchteil einer Sekunde andauert. Über diese kurze Lösungsphase federt die Atemmuskulatur aus der Ausatembewegung in die kommende Einatembewegung, indem die Einatemmuskulatur direkt im Anschluss an die Lösungsphase spontan, schnell und automatisch wieder kontrahiert. Das Abfedern in die Pause leitet damit eine spezielle Form der Einatmung ein: die reflexartige Luftergänzung *(s. Kap. 12)*. Auch für diesen Vorgang ist es notwendig, dass Ausatemhilfsmuskulatur und Beckenbodenmuskulatur passiv bleiben.

Das Abfedern in die Pause stellt eine hohe Anforderung an die Flexibilität und die Koordination der beteiligten Muskeln dar. Während es bei kleinen Kindern manchmal noch spontan und automatisch gegeben ist, wird es bei Erwachsenen häufig durch Verspannungen überlagert und kann erst durch Übung wieder gewonnen werden.

10.3 Praktische Hinweise

- Sowohl das Ausschwingen als auch das Abfedern in die Pause werden durch Übungen vorbereitet, die die Wahrnehmung des Atemrhythmus verbessern. Durch eine vorangehende Intensivierung der Atembewegung, z. B. über atemrhythmische Übungen *(s. Kap. 4 und Kap. 25)*, kann dieser Vorgang erleichtert werden.
- Eutonisierende Bewegungsübungen führen zur Durchlässigkeit des Organismus für die Atembewegung und wirken damit ebenfalls vorbereitend für beide Qualitäten der Ausatembewegung *(s. Kap. 13 und 25)*.

10.3.1 Das Ausschwingen in die Pause

- Das Ausschwingen in die Pause kann mithilfe des Nachhauches *(s. Kap. 9)* erleichtert werden.
- Es wird über Phonationsübungen mit Sprachlauten vorbereitet, die nicht impulshaft, sondern eher fließend gebildet werden, z. B. mit Strömungskonsonanten, Vollklingern oder Halbklingern, auch in Verbindung mit Vokalen. Dies unterstützt das ruhige und gleichmäßige Steigen des Zwerchfells.
- Weiterhin können schwingende Bewegungen oder ausgewählte Atemschriftzeichen das Ausschwingen in die Pause verdeutlichen, erlebbar und erlernbar machen.
- Da die Lösungsqualität der Atemmuskulatur während der vergleichsweise langen Dauer des Ausschwingens in die Pause besonders deutlich spürbar ist, kann man in diesem Zusammenhang besonders intensiv die regenerativen Aspekte des Sprechens bzw. Singens erleben. Insbesondere mit begleitenden atemrhythmischen Bewegungen *(s. Kap. 4)* kann das Ausschwingen in die Pause genutzt werden, um Atem-, Kehlkopf- und Artikulationsmuskulatur regelmäßig zu lösen und um die Spannung einer evtl. hypertonen Muskelgruppe (z. B. Bauch-, Bein-, Beckenboden- oder Schultergürtelmuskulatur) zu senken.
- Das Ausschwingen in die Pause kann beim Sprechen der Texte als Gestaltungsmittel genutzt werden. Es vermittelt der zuhörenden Person auch während der Phonationspause das Empfinden eines kontinuierlichen Spannungsbogens und lässt ihr Zeit, das Gehörte zu verarbeiten.
- Wichtig ist, dass es den individuellen Gegebenheiten der sprechenden oder singenden Person angepasst ist. Das bedeutet, dass es in einem Tempo geschieht, das der momentanen Fähigkeit zum Lösen der Atemmuskulatur entspricht.

10.3.2 *Das Abfedern in die Pause*

- Das Abfedern in die Pause führt zur reflexartigen Luftergänzung *(s. Kap. 12)* und wird somit genutzt, um beim Sprechen und Singen die Atembögen angemessen gestalten zu können und längere Phrasen sprechen oder singen zu können, ohne den Atembogen zu überziehen und für den Inhalt unangemessen lange Pausen zu machen.
- Es wird über impulshafte Phonationsübungen zur Unterstützung eines federnden Zwerchfells (z. B. mit Halbklingern oder Explosivkonsonanten, auch in Verbindung mit Vokalen) vorbereitet.
- Die Pause nach dem Abfedern kann je nach Text oder Lied verschwindend kurz sein. Wichtig ist jedoch, dass dennoch die Qualität des Lösens der Atemmuskulatur stattfindet, um die regenerative Komponente beim Sprechen und Singen zu erhalten.

10.4 Quellen aus der Schlaffhorst-Andersen-Literatur

Dass sich die Atemphasen in ihrer Qualität gegenseitig beeinflussen und die Pause dabei eine wesentliche Rolle spielt, ist einer der Kerngedanken von Clara Schlaffhorst und Hedwig Andersen. Allerdings findet man weder bei ihnen noch bei ihren Schüler*innen schriftliche Hinweise auf die beiden Gestaltungsformen der Ausatembewegung und der Atempause bei der Phonation. Es ist zu vermuten, dass Coblenzer, angeregt durch das Konzept Schlaffhorst-Andersen, welches er in seinen Veröffentlichungen (1965, 1970) zitiert, der Erste war, der das Phänomen der Pause im Sprechakt so differenziert beschrieben hat. Von Verena Rauschnabel (1978) wurden im Zusammenhang mit der Atempause in der Phonationsatmung die Begriffe des „Ausschwingens" und des „Abfederns" in die Literatur über das Konzept Schlaffhorst-Andersen eingeführt. Sie unterschied hier den „ausschwingenden Charakter" der „Lockerheitsphase[3]" von dem „raschen, knappen, temperamentvollen (...) Charakter" der „Atem-Lockerheit", einem „Abfedern aus der Ausatmung". Saatweber (1994) spricht später von „der ausschwingenden und der abfedernden *Pause*".
Um auch begrifflich deutlich zu machen, dass es nicht die Pause selbst, sondern die Ausatmung in die Pause ist, welche ausschwingend oder abfedernd erfolgt, sprechen wir hier von einem „Ausschwingen oder Abfedern *in die* Pause".

1. Coblenzer, H. und Muhar, F.:
„Die Phonationsatmung", Wiener klinische Wochenschrift Nr. 48, Sonderabdruck aus 77. Jahrgang, 1965, S. 945-953

„Besondere Bedeutung messen wir dabei (bei der Ruheatmung, Anm. d. Verfasserinnen) einem ‚Ausklingen' des Exspiriums zu. In diesem Abschnitt angenäherter Atmungsruhe (‚Atempause') können nämlich die Inspirationsimpulse zur vollen Wirksamkeit anschwellen. Hierin liegt der Angelpunkt für die rhythmische Erneuerung. (...) Eine dynamische Anpassung der Stimmtätigkeit an den Atmungsrhythmus kommt also dann zustande, wenn die Elemente der Ruheatmung und ihre Reihenfolge beibehalten werden. War dort der Angelpunkt für die rhythmische Erneuerung das auslaufende Exspirium mit angenäherter Atmungsruhe, ist es hier das Entlastungsmoment beim Aufgeben des Tones."

2. Coblenzer, H.:
„Die Bedeutung des Atemrhythmus für den sprachlichen Ausdruck des Schauspielers", Dissertation an der Philosophischen Fakultät der Universität Wien, 1970, S. 35, 44-47, 55-56

„Hierin (im Einsatz der Stimme, Anm. der Verfasserinnen) ist also die Bewegungseinheit von Zwerchfell und Kehlkopf angestrebt und ein Ablauf verlangt, der in rhythmischer Anpassung an die Ausatmungsphase beginnt und den unwillkürlichen Impuls zur Einatmung abwartet. Ein solches Prinzip, sich nach dem Austönen rückfedern zu lassen auf das Startniveau und mit dem gewonnenen Luftquantum wiederum mühelos einen Satz zu sprechen, erfordert Training. Seine Beherrschung gestattet souveränes Gestalten. Gedankliche Zusammenhänge werden nicht

3 So bezeichnet sie hier die Atempause (Anm. d. Verfasserinnen)

mehr zerhackt durch Atemschöpfen, sondern Sprecher und Hörer bleiben in Verbindung, solange jene unmerkliche *Luftergänzung* den Nachschub regelt."

„Es erhebt sich zwingend die Frage, wie die verlangte Pause des atmungsrhythmischen Ablaufs am Ende der ‚Phonation' in Erscheinung tritt, damit – ebenso gesetzmäßig wie nach dem Ausklingen der ruhigen Exspiration – die Inspiration sich automatisch vollzieht und so ein willkürlich-mühevolles Luftholen erspart. (...) Hier scheint der Schlüssel zu liegen für eine schnelle und eigengesetzliche Regeneration der Kräfte sowie ein Im-Rhythmus-bleiben, also Kontakt-halten-können!"

„Praktische Beispiele, elektrophysiologische und röntgenkymographische Untersuchungen stimmen also darin überein, daß bei physiologischer Sprechweise das ‚Aufgeben des Tones' und die ‚unwillkürliche Atemergänzung' den rhythmischen Ablauf erhalten. Darin liegt die Anpassung an die autonome Atemrhythmik."

3. Rauschnabel, V.:
„Die sogenannte Atempause als Strukturierungsfaktor in Stimmtherapie und Stimmbildung", Sprache – Stimme – Gehör, 2, 1978, S. 47-48

„Zwei Realisierungsmöglichkeiten der Atem-Lockerheitsphase
Als Phonationsatmung kommen in der Praxis zwei Spielarten desselben Phänomens in Frage: einmal wird die Lockerheitsphase während der Phonation einen ausschwingenden Charakter tragen, der an die Ruheatmung erinnert. Das *Ausschwingen* mündet hierbei in den oben beschriebenen Lösungs- und Bereitschaftszustand der Muskulatur. Diese Art leitet eine langsame, ruhige, tiefgreifende Inspiration ein. Sie wird sich beim Sprechen von ruhiger Lyrik, bei Texten mit ausgeprägtem Zeilenstil und fließendem Rhythmus (vgl. Kayser 1962), beim langsamen Formulieren von Gedanken oder beim Singen von Wiegenliedern einstellen. Das Phänomen kann deutlich bei authentischen Wiedergaben gregorianischer Gesänge gehört werden, wobei sich musikalische und gedankliche Phrasierung mit dem Ablauf des Atemrhythmus decken. Beim Vorlesen von Sachberichten oder beliebiger Prosa gehört diese Art der Atemlösung zumindest an das Ende eines jeden Abschnittes oder eines vollendeten Gedankens.
Die andere Art der Atem-Lockerheit trägt einen raschen, knappen, temperamentvollen, prägnanten und leichten Charakter. Sie könnte eher als ein *Abfedern* aus der Ausatmung beschrieben werden. Dabei wird die Atemmuskulatur gleichsam durch einen kleinen Rückstoß jeweils am Ende der Phonationsphase reflexartig in die Inspiration „geschleudert" (vgl. auch Muhar 1970). Dieser Effekt ist auch möglich, wenn noch kein Sauerstoffmangel herrscht, der Sänger oder Sprecher jedoch sinngemäß phrasieren muß. Hierbei ist ein lockeres Federn im gesamten Atemapparat deutlich wahrnehmbar. Diese Variante der ‚Pause' stellt sich bei stark rhythmischem Sprechen oder Singen z. B. einer Folge von Stakkatotönen einer Häufung von Explosivlauten als Endkonsonanten in einem nicht gestörten Organ von selbst ein. Beim stakkatierten Singen ergeben sich zwischen den Tönen charakteristische kleine ‚Pausen'. Wird in ihnen die muskuläre Lockerheit erreicht, kann minutenlang – scheinbar ohne einzuatmen – weitergesungen werden; wird der lockere Zustand nicht erreicht, stellen sich bald Ermüdungserscheinungen und Luftknappheit ein."

4. Saatweber, M.:
Einführung in die Arbeitsweise Schlaffhorst-Andersen,
Schulz-Kirchner Verlag, Idstein, 1994, S. 15 u. 24

„Die Atmung geschieht in einem dreiphasigen Rhythmus, der sich aus Einatmung, Ausatmung, Pause zusammensetzt, wobei die Übergänge der Phasen fließend sind. Die Längen der Phasen können unterschiedlich sein. Die Qualität der einen Phase ist ausschlaggebend für den Verlauf der nächsten."

„Es gibt zwei Arten der Pause bei der Phonation:
Die *abfedernde Pause* mit ihrem raschen, knappen, temperamentvollen, prägnanten und leichten Charakter, bei der die Atemmuskulatur gleichsam durch einen kleinen Rückstoß jeweils am Ende der Phonationsphase reflexartig in die Inspiration „geschleudert" wird. Wir sprechen hier von „reflektorischer Luftergänzung" (vgl. Coblenzer/Muhar).

Das andere ist die *ausschwingende Pause (...)*

Die *ausschwingende Pause* ist von Bedeutung, wenn Gedichte oder Prosastücke mit ruhigem oder nachdenklichem Inhalt gesprochen werden. Sie ist erforderlich, um das Ende eines Gedankens deutlich werden zu lassen. Der Sprecher, aber auch der Hörer, muß innehalten. Man muß den Gedanken in sich aufnehmen können. So kann Sprechen und Hören als angenehm empfunden werden.

Für die Erarbeitung der *ausschwingenden Pause* beim Sprechen eignen sich am besten Klinger, Halbklinger und Strömungslaute mit ihrem schwingenden, fließenden Charakter. Weiterhin können Bewegungen, wie z. B. Schwingen oder Atemschriftzeichen von Gertrude Schümann, die *ausschwingende Pause* verdeutlichen, erlebbar und erlernbar machen. Wichtig ist beim Umgang mit der *ausschwingenden Pause* wie bei allen die Atmung beeinflussenden Übungen, daß sie den individuellen Gegebenheiten des Phonierenden angepaßt ist. Das bedeutet hier, daß sie in einem Tempo geschieht, das der momentanen Fähigkeit zum Lösen der Atemmuskulatur entspricht."

11 Die unwillkürliche Einatmung

11.1 Definition

Unwillkürliche Einatmung ist eine Einatmung, die nicht willentlich, sondern vegetativ vom Organismus ausgelöst wird. Dies kann unbewusst erfolgen oder auch (ohne in den Vorgang einzugreifen) bewusst wahrgenommen werden.

Das bedeutet im Einzelnen:

- „Unwillkürlich" ist nicht gleichzusetzen mit „unbewusst". Die unwillkürliche Einatmung schließt bewusstes Wahrnehmen des Atemvorgangs nicht aus, auch wenn es zunächst nicht immer ganz einfach ist, die Atmung bewusst „einfach geschehen zu lassen".
- Die unwillkürliche Einatmung gewährleistet die optimal an die Bedürfnisse des Organismus angepasste Atmung sowie eine optimale Atemspannung für die Phonation. Damit gewährleistet sie Intensität und Ökonomie von Atmung und Stimmgebung.
- Ohne eine optimale Lösung der Atem- und Atemhilfsmuskulatur während der Atempause ist ein unwillkürliches Einströmen der Luft in der Ruhe- oder Phonationsatmung kaum möglich. Das Ausschwingen in die Atempause schafft hingegen beste Voraussetzungen für das Zulassen einer unwillkürlichen Einatmung *(s. Kap. 10)*.
- Ziel ist es, die in der unwillkürlichen Einatmung erfahrene Qualität der Atmung auch auf die Phonationsatmung übertragen zu können. Das bedeutet, dass die Einatmung geräuschlos, gleichmäßig und ohne zu stauen geschieht und dass Atemspannung sowie Volumen, Frequenz und Rhythmus der Atmung dem Organismus und der Situation so angemessen wie möglich sind. Längere Sprechpausen können genutzt werden, um sich immer wieder an die Qualität der unwillkürlichen Einatmung zu erinnern.
- Das Zulassen und Wahrnehmen der unwillkürlichen Einatmung hat darüber hinaus großen regenerativen Wert und ermöglicht dem Menschen einen unmittelbaren vegetativen und emotionalen Zugang zu sich selbst.

11.2 Anatomisch-physiologische Erklärung

11.2.1 Die Steuerung der Atmung

Die Lungen und Bronchien zählen zu den inneren Organen. Die Atmung ist in erster Linie ein vegetativer, autonom und unwillkürlich ablaufender Vorgang, der von den Atemzentren im Hirnstamm gesteuert wird. Diese Atemzentren sind Bestandteil des vegetativen Nervensystems. Sie sind über Nervenbahnen mit der Atemmuskulatur verbunden, deren Spannung und Aktivität sie regeln. So bestimmen sie Frequenz, Rhythmus und Ausmaß der Atembewegung.

Bei der gesamten Atemmuskulatur, einschließlich des Zwerchfells, handelt es sich um quergestreifte Skelettmuskulatur. Diese Gewebeart wird von dem sogenannten „somatischen Nervensystem" gesteuert und hat die Eigenschaft, über die Großhirnrinde (Kortex) willkürlich in ihren Bewegungen beeinflussbar zu sein.
So kann man feststellen, dass die gesamte Atemmuskulatur „Diener zweier Herren" ist: des *vegetativen Nervensystems*, welches autonom arbeitet und kaum direkt durch den Willen beeinflussbar ist, und des *somatischen Nervensystems*, welches zwar ebenfalls unwillkürlich arbeiten kann (z. B. bei der Steuerung von unbewusst erlernten Atem- und Bewegungsmustern), jedoch jederzeit willkürlich beeinflussbar ist.

Das Gesagte bedeutet, dass der Mensch sowohl unwillkürlich als auch willkürlich atmen kann.[1] Unabhängig davon kann der Mensch seine Atemfunktionen bewusst oder unbewusst wahrnehmen, d. h. auch eine unwillkürlich gesteuerte Atembewegung kann bewusst wahrgenommen werden. Letzteres erfordert allerdings Zeit und Übung.

11.2.1.1 Die unwillkürliche Atmung

Das Atemzentrum befindet sich schwerpunktmäßig im verlängerten Mark *(Medulla oblongata)* des Hirnstamms, d. h. im untersten Abschnitt des Gehirns, innerhalb einer netzförmigen Anordnung von Nervenzellen *(Formatio reticularis)*. Es ist in mehrere spezialisierte Nervengruppen unterteilt, von denen einige den Atemrhythmus steuern, indem sie entweder eine Einatmung, eine passive Ausatmung oder eine aktive Ausatmung auslösen. Über „Messfühler" *(Rezeptoren)* und zuleitende *(afferente)* Nervenbahnen des vegetativen Nervensystems erhält eine weitere Neuronengruppe laufend Informationen aus dem gesamten Körper (s. u.). So können Frequenz, Rhythmus und Volumen der Atmung sowie die Spannung der Atemmuskulatur (insbesondere auch des Zwerchfells) ständig optimal an die Bedürfnisse des Organismus angepasst werden. Eine übergeordnete Nervengruppe in der Brücke *(Pons)* des Hirnstamms leitet eventuelle hemmende Einflüsse an die zuvor genannten Atemzentren weiter.

Im Folgenden werden die Rezeptoren und die von ihnen „gemessenen" Faktoren vorgestellt, welche unwillkürlich die Atmung beeinflussen *(s. Abb. 11.1)*:

---

1 Das Begriffspaar „willkürlich - unwillkürlich" ist physiologisch zu verstehen und bezieht sich auf die *Steuerung* einer Handlung. Hiervon abzugrenzen ist das psychologisch zu verstehende Begriffspaar „bewusst - unbewusst", welches sich auf die *Wahrnehmung* einer Handlung bezieht.

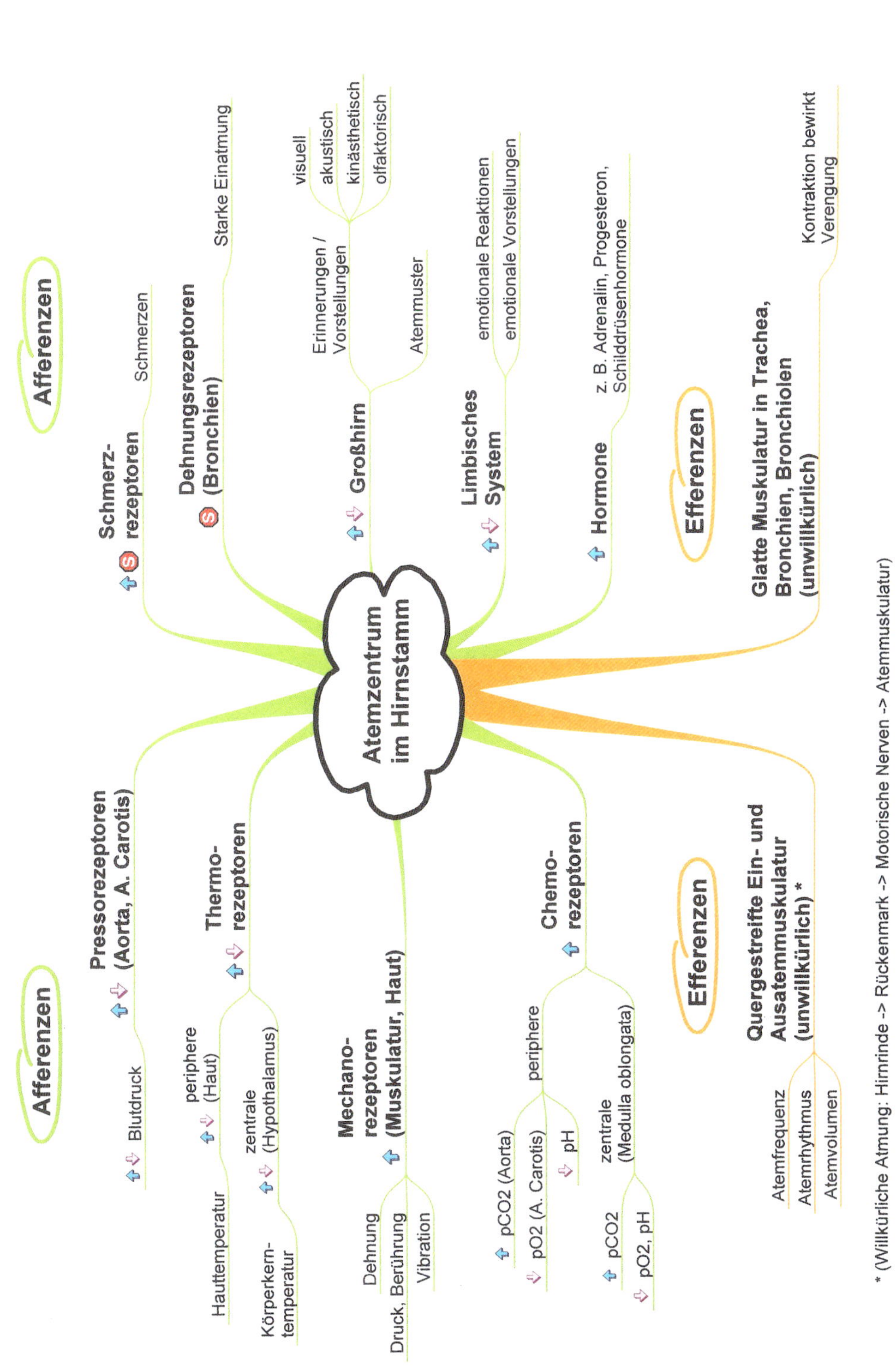

Abb. 11.1 *Die zentrale Steuerung der Atmung*
Erhöhen Erniedrigen S Stoppen der Atemaktivität

- *Chemorezeptoren* in den Blutgefäßen messen den Sauerstoff (O_2)- und den Kohlendioxid (CO_2)-Gehalt sowie den pH-Wert des Blutes.
  Ein Anstieg des pCO_2[2] oder ein sehr starker Abfall des pO_2 (wobei Letzterer nur in Extremfällen oder bei bestimmten Krankheiten auftritt) regen die Atmung an. Das Kohlendioxid ist dabei der deutlich empfindlichere Parameter und damit im Alltag die wichtigste treibende Kraft für unsere Atmung.
  Ein Anstieg des pCO_2 im Vergleich zur Ruheatmung kann entweder durch Erhöhung des Stoffwechsels bei körperlicher, geistiger oder emotionaler Aktivität oder durch eine Verlangsamung der Ausatmung (z. B. durch Phonation oder durch die Bildung von Strömungskonsonanten) entstehen. Bei einer Verlangsamung der Ausatmung wird die Zeit bis zur nächsten Ausatmung, in welcher wieder CO_2 abgegeben werden kann, verzögert (im Prinzip wie beim Anhalten der Luft). Seine Konzentration im Blut steigt daher an. Das messen die Chemorezeptoren, welche mit dieser Information die Atemzentren erregen, sodass bei dem nächsten Atemzug die Lungen vermehrt belüftet werden, um das vermehrte CO_2 abzugeben. Es ergibt sich ein erhöhtes Einatemvolumen mit entsprechend erhöhtem Ausatemvolumen.
- *Mechanorezeptoren* in den Muskeln und in der Haut erfassen Dehnung, Druck, Berührung und Vibration. Dehnungsübungen, Berührung, Druck- und Vibrationsmassagen regen daher die Atmung an.
- *Thermorezeptoren* in der Haut und im Zwischenhirn messen Haut- und Körperkerntemperatur. Über Wärme (warme Hände, warme Umschläge, heiße Handtuchrolle etc.) wird die Atmung angeregt.
- *Pressorezeptoren* in Aorta und Halsschlagader messen den Blutdruck, wodurch die Atemtätigkeit an die Kreislaufregulation angepasst wird.
- *Schmerzrezeptoren* im gesamten Körper leiten Schmerzreize weiter. Durch leichte Schmerzreize (z. B. über Halte- und Packgriffe, Bindegewebsmassage, Senfwickel o. Ä.) erhöht sich die Atemtätigkeit. Zu starke Schmerzreize bringen die Atmung zum Stocken.
- *Hormonrezeptoren* im Zwischenhirn leiten Einflüsse von Hormonen an die Atemzentren. Adrenalin oder Schilddrüsenhormone steigern z. B. das Atemminutenvolumen.
- *Dehnungsrezeptoren* in Lunge und Zwischenrippenmuskulatur geben Rückmeldung über den Grad der Dehnung des Lungengewebes. Bei Überdehnung wird reflektorisch die Einatemmuskulatur gehemmt.
- Nervenbahnen aus dem *limbischen System*[3] informieren die Atemzentren über bewusste oder unbewusste emotionale Reaktionen. So wirken sich Gefühle unmittelbar auf die Atmung aus. Atemzentren und limbisches System sind jedoch auch in umgekehrter Richtung miteinander verschaltet, sodass Atemübungen unmittelbar emotionale Reaktionen auslösen können.

---

2 Das p steht für den sog. Partialdruck, damit erfasst man die Konzentration, die ein Gas in einer Flüssigkeit hat.

3 Das limbische System ist ein System aus Nerven-Kerngebieten, das u. a. unsere basalen emotionalen Reaktionen und Gefühle wie Lust, Unlust, Freude, Aggression, Angst etc. steuert.

Auch können emotional verbundene Vorstellungshilfen gezielt zur Beruhigung oder Anregung der Atmung eingesetzt werden.

Über diese Rezeptoren und die zugehörigen afferenten Nervenbahnen können also gezielt Reize gesetzt werden, welche den Atemzentren gemeldet, von diesen verarbeitet und über fortleitende *(efferente)* Nervenbahnen zu den Atemmuskeln geleitet werden, wo sie unwillkürlich zu einer intensivierten Einatemreaktion führen.

11.2.1.2 Die willkürliche Atmung

Aus der Großhirnrinde *(Kortex)* kommende Nervenbahnen leiten durch willkürliche Entscheidungen und Vorstellungen hervorgerufene Impulse an die im Rückenmark liegenden Motoneurone weiter, die für die Aktivierung der Atemmuskeln zuständig sind.[4] Darüber hinaus werden Informationen über erlernte Atemmuster von Kortex und tiefer gelegenen Kerngebieten *(v. a. Basalkerne und Kleinhirn)* an das Rückenmark geleitet. Dadurch können die von den Atemzentren ausgehenden Impulse auf Rückenmarksebene beeinflusst und verändert werden.

Eine willkürliche Beeinflussung der Atmung ist zum Beispiel unerlässlich zur Gestaltung der Phonationsbögen und der Pausenqualität beim Singen oder Sprechen.

Atemmuster können bewusst oder unbewusst ablaufen. Unbewusste Atemmuster können über Wahrnehmungsübungen bewusst gemacht werden *(s. Kap. 11.3)*.
Solche Bewegungs- und Spannungsmuster können physiologisch oder unphysiologisch sein. Ein verloren gegangenes physiologisches Atemmuster kann, wie andere Bewegungsmuster auch, wiedererlernt werden. Dabei ist das Einbeziehen der Ursachen für das unphysiologische Muster (unphysiologische Vorbilder, emotionale Reaktionen etc.) unabdingbar.

Die willkürliche Entscheidung zur Atmung oder auch zum Anhalten des Atems ist den Impulsen der Atemzentren übergeordnet. Wird die Situation für den Organismus bedrohlich, setzt sich die vegetative Steuerung allerdings durch. Die bei der willkürlichen Einatmung aktiven Nervenbahnen beziehen die umfassenden Informationen aus den oben aufgeführten Rezeptoren *nicht* ein. Daher können Frequenz, Rhythmus und Volumen der Atmung sowie die Spannung der Atemmuskulatur bei einer willkürlichen Einatmung nicht so optimal auf die Bedürfnisse des Organismus abgestimmt sein wie bei der unwillkürlichen Einatmung. Dies kann auf der Ebene der Atmung auffallen, z. B. durch überzogene Atembögen, Kurzatmigkeit, Schnappatmung, gestaute Atmung, Hyperventilation o. Ä., oder auch in den Auswirkungen auf die Stimm- und Sprechfunktionen, z. B. durch eine verhauchte oder gepresste Stimmgebung.

Auch die unwillkürlichen reflektorischen Verschaltungen mit der Kehlkopf- und Schlundmuskulatur werden durch die willkürliche Einatmung beeinflusst. Über reflektorische Mechanismen zur Kontrolle und Steuerung der Phonation *(s. Kap. 27.2.1)* werden Zeitpunkt und Grad der Glottisöffnung mit der Einatemphase koordiniert. Das

---

4 z. B. Spinalnerv aus den zervikalen Rückenmarksegmenten C3-C5 über den Nervus phrencius für das Zwerchfell, Spinalnerven aus den thorakalen Rückenmarksegmenten Th1-12 über die Interkostalnerven für die Interkostalmuskulatur.

willkürliche rasche Einziehen der Luft stört diesen Vorgang, die Stimmlippen können die Glottis nicht rechtzeitig weit genug öffnen. Der so entstehende Strömungswiderstand wird hörbar an dem geräuschvollen Charakter der Einatmung und dem veränderten Schwingungsverhalten der Stimmlippen in der folgenden Phonation, das durch die unphysiologische Vorspannung der Kehlkopfmuskulatur entsteht.

Auf psychologischer Ebene bedeutet das Zulassen und Wahrnehmen der unwillkürlichen Einatmung einen unmittelbaren Zugang zu sich selbst, da auf diesem Weg Informationen über die momentane vegetative und emotionale Befindlichkeit erlangt werden und in das (auch kommunikative) Verhalten einbezogen werden können.

11.3 Praktische Hinweise

Zur Entwicklung einer physiologischen Phonationsatmung sollte sich die Qualität der Einatmung, auch wenn sie aufgrund der kommunikativen Inhalte willkürlich erfolgen muss, so nah wie möglich der Qualität der unwillkürlichen Einatmung annähern. Der methodische Weg im Konzept Schlaffhorst-Andersen ist zunächst eine Schulung der Wahrnehmung der Atmung, ohne willentlich in die Einatmung einzugreifen. Dies geschieht in Ruhe und Bewegung unter Intensivierung der Atembewegung durch das Setzen von Atemreizen über die oben genannten Rezeptoren mit atemrhythmischen Übungen etc. Im nächsten Schritt kann die so erfahrene Qualität der Atmung auch auf die Phonationsatmung übertragen werden.

- Die Arbeit mit der Atmung geschieht im Konzept Schlaffhorst-Andersen entweder durch Wahrnehmungsübungen während der unbeeinflussten Atmung oder durch willkürliche Beeinflussung der *Aus*atmung. Die *Ein*atmung wird in der Regel nicht manipuliert. Ausnahmen sind Übungen zur Kräftigung der Atemmuskulatur oder zur Weitung und Mobilisierung des Thorax (z. B. nach Leo Kofler, *s. Kap. 6.3*).
- Um einem willkürlichen und übermäßigen Einziehen der Luft bei der Einatmung entgegenzuwirken, beginnen die Übungen generell mit der Ausatemphase.
- Grundsätzlich wird die unwillkürliche Einatmung über das Setzen von Einatemreizen zur Anregung der vegetativen Atemsteuerung auf der einen Seite und Hilfestellungen zur Reduzierung der willkürlichen Steuerung auf der anderen Seite angebahnt.
- Atemrhythmische Übungen *(s. Kap. 4)* unterstützen die unwillkürliche Einatmung dabei in besonderer Weise und machen sie bewusst erfahrbar. Besonderer Beachtung bedürfen dabei die Lösung der Atemmuskulatur in der Atempause und der physiologische Umgang mit der Länge der Atembögen.
- Kreisende und schwingende Bewegungen *(s. Kap. 25)* schaffen über die Eutonisierung der Muskulatur die Voraussetzung für eine unwillkürliche Einatmung. Darüber hinaus lassen sich mit diesen Methoden gezielte Einatemreize setzen.

- Durch eine verlangsamte Ausatmung, z. B. mithilfe von Strömungskonsonanten, Halbklingern oder Vollklingern *(s. Kap. 29)*, werden vermehrt Einatemreize gesetzt, wodurch eine unwillkürliche Einatmung angebahnt wird.
- Übungen mit dem Nachhauch *(s. Kap. 9)* unterstützen das Ausschwingen in die Pause und vermitteln den Umgang mit der Länge der Phonationsbögen. Auch sie sind daher besonders zur Anbahnung einer unwillkürlichen Einatmung geeignet.
- Sofern es die Pausenlänge zulässt, erfolgt die Einatmung im Rahmen der Phonation (beim Sprechen oder Singen) durch die Nase, damit die Luft ausreichend erwärmt, befeuchtet und gereinigt wird. Darüber hinaus kräftigt die Nasenatmung durch den größeren Luftwiderstand der Nasenwege das Zwerchfell.
- Auch in Alltagssituationen sollte in der Ruheatmung immer auf die Nasenatmung geachtet werden. Ein Schnappen nach Luft ist Zeichen einer unphysiologischen Atemregulation und damit ein Anlass, deren Ursachen zu ergründen und ihnen entgegenzuwirken.
- Emotionale Reaktionen beeinflussen die Qualität der unwillkürlichen Einatmung. Umgekehrt kann die Anbahnung der unwillkürlichen Einatmung emotionale Reaktionen auslösen. Aus ganzheitlicher Sicht auf den Menschen ist es daher wichtig, mit solchen Reaktionen zu rechnen und sie bewusst, sorgsam und professionell in die Arbeit zu integrieren.
- Die Selbstbeobachtung im beruflichen und privaten Alltag mit den Fragen, in welchen Situationen das Zulassen einer unwillkürlichen Einatmung möglich ist oder wann ein hastiges und geräuschvolles Einziehen der Luft erfolgt, ist Voraussetzung für den Transfer des Gelernten in die Alltagssituation.
- Die Wahrnehmung der unwillkürlichen Einatmung in den verschiedenen Therapie- und Alltagssituationen kann gezielt zur Regeneration und als Weg zur Zentrierung genutzt werden.

11.4 Quellen aus der Schlaffhorst-Andersen-Literatur

1. Schlaffhorst, C., Andersen, H.:
Atmung und Stimme, Möseler Verlag, Wolfenbüttel, 1928, S. 18 u. 65

„Die *unwillkürlich*e Entleerung der Lunge ist aber fast bei keinem Menschen in genügendem Maße vorhanden, und die willkürliche ist eine Kunst. Diese Kunst kann nicht durch willkürlich vertiefte Einatmung erlangt werden, sondern allein durch willkürlich geregelte Ausatmung. Solche Ausatmungsübungen bewirken sowohl die genügende Entleerung der Lunge und die langsame Abspannung des Zwerchfells als auch die der Ausatmung folgende Ruhepause des Atmungsapparates und drittens den aus der Ruhepause hervorgehenden *unwillkürlichen Impuls* für eine bis an die Peripherie gehende Zusammenziehung des Zwerchfells mit verzehnfachter Sauerstoffzufuhr bei der Einatmung. Damit ist der natürliche Lebensrhythmus hergestellt."

„Soviel tiefe Atemzüge, d. h. willkürlich vertiefte Einatmungen, hintereinander zu machen, ist überhaupt ein Unfug, weil es ganz und gar der Einrichtung und der Natur der Atmungsorgane zuwider ist. Bei der Einatmung dürfen wir niemals mit irgendeiner Bemühung beginnen, weil der Impuls zur Einatmung vom Blut ausgehen muß und nicht vom Willen des Menschen, der nur die weise und zweckmäßige Einrichtung der Natur in Unordnung bringen würde, und weil das Zwerchfell, der wichtigste Atmungsmuskel, vom Willens- oder Bewegungszentrum aus bei der Einatmung nicht zu erreichen ist, sondern *unwillkürlich* vom verlängerten Mark aus innerviert wird. Man kommt sonst an falsche Muskeln und zu falschen Bewegungen, wenn man willkürlich tief einatmet."

2. Goebel, E., Seyd, W.:
„Versuch einer Darstellung des Werkes von Clara Schlaffhorst und Hedwig Andersen", unveröffentlichtes Manuskript, o. Ort, 1945-46, S. 2

„Das Neue, das diese Arbeit von anderen Atemsystemen abhebt, ist die Erkenntnis der *‚unwillkürlichen, aber bewußten Einatmung'*."

3. Schulze, A.:
„Atem als Geschenk und Aufgabe", Schule im Alltag, Heft 64, 1961, S. 3

„Die Einatmung soll man *unwillkürlich* geschehen lassen, sie ist ein Geschenk."

4. Schulze, A.:
„Über den Lebensrhythmus", Atem und Mensch, Heft 4, 1971, S. 3

„Die Einatmung lassen wir *unwillkürlich* geschehen. Sie kann und sollte aber bewusst erlebt werden, als Sammeln einer Kraft in der Mitte."

5. Lingelsheim, R. von:
„Gedanken über die Arbeitsweise der Schule Schlaffhorst-Andersen, einzige Ausbildungsstätte für den Atem-, Sprech- und Stimmlehrer in Eldingen, Kreis Celle", unveröffentlichtes Manuskript, Hannover, 1972, S. 2

„Die Atmung gehört zu dem großen Kreis der vegetativen Funktionen. Das heißt, sie verläuft unter normalen Umständen wie alle diese zur Erhaltung des Lebens notwendigen Vorgänge *unwillkürlich* (...). Als einzige der vegetativen Funktionen ist die Atmung jedoch auch direkt willkürlich zu beeinflussen. Diese Besonderheit macht ihre Eignung für ein gezieltes Üben aus, das nach der Arbeitsweise der Schule Schlaffhorst-Andersen folgendes bewirkt: - es stärkt die *unwillkürliche* Impulskraft der Einatmung durch differenziertes behutsames Eingreifen in den Ausatmungsvorgang."

6. Krüger, I.:
Atemfibel, CJD Schule Schlaffhorst-Andersen (Hrsg.), gedruckt bei Isensee, Oldenburg, 1979, S. 7

„‚Es gibt unzählige Arten, falsch zu atmen, aber nur eine richtige.' Darunter verstand sie (Clara Schlaffhorst) das Abwarten des Impulses vor dem Einfließen der Luft, das ohne unser Zutun vor sich geht, umso freier und leichter, wenn ein inneres Ausschwingen der Ausatmungsbewegung vorangegangen ist."

7. Schümann, G.:
Die Atemschriftzeichen, Florian Noetzel Verlag, Wilhelmshaven, 1991, S. 196

„*Unwillkürliche Einatmung* (bedeutet): Selbststeuerung der Einatmung durch das Atemzentrum"

8. Saatweber, M.:
Einführung in die Arbeitsweise Schlaffhorst-Andersen, Schulz-Kirchner Verlag, 6. Auflage, Idstein, 2007, S. 15, 16, 24

„Die gesunde Atmung geschieht. ‚Es atmet.' (...) Durch einen Impuls vom Atemzentrum ausgehend kontrahiert sich die Zwerchfellmuskulatur (...) je länger man dem Blut die neue Sauerstoffzufuhr vorenthält, desto kräftiger ist der Impuls, desto tiefer wird die neue Einatmung. Die *Einatmung* geschieht dann *unwillkürlich."*

„Er[5] bezeichnet das freie, unmittelbare Ausströmen der Luft nach der Phonation, das Ausschwingen der Atmung, das nach Clara Schlaffhorst in die Lockerheitsphase der Atemmuskulatur führt. Die Artikulationsspannung löst sich elastisch auf. Die Luft kann dadurch ‚wie von selbst' einströmen. ‚Es atmet'."

5 Gemeint ist der Nachhauch (Anm. d. Verfasserinnen)

12 Die reflexartige Luftergänzung

12.1 Definition

Reflexartige Luftergänzung ist das spontane automatische Einströmen von Luft unmittelbar im Anschluss an den Phonationsbogen.

Das bedeutet im Einzelnen:

- Reflexartige Luftergänzung ist nur während der Phonationsatmung von Bedeutung, da beim Sprechen oder Singen die Länge der Atempausen inhaltlich oder strukturell vorgegeben ist. In der Ruheatmung spielt sie hingegen keine Rolle.
- Die reflexartige Luftergänzung bietet einer sprechenden oder singenden Person die Möglichkeit, längere Phrasen ohne Atemnot, ohne Überziehen des Atembogens und ohne unangemessen lange Pausen sprechen oder singen zu können. So ist es möglich, angemessene Sinnbögen in einem Text zu gestalten bzw. beim Singen den Anforderungen der Musik an die Atembögen gerecht zu werden.
- Die reflexartige Luftergänzung erfolgt schnell, mühelos und geräuschlos.
- Sie wird durch die Qualität des Lösens am Ende der vorangehenden Phonation beeinflusst. Das Abfedern in die Pause *(s. Kap. 10)* bereitet die reflexartige Luftergänzung vor und wird seinerseits durch ein plötzliches Lösen der Phonationsspannung unterstützt.
- Eine tonisierte *Ein*atemmuskulatur ist die Voraussetzung für diesen Vorgang. Im Gegensatz dazu können stark aktivierte *Aus*atemhilfsmuskeln, wie sie bei einem (in das exspiratorische Reservevolumen) überzogenen Atembogen zu beobachten sind, eine reflexartige Luftergänzung verhindern.

12.2 Anatomisch-physiologische Erklärung

Auf dem Gebiet der reflexartigen Luftergänzung[1] haben die Entwickler der sog. Atemrhythmisch Angepassten Phonation (AAP), Prof. Horst Coblenzer und Dr. med. Franz

---

1 In diesem Kontext unter den Begriffen „reflektorische Luftergänzung", „reflektorische Atemergänzung" bzw. „Abspannen" bekannt.

Muhar, in Wien geforscht und veröffentlicht. Die Autoren formulierten 1965, dass dieser Vorgang alle Merkmale eines Reflexes trage. Sie schlossen aus ihren Beobachtungen auf ein reflektorisches Zusammenspiel von Kehlkopf und Diaphragma[2]. Obwohl Anteile dieses Vorganges reflektorisch erfolgen, erfüllt der *Gesamtvorgang* der spontanen automatischen Luftergänzung im engeren neurophysiologischen Sinne nicht die Kriterien eines echten Reflexes. Es handelt sich vielmehr um einen erlernbaren, willkürlich einsetzbaren und automatisierbaren Bewegungsablauf, der, wenngleich er reflexartig erscheint, nicht „reflektorisch" genannt werden kann. Wir sprechen daher nicht von der *„reflektorischen"*, sondern von der *„reflexartigen* Luftergänzung".

Der Ablauf dieser besonderen Art der Einatmung wird im Folgenden beschrieben:

Bei der reflexartigen Luftergänzung „greifen" die Einatemmuskeln (insbesondere das Zwerchfell) unmittelbar nach dem Lösen der Phonationsspannung und dem daraus resultierenden verstärkten Druckabfall im Brustraum wieder „zu", d. h. sie kontrahieren. Schürmann geht dabei von einem „Entdehnungsreflex" des Zwerchfells zum Schutze der Lungen aus[3]. Diese Bewegung kann willkürlich verstärkt werden. So kommt es zu einer sofortigen federnden Weitung des Brustraumes, wodurch – dem so entstehenden Unterdruck folgend – wieder Luft in die Lunge einströmt. Voraussetzung für die leichte und federnde Qualität dieses Vorganges ist die Flexibilität der Atemmuskulatur. Während der Zwerchfellsenkung öffnet sich reflektorisch die Glottis, um für die Einatemluft den Weg in die Luftröhre freizugeben.

Experimentelle Untersuchungen von Coblenzer und Muhar (1965[4], 1987[5]) haben gezeigt, dass bei einer reflexartigen Luftergänzung nach nur 0,2 Sekunden das inspiratorische Strömungsmaximum von mehr als 350 Liter pro Minute erreicht wird. Diese Form der Einatmung unterscheidet sich damit deutlich von der Einatmung nach einer vollständigen Lösung der Atemmuskulatur am Ende eines Phonationsbogens und eines Ausschwingens in die Pause *(s. Kap. 10)*.

Um solch eine rasche Kontraktion optimal vorzubereiten, sollte die Einatemmuskulatur schon während der vorangehenden Phonation kontinuierlich mit Impulsen aus dem Einatemzentrum versorgt werden, was bedeutet, dass sie nur langsam und geführt ihre Spannung abgibt („Inspiratorische Gegenspannung", „Atemrückhaltekraft") und auch am Ende der Phonation noch kontrahierte Faserbündel aufweist.

---

2 Coblenzer, H. und Muhar, F.: Die Phonationsatmung, Wiener klinische Wochenschrift, Nr. 48, Sonderabdruck aus 77. Jahrg., 1965, S. 945-953

3 Schürmann, U.: Stimmig präsentieren – AAP in den nichtklinischen logopädischen Arbeitsfeldern der Prävention und des Kommunikationstrainings, Logos Interdisziplinär, Jg. 9, Ausg. 3, 2001, S. 211

4 Coblenzer, H. und Muhar, F.: Die Phonationsatmung, Wiener klinische Wochenschrift, Nr. 48, Sonderabdruck aus 77. Jahrg., 1965, S. 945-953

5 Coblenzer, H. und Muhar, F.: Atem und Stimme, Österreichischer Bundesverlag für Unterricht, Wissenschaft und Kunst, Wien, 1987, S. 69 ff.

Hier wird deutlich, dass eine effektive reflexartige Luftergänzung eine trainierte und gleichzeitig flexible Atemmuskulatur, insbesondere ein kräftiges und flexibles Zwerchfell, voraussetzt.

12.3 Praktische Hinweise

- Übungen zur Wahrnehmung und Intensivierung der Atmung unter besonderer Beachtung der Lösung der Atemmuskulatur während der Atempause bereiten die reflexartige Luftergänzung vor.
- Für die Vorbereitung der reflexartigen Luftergänzung ist es unterstützend, während der Phonation so lange wie möglich eine inspiratorische Gegenspannung beizubehalten. Unter dieser Voraussetzung ist gewährleistet, dass sich mit dem Aufgeben phonatorischer Aktivität die Inspiration, also eine Luftergänzung, wie von selbst vollzieht. Je höher die Spannung der Einatemmuskulatur ist, umso schneller vollzieht sich die Luftergänzung.
- Auch intentionale Zuwendung zum Zuhörer beeinflusst die Tonusregulation und schafft eine optimale Voraussetzung für die reflexartige Luftergänzung. „Am Ende einer Phrasierung scheint dann der Einatem in Bruchteilen von Sekunden als passiver Vorgang wieder zurück zu schwingen." (Glaser 1990)[6]
- Impulshafte Bewegungen, die ein Federn des Zwerchfells unterstützen (z. B. das Prellen eines Tennisballes), verbunden mit dem impulshaften Sprechen von Silben aus Halbklingern, Vokalen und Explosivkonsonanten (wit, wat, wot, ... o. ä.), später mit Zahlenreihen oder mit kurzen Fragewörtern (Was? Wo? Wie? Wann?) unterstützen die reflexartige Luftergänzung.

---

6 Glaser, V.: Eutonie, Haug Verlag, Heidelberg, 1990, S. 160

12.4 Quellen aus der Schlaffhorst-Andersen-Literatur

Schlaffhorst und Andersen haben weder den Begriff der reflektorischen noch der reflexartigen Luftergänzung gekannt. Laut Schümann (1991, s. u.) ist der von ihnen genutzte Begriff des „Stimmatems" der reflexartigen Luftergänzung gleichzusetzen.

1. Lehrervereinigung Schlaffhorst-Andersen e. V. – Deutscher Bundesverband der Atem-, Sprech- und Stimmlehrer/innen – dba: „Zusammenstellung von Begriffsdefinitionen aus der Schlaffhorst-Andersen-Arbeit", nach einer Befragung von 1967, unveröffentlichtes Manuskript, Eldingen, 1972, Archiv Schlaffhorst-Andersen

„Leutiger, L. u. R.: (Stimmatem bedeutet) „schnelles reflexartiges Aufgehen der Stimmritze, Einatmungsbewegung des Zwerchfells mit gleichzeitiger Entspannung im Ansatzrohr. – Eindeutig objektivierbarer Vorgang durch die Untersuchungen von Dr. Muhar – Wien. Der Stimmatem erlaubt bei richtigem Atemablauf praktisch pausenlosen Stimmgebrauch."

2. Rauschnabel, V.: „Die sogenannte Atempause als Strukturierungsfaktor in Stimmtherapie und Stimmbildung", Sprache – Stimme – Gehör 2, 1978, S. 47

„Dabei (beim Abfedern) wird die Atemmuskulatur gleichsam durch einen kleinen Rückstoß jeweils am Ende der Phonationsphase reflexartig in die Inspiration ‚geschleudert' (vgl. auch Muhar 1970)."

3. Schümann, G.: Die Atemschriftzeichen, Florian Noetzel Verlag, Wilhelmshaven, 1991, S. 199

„Diese Art der *Luftergänzung* bzw. der Einatmung geschieht durch plötzliches Lösen der Phonationsspannung. Reflexartig federt die Atemmuskulatur in eine elastische Grundspannung zurück und befähigt zu sofortigem Weitersprechen oder Weitersingen. Schlaffhorst und Andersen bezeichneten dieses Phänomen als *„Stimmatem"*, womit der Tatsache Bedeutung zukommt, daß sich reflexartig nicht nur das Zwerchfell senkt, sondern auch die Glottis öffnet, um Luft in gerade angemessener Menge in den Atemtrakt einströmen zu lassen. Coblenzer prägte dafür den Begriff ‚atemrhythmisch angepaßte Phonation' (Coblenzer u. a., a. a. O. S. 20 ff)."

4. Saatweber, M.: Einführung in die Arbeitsweise Schlaffhorst-Andersen, Schulz-Kirchner Verlag, 6. Auflage, Idstein, 2007, S. 24

„Es gibt zwei Arten der Pause bei der Phonation: Die abfedernde Pause mit ihrem raschen, knappen, temperamentvollen, prägnanten und leichten Charakter, bei der die Atemmuskulatur gleichsam durch einen kleinen Rückstoß jeweils am Ende der Phonationsphase reflexartig in die Inspiration „geschleudert" wird. Wir sprechen hier von *‚reflektorischer Luftergänzung'* (vgl. Coblenzer/Muhar). Das andere ist die ausschwingende Pause."

13 Durchlässigkeit

13.1 Definition

Durchlässigkeit bedeutet, dass jede Bewegung durch den Körper weitergeleitet wird.

Das betrifft:

- Ganzkörperliche oder lokalisierte schwingende, kreisende und rhythmische Bewegungen oder auch von außen auf den Organismus einwirkende Bewegungsimpulse wie bei Schüttelungen, Vibrationen und beim Bewegtwerden durch eine andere Person. Durchlässigkeit der Bewegung bedeutet, dass alle Bewegungen leicht und mühelos ausgeführt werden können.
- Einatemimpulse und Atembewegungen: Durchlässigkeit des Organismus führt zu freier und ökonomischer Atemtätigkeit, da sich alle Atemmuskeln frei bewegen können.
- Stimmschwingungen bzw. -vibrationen: Die in den Ansatzräumen erzeugten Stimmschwingungen können sich als Vibrationen im gesamten Organismus ausbreiten, wodurch wiederum eine Klangveränderung / -verbesserung hervorgerufen wird.
- Körperliche Empfindungen, welche in die bewusste Wahrnehmung „durchgelassen" werden. Durchlässigkeit ist die Voraussetzung für eine differenzierte Wahrnehmung des eigenen Körpers und kann somit zu besserem Körperbewusstsein führen. Umgekehrt ist aber auch ein ausgeprägtes Körperbewusstsein Voraussetzung für die Durchlässigkeit. Die Begriffe Körperbewusstsein und Durchlässigkeit *gleich*zusetzen (G. Semrau, 1978)[1] hat sich in der praktischen Arbeit nicht durchgesetzt, da in dem Begriff des Körperbewusstseins die kennzeichnenden motorischen Aspekte der Durchlässigkeit fehlen.

13.2 Anatomisch-physiologische Erklärung

Die Durchlässigkeit des Körpers hängt vom Spannungszustand seiner Muskulatur ab. Bewegungsimpulse können nur dann über mehrere Gelenke hinweg weitergeleitet

1 Semrau, G.: Bewegung nach Schlaffhorst-Andersen, Vortrag, gehalten auf einer Tagung der Lehrervereinigung Schlaffhorst-Andersen e. V. in Bad Teinach, 1978 *(s. a. Kap. 13.4.3)*

werden, wenn die beteiligte Muskulatur eine angemessene Spannung hat. Ein überspannter Muskel verhindert ebenso die Weiterleitung wie ein unterspannter.

Die Spannung der Skelettmuskulatur wird (willkürlich und unwillkürlich) durch das somatische Nervensystem gesteuert und hängt von verschiedenen Parametern ab. Dazu gehören z. B. erlernte oder konstitutionelle Bewegungs- und Spannungsmuster, die vegetative Reaktionslage, die geistige und emotionale Situation, sensorische Reize von außen und propriozeptive Informationen z. B. aus dem Gleichgewichtsorgan oder aus den Dehnungs- und Spannungsrezeptoren der Muskulatur.

Das somatische Nervensystem reguliert sowohl den Gesamtkörpertonus als auch den Tonus eines einzelnen Muskels oder einer bestimmten Muskelgruppe. In Bezug auf die Durchlässigkeit ist ein Muskel jedoch niemals isoliert zu betrachten, sondern immer in seiner Bedeutung innerhalb eines Systems von Muskelketten oder Funktionseinheiten. Ist ein bestimmter Muskel unterspannt, so wird dies häufig durch Verspannung eines anderen Muskels ausgeglichen. Auch können sich Überspannungen eines Muskels über Muskelketten auf andere Muskeln übertragen. Daher ist es wesentlich, diese Wechselwirkungen in der Arbeit an der Durchlässigkeit zu berücksichtigen *(vgl. Kap. 20)*.

Die Durchlässigkeit des Körpers für Bewegungsimpulse basiert also auf einer gesamtkörperlich ausgewogenen Muskelspannung *(Eutonus)*.

13.2.1 Durchlässigkeit für Atembewegungen

Die Durchlässigkeit des Organismus ermöglicht freie Atembewegungen, bei denen alle Atemräume gleichmäßig genutzt werden können. Das Zwerchfell kann sich tief und kräftig senken, da weder Bauch- noch Beckenbodenmuskulatur dagegenhalten, und der Brustkorb kann sich optimal weiten, ohne dass z. B. eine eingesunkene Haltung die Aufrichtung des Brustbeins behindert oder eine verspannte Zwischenrippenmuskulatur die Hebung der Rippen beeinträchtigt.
Auf diese Weise können spontane unwillkürliche Einatemimpulse ungehindert und mühelos zugelassen werden. Atemrhythmus und Atemvolumen stehen im Einklang mit den Bedürfnissen des Organismus. Ruhe- und Leistungsatmung sowie die Phonationsatmung können ökonomisch erfolgen.

13.2.2 Durchlässigkeit für Stimmschwingungen

Die freie Aufhängung des Kehlkopfes ist Voraussetzung für das freie Spiel der inneren Kehlkopfmuskulatur. Die Muskelspannung seines Aufhängesystems ist jedoch wiederum abhängig von der Spannung einer Vielzahl von benachbarten oder auch weit entfernten Muskeln. Eine ganzkörperliche Durchlässigkeit ist also unabdingbare Voraussetzung für eine optimale und gesunde Stimmfunktion *(s. Kap. 20 und Lang, 2000[2])*.

---

2 Lang, A.: Außenbewegung – Innenbewegung - ein Zugang zur beweglichen Stimme, in: Geissner, H. K. (Hrsg.): Stimmen hören, Röhrig Universitätsverlag, St. Ingbert, 2000, S. 217-222

Komplexe nervale Schaltkreise sorgen für die Abstimmung der Ansatzraumformung auf die Frequenzen des Primärtones (und umgekehrt) mit der Folge einer gezielten Verstärkung bestimmter Frequenzen des Stimmklanges. Eine wichtige Rolle spielen dabei die Vibrationsempfindungen. Sie können genutzt werden, um diesen Prozess zu beeinflussen. Um z. B. die für einen tragfähigeren Klang nötigen Frequenzen zu verstärken, kann die Erzeugung von Vibrationen im Bereich der „Maske" angestrebt und als Rückmeldung über den Erfolg genutzt werden.
Eine Ausbreitung von Stimmschwingungen im gesamten Organismus ist die Folge von ganzkörperlicher Durchlässigkeit und einer optimierten Abstimmung der Muskelspannungen im Bereich der Ansatzräume. Dies ist zu hören an einem tragfähigen, offenen und resonanzreichen Klang der Stimme.

13.2.3 Durchlässigkeit für Wahrnehmungen aus dem Körper

Alle bisher genannten Phänomene beziehen sich auf motorische Leistungen. Der Begriff der Durchlässigkeit wird im Konzept Schlaffhorst-Andersen jedoch auch auf den Bereich der Wahrnehmung übertragen. Hiermit ist die Durchlässigkeit für körperliche Empfindungen gemeint, welche ein ausgeprägtes Körperbewusstsein voraussetzt.

Im Zwischenhirn befindet sich der sogenannte „Thalamus", ein Kerngebiet, das alle sensorischen Informationen empfängt und eine Art „Tor zum Bewusstsein" bildet. Nur die für dieses Individuum im Moment neuen und wichtigen Informationen werden an das Bewusstsein (bzw. an die Hirnrinde) weitergeleitet. Welche Informationen als wichtig bewertet werden, hängt u. a. ab von der Situation, von emotionalen Erfahrungen, von der Wertschätzung einer Information, von bewussten oder unbewussten Schutzmechanismen, aber auch vom gewohnten Umgang mit Empfindungen. Durch Körperwahrnehmungsübungen kann die „Durchlässigkeit" des Thalamus an die Hirnrinde erhöht werden.

13.3 Praktische Hinweise

- Um Durchlässigkeit zu erlangen, ist die Arbeit am Spannungsausgleich der Muskulatur mit dem Ziel der Wohlspannung (Eutonus) grundlegend. Dies kann z. B. über die Regenerationswege kreisende, schwingende oder rhythmische Bewegung erfolgen oder über gezielte Dehnungsübungen.
- Vibrationen und Schüttelungen, Klopfungen, Dehnungen und Packgriffe fördern die Durchlässigkeit der Rumpf- und Atemmuskulatur.
- Verspannungen der Artikulationsmuskulatur können über Durchlässigkeitsübungen ebenso abgebaut werden wie Verspannungen der Körperbereiche, die diese Muskeln beeinflussen. Umgekehrt wirkt sich der Einsatz der Stimmvibrationen aufgrund der durch sie erzeugten Mikromassage des Organismus förderlich auf die Durchlässigkeit des gesamten Organismus aus. Hierzu kann gezielt das Tönen im Sinne des Regenerationsweges nach Schlaffhorst-Andersen (gegebenenfalls in Ver-

bindung mit kreisender, schwingender oder rhythmischer Bewegung) eingesetzt werden.

- Um die Durchlässigkeit der Atemmuskulatur zu erreichen, ist die Lautfunktionsarbeit nach Schlaffhorst-Andersen ein wirksamer Weg *(s. Kap. 29)*. Das impulshafte Sprechen von Explosivkonsonanten oder deren Verbindungen mit Vokalen führt zu einer Flexibilisierung der Atemmuskulatur. Der Einsatz eines artikulatorischen und/oder phonatorischen Widerstandes über die Verlangsamung der Ausatmung durch Bildung von Strömungskonsonanten, Voll- oder Halbklingern führt zur Intensivierung der Einatembewegung, zum Spannungsausgleich der Atemmuskulatur und damit zur Erweiterung von Atemräumen.

13.4 Quellen aus der Schlaffhorst-Andersen-Literatur

Es zeigt sich, dass der Begriff *Durchlässigkeit* in alten Schriften (z. B. von C. Schlaffhorst, H. Andersen, A. Schulze) nicht auftaucht. Die erste Nennung ist 1972 bei R. von Lingelsheim zu finden.

1. Lingelsheim, R. von:
„Gedanken über die Arbeitsweise der Schule Schlaffhorst-Andersen, einzige Ausbildungsstätte für den Atem-, Sprech- und Stimmlehrer in Eldingen, Kreis Celle", unveröffentlichtes Manuskript, Hannover, 1972, S. 4

„Als Zielsetzung für diese Bewegungsarbeit [nach Schlaffhorst-Andersen] gelten im besonderen: (...) die Steigerung der Durchlässigkeit des Organismus."

2. Schümann, G.:
„Natur im Menschen, Naturkraft, Mitte", unveröffentlichtes Manuskript, Titisee, 1976, S. 8

„*Durchlässigkeit,* darunter ist wahrscheinlich eine Elastizität im gesamten Zellengewebe zu verstehen. Was soll durchgelassen werden, vor allem wohl die Luft, die Stimmschwingungen aber auch die Ideen, die ein anderer gibt. Sie erst mal durch sich durchlassen, nicht gleich abwerten, (...) es gibt auch eine geistige *Durchlässigkeit*."

3. Semrau, G.:
„Bewegung nach Schlaffhorst-Andersen", Vortrag, gehalten auf einer Tagung der Lehrervereinigung Schlaffhorst-Andersen e. V. in Bad Teinach, 1978, Archiv Schlaffhorst-Andersen

„Den anfangs schon erwähnten Begriff der Körperbewußtheit ersetzen durch den Begriff Durchlässigkeit! Ist nun ein gewisses Maß an Durchlässigkeit (d. h. also Körperbewußtsein und Sensibilität) erreicht, stehen im Mittelpunkt der Bewegungsarbeit die Grundbewegungsformen nach Schlaffhorst-Andersen" „(...) sprach ich von der Notwendigkeit des Erreichens von Durchlässigkeit als Voraussetzung für die Bewegungsarbeit nach S. /A.".

4. Saatweber, M.:
Einführung in die Arbeitsweise Schlaffhorst-Andersen, Druck Stephansstift, 1. Auflage, Hannover, 1990, S. 16, 50

„Bedingung für diese Wechselwirkung ist eine genügende *Durchlässigkeit* des Körpers. In Ruhe bedeutet *Durchlässigkeit* Lockerheit, in der Aktion unverkrampftes Aufnehmen und Abgeben von Spannung."

„Das Ziel ist erreicht, wenn der ganze Körper *durchlässig* ist für die Bewegung.
Die *Durchlässigkeit* nimmt in der Arbeit Schlaffhorst-Andersen einen großen Raum ein. Wir wollen erreichen, daß jegliche Bewegung durch den Körper hindurch geht, sich in ihm fortsetzt.

Um nun Bewegung durch den Körper hindurchgehen zu lassen, muß die Muskulatur in einer guten Spannung sein."

„Die Voraussetzung dafür, daß die [Stimm-]schwingungen sich ausbreiten können, ist eine möglichst gute *Durchlässigkeit* der Körpermuskulatur, die wiederum auch durch die Tönung gefördert wird."

5. Seyd, W.:
Schwingen und Atemmassage, Neckar-Verlag, Villingen-Schwenningen, 1993, S. 90, 91

„Eine *Durchlässigkeit* wird empfunden, wenn der Muskeltonus den jeweiligen Anforderungen optimal angepaßt ist. (...) Bei einer optimalen *Durchlässigkeit* spürt der Schwingende in Ruhe und Bewegung die Atembewegung im ganzen Körper. (...) Auch beim Tönen nimmt der Übende die Stimmschwingungen im ganzen Körper wahr. Mit zunehmender Sensibilität kann er sie immer deutlicher spüren."

14 Luft unter der Zunge

14.1 Definition

„Luft unter der Zunge" ist Bestandteil von Übungsabläufen, es bezeichnet das Aufstellen der Zunge in L-Stellung während einer Einatmung durch den Mund bei geweiteter Kieferöffnung.

Das bedeutet im Einzelnen:

- Über die hochgestellte Zunge wird die Artikulationsspannung eutonisiert und die Kieferöffnung geweitet. Unökonomischer Zungendruck beim Sprechen und Singen wird vermieden *(Details s. u. Kap. 14.2).*
- Durch die unter der Zunge vorbeistreichende Luft wird die Mundschleimhaut gereizt und zur Speichelproduktion (Befeuchtung) angeregt.
- Das Einatmen mit hochgestellter Zunge ermöglicht eine schnelle Luftaufnahme ohne Schnapp- oder Hochatmung. Gleichzeitig können Vorteile der Nasenatmung (Anfeuchten, Reinigen, Erwärmen der Luft) in gewissem Maße beibehalten werden.
- Der Begriff „Luft unter der Zunge" hat nach Schlaffhorst auch die Bedeutung, dass beim Sprechen oder Singen Luft unter der Zunge, im Sinne einer sich frei und euton im Mundraum bewegenden Zunge, sein sollte.

14.2 Anatomisch-physiologische Erklärung

Bei dem Übungsmodul „Luft unter der Zunge" werden die Ansatzräume in alle Richtungen vergrößert, hörbar an dem anschließend volleren, resonanzreicheren Stimmklang. Darüber hinaus wird die Grundspannung der Artikulationsmuskulatur optimiert, was zu einer deutlicheren und flexibleren Artikulation führt.

Im Einzelnen bedeutet das:

- Die Kaumuskulatur wird gelöst, um die notwendige Kieferweite herzustellen. Bei Verspannung oder Verkürzung sind vorbereitende Dehnungsübungen sinnvoll.
- Die Schlundschnürer-Muskulatur (*M. constrictor pharyngis*) wird gelockert. Außerdem wird durch die Entspannung des Mundbodens und der den Kehlkopf hebenden Muskulatur auf der einen sowie durch die tiefe

Einatmung auf der anderen Seite (elastische Züge) der Kehlkopf gesenkt. Durch diese Mechanismen wird sowohl eine Weitung als auch eine Längung des Schlundes erreicht.

- Durch die Kieferöffnung werden die Lippen geöffnet und damit ein evtl. verspannter Lippen-Ringmuskel (*M. orbicularis oris*) eutonisiert.
- Der Zungengrund wird gelockert. Bei Verkürzung des M. hyoglossus wird dieser zwischen der gehobenen Zunge und dem gesenkten Zungenbein leicht gedehnt.
- Die Zungenspitze wird hingegen durch ihren Kontakt zum Oberkiefer tonisiert, wodurch eine präzise Artikulation unterstützt wird.
- Es handelt sich um eine modifizierte Mundatmung, bei der der Einatemwiderstand geringer ist als bei der Nasenatmung. Hierdurch wird eine schnelle und geräuschlose Einatmung begünstigt.
- Im Vergleich zur normalen Mundatmung wird die Einatemluft durch die Hochstellung der Zunge stärker befeuchtet und vorgewärmt. Die an der Schleimhaut vorbeistreichende kühle und trockene Luft regt darüber hinaus die Sekretion der Speicheldrüsen an.

14.3 Praktische Hinweise

- Um ein müheloses Hochstellen der Zunge zu ermöglichen, können vorbereitend die innere und äußere Zungenmuskulatur und die Kaumuskulatur eutonisiert und ggf. gedehnt werden (Artikulationsübungen, insbesondere Kiefer- und Zungenübungen).
- Das Hochstellen der Zunge während der Einatmung bietet sich im Anschluss an das L [l] an und kann im Zusammenhang mit dem Tönen dieses Lautes oder nach Wörtern mit [l] im Auslaut geübt werden.
- Das [l] in Kombination mit dem Umlaut ä [ɛ:] fördert den Leibanschluss *(s. Kap. 15)*. Das Aufstellen der Zunge während der Einatmung intensiviert diese Wirkung.
- Speziell beim Singen ist durch die Vorgabe der Musik oft eine schnelle Luftaufnahme erforderlich. Um ein Gefühl für diesen Vorgang zu bekommen, kann die Einatmung zunächst einmal mit dem Übungsmodul „Luft unter der Zunge" geübt werden, da so in kurzer Zeit bei rascher und tiefer Zwerchfellsenkung ein relativ großes Luftvolumen eingeatmet werden kann.
- Wird das gewünschte Ergebnis in der Übungssituation erreicht, erfolgt die Einatmung mit Luft unter der Zunge nur noch alle paar Einatemzyklen und wird anschließend nur noch visualisiert, bis die Ergebnisse auch ohne diese Hilfestellung erreicht, automatisiert und somit auf die Alltagssituation übertragbar werden.

14.4 Quellen aus der Schlaffhorst-Andersen-Literatur

Die in der unten aufgeführten Zusammenstellung von Begriffsdefinitionen (1972) von D. Kalk aufgeführte Aussage, es werde bei dieser Übung unter der Zunge ein- und ausgeatmet, lässt sich physiologisch zwar nicht bestätigen, da an der Zungenunterseite keine Verbindung zur Luftröhre besteht. Methodisch lässt sich dieses Bild jedoch als geistige Vorstellungshilfe einsetzen und führt dann sehr wirksam zu einer Lockerung der Zungenmuskulatur.
Auch der Erklärungsansatz, dass durch diese Übung der Anschluss der Resonanzräume an die Leibräume (Saatweber, 1994) oder Leibresonanzen (Noodt, 1996) begünstigt wird, ist anatomisch-physiologisch bzw. physikalisch nicht richtig *(s. Kap. 15).*

1. Lehrervereinigung Schlaffhorst-Andersen e. V. – Deutscher Bundesverband der Atem-, Sprech- und Stimmlehrer/innen – dba: „Zusammenstellung von Begriffsdefinitionen aus der Schlaffhorst-Andersen-Arbeit", nach einer Befragung von 1967, unveröffentlichtes Manuskript, Eldingen, 1972, Archiv Schlaffhorst-Andersen

Zitate (alphabetisch geordnet):

Bulgrin, E.: „*Luft unter der Zunge* erlebt man, wenn man die Zungenspitze hinter die oberen Schneidezähne legt und den Mund wie zum a öffnet. Man spürt dann die kalte Außenluft an der Unterseite der Zunge. Vorübung für ‚durchlüftetes' Sprechen ohne Zungendruck."

Kalk, D.: „Eine wichtige Sache für Schlaffhorst, um der deutschen Zunge zur Kultur der Sprache zu verhelfen. Die Zunge darf nicht schwer unten aufliegen; auch deshalb nicht (nach Suttrow), weil die Einatmungsluft unter der Zunge einströmt bei der deutschen Sprache."

Grauding, A.: „Eine Variation der Schlürfübung, die Zunge breit an den Oberkiefer anlegen und die Einatmungsluft unter der Zunge einschlürfen. Vor dem Sprechen zu üben, damit die Zunge nicht an den Unterkiefer gepreßt wird."

Leutiger, L. u. R.: „Luft unter der Zunge oder ‚unter der Zunge ein- und ausatmen' ist physiologisch nicht möglich. Dieses Bild stellt aber eine Hilfsmöglichkeit dar, die Muskulatur des Ansatzrohres und der Zunge zur Lockerheit zu bringen."

Schulze, A.: „Oft wurde auch gesagt: unter der Zunge ein- und ausatmen. Das ist physiologisch nicht möglich. Die Vorstellung fördert aber, eine Spannung der Zungenmuskulatur zu lösen."

Wendik, L.: „Siehe Schlürfen"

Wolf, I. von: „Luft unter der Zunge kann man fühlen. Aber auch die bloße Vorstellung lockert die Zunge."

2. Saatweber, M.:
Einführung in die Arbeitsweise Schlaffhorst-Andersen, Schulz-Kirchner Verlag, Idstein, 1994, S. 134

„C. Schlaffhorst verstand unter dem Begriff *„Luft unter der Zunge"* eine Übung zur Einatmung, nämlich das Hochstellen der Zunge (L-Stellung) bei der Einatmung. Es bewirkt Tiefstand des Kehlkopfs, Weite im Ansatzrohr, besonders im Rachenraum (Gähnstellung), durch die der Anschluß der Leibräume beim Singen und Sprechen begünstigt wird. Durch das Einströmen der Luft unter der Zunge werden Mundspeicheldrüsen und Drüsen der Mundschleimhäute angeregt. Das kann Auswirkungen auf die gesamte Schleimhautaktivität haben.

Zu beachten ist, daß die Luft locker einströmen soll, gleichzeitig auch durch die Nase. Bei verspannten Artikulationsorganen dient das Hochstellen der Zunge bei der Einatmung der allgemeinen Entspannung.

Nützlich ist das Einatmen mit hochgestellter Zunge beim Singen oder Sprechen, wenn nicht viel Zeit für die Einatmung zur Verfügung steht, um das Schnappen zu vermeiden. Schnelles Luftholen ist nur nach Lockerlassen der Leib- und Atemmuskulatur möglich, sonst kann die Luft nur oberflächlich eingezogen werden, und schnelles Nachatmen ist notwendig."

3. Noodt, H.:
„Die deutschen Sprachlaute", Mitteilungen für den Freundeskreis der Schule Schlaffhorst-Andersen Nr. 9, 1996, S. 21

„'l' führt zu dem, was Clara Schlaffhorst ‚*Luft unter der Zunge*' nannte. Dieser Begriff meint sowohl Verbindung zur Leibresonanz beim Tönen (Tönung) als auch sehr leichte, rasche Luftergänzung mit Leiblösung durch hochgestellte Zunge und Schlundweitung, also Einatmungsimpuls durch offenen Mund und Nase. Klanglich führt das Üben zu sonorem, fülligem, klangvollem Sprechen und Singen."

15 Der Leibanschluss

15.1 Definition

Leibanschluss bedeutet im Konzept Schlaffhorst-Andersen das Einbeziehen des Bauch- und Beckenraumes in die Tonerzeugung. Leibanschluss bezieht sich sowohl auf die Sing- als auch auf die Sprechstimmfunktion.

Das bedeutet im Einzelnen:

- Die Rolle des Bauch- und des Beckenraumes für die Phonation wird sowohl in Hinblick auf die Wahrnehmung dieser Körperbereiche als auch auf die Spannung der sie umgebenden Muskeln berücksichtigt.
- Eine Voraussetzung für den Leibanschluss ist die Durchlässigkeit des gesamten Organismus unter spezieller Berücksichtigung der Bauch- und Beckenmuskulatur. Das heißt, dass die innere und die äußere Muskulatur für alle Bewegungen, insbesondere für die Atembewegung und für die Stimmschwingungen, durchlässig ist *(s. Kap. 13)*.
- Durch den Leibanschluss werden die Resonanzräume geweitet und in ihrer Form optimal an den primären Kehlkopfklang angepasst. Typisch für die Klangfarbe der unter Leibanschluss erzeugten Stimme ist eine Anreicherung mit dunkel und warm wirkenden Obertönen.
- Eine Phonation mit Leibanschluss wird nicht durch Krafteinsatz erzeugt, sondern zeichnet sich durch Mühelosigkeit aus.
- Bauch- und Beckenraum bilden den Sitz der hormonell und instinktiv gesteuerten Vital- und Triebkräfte zur Selbst- und Arterhaltung. Ihre Integration in die Stimmerzeugung führt (in Abhängigkeit von der individuellen Biografie) zu einer Steigerung der Vitalität mit einer Mobilisierung psycho-physischer Kräfte *(s. Kap. 1.2.6)*. Diese werden für die Phonation genutzt und kommen in der Qualität des Stimmklanges zum Ausdruck. Gleichzeitig wird die Selbstwahrnehmung und damit die Entwicklung der Persönlichkeit gefördert.

15.2 Anatomisch-physiologische Erklärung

Voraussetzung für den Leibanschluss ist ein an die Aktivität angepasstes Spannungsgleichgewicht (Eutonus) der gesamten Aufrichtungs-, Atem-, Kehlkopf- und Artikulationsmuskulatur, damit alle an der Stimmgebung beteiligten Muskeln und Muskelketten ungestört funktionieren können. Der Bauch- und Beckenraum, in dem die

Verdauungs- und Geschlechtsorgane liegen, wird nach außen hin muskulär von der Bauch- und Beckenbodenmuskulatur und von den unteren Rückenmuskeln begrenzt. Voraussetzung für das Einbeziehen dieser Körperregion in die Tongebung ist daher die Eutonisierung insbesondere auch dieser Muskelgruppen.

Beim Leibanschluss

- senkt sich das Zwerchfell tief in der Einatmung, dabei geben die Bauch- und Beckenbodenmuskeln nach (Weitung des Leibes), der Kehlkopf ist euton eingespannt, hängt tief und frei, die optimierte Spannung der Atemmuskulatur ermöglicht eine dosierte Luftabgabe, die innere Kehlkopfmuskulatur kann ungestört funktionieren *(→ freie Stimme).*

- Die Ansatzräume sind weit und lang und bleiben auch während der Artikulation in ihrer Spannung und Form optimal auf den primären Kehlkopfklang abgestimmt → optimale Resonanzfunktion *(→ voller, obertonreicher Klang).*

- Die feine Abstimmung der beteiligten Muskelgruppen aufeinander bewirkt eine ökonomische *(→ mühelose)* Stimmerzeugung.

- Die bei der Wahrnehmung des Bauch- und Beckenraumes frei werdenden psycho-physischen Kräfte *(Vital- und Triebkräfte nach Schlaffhorst-Andersen, s. Kap. 1.2.6)* beeinflussen über das limbische System[1] und über die Formatio reticularis[2] den Tonus der Kehlkopf-, Artikulations- und Atemmuskulatur und fließen so in die Tongebung mit ein *(→ authentischer Stimmklang).*

- Das gesamtkörperliche muskuläre Spannungsgleichgewicht ermöglicht darüber hinaus die Durchlässigkeit des Organismus für Stimmschwingungen und Atembewegungen.

Die Bewegung des Singens und Atmens bewegt folglich den ganzen Leib mit: „Der ganze Körper singt." Bei optimalem Leibanschluss können diese starken Stimmschwingungen im gesamten Körper als Vibrationen wahrgenommen werden. Muskuläre Verspannungen (z. B. im Bereich des Kiefers, Rachens, Mundbodens, der Schulter-Nackenregion, des Bauches, Beckenbodens oder der Beinmuskulatur) durch physische oder psycho-physische Ursachen können hingegen den Leibanschluss verhindern.

---

1 Limbisches System: nervales Steuerungssystem für emotionale Reaktionen und Gefühle

2 Formatio reticularis: netzförmige Nervenzellformation, die u. a. maßgeblich an der Steuerung des Muskeltonus beteiligt ist

15.3 Praktische Hinweise

- Ganzkörperliche Übungen zum gesamtkörperlichen Spannungsausgleich und zur Erhöhung der Durchlässigkeit sind die Basis der Arbeit am Leibanschluss *(s. Kap. 13)*.
- Übungen zum Spannungsabbau der Thorax- und Bauchmuskulatur, Atem- und Dehnungsübungen sowie Übungen aus dem Regenerationsweg der kreisenden Bewegung führen zur Weitung des Brust- und Bauchraumes und schaffen ein gesteigertes Bewusstsein für diese Bereiche.
- Um die Lockerheit und Weite im Vokaltrakt zu erreichen, bietet sich der Einsatz des weitgehend ungeformten Lautes [ɛ:] an. Dem gleichen Ziel dient das Nutzen des Vollklingers [l]. Zur Vorbereitung kann die Einatmung mit „Luft unter der Zunge" erfolgen *(s. Kap. 14)*.
- Auch das Tönen der Vollklinger [m] oder [ŋ] mit kauender Bewegung und gleichzeitiger Vorstellung von wohlriechendem und -schmeckendem Essen führt zu einer Weitung der Resonanzräume. Ergänzend können Vorstellungshilfen eingesetzt werden.
- Da sich der Bauch- und – mehr noch – der Beckenraum auf der psychischen Ebene mit intimen Themen wie unbewussten Emotionen, Sexualität, Missbrauch o. Ä. verbindet, ist es unerlässlich, ggf. auftretende biografisch bedingte Blockaden und Ängste zu berücksichtigen.
- Die Integration des Leibanschlusses in die Spontansprache, auch in der Alltagssituation, bedeutet einen intensiven Zugang der Person zu sich selbst, der sich stärkend auf das Selbstbewusstsein auswirkt, jedoch auch zu Konflikten im gewohnten Umfeld führen kann. In der Therapiesituation ist es daher sinnvoll, diesbezüglich nachzufragen und ggf. beratend und ermutigend zu begleiten.

15.4 Quellen aus der Schlaffhorst-Andersen-Literatur

Der Begriff *Leibanschluss* wird von vielen Schülerinnen und Schülern von Clara Schlaffhorst und Hedwig Andersen genutzt, aber von den beiden selbst an keiner Stelle definiert.

Eine 1967 durch die Lehrervereinigung Schlaffhorst-Andersen zusammengetragene Sammlung von mündlichen Definitionen zum Begriff *Leibanschluss* gibt Einblick in das damalige Verständnis. Die praktischen Inhalte stellen bis heute ihre Wirksamkeit unter Beweis, auch wenn der überwiegende Teil der physiologischen Erklärungsmodelle inzwischen unzeitgemäß ist und daher gemäß der modernen Wissenschaft überarbeitet werden musste.

So ist die historische Vorstellung, der Schall werde über die Speiseröhre durch den Magen-Darm-Trakt weitergeleitet und dort verstärkt, heute überholt:

1. Der Magen-Darm-Trakt ist kein Resonanzraum, da sich zwischen den aneinanderliegenden Organwänden keine Luftsäule bilden kann.
2. Der Eingang der Speiseröhre ist durch den hohen Grundtonus seiner Muskulatur geschlossen. Dieser Sphinkter öffnet sich nur während des Schluckens durch Tonusabnahme der Muskulatur für 1-2 Sekunden. Die Atmung wird jedoch während des Schluckens reflektorisch unterbrochen.

Auch die Bezeichnung des Lautes Ä [ɛ:] als „Speiseröhren"- oder „Primärlaut" (abgeleitet von dem Begriff „Primärzug" als Bezeichnung Schlaffhorsts für den Verdauungstrakt) ist daher historisch zu verstehen. Sie basiert auf der Tatsache, dass die Bildung von [ɛ:] insbesondere mit vorangestelltem [l] methodisch besonders geeignet ist, um die o. g. Ansatzrohrweitung zu erreichen. Die Ösophagusstimme ist damit nicht gemeint.

1. Lehrervereinigung Schlaffhorst-Andersen e. V. – Deutscher Bundesverband der Atem-, Sprech- und Stimmlehrer/innen – dba: „Zusammenstellung von Begriffsdefinitionen aus der Schlaffhorst-Andersen-Arbeit", nach einer Befragung von 1967, unveröffentlichtes Manuskript, Eldingen, 1972, Archiv Schlaffhorst-Andersen

Zitate (alphabetisch geordnet):

Bulgrin, E.: „Der venöse Zug vom Leib her zu Herz und Lunge. Durch die Speiseröhre (ä) Anschluß an das Zwerchfell."

Grauding, A.: „Wenn der ‚Primärzug' nicht abgeklemmt ist, spricht man von *Leibanschluß*. Dann kann die Bewegung sich auch auf die Leiborgane erstrecken. In jedem Fall ist es ein Mitarbeiten – vielleicht besser ein Mitschwingen – der Leiborgane und -muskeln bei der Tonerzeugung und bei der Atmung."

Kalk, D.: „Verbindung zu den Leiborganen"

Leutiger, L. u. R.:
„*Leibanschluß* wird beim Saugen, Schlürfen und beim Singen und Sprechen mit beobachtet.

Lingelsheim, R. von:
„Der Leibraum ist in den Atemvorgang und Phonationsvorgang mit einbezogen. Die Elastizität der Leiborgane wird durch die Ein- und Ausatmung gefördert. Bei der Tönung findet Ausbreitung der Schwingungen bis dahin statt."

Schenck zu Schweinsberg, W.:
„Wenn der *Leibanschluß* erreicht ist, dann wird der Inhalt der Bauchhöhle voll durchblutet."

Schümann, G.: „*Leibanschluß* ist Anschluß an den großen ‚Geschlechtsblutkreislauf', der von Hormonen gespeist wird (...) erkennbar an wärmerer, dunklerer Klangfarbe."

Schulze, A.: „Die Saugkraft kommt auch besonders der Bauchregion zugute, was immer mit *Leibanschluß* gemeint war."

Weber, M.: „Unter *Leibanschluß* wurde, so wie ich es weiß, verstanden, daß der Mensch nicht bis zum Zwerchfell singt, sondern daß die Bewegung des Singens den ganzen Leib mitbewegt."

Wendik, L.: „*Leibanschluß* setzt Lockerheit der äußeren und inneren Muskulatur voraus, die die Durchblutung und damit Durchlüftung der Leiborgane ermöglicht. Eine Verkrampfung irgendwo (auch im Großhirn) kann den *Leibanschluß* verhindern."

Wolf, I. von: „Die Schwingung der Töne muß bis in den Leib hinein spürbar sein, was bei tiefen Tönen leicht, bei hohen schwer, bei sogenannter ‚Kopfstimme' kaum möglich ist. Deshalb meiden wir diese."

2. Fromm, G.: Schriftliche Zusammenfassung einer Kollegiumsdiskussion mit Frau Gertrude Schümann, unveröffentlichtes Manuskript, 1988, Archiv Schlaffhorst-Andersen

„'Leib' meint den Raum unter dem Zwerchfell.
‚Leib' in der Gegenüberstellung zu Brust und Kopf
Der Begriff ‚Leib' erfaßt nicht in erster Linie den anatomisch-physiologischen Aspekt der entsprechenden Körperregion, sondern vielmehr den Bedeutungsaspekt des ‚Leibes'.
Die Emotionen und Kräfte des Leibes hängen mit den Organen des Leibes zusammen: Verdauungs- und Geschlechtsorgane.
Der ‚Leib' ist Ursprung der ‚Blut'-Gefühls- und Triebkräfte; diese sind die ‚Wurzelkräfte'.
Der Begriff ‚*Leibanschluß*' kann definiert werden als: Anschluß der Stimme an die Kräfte des Leibes. Der Begriff bezieht sich also zunächst nicht auf Atmung und Bewegung; jedoch steht zur Diskussion, wie Atem- und Bewegungsübungen den ‚*Leibanschluß*' der Stimme vorbereiten

und unterstützen können. Der Ausdruck ‚Kräfte' des Leibes zeigt, daß es primär nicht um die physikalisch-akustische Betrachtungsebene geht.
Unter ‚*Leibanschluß*' kann unter dem Aspekt des Spürens und Hörens also das Mitschwingen der Weichteile des Bauchraums und eine entsprechende Veränderung des Stimmklangs verstanden werden. Darüber hinaus geht es aber darum, ‚Anschluß' an bestimmte Kräfte zu bekommen."

3. Noodt, H.:
„Die deutschen Sprachlaute", Mitteilungen für den Freundeskreis der Schule Schlaffhorst-Andersen Nr. 9, 1996, S. 20

„*Erarbeiten* läßt sich dieser *Anschluß an den Leib* am günstigsten, indem schon die Einatmung durch den weit geöffneten Mund und Schlund geleitet wird (in I-Stellung). Die Weitung des Leibes wird dabei sehr deutlich. Dann kann das I tönend den ganzen ‚Klangzylinder' erfüllen. Dabei sollte man das Gefühl haben, Einatmung und Tönung würden eins, eins ginge ins andere ein. Die Schleimhautfalten am Eingang der Speiseröhre geraten dabei zusätzlich zu den Stimmlippen in Schwingung. Clara Schlaffhorst sprach von der ‚*Speiseröhrenritzenstimme*' oder auch von ‚*primärer' Tonerzeugung.*"

4. Saatweber, M.:
Zusammenfassung einer Kollegiumsdiskussion an der CJD Schule Schlaffhorst-Andersen, Bad Nenndorf, 1998

„Um *Leibanschluß* in der Stimme zu erreichen, muß die Konfiguration des Ansatzrohres stimmen. Die Kräftebalance zwischen dem Anblasedruck, der Stimmbandfunktion/-spannung und den Spannungsverhältnissen der Muskulatur der hinteren Rachenwand muß ausgeglichen sein. Eine weitere Steuerung erfolgt durch die Vorstellung des Klangbildes."

5. Saatweber, M.:
Einführung in die Arbeitsweise Schlaffhorst-Andersen, Schulz-Kirchner Verlag, 6. Auflage, Idstein, 2007, S. 135 ff

„Der Begriff *Leibanschluss* bezeichnet die Schwingungsfähigkeit und die sich daraus ergebende klangverstärkende Wirkung des gesamten Bauch-Beckenraumes. Dadurch wird der Raum unterhalb des Brustkorbs bzw. unterhalb des Zwerchfells als Resonanzraum bewusst in die Tonerzeugung einbezogen.

Wesentliche Voraussetzung dafür ist der Eutonus der inneren Muskulatur (Magen und Darm) und der äußeren quer gestreiften Muskulatur. Die Tonusregulation dieser Muskulatur ist neben anderen Faktoren durch das gesamte Atemgeschehen beeinflusst.

In Bezug auf den *Leibanschluss* erscheinen folgende Kriterien einer physiologischen Atemfunktion besonders wichtig:

1) Der unwillkürliche Einatemimpuls
2) Der Ansatz der Einatembewegung. Er sollte vom Körpermittelpunkt ausgehen.
3) Die Ausbreitung der Einatemdehnung nach unten ins Becken und nach oben bis in die Lungenspitzen (Costo-Abdominal-Atmung).
4) Das gute Lösen der Bauchmuskulatur in der Atempause.
5) Die Fähigkeit zur kraftvoll geführten Abspannung. D. h.: Die Einatemmuskulatur sollte in der Lage sein, die in der Einatmungsphase aufgebaute Spannungskonzentration während der Phonation fein dosiert zu lösen. (...)

Eine physiologisch richtige Atemfunktion nimmt dadurch in zweierlei Weise Einfluss auf den *Leibanschluss*:

1) Durch den Eutonus der Bauchmuskulatur (gleichzeitig Atemmuskulatur) wird der Leibraum mit seinen Organen gelöst und besser durchblutet und die Bauchwand schwingungsfähig, was beides der Resonanz zugute kommt.
2) Erst eine physiologisch richtige Atemführung gewährleistet eine optimale Stimmlippenschwingung, die ihrerseits Voraussetzung zur Ausnutzung vorhandener Resonanzräume ist.

So wird deutlich, dass die Arbeit am *Leibanschluss* gleichzeitig Arbeit am tönenden Raum und Arbeit am Atem sein muss.

Folgende Laute eignen sich besonders, den Leib in seiner Schwingungsfähigkeit und damit seiner tonisierenden Wirkung auch auf die umgebenden Atemmuskeln anzusprechen:

1) Das ‚l': Die Zunge streckt sich hoch gegen den oberen Zahndamm; es entsteht ein weiter Raum im Schlund; eventueller Druck auf den Kehldeckel kann verschwinden; der Eingang zur Speiseröhre kann sich öffnen (‚Speiseröhrenritzenstimme') und dadurch die Tonschwingung über die Speiseröhre und den Magen in den Leibraum fortpflanzen.
2) Das ‚m' und ‚ng': Das wohlige Kauen bei gleichzeitiger Phonation dieser Klinger bringt Assoziationen von leiblichen Genüssen und spricht so die Magen-Darmregion an. Dabei löst sich die feste Kiefermuskulatur, die Sprechstimmlage sinkt, was wiederum die dunklen Resonanzen fordert und fördert.
3) Das ‚ä': Der Kiefer ist locker gestreckt, die Zunge weit vorn; so erschließt es ähnlich dem ‚l' auch die ‚Speiseröhrenritzenstimme'.
4) Das ‚u' und ‚o': Als dunkle Vokale erschließen sie vor allem die tiefen Resonanzen. Das ‚u' (Naturlaut und Urlaut) hat von den Vokalen die stärkste Einatemtendenz.
5) Die Diphthonge: Über die ‚lange Stimme' fördern sie die dunklen Resonanzen."

16 Tönung

16.1 Definition

Tönung bezeichnet die Durchdringung des gesamten Organismus mit den Schwingungen der Stimme.

Das bedeutet im Einzelnen:

- Die durch die Stimmlippenschwingungen erzeugten Vibrationen breiten sich in den sub- und supraglottischen Lufträumen aus und übertragen sich auf Flüssigkeiten, luftgefüllte Hohlräume und Gewebe, insbesondere auch auf Knochen und Muskulatur. Dies führt zu einer Mikromassage des gesamten Organismus mit Auswirkungen auf die Durchblutung, den Lymphfluss und den Gewebestoffwechsel.
- Tönung basiert auf optimaler Atemführung, voller Ausnutzung der Resonanzräume bei physiologischer Aufrichtung und eutonem Spannungszustand der Muskulatur. Umgekehrt verhilft Tönung ihrerseits zur Eutonisierung und Durchlässigkeit des Organismus *(s. Kap. 13)*.
- Bei der Tönung erfolgt die Phonation physiologisch und ökonomisch. Voraussetzungen hierzu sind, wie beim Leibanschluss *(s. Kap. 15)*, eine tiefe Zwerchfellsenkung und eine optimale Spannung der gesamten Atemmuskulatur. Letztere ermöglicht eine dosierte Luftabgabe, damit die innere Kehlkopfmuskulatur und der Schwingungsablauf der Stimmlippen ungestört funktionieren können.
- Tönung ist zu unterscheiden von dem Regenerationsweg Tönen. Bei beiden wird die ausströmende Luft an den Stimmlippen in Schwingungen versetzt. Es entstehen spürbare Vibrationen. Beim Regenerationsweg Tönen können diese partiell in bestimmten Körperregionen wahrnehmbar sein. Breiten sich die Vibrationen im *ganzen* Körper aus, spricht man von Tönung. Tönung ist somit die Vollendung des Tönens.
- Tönung kann sowohl im Bereich der Sprechstimme als auch in der Singstimme erreicht werden.

16.2 Anatomisch-physiologische Erklärung

Die Durchdringung des Organismus mit den Stimmschwingungen entsteht bei der Stimmgebung mit vollendetem Leibanschluss. Die physiologischen Erklärungen für Tönung entsprechen daher denen, wie sie im Kapitel 15 im Zusammenhang mit dem Leibanschluss besprochen wurden (siehe dort).

16.3 Praktische Hinweise

Um zur Tönung zu kommen, empfiehlt sich die Arbeit mit den Regenerationswegen.

- Eine physiologische Aufrichtung mit angemessener Mittelkörperspannung *(s. Kap. 19)* und intensiv ausgeprägtem Bodenkontakt *(s. Kap. 18)* bereiten den Organismus für die Tönung vor.
- Kreisende, schwingende und rhythmische Bewegungen führen zur Durchlässigkeit des Organismus, einer wesentlichen Voraussetzung für Tönung *(s. Kap. 13)*.
- (Atem-)rhythmische Bewegungen führen zu einer Intensivierung der Atembewegung und somit zur Erweiterung von Atem- und Resonanzräumen *(s. Kap. 4)*.
- Alle Übungen zur Entwicklung des Leibanschlusses fördern die Tönung *(s. Kap. 15)*.
- Das Tönen von Vollklingern, Halbklingern oder Vokalen steigert die ganzkörperliche Durchlässigkeit, weitet die Resonanzräume und führt dann zu Tönung.
- Das Tönen von „lä" [lɛ:] führt in besonderem Maße zu Tönung, da die entstehende Weite der Ansatzräume eine optimale Voraussetzung für eine klangvolle, tönende Stimme bildet *(s. Kap. 14 und 15)*.
- Vorstellungshilfen, wie z. B. die Vorstellung eines „vom Becken über Bauch- und Brustraum bis zum Kopf reichenden Klangzylinders", den man durch den Stimmklang entstehen und sich von zentral nach peripher ausbreiten lässt oder den man spiralig umkreist, wirken sehr unterstützend auf die Tönung.

16.4 Quellen aus der Schlaffhorst-Andersen-Literatur

Die historische Vorstellung, dass *alle* „Hohlräume, sowohl des Kopfes wie des gesamten Speiseröhren-Darmtraktes, vielleicht sogar der Blutgefäße" nicht nur mitschwingen, sondern auch „mittönen"[1] ist überholt. Der Resonanzraum unserer Stimme ist der Vokaltrakt, in der Gesangspädagogik auch als die Ansatzräume bezeichnet. Er besteht aus der Mundhöhle, der Nasenhöhle, dem Pharynxraum und nach Ansicht einiger Autoren auch aus einem gewissen subglottischen Anteil der Luftröhre. Hier wird der primäre Kehlkopfklang modifiziert *(s. Kap. 27.2.1)*. Die übrigen zitierten „Hohlräume" sind nicht als Resonanzräume wirksam:

- Die Nasennebenhöhlen sind mit einer stark dämpfenden Schleimhaut ausgekleidet und nur mit winzigen Öffnungen an den Nasen-Rachenraum angeschlossen. Ihr resonatorischer Einfluss auf die Stimme fällt nachweislich nicht ins Gewicht. Wir haben es hier also nicht mit Resonanz im Sinne der Physik, sondern mit Vibrationsempfindungen zu tun. Diese können zur Kontrolle des Stimmansatzes genutzt werden (Habermann, 2003)[2] *(s. a. Kap. 26.2.1)*.
- Zwischen den aneinanderliegenden Wänden des Speiseröhren-Magen-Darmtraktes kann sich keine Luftsäule bilden.
- Auch ist der Eingang der Speiseröhre durch den hohen Grundtonus seiner Muskulatur geschlossen. Dieser Sphinkter öffnet sich nur während des Schluckens, durch Tonusabnahme der Muskulatur, für 1-2 Sekunden. Die Atmung wird während des Schluckens reflektorisch unterbrochen.
- Die Blutgefäße sind mit Blut gefüllt und daher nicht als Hohlräume zu bezeichnen. Einen resonatorischen Einfluss auf die Stimme gibt es hier nicht.

Als Resonanzräume im physikalischen Sinne, also „mittönend" können diese Räume daher nicht wirksam werden, wohl aber gehen mit einer Vibrationsempfindung an den genannten Stellen feste Verhaltensweisen des gesamten Stimmsystems einher, die wiederum akustisch wirksam und wahrnehmbar sind.

1. Die folgende Definition des Begriffes Tönung wird nach Aussagen der älteren Kolleginnen Hedwig Andersen zugeschrieben, die wohl damit auch die Auffassung von Clara Schlaffhorst wiedergibt (E. Bulgrin, L. u. R. Leutiger, A. Schulze, 1966-72, s. u.).

„*Tönung* ist die Durchdringung des gesamten Organismus (...) mit den Schwingungen der Stimme."

---

1 Wendik, L. in: Lehrervereinigung Schlaffhorst-Andersen e. V. – Deutscher Bundesverband der Atem-, Sprech- und Stimmlehrer/innen – dba, „Zusammenstellung von Begriffsdefinitionen aus der Schlaffhorst-Andersen-Arbeit", nach einer Befragung von 1967, unveröffentlichtes Manuskript, Eldingen, 1972, Archiv Schlaffhorst-Andersen

2 Habermann, G.: Stimme und Sprache, Thieme, Stuttgart, 2003, S. 58

2.	Schlaffhorst, C.: „Begrüßungsrede (anlässlich der Tagung der Rotenburger Schule für Atmungs-, Sprech- und Gesangskunst vom 2.-4. August 1928 in Celle)", Bad Nenndorf, Archiv Schlaffhorst-Andersen

„Die Art der Arbeit läßt sich lehren, und es läßt sich auch für jeden der Ohren hat zu hören und Augen hat zu sehen, das Gelehrte deutlich machen in Rhythmus, Schwingung, Atmung, Kreisung, *Tönung*."

3.	Andersen, H.: „Die artikulatorischen Gesetzmäßigkeiten der Sprachlaute", in: Schlaffhorst, C. und Andersen, H.: Atmung und Stimme, Möseler Verlag, Wolfenbüttel, 1928, S. 46

„(...) die Klinger, (...) die man auch nicht zu den Konsonanten rechnen kann, weil sie keine unregelmäßigen Schwingungen, sondern *Tönung* haben. Die Halbklinger sind von den Vollklingern dadurch unterschieden, daß sich zu der *Tönung* an dem Stimmband noch ein konsonantisches Geräusch im Ansatzrohr gesellt."

4.	Usener, L.: „Aufzeichnungen", unveröffentlichtes Manuskript, Hustedt, 1931 und 1935

„... *Tönung* führt zu dramatischer Wucht"

5.	Kreitz, I.: „Aufzeichnungen aus den Jahren 1932-1938 aus den Privatstunden und den Allgemeinen Stunden von Fräulein Schlaffhorst", unveröffentlichtes Manuskript, o. O., Archiv Schlaffhorst-Andersen

„Die *Tönung* in der Sprache kommt von den Klingern. Die Vokale haben verschiedene Klangschattierungen."
„Ton und Sprache schließen sich zusammen durch die *Tönung*".

6.	Lehrervereinigung Schlaffhorst-Andersen e. V. – Deutscher Bundesverband der Atem-, Sprech- und Stimmlehrer/innen – dba: „Zusammenstellung von Begriffsdefinitionen aus der Schlaffhorst-Andersen-Arbeit", nach einer Befragung von 1967, unveröffentlichtes Manuskript, Eldingen, 1972, Archiv Schlaffhorst-Andersen

Zitate (alphabetisch geordnet):

Bulgrin, E.: „Durchdringung des gesamten Organismus mit den Schwingungen der Stimme, besonders bei den Klingern. *Tönung* findet dann statt, wenn die Stimmbänder schwingen und diese Schwingungen durch den Organismus weitergeleitet werden. *Tönung* erfaßt also alle Körpergebiete ober- und unterhalb der

Stimmbänder als feine Mitschwingung bei jeder Tonerzeugung. Mitschwingen aller Hohlräume. *Tönung* = in absoluter Lockerheit auf Klinger leise gesummte Töne oder Tonfolgen, die den ganzen Körper durchschwingen. (...) Schlaffhorst: ‚*Tönung* ist der Klangzylinder, der vom Leib durch die Brust bis in den Kopf geht und alles mitschwingen läßt. Kreisen um unsichtbare Mitte, phonischer Nullpunkt.'"

Grauding, A.: „*Tönung* findet dann statt, wenn die Stimmbänder schwingen und diese Schwingungen durch den Organismus weitergeleitet werden. (Die Voraussetzungen hierzu sind mannigfach – das würde zu weit führen.)"

Leutiger, L. u. R.:
„*Tönung* ‚ist Durchdringung des gesamten Organismus (Zellenstaat) mit den Schwingungen der Stimme', wie A. Schulze mit einem Zitat von Andersen die Auffassung von Schlaffhorst wiedergibt. *Tönung* erfaßt also alle Körpergebiete ober- und unterhalb der Stimmbänder als feine Mitschwingung bei jeder Tonerzeugung. Der Ton wird willkürlich von der Gehirnrinde angeregt (corticaler Reiz), in der Zona reticularis im Stammhirn so moduliert, daß alle infrage kommenden Reflexbögen für Atmung und Stimme in der richtigen Weise einsetzen können, wobei Rückmeldungen über Ohr, Stimm- und Körpergefühl zur gewünschten Leistung die Korrektur geben."

Schulze, A.: „Andersens Formulierung finde ich ganz vorzüglich, sie trifft auch, was Schlaffhorst meinte: ‚*Tönung*' ist Durchdringung des gesamten Organismus (Zellenstaat) mit den Schwingungen der Stimme'. Es darf also nicht nur ein dumpfes Brummen sein. Zum Stimmeinsatz sind auch die Räume über den Stimmlippen nötig (Nasen-Rachenraum). Stimm-Innervation kommt von oben, Schlaffhorst sagte: vom Tonzentrum im Gehirn, neue Forschungen (Husson, Moulanguet: vom corticalen = Gehirnrinde)."

Weber, M.: „*Tönung* hängt nach meiner Auffassung zusammen mit Klang, mit den Klingern, mit den Resonanzräumen, auch mit der Speiseröhre."

Wendik, L.: „Mitschwingen und daher Mit-Tönen aller Hohlräume, sowohl des Kopfes wie des gesamten Speiseröhren-Darmtraktus, vielleicht sogar der Blutgefäße."

Wolf, I. von: „*Tönung* = in absoluter Lockerheit auf Klinger leise gesummte Töne oder unwillkürlich entstehende Tonfolgen, die den ganzen Körper durchschwingen sollen. (...) Schlaffhorst: ‚*Tönung*' ist der Klangzylinder (Urform Stab), der vom Leib durch die Brust bis in den Kopf geht und alles mitschwingen läßt. Kreisen um unsichtbare Mitte, phonischer Nullpunkt."

7. Noodt, H.:
„Die deutschen Sprachlaute", Mitteilungen für den Freundeskreis der Schule Schlaffhorst-Andersen Nr. 9, 1996, S. 20

„*Erarbeiten* läßt sich dieser Anschluß an den Leib am günstigsten, indem schon die Einatmung durch den weit geöffneten Mund und Schlund geleitet wird (in L-Stellung). Die Weitung des Leibes wird dabei sehr deutlich. Dann kann das L tönend den ganzen ‚Klangzylinder' erfüllen. Dabei sollte man das Gefühl haben, Einatmung und *Tönung* würden eins, eins ginge ins andere ein. Die Schleimhautfalten am Eingang der Speiseröhre geraten dabei zusätzlich zu den Stimmlippen in Schwingung. Clara Schlaffhorst sprach von der *‚Speiseröhrenritzenstimme'* oder auch von *‚primärer' Tonerzeugung.* Nur bei Tönen mit diesem *‚Leibanschluß'* sprach sie in engerem Sinne von *‚Tönung'.*"

8. Saatweber, M.:
Einführung in die Arbeitsweise Schlaffhorst-Andersen, Schulz-Kirchner Verlag, 6. Auflage, Idstein, 2007, S. 137-138

„*Tönung* ist nach C. Schlaffhorst ‚die Durchdringung des gesamten Organismus mit den Schwingungen der Stimme'. Die durch die Stimmlippenschwingungen hervorgerufenen Schwingungen breiten sich in den sub- und supraglottischen Lufträumen aus und übertragen sich auf das Gewebe (auf Knochen, Muskulatur usw.) günstigstenfalls des ganzen Körpers.

C. Schlaffhorst sah das als ‚Klangzylinder, der vom Leib durch die Brust bis in den Kopf geht und alles mitschwingen lässt.' (...)

Optimale Atemführung, volle Ausnutzung der Resonanz, eine gute Haltung und der Eutonus der Muskulatur sind sowohl Voraussetzung für gute *Tönung* als auch die Folge solcher Übung. Hier finden wir die Wechselwirkung der Übungen beispielhaft verwirklicht.

Zur Entstehung der *Tönung* sollte die Luft so an die Stimmbänder herangeführt werden, dass diese zu einer freien, unbelasteten Schwingung kommen können. Das langsame und geführte Abspannen des Zwerchfells ist ausgesprochen wichtig für eine solche dosierte Führung der Luft. (...)

Zur Entstehung der *Tönung* soll alle Luft zu Klang verarbeitet werden. (...)

Eine gute *Tönung* bedeutet eine volle Ausnutzung der Resonanz. (...)

Optimale Ausnutzung der Gegebenheiten im Ansatzrohr sowie Resonanz fördernde Vorstellungsbilder sind für das Zustandekommen von *Tönung* wesentlich.

Eine freie und aufrechte Haltung ist ebenso wichtig für eine gute *Tönung*."

17 Die Lautkraft

17.1 Definition

Lautkraft bedeutet „die hörbar gewordene Kraft der Einatemmuskulatur". Damit ist gemeint, dass die Kraft der Einatmungsmuskulatur in der „Kraft des folgenden Lautes", d. h. in einer bestimmten Klangqualität der folgenden Phonation, hörbar wird:

- Die mit Lautkraft erzeugte Phonation (Sprech- und Singstimme) ist schwingungsreich, tragfähig bzw. durchschlagskräftig und zeichnet sich durch einen kräftigen Tonkern („Zugriff") aus. Die Stimmlippen schließen und schwingen optimal, und die für eine optimale Tonerzeugung notwendigen Resonanzräume sind angeschlossen *(s. Kap. 15 und 27).*
- Lautkraft hat nichts mit „Lautstärke" zu tun. Mit Lautkraft erzeugte Töne können laut oder leise sein.
- Lautkraft wird ohne Anstrengung gebildet.
- Voraussetzung für Lautkraft ist eine physiologische und ökonomische Atem- und Stimmfunktion.
- Voraussetzung für die Bildung der Lautkraft ist eine ebenso kräftige wie auch flexible und „durchlässige" Atemmuskulatur *(s. Kap. 13).*
- Eine unwillkürliche, kraftvolle Aktivität der Einatemmuskulatur, insbesondere des Zwerchfells, ist Voraussetzung für Lautkraft. Diese in der Einatmung erzeugte Spannung der Atemmuskulatur wird während der Phonation nur langsam abgebaut, sodass die Ausatemluft während der Phonation langsam und geführt entweicht.
- Der Begriff Lautkraft bezieht sich im Konzept Schlaffhorst-Andersen nicht auf den Charakter, das Wesen oder die Aussagekraft eines einzelnen Lautes.

17.2 Anatomisch-physiologische Erklärung

Die in der Definition genannte „Kraft der Einatemmuskulatur" spielt also sowohl während der Einatmung als auch während der Phonation eine Rolle. Für eine optimale Koordination dieser Atemkraft mit der Phonation sind Elastizität und Flexibilität der Atemmuskulatur wichtige Voraussetzungen.

Im Einzelnen bedeutet dies:

- Die Einatmung erfolgt unwillkürlich, tief und kraftvoll bei intensiver Kontraktion der Einatemmuskulatur, insbesondere auch aller Zwerchfellanteile. Die Folge ist eine optimale Ausgangsspannung dieser Muskulatur für die folgende Phonation.
- Ein unwillkürlicher (vegetativ von den Atemzentren ausgelöster) Einatemvorgang führt im Vergleich zur willkürlichen (durch den Kortex ausgelösten) Inspiration zu einer höheren Reagibilität der Atemmuskulatur, sichtbar und spürbar durch das Mitfedern des Brustbeins, der Flanken und des Mittelkörpers *(s. Kap. 19)* während der folgenden Phonation. Die Eigenschaft der Atemmuskulatur, hochempfindlich und differenziert auf die stimmlichen Erfordernisse zu reagieren, ist eine Voraussetzung für die flexible Anpassung des subglottischen Luftdruckes an die Phonation. Sie bildet die Basis für eine große und variabel einsetzbare Dynamikbreite der Stimme sowie für die reflexartige Luftergänzung *(s. Kap. 12)* zwischen den Phonationsbögen.
- Die tiefe Zwerchfellsenkung führt durch die elastischen Züge über Trachea und Ösophagus zur Senkung des Kehlkopfes. In dem hierdurch vergrößerten supraglottischen Resonanzraum werden insbesondere die für die Tragfähigkeit bzw. Durchschlagskraft der Stimme verantwortlichen Formanten verstärkt.
- Während der Phonation erhält die Einatemmuskulatur inspiratorische Impulse aus den Atemzentren im Hirnstamm. Die Ausatmung erfolgt daher langsam und geführt. Dies wird sichtbar und spürbar an der verlangsamten Volumenabnahme des oberen Brustkorbes, der Flanken und des Bauches. Durch die geführte Ausatmung wird der subglottische Luftdruck optimiert, wodurch das ungestörte und ökonomische Zusammenspiel der Kehlkopfmuskulatur ermöglicht wird. Die Folgen sind insbesondere ein physiologischer Glottisschluss, hörbar in einem kraftvollen „Tonkern", und ein optimales Schwingungsverhalten der Stimmlippen.
- Die Ausatemhilfsmuskeln, insbesondere die Bauchmuskulatur, sind während des gesamten Ablaufes von Einatmung, Phonation und Atempause passiv. Dies hat drei Gründe:
  - Die Bauchmuskulatur wirkt antagonistisch zum Zwerchfell, weil eine angespannte Bauchdecke das tiefe Senken und langsame Steigen des Zwerchfells, wie wir es für die Lautkraft voraussetzen, behindert.
  - Die Aktivität der Ausatemhilfsmuskeln während der Phonation erhöht den subglottischen Luftdruck und behindert somit das freie Spiel der Kehlkopfmuskulatur.
  - Eine Kontraktion der Bauchmuskeln löst wie beim Husten- oder Würgereflex eine reflektorische Anspannung der Rachenmuskulatur *(M. constrictor pharyngis)* aus und bewirkt damit eine Verkleinerung des für die Lautkraft notwendigen Resonanzraumes.

17.3 Praktische Hinweise

- Der für die Lautkraft notwendige Spannungszustand der Atem- und Gesamtkörpermuskulatur kann z. B. über die Regenerationswege kreisende, schwingende und rhythmische Bewegung erarbeitet werden.
- Übungen zur Verlangsamung der Ausatmung führen zur Vergrößerung des Einatemvolumens und bereiten so die Lautkraft in der Phonation vor. Hier eignet sich insbesondere der Einsatz der Strömungskonsonanten und Halbklinger.
- Zur Tonisierung der Einatemmuskulatur bieten sich außerdem Atemübungen nach Leo Kofler[1], wie z. B. die Schlürfübung, an *(s. Kap. 6.3)*.
- Auch Übungen zur Verbesserung der Nasenatmung sind hilfreich für die Tonerzeugung mit Lautkraft, da die Nasenatmung durch den erhöhten Einatemwiderstand das Zwerchfell tonisiert.
- Übungen zum Spannungsausgleich der tiefen Rückenstrecker (*M. erector spinae)* im Bereich des Kreuzbeines und der unteren Lendenwirbelsäule (z. B. Widerstandsübungen mit Arbeits- und Therapiematerial) führen zu einer Streckung der Wirbelsäule in diesem Bereich und schaffen so Raum für eine tiefere Zwerchfellsenkung.
- Das Zulassen der Atempause als Regenerations- und Lösungsphase ist eine wesentliche Voraussetzung für eine unwillkürliche, intensive Einatmung und damit eine wichtige Unterstützung für Lautkraft.
- Um die Flexibilität der Atemmuskulatur zu trainieren und hierüber Lautkraft vorzubereiten, empfiehlt sich die Lautfunktionsarbeit mit Explosivkonsonanten *(s. Kap. 29)*.
- Im übenden Umgang mit den „Naturlauten" nach Schlaffhorst-Andersen können Naturfunktionen wie Husten, Niesen und Lachen genutzt werden, um die Lautkraft zu fördern *(s. Kap. 29)*.

---

1 Kofler, L.: Die Kunst des Atmens, Bärenreiter Verlag, Kassel, 1992 (s. a. Kap. 6.4.3)

17.4 Quellen aus der Schlaffhorst-Andersen-Literatur

1. Die folgende Definition des Begriffes Lautkraft wird nach Aussagen der älteren Kolleginnen Clara Schlaffhorst zugeschrieben (s. u. D. Kalk, I. von Wolf „Zusammenstellung von Begriffsdefinitionen aus der Schlaffhorst-Andersen-Arbeit").

„Lautkraft ist die hörbar gewordene Kraft der Einatmung."

2. Kreitz, I.:
„Aufzeichnungen aus den Jahren 1932-1938 aus den Privatstunden und den Allgemeinen Stunden von Fräulein Schlaffhorst", unveröffentlichtes Manuskript, o. O., o. S., Archiv Schlaffhorst-Andersen

„*Lautkraft* ist wechselnde Bewegung. Die Melodie kommt durch die *Lautkraft.*"

3. Schulze, A.:
Lebendige Ordnungen durch Atmen, Sprechen und Singen, Möseler Verlag, Wolfenbüttel, 1960, S. 11

„‚Der Laut ist die Hergabe der Kraft an das Hörbare', sagt Clara Schlaffhorst."

4. Lehrervereinigung Schlaffhorst-Andersen e. V. – Deutscher Bundesverband der Atem-, Sprech- und Stimmlehrer/innen – dba:
„Zusammenstellung von Begriffsdefinitionen aus der Schlaffhorst-Andersen-Arbeit", nach einer Befragung von 1967, unveröffentlichtes Manuskript, Eldingen, 1972, Archiv Schlaffhorst-Andersen

Zitate (alphabetisch geordnet):

Bulgrin, E.: „Lautkraft entspricht der Zwerchfelltonisierung unmittelbar nach der Einatmung und erlaubt damit die optimale Tonerzeugung. Lautkraft hat nichts zu tun mit Lautstärke. Zunächst die die Naturlaute hervorbringende Zwerchfellkraft; weiter gefaßt: die mehr oder weniger bei allen Vokalen mitwirkende Zwerchfellkraft. Lautkraft = Zwerchfellkraft."

Grauding, A.: „Eine Urkraft, (...) Husten, Niesen, Lachen, Stöhnen und mehr. – In verschiedenen Vokalen findet sich diese Kraft als Keim, als Wurzel oder wie man es nennen mag. Humboldt nennt sie: ‚eine Energie des Innern'."

Kalk, D.: „Von Schlaffhorst definiert als ‚hörbar gewordene Kraft der Einatmung'."

Leutiger, L. u. R.:
„Lautkraft entspricht der Zwerchfelltonisierung unmittelbar nach der Einatmung und erlaubt damit die optimale Tonerzeugung. Reflektorisch sicher auch eine begleitende Tonisierung der Bauchwandmuskulatur als Widerlager für das steigende Zwerchfell."

Schulze, A.: „Die unwillkürlich bei der Einatmung einsetzende Kraft des Zwerchfells ausnutzen zur Erzeugung der Laute, insbesondere der Vokale."

Weber, M.: „Die *Lautkraft* ist eine Fähigkeit des Zwerchfells, die allen Säugetieren eigen ist. (...) der Mensch singt, spricht und ruft mit Lautkraft, er sollte es jedenfalls tun. *Lautkraft* hat nichts zu tun mit Lautstärke. (...) kann der Mensch sehr leise und doch mit *Lautkraft* sprechen. Ich sage (...), wenn ich die *Lautkraft* anregen will: ‚Es muß der Ruf aus dem Zwerchfell kommen'."

Wendik, L.: „Zunächst die die Naturlaute hervorbringende Zwerchfellkraft; weiter gefaßt: die mehr oder weniger bei allen Vokalen mitwirkende Zwerchfellkraft."

Wolf, I. von: „*Lautkraft* = Zwerchfellkraft. Kräftige und je nach Laut differenzierte Zwerchfellbewegung. Laut: ‚Hörbar gewordene Kraft der Einatmung' (Schlaffhorst)."

5. Saatweber, M.:
Einführung in die Arbeitsweise Schlaffhorst-Andersen, Schulz-Kirchner Verlag, 6. Auflage, Idstein, 2007, S. 132-133

„C. Schlaffhorst verstand unter *Lautkraft* die hörbar gewordene Kraft der Einatmungsmuskulatur. Das bedeutet Einsatz des Zwerchfells und das Bewahren der Zwerchfellspannung beim Vorgang der Tonerzeugung. *Lautkraft* hat nichts mit Lautstärke zu tun. Auch der leiseste Ton kann mit *Lautkraft* gebildet werden, d. h. einen guten Tonkern besitzen. Voraussetzung für gute *Lautkraft* in der Tonerzeugung ist eine gute Atemspannung. Die Leibmuskulatur muss locker sein, und der Leib muss als Resonanzraum zur Verfügung stehen.

Wichtig ist eine gute Einatmung, bei der das Zwerchfell sich intensiv senken konnte. Diese Einatmungsspannung dient als Voraussetzung für die Spannung der Atemmuskulatur bei der Phonation.

Der Einatmungsvorgang ist also Grundlage für das Sprechen mit *Lautkraft*. Da das Zwerchfell, unser Hauptatemmuskel, seine kräftigsten Schenkel im Kreuz-Lenden-Bereich hat, sind Übungen zur Anregung und Vertiefung der Atmung in diesem Bereich besonders wirksam. Durch die Spannkraft des Zwerchfells ist die Voraussetzung für eine geführte, langsame Abspannung gegeben. Kommt es also zu einer ‚Spannungskonzentration' in der Einatmung, kann auch die Ausatmung in einer kraftvollen Abspannung vor sich gehen. Unter kraftvoll ist eine elastische Bewegung zu verstehen, die noch von den Einatmungskräften mitgetragen wird (inspiratorische Impulse während der Ausatmung); diese sind an der Dehnung des Brustkorbs, der Flanken und des Bauchs sichtbar und spürbar.

Durch das Einsetzen der Stimme wird der Ausatemmuskulatur ein Widerstand entgegengesetzt; sie erfährt dadurch eine intensive Abspannung. Der mit *Lautkraft* gesprochene Laut hört sich an, als würde er direkt aus der Körpermitte, ‚aus dem Zwerchfell kommen', so Mathilde Weber. Er braucht sowohl ‚Kern' (Zugriff) als auch Schwingung. Er ist tragfähig (durchschlagskräftig) und schwingungsreich (resonanzvoll).

Die Explosivlaute wirken sich aufgrund ihrer auf Zwerchfell und Lunge zurückfedernden Wirkung aktivierend auf die *Lautkraft* aus.

Man soll ein Gefühl bekommen für die entstehende Weite während der Einatmung (Dehnung im Flanken- und Bauchraum) und diesen Raum für die Lautgebung nutzen."

Anmerkung: Die Annahme von Leutiger (1972, s. o.) über eine „begleitende Tonisierung der Bauchwandmuskulatur als Widerlager für das steigende Zwerchfell" sowie die Aussage „Durch das Einsetzen der Stimme wird der Ausatemmuskulatur ein Widerstand entgegengesetzt; sie erfährt dadurch eine intensive Abspannung" (Saatweber, 2007) widersprechen einer physiologischen Tonerzeugung und können daher nicht aufrechterhalten werden *(s. anatomisch-physiologische Erklärung, Kap. 17.2).*

18 Der Bodenkontakt

18.1 Definition

Bodenkontakt bezeichnet die bewusste Orientierung des menschlichen Körpers zu dem ihn tragenden Boden hin. In der Regel meint dieser Begriff die Verbindung der Füße zum Boden. Vergleichbaren Kontakt zu dem entsprechenden Untergrund finden wir jedoch ebenfalls im Liegen und im Sitzen.

18.1.1 Bodenkontakt und Aufrichtung / Bewegung

- Die Erdanziehungskraft sorgt dafür, dass wir den Boden ständig berühren und somit ständig einen gewissen Bodenkontakt haben. Nur beim Hüpfen, Springen, Laufen, Schwimmen u. Ä. besteht eine vorübergehende Lösung vom Boden.
- Erleben wir die alltägliche Berührung des Bodens bewusst, kann über die Sensibilität für den Kontakt zum Boden eine Eutonisierung der Muskulatur und infolgedessen eine intensivere Propriozeption erreicht werden.
- Die Qualität des Bodenkontaktes beeinflusst die Qualität der Aufrichtung des menschlichen Körpers sowohl im Stand als auch in der Bewegung.
- Der Mensch, der durch seine physiologische Aufrichtung aufgespannt ist zwischen „oben und unten", zwischen „Himmel und Erde", erlangt durch die Spannung zwischen diesen beiden Polen seine freie Beweglichkeit. Eine besondere Bedeutung kommt hier dem Bodenkontakt zu, denn je sicherer die Füße mit dem Boden verbunden sind, desto größer ist der Bewegungsspielraum des Körpers.
- Ein intensiver Bodenkontakt sorgt daher einerseits für Stabilität und andererseits für eine Flexibilität, die dem Menschen eine dynamische Reaktionsfähigkeit auf äußere und innere Impulse ermöglicht.

18.1.2 *Bodenkontakt und Atembewegung*

- „Der Weise atmet mit den Fersen, der Unwissende mit dem Hals" (chinesisches Sprichwort):

  Gesamtkörpertonus, Aufrichtung und Atemspannung bilden eine funktionelle Einheit. Eine Verbesserung des Bodenkontaktes hat über die daraus resultierende Veränderung des gesamtkörperlichen Muskeltonus, der Aufrichtung und der Skelettstatik direkte Auswirkungen auf die Atmung: Die Atembewegung verlagert sich in Richtung des Bauches und des unteren Rückens, d. h. der Bodenkontakt intensiviert die Zwerchfellatmung.

18.1.3 *Psycho-physische Aspekte des Bodenkontaktes*

- Bewusster Bodenkontakt gibt über seinen Einfluss auf den Gesamtkörpertonus dem Menschen die Möglichkeit, bei sich selbst, „in seinem Zentrum", „verwurzelt" zu bleiben und dennoch Kontakt zum Gegenüber, zu seinen Mitmenschen aufzubauen. Über das Gefühl, die Kraft aus dem Boden zu nehmen und Schwere an ihn abzugeben, führt ein solcher Bodenkontakt zu innerer Sicherheit.
- Das heißt, auf psycho-physischer Ebene unterstützt die Arbeit am Bodenkontakt im Stehen oder im Liegen Ziele wie
  - sich selbst und seiner Basis bewusst zu sein als ein Aspekt von „Selbstbewusstsein"
  - auf festem Boden zu stehen im Sinne von „Bodenständigkeit"
  - im Kontakt zu einem Gegenüber den eigenen „Standpunkt zu vertreten"
  - ein Gefühl von Sicherheit und Getragenwerden
  - Erdung, Ankommen bei sich und im Moment
  - Loslassen von innerem Anspannen und Festhalten, von Gedanken und Ängsten

18.2 Anatomisch-physiologische Erklärung

Der Kontakt zum Boden bezieht sich physiologisch gesehen auf die Frage, wie bewusst die sensiblen Reize aus der Übergangsfläche zwischen eigenem Körper und Boden wahrgenommen werden. Ein „verbesserter Bodenkontakt" drückt eine Zunahme des Bewusstseins für diese Reize aus.

Die Übergangsfläche zwischen Körper und Boden wird z. B. im Stehen durch die Fußsohlen gebildet, in Rückenlage durch Flächen auf der Hinterseite von Kopf, Rücken, Becken, Beinen und Fersen.
In der Haut, den Muskeln, Knochen, Sehnen und Gelenken befinden sich unterschiedlich spezialisierte Rezeptoren. Es sind sensorische Nervenenden, die ununterbrochen Sinnesreize wie Berührung, Druck, Temperatur, Vibration, Dehnung, Spannung etc. erfassen und uns so über den Zustand unseres Körpers und die Beschaffenheit unserer

Umgebung (hier: des Bodens) Auskunft geben. Solche Rezeptoren erfassen z. B. auch jede Druckänderung an der Fußsohle.

Alle sensiblen Reize, die der Körper erfasst, werden einer Kernregion des Zwischenhirns zugeführt, dem Thalamus *(s. Kap 21.2)*. Hier werden die eingehenden Informationen gefiltert. Nur die im Moment subjektiv „bemerkenswerten" werden an die Hirnrinde als Sitz unseres Bewusstseins weitergeleitet, sie werden uns „bewusst". Der Thalamus wird daher auch „Tor des Bewusstseins" genannt. Übungen zur Verbesserung des Körperbewusstseins bewirken, dass Informationen aus dem eigenen Körper als „bemerkenswert" eingestuft und damit bewusst werden. Dies gilt auch für den Bodenkontakt. Als bemerkenswert werden auch neue Reize eingestuft. Eine wechselnde Belastung der Fußsohlen, z. B. durch Balanceübungen, durch einen unebenen Boden oder durch wechselnde Bodenbeschaffenheiten, führt zu immer neuen sensiblen Reizen der Fußsohlen an das Gehirn und wirkt sich somit intensivierend auf den Bodenkontakt aus.

Ein intensiver Bodenkontakt kann nur entstehen, wenn der Körper durchlässig ist *(s. Kap. 13)*. Die Intensität wird verringert, wenn überspannte Muskelregionen, wie sie z. B. für eine fest gehaltene Bauchdecke oder durchgedrückte Knie verantwortlich sind, ablenkende Reize senden.

Umgekehrt ermöglicht eine Verbesserung des Bodenkontaktes die Wahrnehmung eben solcher „Störfaktoren" und schafft somit eine Basis für deren Auflösung.

18.2.1 Der Bodenkontakt im Stehen

Der Kontakt der Fußsohlen zum Boden wirkt sich auf die Aufrichtung aus:

- Der Boden wird vom Bewegungssystem als Widerstand genutzt, um sich gegen die Schwerkraft aufzurichten. Regulierend werden über Reflexbögen auf Rückenmarksebene und durch tief gelegene Hirnregionen, die die unwillkürliche Motorik und den Muskeltonus steuern, unwillkürliche Stell- und Haltereflexe ausgelöst. Dabei wird jede Druckänderung an der Fußsohle erfasst, durch das zentrale Nervensystem verarbeitet und an die statische Muskulatur weitergegeben, welche mit einer adäquaten Spannungsanpassung reagiert.
  Diese Vorgänge sind abhängig von der Auflagefläche der Fußsohlen. Je besser der Bodenkontakt, desto mehr sensible Informationen können von den Rezeptoren erfasst und in diesen Regulierungsvorgang einbezogen werden, d. h., desto sicherer wird der Stand.
- Die Aktivität der Beinmuskulatur (Muskelpumpe) und die intensivierte Zwerchfellbewegung (respiratorische Pumpe) führen abwechselnd zur Kompression und Dekompression des Gewebes. Dadurch unterstützen sie den Transport der Lymphflüssigkeit und bewirken eine Verschiebung der Gewebsflüssigkeiten. Das Vestibularsystem erfasst die hieraus resultierende Schwerpunktverlagerung und beantwortet sie (über das

Gammanerven-System) mit einer Feinregulierung des Muskeltonus im Bereich der Aufrichtungsmuskulatur.
Die Drainage der Flüssigkeit aus dem Zwischenzellraum sowie die Bewegung und der Austausch der Gewebe- und Lymphflüssigkeiten tragen ferner zur Regeneration des Gewebes, z. B. bei myofaszialen Dysfunktionen, bei.

- Durch die verstärkte Aufmerksamkeit in Richtung Boden wird das sogenannte Gammanerven-System aktiviert. Diese Nervenschaltung erhöht die Reagibilität der Muskulatur und erzeugt gleichzeitig eine angemessene, fein auf die Bewegung abgestimmte Bereitschaftsspannung. Dadurch kann sich die Aufrichtungsmuskulatur schnell, flexibel und mit ökonomischen Bewegungen an plötzliche, durch Muskel-, Organ- oder Flüssigkeitsbewegungen im Körper verursachte Gleichgewichtsverschiebungen sowie an Unebenheiten oder Schwankungen des Bodens anpassen.
- Schließlich vertieft sich mit zunehmendem Bodenkontakt die Atembewegung im Sinne einer verstärkten Zwerchfellatmung. Durch die resultierende Verdrängung der Eingeweide erhöht sich die Spannung und Stabilität des Mittelkörpers und des Beckenbodens *(s. Kap. 19)*. Dies wiederum unterstützt die Rückenmuskulatur und ökonomisiert die Aufrichtungsarbeit. Hinzu kommt, dass durch die Verdrängung der Organe der Körperschwerpunkt nach unten verlagert wird. Die Haltemuskulatur reagiert darauf mit einer gleichsinnigen Umverteilung ihrer Spannung. Der Organismus erhält so eine wichtige Voraussetzung, um eine überhöhte Spannung im Bereich der Schulter-Nacken-Muskulatur abzubauen.

18.2.2 Der Bodenkontakt in Rückenlage

In Rückenlage kann der Boden anstelle eines Widerstandes als feste Unterlage zum Ablegen des Körpers genutzt werden, sodass die Haltemuskulatur zur Ruhe kommen und sich entspannen kann.

- Die Wahrnehmung der Auflageflächen unterstützt diesen Vorgang, indem die Stabilität des Bodens als Sicherheit empfunden wird, die das Abgeben der Haltearbeit an den Boden und damit das Lösen der Nacken-, Wirbelsäulen-, Bauch- und Beinmuskulatur möglich macht.
- Die Lösung dieser Muskulatur verringert die Krümmungen der Wirbelsäule und vergrößert die Winkel der Arm- und Beingelenke, sodass hierdurch wiederum die Auflagefläche vergrößert wird.
- Diese Lösung wirkt sich auf den ganzen Körper vegetativ entspannend aus, der Sympathikotonus sinkt. Das vegetative Nervensystem ist im Hypothalamus, einer Nervenregion des Zwischenhirns, sowie in der netzförmigen Nervenregion Formatio reticularis mit den somatomotorischen Zentren verknüpft, welche den gesamtkörperlichen Muskeltonus regulieren. So wirkt sich die Entspannung der Haltemuskulatur auch auf andere Muskelgruppen, z. B. von Beckenboden, Gesicht, Kiefer, Zunge,

Mundboden oder Schlund aus und kann gezielt zu deren Entspannung eingesetzt werden *(s. Kap. 20)*.

- Durch die Streckung der Lendenwirbelsäule und die Lösung der Bauch- und Beckenbodenmuskulatur entsteht zusätzlicher Raum für die Baucheingeweide, sodass sich das Zwerchfell in der Einatmung tiefer senken kann. In der Rückenlage wird außerdem der Thorax in seiner Beweglichkeit eingeschränkt. Beides führt dazu, dass sich die Atembewegung mehr in Richtung des Bauches vertieft.

18.3 Praktische Hinweise

18.3.1 Der Bodenkontakt im Stehen

Zur Intensivierung des Bodenkontaktes im Stehen sind vorbereitende oder begleitende Übungen zur Steigerung der ganzkörperlichen Durchlässigkeit und die lokale Sensibilisierung der Fußflächen wirkungsvoll:

- Massieren der Füße
- Setzen wechselnder Reize durch intuitives oder atemrhythmisches Abrollen der Füße auf unterschiedlichen Arbeits- und Therapiematerialien wie z. B. Tennis- oder Igelbällen, Säckchen oder Rollen, die mit Sand, Kirschkernen oder Kastanien gefüllt sind, o. Ä.
- Gehen über Holzstäbe oder -reifen, Seile etc. oder über unebene oder wechselnde Bodenarten. Eine ähnliche Wirkung kann auch über entsprechende Vorstellungshilfen erreicht werden.
- Aktive Bewegungen mit den Füßen, wie Greifen, Tasten u. Ä.
- Bewusstes Umgehen mit verschiedenen Gangarten
- Kreisende Bewegungen mit den Füßen
- Atemrhythmische Bewegungen mit den Füßen
- Die Vorstellung, in den Boden oder aus dem Boden heraus zu tönen zum Erzielen einer ganzkörperlichen Durchlässigkeit *(s. Kap. 13 und 16)*
- Balanceübungen (z. B. auf dem Eutonieholz oder Trimilin [Minitrampolin])
- Ganzkörperlich kreisende und schwingende Bewegungen im Sinne der Regenerationswege nach Schlaffhorst-Andersen, auch Schwingen zu zweit und Gruppenschwingen *(s. Kap. 25)*
- Häufiges Barfußgehen im Alltag, insbesondere auf der Wiese, im Sand, auf Waldwegen und über unebenen Boden, intensiviert dauerhaft den Bodenkontakt
- Wahrnehmen des Bodenkontaktes in Alltagssituationen, insbesondere in Stressmomenten, bei Präsentationen, Auftritten oder Diskussionen

18.3.2 Der Bodenkontakt im Sitzen

Zur Unterstützung des Bodenkontaktes im Sitzen ist neben der Auflagefläche der Füße auch der Kontakt der Sitzfläche zu ihrem Untergrund bedeutend. Hier bieten sich Wahrnehmungs- und Bewegungsübungen an, bei denen man die Aufmerksamkeit auf die Sitzbeinhöcker richtet. Das sind die tiefsten Punkte des knöchernen Beckens, die im Sitzen als Auflagepunkte dienen. Besonders deutlich spürbar werden sie beim Sitzen auf einem nicht gepolsterten Hocker oder Stuhl, insbesondere, wenn man sich auf seine Hände setzt oder das Becken über die Sitzbeinhöcker nach vorne und hinten abrollt.

18.3.3 Der Bodenkontakt im Liegen

Für einen intensiven Bodenkontakt im Liegen ist es grundlegend, sich sicher und körperlich wohlzufühlen. Dazu gehören ein vertrauensvoller Kontakt, eine komfortable Temperatur sowie eine bequeme Lagerung. Daher ist es wichtig, sich hierfür ausreichend Zeit zu nehmen. Der Bodenkontakt des unteren Rückens intensiviert sich durch das Aufstellen oder Hochlagern der Beine oder eine Unterpolsterung der Knie, z. B. mit einer Schaumstoffrolle oder einer gerollten Decke.

18.4 Quellen aus der Schlaffhorst-Andersen-Literatur

Der Begriff „Bodenkontakt" ist in den frühen Schriften z. B. von Schlaffhorst u. Andersen, Schulze, Schümann usw. nicht zu finden. Vermutlich wurde dieser Begriff von der Bewegungspädagogin Dore Jacobs geprägt, einer Zeitgenossin Schlaffhorsts und Andersens, welche diesen Begriff in ihrem 1962 erschienenen Buch „Die menschliche Bewegung"[1] gebrauchte. Die erste schriftliche Nennung in der Schlaffhorst-Andersen-Literatur ist 1990 bei M. Saatweber zu finden.

Saatweber, M.:
Einführung in die Arbeitsweise Schlaffhorst-Andersen, Druck Stephansstift, 1. Auflage, Hannover, 1990, S. 45 ff

„Die Orientierung des menschlichen Körpers zu dem ihn tragenden Boden hin, nennen wir *Bodenkontakt*. Arbeit am Bodenkontakt, das heißt für uns, daß wir zwischen zwei Arbeitsansätzen grob unterscheiden müssen:

1. Das Arbeiten am *Bodenkontakt* lokal, d. h. Fußarbeit
2. Arbeit am *Bodenkontakt* zentral, d. h. Arbeit am Spannungsausgleich.

Die Qualität des *Bodenkontaktes* ist entscheidend für den physiologischen Ablauf der Atmung und die Aufrichtung des Körpers. Die Qualität des *Bodenkontaktes* kann aber auch die Folge oder der Ausdruck einer physiologisch richtigen Atmung sein. Ebenso wirkt der gute Spannungsausgleich und ein richtiger Körperschwerpunkt auf die Qualität des *Bodenkontaktes*. Über die körpereigenen Regelkreise ist es möglich, von mehreren Arbeitsansatzpunkten aus auf die Qualität des *Bodenkontaktes* einzuwirken."

1 Jacobs, D.: Die menschliche Bewegung, Aloys Henn Verlag, Ratingen, 1962

19 Die Mittelkörperspannung

19.1 Definition

Der Mittelkörper ist der Bereich des Rumpfes, der im Gegensatz zum Thorax und zum Becken nicht von Knochen umgeben ist, sondern von Muskulatur. Daher ist dieser Bereich beweglich und der Tonus seiner Begrenzung flexibel. Dies ist für die Beweglichkeit des Zwerchfells bei der Atmung ebenso notwendig wie für die Beugung des Rumpfes in verschiedene Richtungen. Außerdem ist es die Voraussetzung für eine flexible Aufrichtung des Körpers.

Unter Mittelkörper*spannung* verstehen wir den Tonus der den Mittelkörper begrenzenden Muskulatur. Letztere spannt sich zwischen der unteren Brustkorböffnung (Thoraxapertur) und der oberen Beckenrandebene aus. Dort trägt sie im Zusammenspiel mit dem Zwerchfell und dem Beckenboden wesentlich zur Stabilität des Körpers bei. Die Lendenwirbelsäule, als einzige knöcherne Struktur im Bereich des Mittelkörpers, benötigt für ihre Haltefunktion die Mithilfe dieser Muskulatur und wird durch eine eutone und flexible Mittelkörperspannung wesentlich entlastet.

19.2 Anatomisch-physiologische Erklärung

19.2.1 Der Mittelkörper

Die Ebene, die den Mittelkörper nach *kranial* begrenzt, wird von den Ursprüngen des zur Hauptatemmuskulatur zählenden Zwerchfells eingefasst. Entsprechend diesen Ursprüngen an der unteren Thoraxapertur unterscheidet man folgende drei Zwerchfellanteile *(s. Abb. 19.1)*:

Pars sternalis	entspringt an der Rückseite des unteren Brustbeines (Processus xiphoideus) und innen an der Hülle des geraden Bauchmuskels (Rektusscheide)
Pars costalis	entspringt auf beiden Seiten zackenförmig an der Innenseite der unteren sechs Rippen
Pars lumbalis	entspringt an den Lendenwirbeln L1 – 4 und an der 12. Rippe

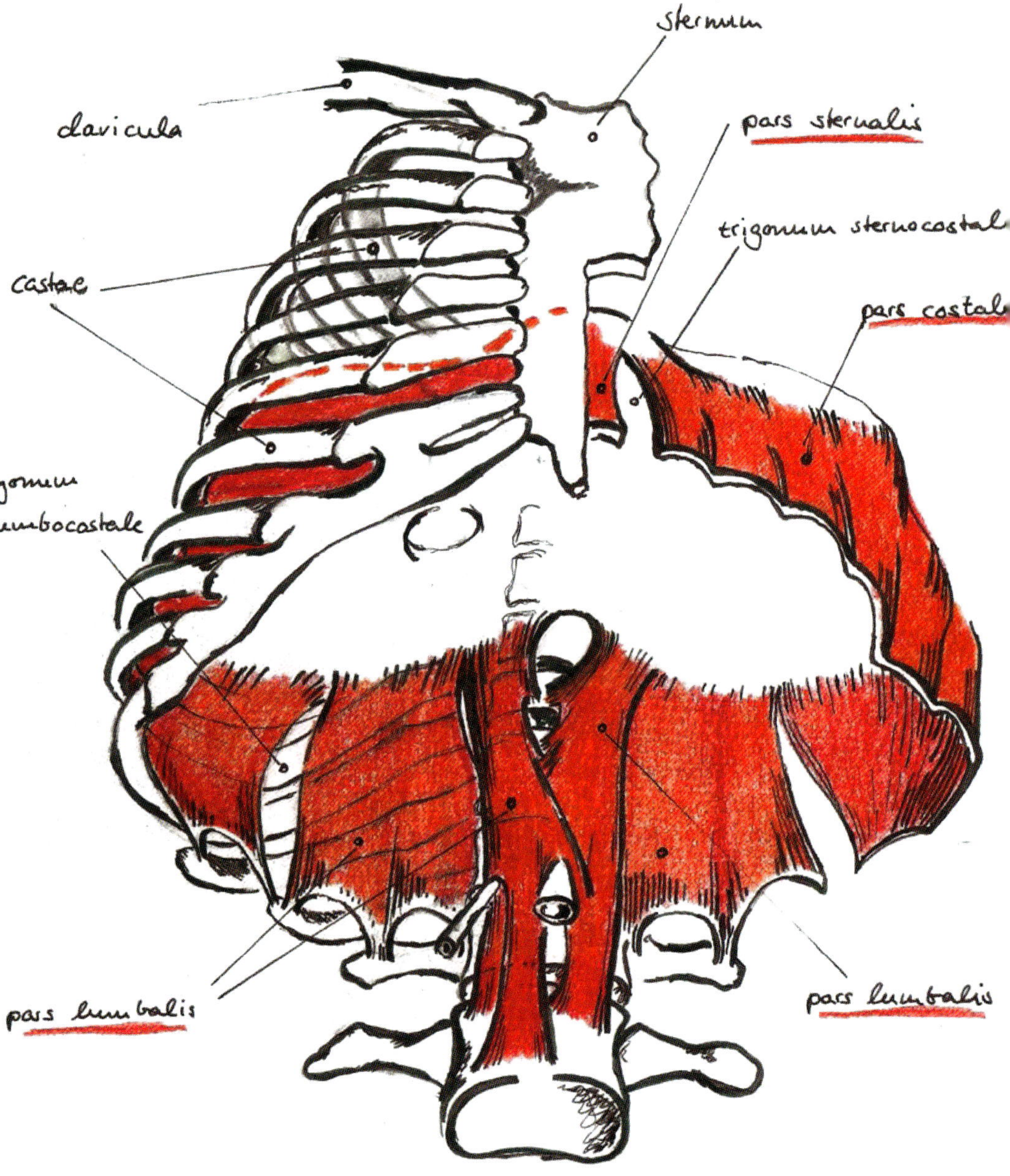

Abb. 19.1 *Das Zwerchfell*

Die Muskelfasern der drei Teile ziehen kuppelförmig nach kranial in den Brustkorb und strahlen dort in ein flächiges Sehnenzentrum *(Centrum tendineum)* ein. Das Zwerchfell trennt den Brust- vom Bauchraum.

Zwerchfell und äußere Zwischenrippenmuskeln bestimmen als Hauptatemmuskeln gemeinsam mit einem Teil der Atemhilfsmuskulatur die Größe der unteren Thoraxapertur.

Aufgrund der Bauweise des Brustkorbes, seiner Gelenke und Muskelansätze wirken dabei die (inspiratorisch wirksamen) Hauptatemmuskeln (s. o.) und die thorakalen Einatemhilfsmuskeln (z. B. *M. serratus anterior* und *M. pectoralis major*) vergrößernd auf den Durchmesser der unteren Brustkorböffnung. Diese Vergrößerung bewirkt eine Dehnung und Tonuserhöhung der dort ansetzenden Bauchmuskulatur und des Zwerchfells und damit eine Erhöhung der Mittelkörperspannung.

Die *kaudale* Begrenzung des Mittelkörpers ist die nach vorne geneigte Ebene in Höhe des oberen Randes des großen Beckens.

Nach *ventral* wird der Mittelkörper von allen Bauchmuskeln und ihren Hüllen umschlossen (*M. rectus abdominis, M. obliquus externus abdominis* und *M. obliquus internus abdominis*, beide paarig, und *M. transversus abdominis*). Sie alle sind zur Rumpfmuskulatur gehörige Ausatemhilfsmuskeln.

Die Bauchmuskulatur (abgesehen von dem *M. rectus abdominis*) bildet gemeinsam mit Teilen des „Hustenmuskels" (*M. latissimus dorsi*, gleichermaßen Ausatemhilfsmuskel) auch die *laterale* Begrenzung des Mittelkörpers.

Nach *dorsal* erfolgt die Eingrenzung knöchern durch die Lendenwirbelsäule, muskulär durch Bauchmuskeln (alle außer dem *M. rectus abdominis*) und durch die kaudale Rückenmuskulatur (tiefe Schicht: *M. erector spinae*, oberflächliche Schicht: *M. latissimus dorsi* u. a.).

In dem so umschlossenen Raum befinden sich unter den noch im Thorax geschützten Oberbauchorganen Leber, Gallenblase und Bauchspeicheldrüse ein Teil der Milz, der Nieren und des Magens sowie insbesondere der Dünn- und Dickdarm.

19.2.2 Die Mittelkörperspannung

Unter Mittelkörperspannung verstehen wir also die Spannung der Bauchmuskulatur, des M. latissimus dorsi sowie der kaudalen Rückenmuskulatur, welche sich zwischen unterer Thoraxapertur und Beckenrandebene ausspannen und ringsum den Mittelkörper begrenzen.

19.2.3 Das Zusammenspiel von Mittelkörper-, Atem- und Gesamtkörperspannung

Bei einem ökonomischen Zusammenspiel der Atemmuskulatur *(s. Kap. 6)* befinden sich die Muskeln des Mittelkörpers in einem „Zustand beweglicher Spannung. Der Mittelkörper ist straff, ohne von verspannten Bauchmuskeln eingeengt zu sein. Er ist beweglich, aber nicht schlaff“[1].
Der Tonus der Atemmuskulatur wird von den Atemzentren gesteuert *(s. Kap. 11)*. Er passt sich an Größe und Art der Leistung an, d. h. er steigt mit der (körperlichen oder seelischen) Leistung und verschiebt sich vertikal, wenn Arm- oder Beinarbeit geleistet wird, oder horizontal bei seitlicher Gewichtsverlagerung.

In der Einatmung zieht sich das Zwerchfell zusammen und bewegt sich innerhalb des Brustkorbes nach kaudal, wodurch es Druck auf die Baucheingeweide ausübt.
Da die Baucheingeweide im Thorax- und Beckenbereich durch Knochenstrukturen eingegrenzt werden, können sie diesem Druck nur im Bereich des Mittelkörpers ausweichen. Hier dehnen sie die genannte Muskulatur in die Weite und erzeugen ringsum eine erhöhte Mittelkörperspannung. Dieser Effekt wird verstärkt durch eine ausgeprägte Weitung des Thorax (zusätzliche Dehnung der Bauchmuskulatur).

Der *Grad* der Mittelkörperspannung hängt daher von den folgenden Parametern ab:

- von der Thoraxweitung (s. o.) und von dem Ausmaß der Zwerchfellsenkung, bedingt durch Einatemvolumen und Atemform
- von dem Tonus bzw. der Aktivität der antagonistisch zum Zwerchfell wirkenden Bauch- und Rückenmuskulatur
- sowie von Tonus und Füllungszustand der Verdauungsorgane.

Daraus ergibt sich: je höher die Atemspannung, desto höher die Mittelkörperspannung. Eine vom Atem getragene Mittelkörperspannung ist die ökonomischste Form derselben, da das Luftpolster einer tiefen Einatmung der Bauchmuskulatur Haltearbeit abnimmt. Dore Jacobs beschreibt dies treffend: „Ein prall gefüllter Sack steht, ein halb leerer sinkt zusammen.“[2] Eine flexible, eutone Rumpfmuskulatur schafft wiederum die Voraussetzungen für die freie Beweglichkeit des Zwerchfells.

Der Grundtonus der Atemmuskulatur (und damit des Mittelkörpers) lässt sich nicht getrennt vom Gesamtkörpertonus betrachten. Somatisches und vegetatives Nervensystem sowie das limbische System arbeiten eng zusammen. Bewusstes und Unbewusstes, Willkürliches und Unwillkürliches, Außen- und Innenbewegung werden miteinander verbunden. Auf diese Weise werden Grundtonus und Reflextonus der Muskulatur mit vegetativen Bedingungen, emotionalen Impulsen, Vorstellungen (v. a. raumgreifender und -erweiternder Art), Körperwahrnehmung sowie mit bewussten Entscheidungen verknüpft.

---

1 Jacobs, D.: Die menschliche Bewegung, G. Kallmeyer Verlag, Wolfenbüttel, 1990, S. 236

2 Jacobs, D.: Die menschliche Bewegung, G. Kallmeyer Verlag, Wolfenbüttel, 1990, S. 236

Gamma-Motoneuronen beeinflussen außerdem über die Muskelspindeln den Dehnreflex und damit die Spannung der Muskulatur. Während das Zwerchfell selbst nur über wenige, nur in seinen Schenkeln sitzende Muskelspindeln verfügt, ist die Rumpfmuskulatur reichlich damit ausgestattet. So führt schon eine geringe Dehnung der Mittelkörpermuskulatur (z. B. durch eine in Richtung Zwerchfell vertiefte Einatmung) zur reflektorischen Erhöhung der Mittelkörperspannung.
Die Bedeutung des Gammanerven-Systems wurde in der Literatur bisher nur im Zusammenhang mit dem Haltungs-, Gleichgewichts- und Fluchtreflex erörtert. Glaser[3] betont darüber hinaus dessen Bedeutung für den Bereitschaftstonus und für das natürliche und ökonomische Bewegen.

19.2.4 *Die Bedeutung der Mittelkörperspannung für Aufrichtung und Bewegung*

Aufrichtung und Bewegung sowie deren Belebtheit, Mühelosigkeit, Freiheit und ihr „Von-Innen-Her-Getragen-Sein" hängen in erster Linie von der Qualität der Mittelkörperspannung ab. Dabei haben die äußeren Haltemuskeln, insbesondere die Rückenstrecker, umso weniger zu tun, je straffer der Rumpf durch eine tiefe Atmung ist (tief gesenktes Zwerchfell, weite untere Thoraxöffnung, s. o.).

Laut D. Jacobs genügt bei ausgewogener antagonistischer Zusammenarbeit der Atemmuskulatur „beinahe der Ruhetonus der Rückenstrecker, um die Wirbelsäule mühelos aufrecht zu erhalten"[4]. „Von den beiden Kräften der Haltung ist die Atemspannung die Hauptkraft, die Spannkraft der Rückenstrecker die Hilfskraft. (...) Die Haltung wird von der Atmung getragen, versagt die Atmung, so versagt die Haltung", so schreibt sie[5].

Erhält der Körper in seiner Aufrichtung keine Unterstützung durch die Mittelkörpermuskulatur, so ermüden die Rückenstrecker schneller und die Last des Oberkörpers wird von der knöchernen Wirbelsäule getragen. Langfristig führt dies zu Rückenschmerzen und zu Abnutzungserscheinung der Knochenstruktur und der Bandscheiben.

Bei alledem bedeutet Haltung nicht starres Halten, sondern bewegte Aufrichtung, das miteinander Spielen und sich ökonomische Abwechseln der Haltemuskulatur.

Erfolgt eine Bewegung ohne die Stabilisierung im Mittelkörperbereich, übernehmen andere Muskeln dessen Arbeit. Die Bewegungen werden unflexibel und unökonomisch, auch hier erfolgt vorzeitige Ermüdung. Bei dauerhafter Fehlbeanspruchung kommt es zu Verspannungen der überforderten Ersatzmuskulatur. Auch kann, z. B. bei verspanntem Schultergürtel, bei verhärteter Bauchmuskulatur oder Fehlhaltung

---

3 in: Grossmann-Schnyder, M.: Berühren, Hippokrates Verlag, Stuttgart, 1992

4 Jacobs, D.: Die menschliche Bewegung, G. Kallmeyer Verlag, Wolfenbüttel, 1990, S. 337

5 in: Saatweber, M.: Einführung in die Arbeitsweise Schlaffhorst-Andersen, Schulz-Kirchner Verlag, 6. Auflage, Idstein, 2007, S. 54

der Wirbelsäule, die Atembewegung behindert sein, was zu einem Circulus vitiosus führt, da nun der Mittelkörper nicht mehr durch die Atemspannung unterstützt wird.

Betrachtet man den Menschen in seiner Einheit aus Körper, Geist und Seele, so bedeuten Haltung und Bewegung auch innere Haltung und Bewegtheit. Durch belebende seelische Eindrücke erhöhen sich der Gesamtkörpertonus, das Atemvolumen und die Mittelkörperspannung. Der Körper ist somit bereit, in eine der Situation angemessene äußere Bewegung zu treten. Ein Mensch, der nicht in seinem inneren Zentrum ruht, bewegt sich auch äußerlich nicht von seinem Zentrum bzw. Mittelkörper aus. Umgekehrt wird der Tonus des Mittelkörpers durch das limbische System des Gehirns erfasst und interpretiert, was eine entsprechende emotionale Reaktion zur Folge hat. Haltung und Bewegung tragen wesentlich zur Körpersprache bei. Stabilität, Labilität, Bewegtheit, Schlaffheit, Widerstand, Wachheit – all diese Begriffe sind sowohl körperlich als auch seelisch-geistig zu verstehen und finden ihren Ausdruck in Haltung, Bewegung und ... Mittelkörperspannung.

19.2.5 Voraussetzungen für die Wohlspannung des Mittelkörpers

Um den Mittelkörper in einen Eutonus versetzen zu können, d. h. in eine an die auszuführende Bewegung und Haltung angepasste Spannung, sind folgende Voraussetzungen von Bedeutung:

- Eutonus der Atemmuskulatur
- Kosto-abdominale Atemform
- Eutonus der Gesamtkörpermuskulatur, Durchlässigkeit, Wachheit
- Von innen heraus aufgerichtete Haltung, physiologische Wirbelsäulenkrümmung
- Körperbewusstsein, insbesondere propriozeptive Wahrnehmung
- Bodenkontakt

19.3 Praktische Hinweise

- Die Verbesserung der Durchlässigkeit *(s. Kap. 13)*, insbesondere für die Atembewegung, wirkt sich eutonisierend auf die Mittelkörpermuskulatur aus.
- Die Erarbeitung eines intensiven Bodenkontaktes *(s. Kap. 18)* führt über die Verlagerung der Atembewegung nach kaudal zu einer Steigerung der Mittelkörperspannung.
- Zur Eutonisierung der Mittelkörpermuskulatur bietet sich die Arbeit mit den Regenerationswegen nach Schlaffhorst-Andersen an *(s. Kap. 25)*, denn:
  - Die schwingenden und die kreisenden Bewegungen bewirken über Dehnungsimpulse und Schwerpunktverlagerung reflektorisch eine Tonisierung der Atem- und Aufrichtungsmuskulatur. Eine Atemvertiefung im Sinne der Zwerchfellaktivierung führt über die Dehnung der Mittelkörpermuskulatur zu deren Tonuserhöhung.

- Atemrhythmische und atemverbundene Bewegungen erhöhen über die Eutonisierung der Atem- und Bewegungsmuskulatur die Mittelkörperspannung.
- Das Tönen schließlich steigert über die Erhöhung der Atemspannung, die Vergrößerung des Atemvolumens sowie über die vegetative Anregung mit resultierender Erhöhung des gesamtkörperlichen Muskeltonus die Spannung des Mittelkörpers.

- Neben den Regenerationswegen können wir auch über das Setzen von Widerständen am Mittelkörper dessen Spannung erhöhen. Widerstand können wir mit den Händen erzeugen oder mit Arbeits- und Therapiematerial (z. B. einem Gymnastikball oder einem elastischen Band), welches an verschiedenen Stellen des Mittelkörpers mit leichtem Druck und der Aufforderung zur muskulären Gegenspannung angesetzt wird. Taktile Reize am Rücken auf der Höhe des unteren Brustkorbrandes intensivieren die kostale Atembewegung, während taktile Reize auf der Höhe des Überganges zwischen Lendenwirbelsäule und Kreuzbein die Zwerchfellaktivität und damit die Bauchatmung steigern. Beide Reaktionen haben eine Erhöhung der Mittelkörperspannung zur Folge.
- Auch artikulatorische und phonatorische Widerstände, die der Ausatmung entgegengesetzt werden *(s. Kap. 29)*, führen zur Vertiefung der Einatmung, d. h. zur Zwerchfellsenkung und Thoraxweitung, und erhöhen so die Mittelkörperspannung.
- Balanceübungen sind sehr geeignet, da über die Reizung der Gleichgewichtsorgane reflektorisch die Einatmung vertieft und die Aufrichtungsmuskulatur tonisiert wird.
- Schließlich kann man Vorstellungshilfen hinzuziehen, die die Entwicklung eines stabilen und flexiblen Mittelkörpers anregen (z. B. ein „federndes Luftkissen" im Mittelkörper o. Ä.).

19.4 Quellen aus der Schlaffhorst-Andersen-Literatur

Der Begriff des „Mittelkörpers" und der „Mittelkörperspannung" ist wahrscheinlich von der Bewegungspädagogin Dore Jacobs[6] geprägt worden. Auch wenn diese Bezeichnungen in der Schlaffhorst-Andersen-Literatur erstmalig 1990 bei M. Saatweber (s. u.) zu finden sind, so wird doch das Phänomen „Mitte" schon früher erwähnt.

1. Andersen, H.:
„Die Bedeutung der Atmung für das Leben [Neubearbeiteter Schluss]" in: Schlaffhorst, C. und Andersen, H.: Atmung und Stimme, Möseler Verlag, Wolfenbüttel, 1950, S. 13

„Dank der Lage des Zwerchfells in der *‚Körpermitte'* beeinflussen seine Bewegungen ausnahmslos alle Organe, seien sie nun über ihm im Brustraum oder unter ihm in der Bauchhöhle."

2. Schümann, G.:
„Natur im Menschen, Naturkraft, Mitte", unveröffentlichtes Manuskript, Titisee, 1976, S. 1

„*Mitte*? Sie ist verankert in den Kräften der Atmung, doch nicht auf sie beschränkt. Man kann von einem Menschen sagen, er habe seine *Mitte*, wenn seine geistigen als auch seine vitalen Kräfte mit den Atemkräften verbunden sind."

3. Semrau, G.:
„Bewegung nach Schlaffhorst-Andersen", Vortrag, gehalten auf einer Tagung der Lehrervereinigung Schlaffhorst-Andersen e. V. in Bad Teinach, 1978, Archiv Schlaffhorst-Andersen

„Wir sprechen davon, die Bewegung ‚aus der *Mitte* heraus' anzusetzen. Die Wahl dieses Begriffes *‚Mitte'* ist eine umfassendere Bezeichnung für ‚Schwerpunkt', nämlich auch auf die geistige Konzentration und die Atembewegung bezogen (bei den Griechen wurde das Zwerchfell als die Seele = Mitte des Körpers bezeichnet), ansonsten jedoch besagt es nichts anderes, als die Bewegung unter Beibehaltung des optimalen Körperschwerpunktes unter ausgeglichener Lendenlordose anzusetzen, um günstigste Voraussetzungen für die Muskelbewegung zu schaffen."

4. Saatweber, M.:
Einführung in die Arbeitsweise Schlaffhorst-Andersen, Druck Stephansstift, 1. Auflage, Hannover, 1990, S. 46, 47, 51 ff

„Wir möchten im folgenden mit *‚Körpermitte'* also keinen abgegrenzten Punkt bezeichnen, sondern (...) den Raum zwischen Becken und Thorax."

---

6 Jacobs, D.: Die menschliche Bewegung, G. Kallmeyer Verlag, Wolfenbüttel, 1990, S. 337

„Eine gute *Mittelkörperspannung* kann die Haltemuskulatur im Kreuzlendenbereich enorm entlasten. Sie ist abhängig von einer guten Durchblutung der Bauchorgane und von der Luftfüllung des Thorax, die den nach oben drängenden Organen Widerstand entgegensetzt."

„Eine gute *Mittelkörperspannung* ist auch wichtig für die Verbindung der Gliederbewegung mit der Körpermitte. Bei elastischer Stabilität des *Mittelkörpers* haben nicht nur die Arme einen festen Stützpunkt, von dem aus sie die Bewegung ausführen können."
„Eine flexible äußere Rumpfmuskulatur schafft eine gute Voraussetzung für eine freie Innenbewegung von Zwerchfell und Stimme. (...) Eine gute Gesamtkörperspannung beinhaltet eine gute *Mittelkörperspannung.* Diese hängt von der Spannkraft und Elastizität des Zwerchfells und der weiteren Atemmuskulatur ab."

„Die Atemspannung, die die Voraussetzung für eine elastische *Mittelkörperspannung* ist, kann sich in Art und Größe der Leistung anpassen".

„Haltung, Bewegung und *Mittelkörperspannung* sind immer auch Ausdruck der seelischen Befindlichkeit des Menschen. An ihnen wird das Verhältnis des Menschen zu sich selbst, sein Verhalten gegenüber der Welt, die ihn umgibt, deutlich."

5. Lang, A.:
„Der Mittelkörper", in: Reader für den medizinischen Unterricht an der CJD Schule Schlaffhorst-Andersen, Hannover, Stand 2001, S. 70

„Sprechen wir in der Arbeitsweise Schlaffhorst-Andersen von dem ‚*Mittelkörper*', so bezeichnen wir damit keinen Punkt, sondern einen Bereich: den Raum, der sich zwischen unterer Thoraxöffnung und oberer Beckenrandebene ausdehnt."

Teil II

Die Methoden

20 Das Nutzen der Wechselwirkungen zwischen Aufrichtung, Körperbewegung, Atmung, Artikulation und Stimme

20.1 Definition

Die Systeme der an Aufrichtung, Körperbewegung, Atmung, Artikulation und Stimme beteiligten Strukturen wirken gegenseitig aufeinander ein, da sie auf funktioneller, anatomischer, physiologischer und nervaler Ebene miteinander verbunden sind. Weitere Wechselwirkungen bestehen mit den geistigen, emotionalen und psychischen Gegebenheiten. Sie wurden unter dem Thema Ganzheitlichkeit schon ausführlich besprochen *(s. Kap. 1)*.

Eine physiologische Stimmerzeugung setzt das ausgewogene Zusammenspiel der genannten Systeme voraus. Muskuläre Fehlspannungen in einem der Systeme wirken sich behindernd auf die anderen Bereiche aus, so auch auf das feine Zusammenspiel der inneren Kehlkopfmuskeln. Störungen innerhalb dieses Systems von Wechselwirkungen kann daher nur in seinem Gesamtkontext ursächlich und damit langfristig entgegengewirkt werden.

Das Bewusstmachen und Nutzen dieser Zusammenhänge steht im Mittelpunkt der therapeutischen, pädagogischen und künstlerischen Arbeit nach dem Konzept Schlaffhorst-Andersen.

20.2 Anatomisch-physiologische Erklärung

20.2.1 Wirkungen des gesamtkörperlichen Muskeltonus und des Bewegungssystems

Wird der Muskeltonus einer Muskelgruppe erhöht, so reagieren andere Muskelgruppen darauf mit einer gleichsinnigen Spannungsänderung. Vermittler dieser Reaktion ist die netzförmige Nervenkernregion im Hirnstamm, die Formatio reticularis. Sie wird u. a. durch Bewegung und sensorische Reize aktiviert und streut diese Information über ihre Nervenbahnen so, dass immer mehr Motoneurone aktiviert werden und dadurch auch andere Muskelgruppen mit reagieren. Dieser Effekt wird beispielsweise auch genutzt, wenn bei einer neurologischen Untersuchung der Kniesehnenreflex ausgelöst werden soll und dies nicht richtig funktioniert. Der/die Patient*in wird dann gebeten, die Hände zu verschränken und kräftig auseinanderzuziehen. Durch die Steigerung der Spannung im Bereich der Hand- und Armmuskulatur wird die Gesamtkörperspannung erhöht, wodurch sich im gesamten Körper auch die Reflexe leichter auslösen lassen. Für die an der Stimmgebung beteiligten Strukturen bedeutet dies: Wird der Tonus einer dieser Muskelgruppen erhöht, so steigt auch die Spannung der anderen beteiligten

Muskeln. Übungen zum gesamtkörperlichen Spannungsaufbau oder zur Tonisierung der Aufrichtungsmuskulatur, der Atemmuskulatur oder der Artikulationsmuskulatur erhöhen über diesen Weg die Spannung der Kehlkopfmuskulatur, wodurch z. B. der Glottisschluss gefördert und die Leistungsfähigkeit der Stimme gesteigert werden kann.

Eine Aktivierung der Formatio reticularis durch Bewegung, z. B. durch eine Aktivierung der Mundmotorik, führt zu einer Steigerung des Botenstoffes Serotonin. Dieser hat zahlreiche Wirkungen auf den Organismus, unter anderem eine Steigerung des gesamtkörperlichen Muskeltonus und der Stimmung.

Eine geplante Bewegung der Extremitäten führt über einen Feed-Forward-Prozess automatisch zu einer Spannungssteigerung der Rumpfmuskulatur *(axiale Muskulatur)*, noch bevor die Bewegung ausgeführt wird. Dies dient der rechtzeitigen Stabilisierung des Rumpfes. Hierzu schickt der Kortex eine Kopie seines motorischen Befehls an die Formatio reticularis, die die Gamma-Motoneuronen kontrolliert, die maßgeblich an der Feinregulierung des Muskeltonus beteiligt sind. Durch Aktivierung der Gamma-Motoneuronen in der axialen Muskulatur wird diese tonisiert. Praktisch bedeutet dieser Vorgang, dass eine z. B. schwingende Bewegung der Arme oder Beine zu einer stabileren Aufrichtung führt.

Sensorische Reize, so auch die propriozeptiven Reize, die durch Bewegungen entstehen, führen zu einer gesteigerten Grundaktivität der Großhirnrinde. Diese ist eine Voraussetzung für die höheren Funktionen des Nervensystems wie die Steuerung willkürlicher Bewegungen, emotionales Verhalten, eine effektive sensorische Wahrnehmung, Gedächtnis, Kognition (erfahren, erleben, erkennen) und Sprache (incl. Gesten, Schrift, Singen).
Auch für dieses Phänomen ist die Formatio reticularis verantwortlich: Empfängt sie die sensorischen Reize, wird das sogenannte „Weckzentrum" aktiviert. Dieses *A*ufsteigende *R*etikuläre *A*ktivierende *S*ystem *(ARAS)* gehört zur Formatio reticularis. Mit den aufsteigenden Nervenfasern wird der Kortex aktiviert. So steigern Bewegungen des Beckens, der Knie und der Sprunggelenke, wie sie z. B. beim Aufstehen, Gehen, beim Beinschwingen oder dem Hüpfen auf einem Pezziball stattfinden, die Wachheit, Aufmerksamkeit und Wahrnehmungsfähigkeit der Person und dadurch wiederum die Qualität der Gesamtkörpermotorik, einschließlich der Sprechmotorik.

Eine weitere Beeinflussung der Muskeln erfolgt über Muskelketten, also über zwei oder mehr Muskeln, die wie die Glieder einer Kette miteinander verbunden sind und sich dadurch gegenseitig mechanisch beeinflussen. Dabei spielen die myofaszialen Hüllstrukturen eine wesentliche Rolle in der Übertragung von Bewegungskräften wie Druck, Zug etc. In Abbildung 20.1 sind die wichtigsten Muskelketten des Atem-, Stimm-, Sprech- und Bewegungssystems schematisch dargestellt.

Auch über das Fasziensystem lassen sich verschiedenste Interaktionen erklären. Bei diesem System handelt es sich um ein bindegewebiges Spannungsnetzwerk aus Bindegewebe, das unseren Körper durchzieht und alle Strukturen wie Organe, Muskeln, Knochen und Nerven strukturell aber auch funktionell miteinander verbindet. Innerhalb des Fasziensystems liegen zahlreiche Rezeptoren und freie Nervenenden, die Rückmeldungen zu Körperstellung und Bewegungen geben. Störungen des Fas-

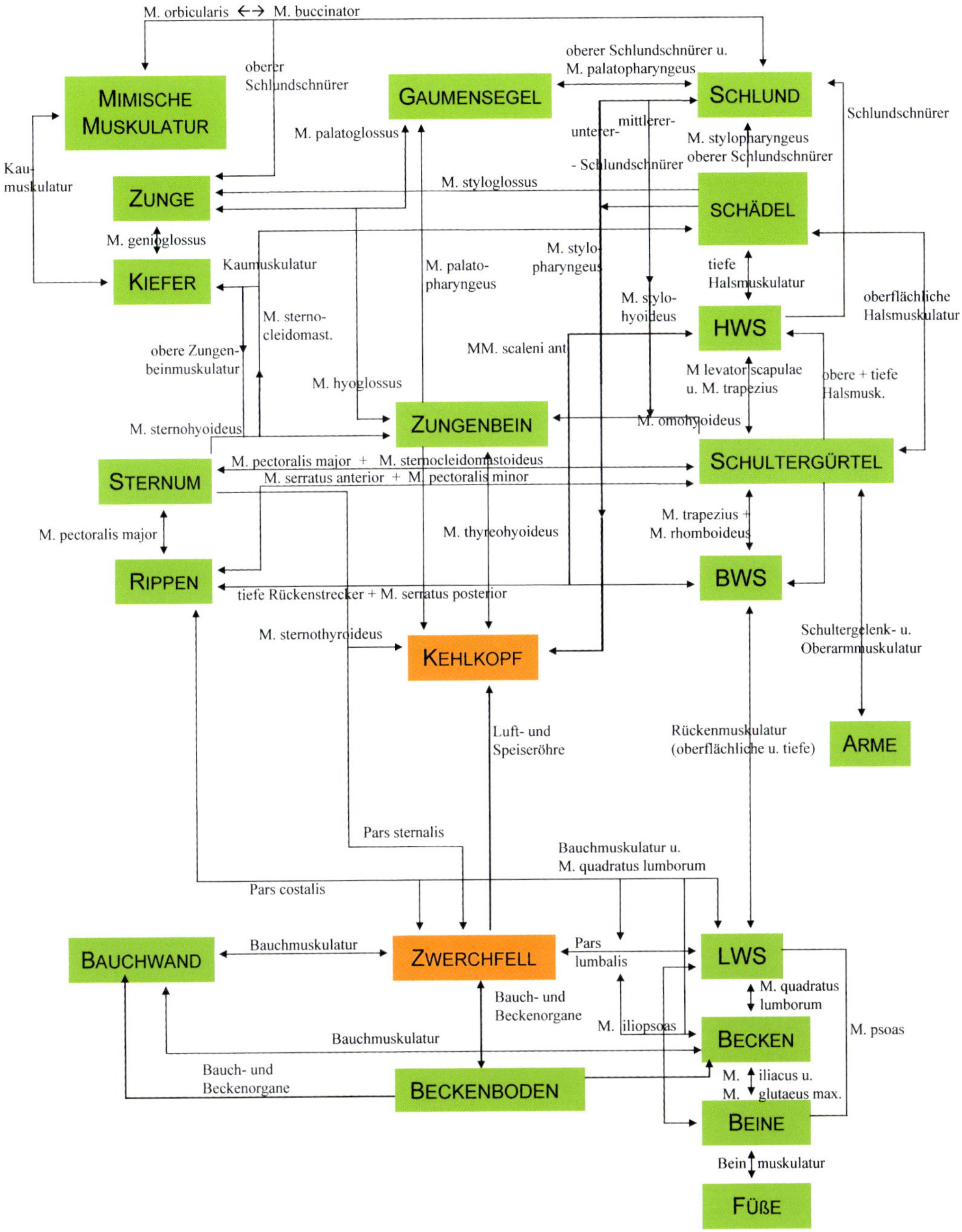

Abb. 20.1 *Die wichtigsten Muskelketten des Atem-, Stimm-, Sprech- und Bewegungssystems (Lang, 2009, modifiziert nach Lang, A. in: Geissner, H. [Hrsg.]: Stimmen hören, Röhrig Universitätsverlag, St. Ingbert, 2000, S. 218-219)*

ziensystems, z. B. durch Überlastung oder auch durch emotionalen Stress, können zu Schmerzen und Bewegungsstörungen führen. Insbesondere impulshafte und federnde Bewegungen sowie bindegewebige Techniken der Atemmassage erreichen dieses System und tragen zu dessen Mobilisation und Regeneration bei.

Durch jede Bewegung wird über die Atemzentren unmittelbar die Atemmuskulatur aktiviert (Mehrventilation). Nur so kann der Austausch der Blutgase in der Lunge dem Bedarf des Körpers gerecht werden. Atemvolumen, Atemfrequenz und Atemrhythmus werden entsprechend der Bedürfnisse des Organismus an die Bewegung angepasst *(s. Kap. 11.2.1)*.

Auch die Atemform passt sich an die aktuelle motorische Gesamtsituation an, denn die Bewegungen der Rumpf-, Extremitäten- und Atemmuskulatur müssen zeitlich koordiniert werden. Schwingende Bewegungen der Arme fördern beispielsweise mehr den thorakalen Anteil, schwingende Bewegungen der Beine mehr den abdominalen Anteil einer kosto-abdominalen Atemform.

Einige Bewegungen nehmen direkten Einfluss auf die Atembewegung. So bewirkt z. B. die Hebung eines Armes über die Horizontale eine Weitung des Brustkorbes auf derselben Seite und unterstützt so eine Einatembewegung. Eine Beugung im Hüftgelenk aktiviert durch Streckung der Lendenwirbelsäule und Vordehnung der Zwerchfellschenkel Letztere zu einer stärkeren Kontraktion. Werden solche Bewegungen mit der Einatemphase koordiniert, wird das Atemvolumen gesteigert. Dadurch verlängert sich der folgende Phonationsbogen und die Atemfrequenz wird gesenkt.

Ein Ziel der Bewegungsarbeit im Konzept Schlaffhorst-Andersen ist die Aufhebung biomechanisch ungünstiger Bewegungsmuster zugunsten uneingeschränkter Bewegungsfunktionen. Bei ausgeprägteren oder therapieresistenten Dysfunktionen des Bewegungssystems ist die interdisziplinäre Zusammenarbeit mit Therapeut*innen aus dem Bereich der Physiotherapie und/oder der Osteopathie angezeigt.

20.2.2 *Wirkungen des Aufrichtungssystems*

20.2.2.1 Aufrichtung und Atmung

Eine physiologische Aufrichtung ist die Voraussetzung für eine freie und ökonomische Atembewegung, denn der Wirkungsgrad der Atemmuskulatur hängt von der Spannung der Aufrichtungsmuskulatur sowie von der Stellung der Wirbelsäule und des Schultergürtels ab.

So wird beispielsweise bei einer hypotonen Rückenmuskulatur mit eingefallener Haltung und übermäßig gekrümmter Brustwirbelsäule *(thorakale Hyperkyphose)* die freie Bewegung der Rippen und des Sternums behindert. Außerdem wird durch die resultierende Annäherung von Sternum und Becken der Brust- und Bauchraum eingeengt und die darin befindlichen Organe werden zusammengedrückt. Hierdurch ist die Kontraktion der vorderen Zwerchfellanteile und damit die abdominale Atmung, das „Atmen in den Bauch", nur eingeschränkt möglich.

Bei einer übermäßig gekrümmten Lendenwirbelsäule hingegen, dem sogenannten „Hohlkreuz" *(lumbale Hyperlordose)*, können die lumbal liegenden Zwerchfellschenkel nicht ausreichend kontrahieren, da die Organe wegen der verstärkt in den Bauchraum ragenden Lendenwirbelsäule nicht nach unten ausweichen können. Das „Atmen in den unteren Rücken" („Zwerchfell-Tiefgriff" nach Schlaffhorst-Andersen) wird behindert.

Wird durch das willkürliche Einziehen des Bauches und das übermäßige Heben des Brustbeins eine vermeintlich aufrechte Haltung erzwungen („Bauch rein, Brust raus"), behindern die hypertonen Bauchmuskeln die Zwerchfellfunktion, während gleichzeitig die oberen Einatemhilfsmuskeln aktiviert werden. Das Resultat ist die unökonomische Form der Hochatmung *(sternale oder klavikulare Atemform)*.
In allen Fällen ist die Belüftung der Lunge, insbesondere der unteren Lungenlappen, mühsam und nur eingeschränkt möglich. Das Ergebnis ist ein verkleinertes Lungenvolumen mit verkürzten Atem- und Phonationsbögen.

20.2.2.2 Aufrichtung und Artikulation

Der Einfluss der Aufrichtungsmuskulatur auf die Artikulation übermittelt sich über Schwerkraft, muskuläre, nervale und funktionelle Zusammenhänge:

- Die Kopfstellung wirkt sich über die Schwerkraft unmittelbar auf Zungenlage und Kieferstellung aus.
- Das Kopf-Hals-Skelett fungiert als funktionelle Einheit. Die Stellung von Kopf und Schultergürtel hängt unmittelbar mit der des Unterkiefers und des Zungenbeins zusammen (Funktionsmodell nach Brodie). Muskuläre Überspannungen der Schulter-Nacken-Muskulatur beeinträchtigen daher die Kiefer-, Zungenbein- und Kehlkopfbeweglichkeit. Das Zusammenwirken der Kopf- und Nacken-Muskulatur mit der Kieferfunktion erfährt im Zusammenhang mit dem schmerzhaften Syndrom der Kraniomandibulären Dysfunktion (CMD) immer größere Bedeutung *(s. u. Kap. 20.2.4.2)*.
- Auch Spannungsdysbalancen im Bereich der Beckenbodenmuskulatur wirken sich funktionell auf das kraniomandibuläre System (CMS) aus, insbesondere auf die Spannung der Kiefer-, Nacken- und Mundbodenmuskulatur.
- Aufgrund nervaler Verschaltungen, die z. B. für den Husten- und Würgereflex bedeutsam sind, bewirkt eine aktive Anspannung der Bauchmuskulatur reflektorisch eine Anspannung der Schlundschnürer *(M. constrictor pharyngis)*. Dadurch verengt sich der Rachenraum, wodurch dessen Resonanzfunktion eingeschränkt wird.

20.2.2.3 Aufrichtung und Stimme

Die Aufrichtung des Körpers wirkt sich einerseits über die Beeinflussung der Atmung auf die Qualität der Stimmfunktionen aus *(s. u. sowie Kap. 6)*.

Andererseits ist über die oben erläuterte Wirkung der Aufrichtung auf das Artikulationssystem die Resonanzfunktion mit betroffen.

Bekannt sind auch die Zusammenhänge zwischen Dysfunktionen im Bereich der Halswirbelsäule mit muskulären Balance- und Tonusstörungen der an der Stimmgebung beteiligten Muskulatur *(zervikogene Dysphonie)*. Diese Form der Dysphonie zeigt eine Besserung nach einer Behandlung der Halswirbelsäule durch manuelle Therapie oder Osteopathie. Als Erklärung wird u. a. die Auswirkung eines am Hals befindlichen Nervengeflechtes *(Plexus cervicalis)* auf die Kehlkopfregion diskutiert[1].

Schließlich wirkt das Aufrichtungssystem auf das Kehlkopf-Einhängesystem, d. h. auf die hebenden und senkenden Muskeln des Kehlkopfes. Das freie Spiel des Kehlkopf-Einhängesystems ist Voraussetzung für das physiologische Zusammenspiel der inneren Kehlkopfmuskeln, denn diese wirken in vielfältiger Weise auf die Resonanzfunktion und auf die Spannung der Stimmlippen[2]:

- Die Senkung des Kehlkopfes bewirkt eine Aufrichtung der Epiglottis und eine Vergrößerung des supraglottischen Resonanzraumes, d. h. eine Verbesserung der Resonanzfunktion. Der Aufrichtungsgrad der Epiglottis hängt auch mit der Spannung der aryepiglottischen Muskulatur zusammen. Eine Kontraktion des M. aryepiglotticus wirkt verkürzend, d. h. spannungsmindernd auf die Stimmlippen.
- Die Kehlkopfsenker Mm. cricopharyngei wirken als Antagonisten der Stimmlippenspanner Mm. cricothyroidei (CT), indem sie durch eine Hebung des Ringknorpelbogens die Länge und Spannung der Stimmlippen verringern.
- Alle Kehlkopf hebenden Muskeln verstärken den trachealen Zug, wodurch über eine resultierende Kippung des Ringknorpels die Stimmlippen verkürzt werden und ihre Spannung verringert wird.
- Damit eine Spannungsabnahme der Stimmlippen durch den trachealen Zug nicht zur Tonhöhensenkung führt, wird dieser Effekt durch eine Aktivierung des M. cricothyroideus (CT) kompensiert[3] *(vgl. Kap. 6.2.3).*
- Der ösophageale Zug, der sich durch eine Kontraktion der Kehlkopf hebenden Muskeln ebenfalls verstärkt, sowie eine Kontraktion des M. thyropharyngeus führen hingegen über eine Annäherung der Schildknorpelplatten zu einer Verlängerung und Spannungszunahme der Stimmlippen.

20.2.3 Wirkungen des Atemsystems

20.2.3.1 Atmung und Aufrichtung

Die Spannung der Atemmuskulatur und die Aufrichtung des Körpers hängen unmittelbar voneinander ab. Die Zusammenhänge zwischen Atmung und Aufrichtung wurden unter dem Gesichtspunkt der Mittelkörperspannung *(Kap. 19)* sowie der sich beeinflussenden Innen- und Außenbewegung *(Kap. 3.2.2)* ausführlich erläutert. In diesem

---

1 Wendler, J. et al.: Lehrbuch der Phoniatrie und Pädaudiologie, Thieme, Stuttgart, 2005, S. 157

2 Wendler, J. et al.: Lehrbuch der Phoniatrie und Pädaudiologie, Thieme, Stuttgart, 2005, S. 77-78

3 Sundberg, J.: Activity Relationship Between Diaphragm and Cricothyroid Muscles, Journal of Voice, Vol. 3, No. 3, pp. 225-232, Raven Press Ltd., New York,1989

Zusammenhang seien daher nur noch einmal die wesentlichen Punkte zusammengefasst:

- Ein kraftvolles und der Situation angemessen gespanntes Zwerchfell bewirkt durch die Verdrängung der Baucheingeweide eine stabile und gleichzeitig flexible Mittelkörperspannung.
- Die Weitung der unteren Thoraxöffnung durch die thorakale Einatemmuskulatur bewirkt eine Straffung der Rumpfwand, was ebenfalls zu einer Tonuserhöhung der den Mittelkörper begrenzenden Muskeln führt.
- Auf diese Weise unterstützen und entlasten die Atemmuskeln die tiefen Rückenstrecker, insbesondere im Lendenwirbelbereich. Die Aufrichtungsmuskulatur wird durch die rhythmische Bewegung der Atmung flexibilisiert, die Aufrichtungsarbeit ökonomisiert.
- Eine tiefe Senkung des Zwerchfells führt durch die Verdrängung der Eingeweide zu einer Verlagerung des Körperschwerpunktes nach kaudal, in Richtung des Beckens. Die Haltemuskulatur reagiert auf die neuen statischen Verhältnisse mit einer gleichsinnigen Umverteilung ihrer Spannung. Der Organismus erhält so die Möglichkeit, eine überhöhte Spannung im Bereich der Schulter-Nacken-Muskulatur abzubauen und auf die stabilisierende Muskulatur der unteren Körperhälfte umzuverteilen.
- Auch die Spannung der Beckenbodenmuskulatur steigt, je tiefer das Zwerchfell sich senkt. Durch die resultierende Stabilisierung des Beckenringes sowie die Vernetzung der inneren Beckenbodenschicht mit den tiefen Bauch- und Rückenmuskeln und der Hüftmuskulatur wird eine physiologische Aufrichtung unterstützt.
- Das Heben und Senken der Rippen bei der Ein- und Ausatmung wird auf die Wirbelsäule fortgeleitet, sodass diese sich in der Einatembewegung leicht streckt und in der Ausatembewegung wieder zu ihrer ursprünglichen Krümmung zurückgelangt. Dies führt zu einem rhythmischen Spannungswechsel der einzelnen Muskelbündel der tiefen Rückenstrecker. Einer Ermüdung wird dadurch vorgebeugt und die Flexibilität wird erhöht. Außerdem fördern die wechselnden Druck- und Zugverhältnisse auf die Bandscheiben deren Ernährung und Regeneration.

20.2.3.2 Atmung und Bewegung

Die Wirkung der Atmung auf die Bewegung wird ausführlich im Zusammenhang mit den Themen Innen- und Außenbewegung *(Kap. 3)*, atemrhythmische und atemverbundene Bewegung *(Kap. 4)* und Atemspannung *(Kap. 6)* erläutert. Die wechselseitige Beeinflussung der Grundspannung aller an der Stimmgebung beteiligten Strukturen wurde weiter oben dargestellt *(Kap. 20.2.1)*. Hier seien nur noch einmal die wichtigsten Gesichtspunkte zusammengefasst:

- Die im vorigen Kapitel *(20.2.3.1)* beschriebene Verlagerung des Körperschwerpunktes nach kaudal infolge einer Zwerchfellaktivierung wirkt sich nicht nur auf die Aufrichtungsmuskulatur, sondern auf die gesamte Bewegungsorganisation aus. Die Muskulatur erhält unter diesen statischen Voraussetzungen eine Basis, die Muskeln ökonomisch entsprechend ihrer maximalen Wirkung einzusetzen, anstatt sie kompensatorisch für geschwächte Bereiche zu verwenden. Auch die mimische Muskulatur sowie die Zungenbein- und die Kiefermuskulatur, deren Spannung unmittelbar von der Spannung im Schulter-Nackenbereich abhängt (s. o.), bekommen so die Voraussetzungen für eine ausgeglichene, flexible Spannung. Die resultierende Zunahme der Beweglichkeit ist Voraussetzung für einen differenzierten Ausdruck von Gestik, Mimik und Sprache.

- Durch eine Steigerung der Atemspannung wird der gesamtkörperliche Tonus angehoben *(Kap. 20.2.1)*. Dies spiegelt sich unmittelbar in einer Steigerung der Muskelkraft und in Ausmaß und Qualität der Bewegung wider. Umgekehrt werden Atemübungen aus demselben Grund mit großem Erfolg zur ganzkörperlichen Entspannung eingesetzt.
- Durch atemrhythmische Übungen lässt sich die Spannung der Bewegungsmuskulatur in beide Richtungen ausgleichen, um ihre Flexibilität und Reagibilität zu erhöhen.
- Atemverbundene Bewegungen im Alltag führen zu ökonomischen Bewegungsmustern, dadurch steigen die Ausdauer und Leistungsfähigkeit der Person.

20.2.3.3 Atmung und Artikulation

Die Spannung und die Funktion der Artikulationsmuskulatur beim Sprechen sind abhängig von Spannung und Funktion der Atemmuskulatur:

- Die lautreine Bildung der Strömungs- und des Hauchkonsonanten, der Halb- und Vollklinger sowie der Explosivkonsonanten setzt eine differenziert auf die Atemstromstärke abgestimmte Spannung der Artikulationsmuskulatur voraus *(s. Kap. 6.2.3)*.
- Die Aktivierung des Zwerchfells scheint eine stabilisierende Wirkung auf den Vokaltrakt zu haben, was sich in darin zeigt, dass bei wechselnder Grundfrequenz die Variabilität der Formantfrequenzen abnimmt[4] *(s. Kap. 6.2.3.2)*.

20.2.3.4 Atmung und Stimme

Eine Aktivierung der Atemspannung bewirkt eine grundsätzliche Tonisierung der Kehlkopfmuskulatur *(s. o. Kap. 20.2.1)*. Die weitere Bedeutung der Atmung für die Phonation wird ausführlich im Zusammenhang mit dem Begriff der Atemspannung *(s. Kap. 6)* dargestellt. Hier werden zusammenfassend nur die wichtigsten Stichworte genannt:

- Die Dosierung der Ausatemluft durch die Einatemmuskulatur wirkt sich unmittelbar auf primäre Stimmfunktionen wie Schwingungsverhalten, Glottisschluss, Dynamik und Flexibilität der Kehlkopfmuskulatur aus.

---

4 Leandersen, R. et al.: Role of diaphragmatic activity during singing: a study of transdiaphragmatic pressures, J. App. Physiol 62 (1987) (1), pp. 259-270

- Eine tiefe Zwerchfellsenkung führt über die elastischen Züge *(trachealer und ösophagealer Zug)* zu einer Vergrößerung der Resonanzräume und zu einer veränderten Spannung der Stimmlippen.
- Eine Aktivierung des Zwerchfells vergrößert den Schluss-/Öffnungsquotienten der Stimmlippen.
- Kraft, Ausdauer, Koordinationsfähigkeit und Flexibilität der Einatemmuskulatur bestimmen die Länge der Phonationsbögen.
- Die Flexibilität und Variabilität der Atemspannung bestimmen die Differenziertheit von Dynamik und Prosodie der Stimme.
- Eine unwillkürliche Einatmung unterstützt in besonderem Maße das physiologisch ausgewogene Spannungsgleichgewicht der inneren Kehlkopfmuskulatur *(s. Kap. 6 und 11).*

20.2.4 Wirkungen des Artikulationssystems

20.2.4.1 Artikulation und Atmung

Da die Artikulation von Konsonanten und Klingern mit einer Enge- oder Verschlussbildung im Bereich des Vokaltrakts verbunden ist, wobei die Strömungsgeschwindigkeit, d. h. die Dosierung der Ausatemluft, ein hörbares Charakteristikum für ihre korrekte Bildung ist, greift sie unmittelbar in das Atemgeschehen ein. Die Formung dieser Laute kann daher gezielt zur Regulierung der Atemfrequenz, des Atemrhythmus, des Atemvolumens und des Atemflusses genutzt werden.

Insbesondere durch den gezielten Einsatz von Strömungskonsonanten wie [s] oder [f] kann die Ausatembewegung wirkungsvoll verlangsamt werden. Durch diese Verzögerung resultiert ein Anstieg des Kohlendioxids im Blut, der die im Hirnstamm gelegenen Atemzentren dazu veranlasst, das Atemvolumen im folgenden Atemzyklus zu erhöhen *(s. Kap. 29).*

20.2.4.2 Artikulation und Bewegung

Wie oben beschrieben *(Kap. 20.2.2.2)* stellt das Kopf-Hals-Skelett eine funktionelle Einheit dar.

Diese Wechselwirkungen zwischen der Artikulationsmuskulatur, der Kieferstellung und dem Bewegungssystem werden besonders deutlich im Zusammenhang mit den kraniomandibulären Dysfunktionen (CMD). Diese beruhen auf Interaktionen zwischen schmerzhaften Dysfunktionen der Kiefermuskulatur und Dysbalancen des übrigen muskuloskelettalen Systems, insbesondere der Kopf-, Hals- und Schultergürtelmuskulatur. Sie gehören zu den häufigsten orofazialen Erkrankungen und finden in der aktuellen Fachliteratur zunehmend Beachtung[5]. Zu den zahlreichen, auch interdisziplinär erfolgenden Therapiemaßnahmen gehören u. a. der Abbau von Knirschen und Pressen der Zähne und die Entspannung der Kiefermuskulatur im Kontext der gesamtkörperlichen Entspannung und Stressbewältigung.

---

5 Richter, D.: Evidenzbasierte Physiotherapie bei kraniomandibulären Dysfunktionen (CMD) – Teil 1, pt Zeitschrift für Physiotherapeuten 60 (2008), 12, S. 1362-64 und Evidenzbasierte Physiotherapie bei kraniomandibulären Dysfunktionen (CMD) – Teil 2, pt Zeitschrift für Physiotherapeuten 61 (2009) 2, S. 161-163

Diese Zusammenhänge berücksichtigend muss bei Artikulationsübungen wie der Lockerung, Dehnung und Flexibilisierung der Kiefermuskulatur immer eine Wechselwirkung mit der Nackenmuskulatur einbezogen werden. Reaktionen wie Kopfschmerzen, Schwindel oder Tinnitus können durch die Veränderung der Spannungsbalance auftreten und werden unter Berücksichtigung psychischer Aspekte im Gesamtzusammenhang gesehen und gegebenenfalls interdisziplinär auch physiotherapeutisch, osteopathisch oder kieferorthopädisch behandelt.

20.2.4.3 Artikulation und Stimme

Eine Aktivierung der Artikulationsspannung im Sinne eines präzisen „artikulatorischen Zugriffes" bewirkt eine grundsätzliche Tonisierung der Kehlkopfmuskulatur *(s. o. Kap. 20.2.1)*. Die Bedeutung der artikulatorischen Ausformung des Vokaltraktes für die Stimme wurde ausführlich im Zusammenhang mit dem Thema Stimmansatz bzw. Stimmsitz dargestellt *(Kap. 27.2.1)*. Die wichtigsten Stichworte werden im Folgenden zusammenfassend genannt:

- Formung und Größe des Vokaltraktes bestimmen das Volumen und die Tragfähigkeit des Stimmklanges sowie die Belastbarkeit der Stimme.
- Die Formung des Vokaltraktes durch die Artikulationsmuskulatur beeinflusst die Resonanzerscheinung sowie den Ort und die Stärke der Vibrationsempfindung. Da diese Parameter als Feedback für die Steuerung der Stimmgebung wirken, führt eine Veränderung des Vokaltraktes immer auch zu einer Modifikation der Stimmlippenschwingungen. Die Lage- und Bewegungsempfindungen aus dem Bereich des Vokaltraktes werden an die steuernden Nervenzentren weitergeleitet und informieren diese über den Funktionszustand von Unterkiefer, Gaumensegel, Zunge und Lippen. Auf diese Weise werden die Aktivitäten der Artikulationsmuskulatur mit denen der Phonationsmuskulatur koordiniert[6] *(s. Kap. 27.2.1)*.

20.2.5 Wirkungen des Kehlkopfsystems

20.2.5.1 Stimme und Bewegung / Muskeltonus

Die Stimme als Kommunikationsmittel wirkt sowohl auf den eigenen Organismus aus als auch auf eine zuhörende Person.

Die Klänge der eigenen Stimme beeinflussen die Gehirnaktivitäten in besonderem Maße. Über das Aufsteigende Retikuläre Aktivierende System der Formatio reticularis *(ARAS)* werden neuronale Verschaltungen in der Hirnrinde aktiviert *(s. o. Kap. 20.2.1)*. Erhöhte Wachheit, Aufmerksamkeit und Wahrnehmungsfähigkeit sowie eine wachsende Bereitschaft zu differenzierteren motorischen Leistungen sind das Resultat.

Dabei sind die nonverbalen Merkmale der Stimme – wie Tonlage, Klangfarbe, Dynamik, Sprechtempo, Rhythmus, und Akzentuierung – entscheidend dafür, ob bzw. in welche Richtung der Gesamtkörpertonus reagiert. Schlaflieder oder beruhigendes

6 Wendler, J. et al.: Lehrbuch der Phoniatrie und Pädaudiologie, Thieme, Stuttgart, 2005, S. 88-89

Sprechen lassen den Tonus abnehmen und die Bewegungen kleiner und ruhiger werden, während ein Morgenlied, ein Warnruf oder eine aggressive Stimmgebung unmittelbar den Muskeltonus emporschnellen und die Bewegungen größer, gröber und schneller werden lassen. Die hier geltenden Regeln wirken intuitiv. So käme vermutlich niemand ernsthaft auf die Idee, ein Baby durch lautes, schrilles, akzentuiertes, hastiges Sprechen oder Singen zum Schlafen bringen zu wollen. Und wenn doch, würde das mangelnde Ergebnis (wiederum stimmlich) rasch deutlich werden.

Die Wirkung der Stimme auf Muskeltonus und Bewegungsqualität lässt sich mit der Verknüpfung der sensomotorischen Steuerungszentren des somatischen Nervensystems mit dem vegetativen Nervensystem und dem limbischen System erklären *(s. Abb. 25.1)*. Die sensorischen Nerven des somatischen Nervensystems nehmen die durch die Stimmproduktion entstehenden auditiven und propriozeptiven Reize auf und leiten diese Informationen an verschiedene Hirnregionen. Über Verschaltungen, die sich v. a. im Hypothalamus und in der Formatio reticularis befinden, werden die Information auch auf das limbische System übertragen. Hier werden sie emotional gedeutet und münden in eine entsprechende emotionale Reaktion. Diese äußert sich körpersprachlich in einer Veränderung der Muskelspannung, Bewegungsqualität, Gestik und Mimik. Durch weitere Verknüpfungen mit dem vegetativen Nervensystem, das die Aufgabe hat, die Versorgung des Organismus an die neue Situation anzupassen, geht das Produzieren und das Hören der Stimme außerdem mit vegetativen Reaktionen wie z. B. einer Veränderung von Größe, Rhythmus und Frequenz der Atembewegung einher.

Neben den psychischen Auswirkungen der Stimme wird ihre Wirkung auf das vegetative Nervensystem mit dem engen Bezug des Eingeweidenerven (N. vagus) zum äußeren Gehörgang und der Trommelfellmuskulatur begründet[7] *(s. Kap. 25.2.1)*.

Nicht nur das Hören der eigenen oder fremden Stimme bestimmt die Körperspannung und die Bewegungsqualität. Da der Körper selbst das Instrument für die Stimmproduktion ist, wirken die Intention und Ausführung der Stimmproduktion selbst dahin gehend, dass sich die Körperspannung und Ganzkörpermotorik auf die intendierte Stimmgebung einstellen *(zentrale Steuerung der Motorik, s. Abb. 26.3)*. Das motorische Ergebnis ist bei einem Sänger oder einer Sängerin auf der Opernbühne ein anderes als bei einer leise vor sich hin summenden Person.
So können auch ausgewählte Spannungs- und Bewegungsqualitäten bei einer körperlichen Tätigkeit durch den begleitenden Einsatz der Stimme unterstützt werden. Beispielsweise unterstützt ein lautes und impulshaftes „Hau-ruck"-Rufen eine kraftvolle, impulshafte Bewegung oder der Kampfruf „Kiai" bestimmte japanische Kampfkunsttechniken.

20.2.5.2 Stimme und Atmung

Vergleichbar mit der Artikulationsmuskulatur bei der Formung von Konsonanten oder Klingern, setzen auch die angenäherten Stimmlippen der Atmung einen Widerstand entgegen. Dadurch wird die Ausatembewegung verlangsamt, woraus in dem folgen-

7 Burger, C. et al.: Integrative Horchtherapie. Entfaltung der musikalischen Talente bei Musikern und Sängern, Das Orchester 04/98, S. 27-29

den Atemzyklus eine Vertiefung der Atmung im Sinne einer Steigerung des Atemvolumens resultiert *(s. o. Kap. 20.2.4.1)*. So kann durch den bewussten Einsatz der Stimme, z . B. im Tönen von Vollklingern *(s. Kap. 29)*, die Atemfrequenz gesenkt, die Atmung rhythmisiert und die Atem- oder Phonationsbögen verlängert werden.

20.2.5.3 Stimme und Artikulation

Der Stimmklang sowie der Ort und die Stärke der Vibrationsempfindung fungieren als Feedback für die Formung des Vokaltrakts. Die Phasenverhältnisse der Glottisschwingungen und die auftretenden Druckverläufe wirken auf die Resonanzabstimmung mit dem Vokaltrakt ein. Diese über audiophonatorische und propriozeptive Kontrollmechanismen regulierte nervale Steuerung ermöglicht die optimale Abstimmung von Atmung, Stimme und Vokaltrakt[8, 9] *(s. Kap. 27.2.1)*.

20.3 Praktische Hinweise

Viele der auch in anderen Kapiteln beschriebenen Methoden und Übungen nutzen die Wechselwirkungen von Körperbewegung, Atmung, Artikulation und Stimme. Daher werden hier nur beispielhaft einige praktische Ansätze zur Verdeutlichung genannt und ansonsten auf die entsprechenden Abschnitte verwiesen.

20.3.1 Nutzen des gesamtkörperlichen Muskeltonus, der Aufrichtung und Bewegung für die Atmung

- Atemrhythmische Bewegungen *(s. Kap. 4 und 25)* passen sich zunächst der Atmung an. Die entstehenden Körperbewegungen beeinflussen wiederum die Frequenz, den Rhythmus und die Form der Atmung und können zu diesem Zweck gezielt eingesetzt werden
- Schwingende und kreisende Bewegungen im eigenen Stand *(s. Kap. 25)* zur Tonisierung der Atemmuskulatur
- Übungen zur Entwicklung einer physiologischen Aufrichtung auf der Basis einer optimalen Mittelkörperspannung *(s. Kap. 19)* zum Aufbau der Atemspannung und zur Erweiterung der Atemräume
- Balanceübungen zur Tonisierung der Aufrichtungs- und Atemmuskulatur
- Übungen, die die gesamtkörperliche Spannung ausgleichen und die Durchlässigkeit fördern zur Eutonisierung und Flexibilisierung der Atemmuskulatur und zur Unterstützung einer kosto-abdominalen Atemform, wie z. B. das Hüpfen auf einem Pezziball oder Entspannungsübungen *(s. Kap. 4, 13 und 25)*
- U. v. a.

---

8 Wendler, J. et al.: Lehrbuch der Phoniatrie und Pädaudiologie, Thieme, Stuttgart, 2005, S. 88-89

9 Ludlow, C. L.: Central nervous system control of the laryngeal muscles in humans, Respir Physiol Neurobiol. 2005 July 28; 147(2-3); 205-222

20.3.2 *Nutzen der Aufrichtung, des Muskeltonus und der Bewegung für Artikulation und Stimme*

- Übungen zum gesamtkörperlichen Spannungsaufbau zur Verbesserung des artikulatorischen Zugriffes, des Glottisschlusses oder der Lautkraft bei einer hypofunktionellen Stimmgebung *(s. Kap. 25)*
- Übungen zum gesamtkörperlichen Spannungsabbau zum Tonusausgleich der inneren und äußeren Kehlkopfmuskulatur, z. B. bei einer hyperfunktionellen Stimmgebung *(s. Kap. 25)*
- Atemrhythmische Übungen und andere Übungen zur Verbesserung der Durchlässigkeit zum Spannungsausgleich aller an der Stimmgebung beteiligten Strukturen *(s. Kap. 13)*
- Übungen zum gesamtkörperlichen Spannungsausgleich zur Ermittlung bzw. Entwicklung der physiologischen Sprechstimmlage
- Gesamtkörperliche Bewegungen mit ausgewähltem Arbeits- und Therapiematerial *(s. Kap. 23)* wie Bällen, Seilen, Gummibändern usw. zum Spannungsaufbau der inneren und äußeren Kehlkopfmuskulatur, zur Flexibilisierung der an der Stimmgebung beteiligten Muskeln sowie zur Unterstützung von Stimm- und Sprechakzenten
- Übungen zur Lockerung der Schulter-Nacken-Muskulatur und zur Entwicklung einer physiologischen Kopfhaltung zur Unterstützung eines Spannungsausgleiches im Bereich der Kiefer- und Mundbodenmuskulatur
- U. v. a.

20.3.3 *Nutzen der Atmung für Aufrichtung, Bewegung und Muskeltonus*

- Übungen zur Aktivierung der Atemspannung, insbesondere im Bereich des Zwerchfells zur Erhöhung der Mittelkörperspannung *(s. Kap. 6 und 19)*
- Atemrhythmische und atemverbundene Bewegungen *(s. Kap. 4)* zur Eutonisierung der Atem- und Mittelkörperspannung *(s. Kap. 19)* zur Entwicklung einer physiologischen, „von innen getragenen" Aufrichtung des Körpers
- Bildung von Strömungskonsonanten oder Klingern *(s. Kap. 29)* zur Verlangsamung der Ausatmung mit resultierender Steigerung des Atemvolumens zum Aufbau der die Aufrichtungsmuskulatur unterstützenden Mittelkörperspannung *(s. Kap. 19)*
- Beim Schwingen *(s. Kap. 25)* wird die geführte, verlangsamte Ausatmung (z. B. durch die Bildung von Strömungskonsonanten) bewusst eingesetzt, um den Bewegungs*fluss* zu fördern, während die impulshafte Atmung (z. B. durch Lautverbindungen mit Explosivkonsonanten) Bewegungs*impulse* unterstützt
- Bei Alltagsbewegungen wie Treppen steigen, dem Tragen oder Heben schwerer Gegenstände, Wäsche aufhängen etc. unterstützt und erleichtert die bewusst eingesetzte Ein- oder Ausatmung die Bewegung

- Atemmassage zum gesamtkörperlichen Spannungsausgleich *(s. Kap. 30)*
- U. v. a.

20.3.4 Nutzen der Atmung für Artikulation und Stimme

Der Spannungsausgleich der Artikulationsorgane durch atemrhythmische Bewegungen derselben stellt eine Besonderheit des Konzeptes Schlaffhorst-Andersen dar. Hierzu werden die Funktionszustände der Zungen-, Lippen- oder der Kiefermuskulatur (Kontraktion, Dehnung und Lösung) phasengleich mit dem individuellen dreiteiligen Rhythmus der Atmung durchgeführt *(s. Kap. 2 und 4)*. Der Übungsablauf kann im Zwerchfell- oder im Lungenrhythmus erfolgen *(s. Kap. 5)*. Als Voraussetzung für die Entwicklung einer physiologischen Phonationsatmung sind außerdem alle Übungen zur Kräftigung, zum Spannungsaufbau und zur Flexibilisierung der Atemmuskulatur sowie zur Wahrnehmung der Atmung geeignet wie z. B.:

- Übungen zum Kraft- und Spannungsaufbau der Atemmuskulatur durch Elemente wie das Atembewahren mit offener Glottis, das Einschlürfen von Luft oder das Hauchen, z. B. nach Kofler *(s. Kap. 6)*
- Übungen zur Visualisierung und Koordinierung von Atem-, Sprech- und Stimmfunktionen, z. B. mithilfe der Atemschriftzeichen *(s. Kap. 26)*
- Übungen zur Dosierung der Luftabgabe, z. B. unter Einsatz von Arbeits- und Therapiematerial *(s. Kap. 23)* wie Gummibändern (Koordination von Zug und Nachlassen mit der Atembewegung) oder Bällen (z. B. das Visualisieren der Länge eines Phonationsbogens durch das Rollen eines Balles)
- Aktivierung des Zwerchfells über eine Beeinflussung der Atemdynamik (z. B. Beinschwingen oder atemrhythmische Kniebeugen mithilfe eines Pezziballs zwischen Rücken und Wand) zur Kehlkopfsenkung zur Verlängerung des Vokaltraktes mit dem Ziel einer verbesserten Tragfähigkeit der Stimme
- Übungen zur Anregung der unwillkürlichen Einatemsteuerung zum Spannungsausgleich der an der Stimmgebung beteiligten Strukturen *(s. Kap. 11)*
- U. v. a.

20.3.5 Nutzen der Artikulation für die Atmung

- Übungen mit Strömungs- oder Hauchkonsonanten zur Dosierung der Ausatemluft sowie zur Intensivierung und Rhythmisierung der Atembewegung *(s. Kap. 29)*
- Übungen mit Explosivkonsonanten zur Flexibilisierung der Atemmuskulatur *(s. Kap. 29)*
- U. v. a.

20.3.6 Nutzen der Artikulation für die Stimme

- Artikulationsübungen oder Zungenbrecher zum Spannungsaufbau und zur Flexibilisierung der Artikulations- und damit auch der inneren Kehlkopfmuskulatur
- Anwendung von Septime-Übungen oder Einsatz des Tonleiterkreises *(s. Kap. 27 und 28)* zur Erarbeitung eines physiologischen Stimmansatzes zur Entlastung der Kehlkopfmuskulatur
- Übungen zur Lockerung der Zungen-, Mundboden- und Kiefermuskulatur zur Weitung der Resonanzräume
- Übungen zum Spannungsausgleich der velopharyngealen Muskulatur zur Regulierung der Nasalität, z. B. über die Lautfunktionsarbeit mit Explosivkonsonanten oder den Vollklinger [ŋ] *(s. Kap. 29)*
- U. v. a.

20.3.7 Nutzen der Stimme für Bewegung und Muskeltonus

- Anwendung des Regenerationsweges Tönen nach Schlaffhorst-Andersen *(s. Kap. 25)* zum gesamtkörperlichen Spannungsausgleich und zur Förderung der Durchlässigkeit *(s. Kap. 13)*
- Lautfunktionsarbeit mit Silben oder Wörtern, die reich an Halbklingern oder Explosivkonsonanten sind, zum gesamtkörperlichen Spannungsaufbau *(s. Kap. 29)*
- Einsatz von Silben oder Wörtern, die reich an Explosivkonsonanten sind („hau ruck", „hopp" usw.), zur Unterstützung von impulshaften, kraftvollen Alltagsbewegungen *(s. Kap. 29)*
- Leises Summen von Vollklingern zum gesamtkörperlichen Spannungsabbau oder zur Unterstützung fließender Bewegungen *(s. Kap. 29)*
- U. v. a.

20.3.8 Nutzen der Stimme für die Atmung

- Setzen eines phonatorischen Widerstandes in der Ausatmung über das Tönen von Halbklingern, Vollklingern und Vokalen *(s. Kap. 25 und 29)* zum Aufbau der Atemspannung *(s. Kap. 6)*, zur Vergrößerung des Atemvolumens sowie zur Verlangsamung und Rhythmisierung der Atembewegung
- Sprechen von geeigneten Silben, Wörtern und Texten unter Berücksichtigung des dreiteiligen Atemrhythmus zur Flexibilisierung und Rhythmisierung der Atemmuskulatur und zum Üben der Koordination von Sprechstimme und Atmung
- Singen von Tonfolgen, Phrasen und Liedern zur Kräftigung und Flexibilisierung der Atemmuskulatur, zur Vergrößerung des Atemvolumens, zur Verlängerung des Phonationsbogens und zum Üben der Koordination von Stimme und Atmung

- Hörbarmachen der Atmung durch den Einsatz der Stimme, um die bewusste Wahrnehmung der Atemphasen zu unterstützen
- Tönen gezielter Sprachlaute bei Atemwegserkrankungen zur Thoraxmobilisation, zur Erweiterung der Atemräume und zur Sekretmobilisation *(s. Kap. 25, 29 und 30)*
- U. v. a.

20.4 Quellen aus der Schlaffhorst-Andersen-Literatur

Die Wechselwirkungen von Atmung, Aufrichtung, Bewegung, Artikulation und Stimme sind von Clara Schlaffhorst und Hedwig Andersen schon zu Beginn ihrer Arbeit erkannt und genutzt worden.

Aufgrund eigener stimmlicher Probleme hatte Clara Schlaffhorst die Erfahrung gemacht, dass der Weg zur Verbesserung der Stimmfunktion über die Verbesserung der Atemfunktion führt. Bahnbrechend in ihrer Zeit war allerdings ihre Erkenntnis, dass – umgekehrt – durch den Gebrauch der Stimme der Ausatemluft ein Widerstand entgegengesetzt wird, welcher sich auch unmittelbar auf den Atemvorgang auswirkt. Dass die Druck- und Spannungsverhältnisse im Kehlkopf Rückwirkungen auf Spannung und Rhythmus der Zwerchfellbewegung haben, war für sie neu und erforschenswert.

Bei ihrer Entwicklung der Regenerationswege *(s. Kap. 25)* entdeckten Clara Schlaffhorst und Hedwig Andersen außerdem die Wechselwirkungen der Atmung mit der Aufrichtung und mit dem Rhythmus und der Qualität der Bewegung und nutzten diese systematisch.

Über das Tönen von Vokalen oder Klingern sowie über das Artikulieren von Strömungs- oder Explosivkonsonanten setzten sie Stimme und Artikulation zur Eutonisierung der Körperspannung ein. Umgekehrt nutzten sie die Bewegungsabläufe des Schwingens als Vorbereitung für den Einsatz von Atmung und Stimme beim Sprechen und Singen.

Auch die Erkenntnis, dass die Arbeit an der Atmung Auswirkungen auf die Vitalität und das seelische Befinden hat, war für Clara Schlaffhorst und Hedwig Andersen von tief greifender Bedeutung *(s. Kap. 1)*.

1. Schlaffhorst, C. u. Andersen, H.:
Atmung und Stimme, Möseler Verlag, Wolfenbüttel, 1928, S. 9, 10, 18, 34, 39, 66/67

„Unser Ausgangspunkt war vielmehr die musikalische Kunst, der Gesang, die Behandlung der Stimme. In dem unermüdlichen Ringen und Forschen um die Wiederherstellung meiner, durch unwissende Lehrer schon in frühester Jugend zerbrochenen Stimme, sind wir, meine Freundin Hedwig Andersen und ich, vor heute mehr als fünfzig Jahren auf das Gebiet der Atmung geführt worden – Wir sind im Laufe dieser Jahre mit Staunen und wachsender Ehrfurcht gewahr geworden, daß es hier nicht nur eine rein technische Frage zu lösen galt, sondern daß wir uns plötzlich im Mittelpunkt der ganzen menschlichen Wesenheit befanden. Wir erlebten bei uns und unseren Schülern Umsturz auf allen Gebieten; zuerst gesundheitlich, körperlich. Alte eingewurzelte Leiden verschwanden. Anklänge an längst überwunden geglaubte Zustände tauchten auf. Unerhörte Reinigungsprozesse wurden durchgemacht, auch die Körperformen veränderten sich.
Aber auch geistige und seelische Umwälzungen traten ein. Konzentrationsfähigkeit, Gedächtniskraft, Lebensmut, Selbstvertrauen, sogar Produktivität entwickelten sich. (...) Wir merkten

bald, daß es keine harmlose Aufgabe war, die Atmung der Menschen in Ordnung zu bringen, sondern daß wir damit immer an den innersten Wesenskern rührten."

„Ohne Mithilfe der Gesangskunst wird die Wissenschaft über manche Gebiete der Atmung nicht ins klare kommen."

„Es dürfte sich also, wenn Atemübungen gemacht werden, nur um solche Übungen handeln, die durch Einschaltung von Hemmungen die Ausatmung verlangsamen. Die Natur hat uns einen solchen Hemmungsapparat in idealster Form in den Organismus hineingebaut: es ist die Stimme."

„Es handelt sich nicht nur darum, den Atem lange halten zu lernen oder einen ‚langen Atem' zu erzielen, sondern es handelt sich vor allem darum, natürlich atmen zu lernen; nicht nur darum, seine Atmungsmuskeln zu beherrschen, sondern sie erst zu erwecken, zu erleben, zu kräftigen, die natürliche *Wechselwirkung* zwischen ihnen und den Stimmbändern wieder herzustellen."

„Oder es gelingt, das Zwerchfell durch die Stimme im richtigen Gleis zu erhalten – dann wird es nicht schwer sein, auch alle willkürlichen Bewegungen diesem Rhythmus anzugliedern. Es kann beim Gehen und Laufen in der Beinbewegung, beim Essen in der Bewegung des Armes, der die Speise zum Munde führt, in der Kieferbewegung beim Kauen, beim Sprechen in der Bewegung der Artikulationsorgane, beim Schreiben in der Handbewegung, beim Klavierspielen in der Fingerbewegung usf. angewendet werden."

„Ja, man sollte (...) die Stimmbänder immer weiter als Lebenswecker und Lungenkräftiger benutzen, die Stimmübungen auf andere Art fortsetzen, statt des Schreies Singübungen, Sprechübungen machen, dann haben wir die natürliche Übung für die Atmungsorgane. Wir benutzen damit die Stimme, wie die Natur es uns lehrt, als Widerstand gegen die Ausatmung."

2. Lingelsheim, R. von:
„Gedanken über die Arbeitsweise der Schule Schlaffhorst-Andersen, einzige Ausbildungsstätte für den Atem-, Sprech- und Stimmlehrer in Eldingen, Kreis Celle", unveröffentlichtes Manuskript, Hannover, 1972, S. 2, 3 u. 4

„Im Nachfolgenden soll versucht werden, das *Wechselspiel* zwischen dem Atem- und Stimmorganismus und dem Menschen in körperlicher, seelischer und geistiger Hinsicht darzustellen, wie es in der Atem-, Bewegungs- und Stimmarbeit der Schule Schlaffhorst-Andersen erfahren werden kann. (...)

Die speziell ausgerichtete Bewegungsarbeit der Schule Schlaffhorst-Andersen hat sich aus dem Wissen um die *Wechselbeziehung* zwischen der Atmung und den äußeren Körperbewegungen entwickelt. Im Vordergrund stehen dabei die Bestrebungen, die Impulskraft der Atmung für den willentlichen Bewegungsansatz zu nutzen, die dem Atemrhythmus zugrunde liegenden Gesetzmäßigkeiten auf die äußeren Bewegungsvorgänge zu übertragen und rückwirkend die Atmung durch gezielte Bewegungen anzuregen und zu kräftigen. (...)

Die Atemarbeit sollte nie für sich allein gesehen werden; sie ist nicht von der Stimmarbeit zu trennen, ebensowenig die Stimmarbeit von der Atemarbeit. Das beweist schon die Tatsache, daß der Atemapparat und das Stimmorgan physiologisch eine Einheit bilden, das Stimmorgan primär gesehen also ein Atemorgan und erst sekundär ein tongebendes Organ ist. Dies erklärt die vielfältigen *Wechselwirkungen* zwischen Atem- und Stimmfunktionen, die von der Schule Schlaffhorst-Andersen genauestens aufgezeigt und praktisch genutzt werden und zwar für die Intensivierung und Differenzierung der Atembewegung ebenso wie für die Entwicklung der Sprech- und Singstimme."

3. Semrau, G.:
„Bewegung nach Schlaffhorst-Andersen", Vortrag, gehalten auf einer Tagung der Lehrervereinigung Schlaffhorst-Andersen e. V. in Bad Teinach, 1978, Archiv Schlaffhorst-Andersen

„Die *Wechselbeziehung* von Atem, Stimme und Haltung ist das Wesen der Arbeit Schlaffhorst-Andersen. Der Atem läßt uns leben, durch die Haltung (im umfassendsten Sinne) unterscheidet sich der Mensch von anderen Lebewesen, die Stimme ermöglicht ihm z. B. sich als Einzelperson zu profilieren.
Wenn auch Begriffe wie ‚Bewegungsunterricht', ‚Stimmunterricht', ‚Atemschulung' usw. zur Einteilung (...) noch notwendig sind, entscheidend ist, daß in jeder Stunde die *Wechselwirkungen* von Atem, Stimme und Haltung untereinander in unterschiedlicher Gewichtigkeit ausgenutzt werden!"

4. Jacobi, D., Ziemer, A.:
„Die Arbeitsweise Schlaffhorst-Andersen in der Asthmatherapie", unveröffentlichtes Manuskript für die Lehrervereinigung Schlaffhorst-Andersen e. V., o. O., 1983, S. 1

„Die Arbeitsweise Schlaffhorst-Andersen basiert auf der lebenslangen Forschungsarbeit der beiden Gründerinnen Clara Schlaffhorst und Hedwig Andersen in der ersten Hälfte dieses Jahrhunderts. Motiviert durch eigene stimmliche Schwierigkeiten erschlossen Schlaffhorst und Andersen entscheidende Gesetzmäßigkeiten von Atmung und Stimme und deren tiefgreifende Auswirkungen auf den gesamten Menschen. Sich orientierend an physiologischen Tatsachen entwickelten sie eine Methode, die sich die *Wechselwirkungen* von Atem-, Stimm- und Bewegungsfunktionen für künstlerische, pädagogische und medizinische Aufgaben zunutze macht."

5. Ossadnik-Uhrbach, I.:
„Texterarbeitung nach Schlaffhorst-Andersen", in: Ockel, E. (Hrsg.), DGSS: Sprache und Sprechen – Beiträge für Sprechwissenschaft und Sprecherziehung, Bd. 20: Freisprechen und Vortragen, Scriptor Verlag, Frankfurt a.M., 1989, S. 110

„Ich möchte einen Weg aufzeigen, wie eine Texterarbeitung mit den Elementen der Schlaffhorst-Andersen-Arbeit zu einem ökonomischen Atem- und Stimmgebrauch führen kann. Im Vordergrund steht dabei die Berücksichtigung der *Wechselwirkung* von Atem-, Stimm- und Bewegungsfunktionen. (...) das Sprechen des Textes geschieht nicht nur durch den Kopf, sondern auch mit dem Körper und der Seele. Atem und Stimme sind dabei die Mittler eines unmittelbaren Geschehens nach außen.

Was tun wir, ehe es zum gestaltenden Sprechen kommt? Wir nehmen den Inhalt des Textes auf, verarbeiten, deuten ihn, verleiben ihn uns ein, reagieren auf ihn. Das, was wir beim stillen Lesen aufnehmen, an Gedanken, Bildern und Gefühlen sich entwickeln und entstehen lassen, drängt nach außen, will hörbar gemacht werden. Es tritt eine dem gesamten Atem- und Stimmapparat zugehörige Bewegung ein. Eine Störung in einem dieser Teilbereiche, sei es eine gestörte Atmung, sei es eine gestörte Stimmfunktion, sei es ein gestörter Bewegungsablauf der Artikulationswerkzeuge, hat eine Rückwirkung auf die anderen Bereiche und wird so eine modulationsfähige, tragfähige Stimme verhindern. Eine gute Stimmfunktion setzt eine gute Atemfunktion und diese wiederum einen Gesamtmuskeltonus voraus, der frei von Verspannungen ist. Diese körperlichen Voraussetzungen sind erforderlich, damit sich das innere Erkennen des Textes, der ablaufende seelisch-geistige Prozeß, in der hörbaren Klangerscheinung widerspiegeln kann."

6. Lang, A.:
„Therapie und Prophylaxe von Störungen der Sprechstimme auf der Basis der Wechselwirkungen von Atmung, Stimme und Bewegung", Proceedings 24th IALP Congress 1998, S. 332 ff

„Die Funktionskreise Stimme, Atmung und Bewegung/Haltung stehen anatomisch, physiologisch und nerval in enger Verbindung. Eine physiologische Stimmerzeugung setzt die exakte Koordination der Atem-, Stimm- und Artikulationsmuskulatur voraus. Muskuläre Dystonie des Atem-, Artikulations- oder Bewegungsapparates wirkt sich behindernd auf den Tonus des Kehlkopfaufhängeapparates und damit auf das feine Zusammenspiel der inneren Kehlkopfmuskulatur aus. Störungen in diesem System von *Wechselwirkungen* können daher nur im Gesamtzusammenhang ursächlich (und damit langfristig) behandelt werden. (...)

Ohne in diesem Rahmen detailliert auf diese und andere Muskelketten einzugehen, wird ersichtlich, dass die Aufhängung des Kehlkopfes von der Elastizität, Wohlspannung und Flexibilität dieser fernen Muskelgruppen abhängig ist. Die Motorik des Bewegungsapparates und der Stimmuskulatur stehen darüberhinaus in enger *Wechselwirkung* zu emotionalen Vorgängen und vegetativen Reaktionen. Dies begründet sich in der Vernetzung ihrer Steuerungszentren im Hirnstamm (v. a. Hypothalamus und formatio reticularis). Durch Einwirken auf einen dieser Funktionskreise werden die beiden anderen mit beeinflußt. (...)

Diese *Wechselwirkungen* stehen im Mittelpunkt der Arbeitsweise Schlaffhorst-Andersen. Dabei nimmt die Atmung eine einmalige Schlüsselfunktion ein. (...)

In der Arbeit nach dem Konzept Schlaffhorst-Andersen nutzen wir die genannten *Wechselwirkungen,* indem wir vegetative und geistig-emotionale Reaktionen in die Arbeit einbeziehen. So arbeiten wir zum einen direkt motorisch über ganzkörperliche und lokale funktionale Bewegungsübungen. Zum anderen nutzen wir über Vorstellungsbilder den geistig-emotionalen Zugang zur Motorik. (...)"

7. Lang, A.:
„Die Bedeutung der Atmung in der Stimm- und Sprechtherapie nach Schlaffhorst-Andersen", Sprache – Stimme – Gehör, 24, 2000, S. 22 ff

„Die Funktionskreise Atmung und Stimme stehen in enger *Wechselbeziehung* zur Aufrichtung und zu der ganzkörperlichen Motorik des Menschen (...)
In der Stimm- und Sprechtherapie nach Schlaffhorst-Andersen werden diese *Wechselwirkungen* zwischen den Funktionskreisen Atmung, Stimme und Bewegung/Aufrichtung methodisch genutzt, indem lokale oder ganzkörperliche Bewegungsabläufe und Übungen zur Optimierung der Aufrichtung in die Arbeit einbezogen werden."

8. Lang, A.:
„Außenbewegung – Innenbewegung. Ein Zugang zur beweglichen Stimme" in: Geißner, H. (Hrsg.): Stimmen hören. 2. Stuttgarter Stimmtage 1998, Röhrig Universitätsverlag, St. Ingbert, 2000, S. 220-221

„Im Konzept Schlaffhorst-Andersen steht die Bewußtmachung dieser Zusammenhänge an erster Stelle. Das Körperbewußtsein für Muskeltonus, Haltung, Bewegung, Stimme und Stimmung, Atmung und Puls sowie für deren *Wechselwirkungen* wird geschult und kognitiv verankert. Im nächsten Schritt erfolgt der Ausgleich von Fehlspannungen, die Kräftigung und Dehnung von Muskelgruppen sowie die Koordinationsschulung der genannten Muskelketten mit der inneren Kehlkopfmuskulatur."

9. Saatweber, M.:
Einführung in die Arbeitsweise Schlaffhorst-Andersen, Schulz-Kirchner Verlag, 6. Auflage, Idstein, 2007, S. 14, 40, 57

„Bei den Übungswegen zur Anregung der Atmung macht sich die Schule Schlaffhorst-Andersen die *Wechselwirkungen* zwischen Atem-, Stimm- und Bewegungsfunktionen zunutze. Bei vielen Lebensvorgängen haben wir es mit einem Zusammenspiel von Kräften, mit *Wechselwirkungen* zu tun. *Wechselwirkungen* finden wir in leib-seelischen Beziehungen, in Atem- und Stimmfunktionen und Atem- und Bewegungsfunktionen. Dieses Zusammenspiel wird bei Störung in einem Bereich immer auch eine Störung bei anderen Funktionen erfahren. Störungen im psychischen Bereich werden eine Störung im physischen Bereich nach sich ziehen und umgekehrt.
Positiv ermöglicht die *Wechselwirkung* auch eine Belebung in anderen Funktionsbereichen beim Ansatz von Übungen in einem Bereich."

„Die am Sprachgeschehen beteiligten Funktionen haben untereinander *Wechselwirkungen*. Wir erkennen, dass gefühlsmäßige Erlebnisse ganz allgemein Auswirkungen auf Atmung, Stimme und Stimmung haben und die damit im Zusammenhang stehenden vegetativen Bereiche beeinflussen. Aber wir können auch feststellen, dass umgekehrt über die Atmung mit Hilfe der Stimme durch die Übung von Lautfunktionen vegetative Bereiche positiv beeinflusst werden können. Über diesen umgekehrten Weg positiv auf das Befinden einzuwirken, ist ein wesentlicher Ansatz, auf dessen Möglichkeit C. Schlaffhorst und H. Andersen verwiesen haben."

„Jede Veränderung im Spannungsverhältnis in einem Punkt im Körper wirkt sich im gesamten Organismus aus. Es besteht eine ständige *Wechselwirkung* zwischen allen Muskelgruppen im Körper, d.h. auch Körperspannung und Atemspannung stehen in einer wechselseitigen Beziehung zueinander ebenso wie Atemspannung und Stimmspannung."

21 Die Schulung der Eigen- und Fremdwahrnehmung

21.1 Definition

Wahrnehmung ist ein „psychophysischer Prozess, in dessen Verlauf sich ein Organismus aufgrund von äußeren und inneren Reizen eine anschauliche Repräsentation der Umwelt und des eigenen Körpers erarbeitet."[1] Letzteres, also das bewusste Spüren und Vergleichen von Reizen des eigenen Körpers, bezeichnen wir als Eigenwahrnehmung, die Wahrnehmung einer oder mehrerer anderer Personen als Fremdwahrnehmung. Von der Wahrnehmungsebene gesondert zu betrachten ist die kognitiv-rationale Ebene, die das *Wissen* um Umwelt und Körper beinhaltet.

Konkret betrachtet man im Konzept Schlaffhorst-Andersen die ganzheitliche, ganzkörperliche oder fokussierte Wahrnehmung im bewussten Umgang mit den Funktionen von Atmung, Stimme, Sprechen, Bewegung und Aufrichtung.

Alle Methoden des Konzeptes Schlaffhorst-Andersen, wie z. B. das Schwingen als Gesamtablauf, ausgewählte atemverbundene oder atemrhythmische Bewegungsübungen, das Tönen, Lautfunktionsübungen u. v. m., fördern, unterstützt durch die Art der Anleitung, die Eigenwahrnehmung. Sie verbessern die Einschätzung der motorischen und sensorischen Fähigkeiten des Körpers, d. h., sie vermitteln ein verfeinertes Körperbewusstsein.

Es ist wissenschaftlich belegt, dass die Fremdwahrnehmung immer auf der Basis der Eigenwahrnehmung stattfindet. Damit ist eine geschulte Eigenwahrnehmung Voraussetzung für die differenzierte Wahrnehmung einer anderen Person mit ihren Atem-, Stimm-, Sprech-, Aufrichtungs-, Bewegungsfunktionen und mit ihren emotionalen Reaktionen. Die Qualität der Eigenwahrnehmung bestimmt damit die Qualität aller therapeutischen oder pädagogischen Interventionen *(vgl. organische Resonanz, Kap. 24)*.

Im Rahmen des Konzeptes Schlaffhorst-Andersen von Eigenwahrnehmung zu sprechen und diese als Voraussetzung für Fremdwahrnehmung zu sehen, ist nur von der Begrifflichkeit her neu, nicht von der Idee. Die uns überlieferten Berichte über die Arbeitsweise von Clara Schlaffhorst und Hedwig Andersen zeigen eindeutig, dass all ihrem Wirken und dem ihrer Schüler*innen die eigene Erfahrung mit sich selbst, ihrer Atmung und ihrer Stimme vorausging.

---

1 Das Lexikon, Band 16, Zeitverlag, Hamburg, 2005, S. 5

21.2 Anatomisch-physiologische Erklärung

Auf den wissenschaftlichen Gebieten der Physiologie, Psychologie, Biologie, Philosophie oder Pädagogik gibt es entsprechend der verschiedenen Blickwinkel z. T. unterschiedliche Definitionen der Begriffe „Empfindung" und „Wahrnehmung". Wir benutzen hier eine Definition aus der heutigen biologischen und medizinischen Forschung und verstehen unter der Wahrnehmung eines Menschen das in der Regel *bewusste* Erleben von körpernahen oder fernen Reizen. Das beinhaltet das kognitive Verarbeiten eines Reizes, bei dem dieser auf Kortexebene mit bereits gespeicherten Informationen verglichen wird, mit anderen Sinnesmodalitäten zu einer Repräsentation der gesamten Reizsituation verknüpft und in Hinblick auf seine Bedeutung für die momentane Situation des Organismus interpretiert wird. Davon grenzen wir den vorangegangenen elementaren Vorgang der „Empfindung" ab als das zunächst noch *unbewusst* erfolgende Empfangen von Reizen über die einzelnen Sinneskanäle, welche letztlich Wahrnehmung ermöglicht[2].
Das Gehirn „entscheidet" darüber, welche der Reize wir „nur" empfinden und welche wir bewusst wahrnehmen. Ohne diesen Vorgang wären wir vollkommen reizüberflutet und unfähig, zielgerecht zu handeln. Da er von der individuellen (Lern-)Biografie abhängig ist, kann man davon ausgehen, dass jeder einzelne Mensch seine ganz spezifische Wahrnehmung besitzt.

Dieser Filterungsprozess wird im Wesentlichen von zwei Hirnregionen gesteuert: von der Formatio reticularis und dem Thalamus, dem „Tor zum Bewusstsein". In Letzterem werden alle sensorischen Reize gesammelt. Auch Körperempfindungen, die durch emotionale Reaktionen ausgelöst werden, werden zu dieser wichtigen Hirnregion geleitet. Aber nur jene Informationen, welche in diesem Moment von der Formatio reticularis als wichtig und/oder neu für die Person eingestuft werden, werden zur Weiterleitung vom Thalamus an die Hirnrinde *(Kortex)* „freigeschaltet" und somit bewusst wahrgenommen.
Welche Information als wichtig bewertet wird, ist u. a. abhängig von der momentanen Situation, von der Persönlichkeit, von der persönlichen Wertschätzung der Empfindung und von vorangegangenen Erfahrungen. Macht uns eine Person durch eine Frage oder eine Übungsanleitung auf etwas aufmerksam, bekommt dieses ebenfalls eine Wichtigkeit und rückt in unser Bewusstsein. Auch ein neuer Reiz wird zunächst einmal als wichtig eingestuft. Hält er jedoch längere Zeit an, ohne dass sich seine Wichtigkeit für die Person bestätigt, so verschwindet er allmählich aus unserem Bewusstsein (z. B. chronische Verspannungen, das Ticken einer Uhr o. Ä.). Demgegenüber stehen Faktoren, welche das „Tor zum Bewusstsein verschließen", die Weiterleitung der Impulse vom Thalamus zum Kortex also blockieren. Das können beispielsweise bewusste oder unbewusste emotionale Schutzmechanismen sein, Ablenkung der Aufmerksamkeit (etwas anderes ist im Moment wichtiger) oder auch Ungeübtheit (z. B. in Bezug auf die Wahrnehmung eigener Körpersignale).

---

2 Bergius, R.: Wahrnehmung (2020) und Bergius, R.: Empfindung (2020). Beide in: M. A. Wirtz (Hrsg.): Dorsch – Lexikon der Psychologie. Abgerufen am 10.04.2020 von https://portal.hogrefe.com/dorsch/wahrnehmung/ und https://portal.hogrefe.com/dorsch/empfindung-1/

Von allen aufgenommenen Reizen bzw. Reizmustern werden mehr oder weniger tiefe Repräsentationen im Gehirn angelegt, also Gruppen von Neuronen, die für eine entsprechende Empfindung oder Wahrnehmung stehen und diese wieder abrufbar werden lassen *(s. Kap. 22.2)*.

21.2.1 Die Wahrnehmungsebenen

Die Wahrnehmungsebenen werden von den fünf Sinnen und der Sensibilität gebildet. Letzterer ist zur Reizaufnahme kein Sinnesorgan zuzuordnen, sondern eine Vielzahl von Rezeptortypen[3] und freien Nervenendigungen.

- Geruchssinn (olfaktorische Wahrnehmung)
- Gesichtssinn (visuelle Wahrnehmung)
- Gleichgewichtssinn (vestibuläre Wahrnehmung)
- Hörsinn (auditive oder akustische Wahrnehmung)
- Geschmackssinn (gustatorische Wahrnehmung)
- Sensibilität (somatosensible und viszerosensible Wahrnehmung)

Die sensible Wahrnehmung lässt sich wiederum nach dem Ort der Reizaufnahme einteilen in die:

- *Exterozeption* (= Oberflächensensibilität) zur Wahrnehmung von Reizen aus der Haut und den Schleimhäuten
- *Propriozeption*[4] (= Tiefensensibilität) bestehend aus:
  - dem *Lagesinn*
    zur Wahrnehmen der Stellung von Muskeln und Knochen
  - dem *Kraftsinn*
    zur Wahrnehmung von Muskelspannung
  - dem *kinästhetischen Sinn (Bewegungssinn)*
    zur Wahrnehmung von Bewegungen des Muskel-Skelettsystems
  - dem *Vibrationssinn*
    zur Wahrnehmung von Vibrationen im Körper
- *Viszerozeption* (= Enterozeption) zur Wahrnehmung von Reizen aus den inneren Organen

Im Gegensatz zu diesen Begriffen, die sich auf die reine Aufnahme von Reizen beziehen, bezeichnet der Begriff der *haptischen Wahrnehmung* das *aktive Erfühlen* eines Objektes z. B. durch Berühren, Drücken, Darüberstreichen etc. Hierbei sind also gleichzeitig auch motorische Zentren aktiv. Haptische Wahrnehmung erfolgt durch Integration der Oberflächen- und Tiefensensibilität. *Taktile Wahrnehmung* ist dabei der Teilbereich der haptischen Wahrnehmung, der über die Oberflächensensibilität erfasst wird.

---

3 z. B. Mechanorezeptoren (Druck, Berührung, Vibration, Dehnung etc.), Thermorezeptoren und Schmerzrezeptoren

4 Propriozeption (von lat. proprius = eigen und recipere = aufnehmen)

21.2.2 Eigenwahrnehmung

Der Begriff der Eigenwahrnehmung umfasst also zunächst einmal die Propriozeption. Im Rahmen des Konzeptes Schlaffhorst-Andersen spielen außerdem die Schulung der auditiven Wahrnehmung zur Kontrolle der Stimmproduktion, die Oberflächenwahrnehmung (z. B. die Wahrnehmung des Kontaktes des Körpers mit dem Boden, die Wahrnehmung der Gesichtshaut bei Artikulationsübungen etc.), die vestibuläre Wahrnehmung (im Rahmen der Aufrichtungsarbeit) und weitere sinnesübergreifende Wahrnehmungen eine ebenso große Rolle. In der praktischen Arbeit werden auch sie dem Begriff „Eigenwahrnehmung" zugeordnet.

21.2.3 Fremdwahrnehmung

Die Wahrnehmung einer anderen Person erfolgt zum einen über die körperfernen Sinne (visuell und auditiv), zum anderen aber auch körpernah über die olfaktorische, sensible und ggf. haptische Wahrnehmung. Selbst die propriozeptive Wahrnehmung vermittelt Informationen über eine andere Person, auch ohne dass wir diese berühren. Dies basiert auf dem Phänomen der Spiegelneuronen und der organischen Resonanz *(s. Kap. 24)*.

Die Spiegelneuronen im Gehirn werden aktiviert, wenn wir die Handlung einer anderen Person begleiten, aber auch dann, wenn wir sie nur dabei beobachten und sogar dann, wenn wir sie uns nur vorstellen. Voraussetzung für diese Fähigkeit ist allerdings die eigene Erfahrung ähnlicher körperlicher Zustände. Eigene Erlebnisse liefern den Spiegelneuronen die Anweisung dafür, wie sie ähnliche Ereignisse einzuordnen und darauf zu reagieren haben. Um solche Zusammenhänge erst einmal speichern zu können, sind wir auf die „Spiegelung" durch andere Menschen angewiesen. Dadurch lernen wir Phänomene bewusst wahrzunehmen, zu benennen, zu unterscheiden und darauf zu reagieren. Dieses Lernen findet schon in der frühesten Kindheit statt und setzt sich lebenslang fort.

Während der Fremdwahrnehmung werden durch Aktivierung der Spiegelneuronen körperliche Veränderungen wie Spannungsänderungen von Muskeln, vegetative sowie emotionale Reaktionen und sogar Schmerzempfindungen im eigenen Körper ausgelöst.
In der Alltagssituation bedeutet dies, dass sich bei der Beobachtung einer anderen Person oder einer Gruppe funktionelle Zusammenhänge in Bezug auf Stimmproduktion, Sprechen, Atmung, Aufrichtung und Bewegung eines Gegenübers auf den eigenen Körper übertragen. Diese können dann über die Eigenwahrnehmung erfasst werden. Die Fremdwahrnehmung entsteht also aus der Integration der über die körperfernen Sinne wahrgenommenen Informationen und der Eigenwahrnehmung.
Je differenzierter die Eigenwahrnehmung ist, desto differenzierter können die Benennung, die Unterscheidung und die Reaktion auf das Wahrgenommene ausfallen. Dabei erfordert es ausreichende Selbstkenntnisse, um die durch ein Gegenüber übertragenen Körperreaktionen von denen zu unterscheiden, die aus dem eigenen inneren Geschehen resultieren.

21.3 Praktische Hinweise

Die Wahrnehmungsfähigkeit kann durch gezielte Aufmerksamkeit gesteigert werden. Alle Methoden und Übungen nach dem Konzept Schlaffhorst-Andersen schulen die Eigenwahrnehmung sowie die auditive, visuelle und taktile Wahrnehmung der Außenwelt. Es geht immer darum, Phänomene wie Atembewegung, Stimmvibrationen, Bewegungsabläufe, Klänge etc. bei sich selbst und bei anderen bewusst zu erfassen, d. h. wahrzunehmen, und damit umzugehen, sie zu beachten, zu verändern oder wiederholbar zu machen.

Mithilfe des Körpergedächtnisses werden erlernte Funktionsabläufe gespeichert *(s. a. Kap. 22)*. Hat der eigene Organismus entsprechende Erfahrungen gemacht, ist die Wahrnehmung gleicher oder ähnlicher Funktionen beim anderen geschärft. Methodische Wege können dann für die pädagogische oder therapeutische Arbeit individuell ausgewählt und erfolgreich eingesetzt werden *(vgl. Kap. 24)*.

21.3.1 Beispiele für Methoden zur Förderung der Wahrnehmungsfähigkeit

- **Propriozeptive Wahrnehmung:**
  - *Lagesinn*: Erspüren der Stellung von Körperebenen zueinander (Arbeit an der Aufrichtung des Körpers)
  - *Kraftsinn*: Erspüren der Spannung aller an Atmung, Aufrichtung, Sprechen und Stimmgebung beteiligten Muskeln
  - *Bewegungssinn (kinästhetischer Sinn)*: Erspüren von Atem-, Artikulations- u. a. Muskelbewegungen
  - *Vibrationssinn*: Wahrnehmung der durch die Stimme erzeugten Vibrationen im Körper
  - Körperwahrnehmungsübungen, welche die verschiedenen propriozeptiven Sinne integrieren, wie z. B. Atemmassage *(s. Kap. 30)*
  - u. a.
- **Exterozeptive Wahrnehmung:**
  - Erspüren des Bodenkontaktes im Stehen *(s. Kap. 18)*
  - Erspüren der Auflageflächen im Liegen
  - Atemmassage mit leichten Berührungen *(s. Kap. 30)*
  - Berührung, Druck oder Massage mit den Händen oder mit Arbeits- und Therapiematerialien (z. B. Igelball, Tennisball, Pezziball etc.)
  - u. a.

- **Vestibuläre Wahrnehmung:**
  Balanceübungen wie
  - Schwingende oder kreisende Bewegungen *(s. Kap. 25)*
  - Stehen oder Bewegen auf dem Eutonieholz
  - Übungen auf dem Trimilin (Minitrampolin)
  - u. a.

- **Auditive Wahrnehmung:**
  - Sprechen
  - Singen
  - Tönen unter verschiedenen Klangkriterien
  - Beschreiben und Analysieren fremder Stimmen und Klänge
  - Diverse auditive Feedbackübungen
  - u. a.

- **Haptische Wahrnehmung:**
  - Erspüren verschiedener Arbeits- und Therapiematerialien *(s. Kap. 23)*
  - Partner- oder Gruppenübungen mit Körperkontakt
  - u. a.

- **Sinnesübergreifende Wahrnehmung:**
  - Die meisten der oben genannten Beispiele bei entsprechender Anleitung
  - Das Schwingen *(s. Kap. 25)*
  - Die entsprechende Anwendung der Atemschriftzeichen *(s. Kap. 26)*
  - u. a.

21.4 Quellen aus der Schlaffhorst-Andersen-Literatur

Erste Ausführungen zu der für Schlaffhorst und Andersen grundlegenden Idee, dass das eigene Tun und Erleben die Voraussetzung für pädagogisches und therapeutisches Handeln ist, findet man erstmalig in den 70er Jahren bei von Lingelsheim und Reese (1977) und bei Saatweber (1979). Auch heute noch bildet die Schulung der Eigen- und Fremdwahrnehmung die Basis der Ausbildung zum/r Atem-, Sprech- und Stimmlehrer/in nach dem Konzept Schlaffhorst-Andersen.

1. Lingelsheim, R. von, Reese, I.:
„Gedanken zu einer Fortbildungstagung", unveröffentlichtes Manuskript, o. O., 1977, S. 3, Archiv Schlaffhorst-Andersen

„Um in unserem Sinne (nach Schlaffhorst-Andersen, Anm. der Verf.) therapeutisch arbeiten zu können, muß der Unterrichtende die vorerwähnten Möglichkeiten (Atem- und Stimmübungen, Anm. der Verf.) während seiner Ausbildung an sich selbst und anderen erfahren haben".

2. Saatweber, M.:
„Grundlagen der Schule Schlaffhorst-Andersen", Österreichische Gesellschaft für Sprachheilpädagogik (Hrsg.): Der Sprachheilpädagoge, Heft 1, 1979, S. 41

„Die Ausbildung (an der Schule Schlaffhorst-Andersen, Anm. der Verf.) basiert auf den Erlebnissen der Selbsterfahrung des Schülers, der durch Beobachten und Üben der eigenen Atem-, Stimm- und Bewegungsfunktionen sensibilisiert wird und befähigt wird, Zusammenhänge zwischen Atmung, Stimmfunktionen, Haltung und Bewegung zu erkennen und methodisch nutzbar zu machen. Die angestrebte Aktivierung und Harmonisierung dieser Funktionen bewirkt optimale Entfaltung aller Ausdrucksbereiche und ist Grundlage für therapeutische, pädagogische und künstlerische Arbeit."

3. Saatweber, M.:
„Wechselwirkung von Atem-, Stimm- und Bewegungsfunktionen im Bewusstsein des Erziehers", in: Volker de Vries, Arbeiterwohlfahrt Bezirksverband Weser-Ems (Hrsg.), Prävention und Sprachbehinderung. Fachtagung der Arbeiterwohlfahrt 1981 in Osnabrück, Oldenburg, 1982

„Das Vorhandensein von harmonischen ungestörten Funktionsabläufen beim Erzieher/Therapeuten ist unabdingbare Voraussetzung für erfolgversprechende Arbeit. Die persönliche Sicherheit, mit der der Erzieher/Therapeut aufgrund der Stimmigkeit seiner eigenen Atem-, Stimm- und Bewegungsfunktionen seinem Schüler/Patienten gegenübertritt, ist entscheidend für einen positiven Therapieverlauf. Der Partner nimmt Atemfrequenz und Stimmschwingung unbewußt wahr und ist durch sie beeinflußt. Hektische, schlechte Tonerzeugung (schrille Stimmen) oder fehlerhafte Sprache (Lispeln) haben ebenso negative Auswirkung, wie die ruhige Atmung, das ‚in sich Ruhen', oder eine schwingende Stimme, eine gute Sprache positive Auswirkung auf den Partner haben. (...)

Hier kann allein durch gutes Vorbild Voraussetzung geschaffen werden für harmonische Funktionsabläufe, wie auch umgekehrt durch schlechtes Vorbild der Grund für spätere ernsthafte Störungen im Funktionsablauf gelegt wird."

4. Saatweber, M.: Einführung in die Arbeitsweise Schlaffhorst-Andersen, Druck Stephansstift, 1. Auflage, Hannover, 1990, S. 6

„Bei der Ausbildung zum staatlich geprüften Atem-, Sprech- und Stimmlehrer in der Schule Schlaffhorst-Andersen werden schwerpunktmäßig das Erkennen oder Erspüren und die Verbesserung der eigenen Atem-, Stimm- und Bewegungsfunktionen vermittelt. Ohne die eigene Erfahrung der Zusammenhänge und ohne die eigene Fähigkeit im Umgang mit Atmung, Bewegung, Sprechen und Stimmbildung kann solche Fähigkeit nicht weitervermittelt werden. (...)
Das Sensibilisieren des Schülers bzw. späteren Lehrers für die Zusammenhänge der wichtigen Grundfunktionen und die Fähigkeit des Sich-Einfühlens in die Gesamtsituation des späteren Schülers oder Patienten sind weitere Grunderfordernisse der Ausbildung."

5. Das Ausbildungsprofil der CJD Schule Schlaffhorst-Andersen, Bad Nenndorf, 2001, S. 10

„*Wahrnehmungsschulung*, – Basis der therapeutischen und pädagogischen Arbeit
In der therapeutischen wie in der künstlerischen Arbeit geht es nicht nur um die Vermittlung von Wissen auf kognitiv-rationaler Ebene. Vielmehr muss ein ‚Organwissen' erarbeitet werden, welches einerseits über Selbsterfahrung, andererseits über die genaue *Wahrnehmung* der Patienten*innen oder Klienten*innen geschult werden kann.
Clara Schlaffhorst und Hedwig Andersen haben den Begriff ‚Selbsterfahrung' nicht gebraucht. Durch eigenes Üben aber und in der praktischen Arbeit mit Kindern und Erwachsenen, mit Gesunden und Kranken, mit Laien und professionellen Künstlern sammelten sie über Jahrzehnte hinweg eine Fülle von Erfahrungen, auf denen schließlich ihr Wissen über die Zusammenhänge von Atmung, Sprache, Stimme, Bewegung und seelischer Befindlichkeit basierte. (...)
Aus lerntheoretischer Sicht ist die Selbsterfahrung als Methode sinnvoll, weil erlerntes Wissen dann dauerhaft und beständig bleibt, wenn man es durch eigenes Tun erworben hat. Einmal erlebte funktionale Abläufe können durch Erinnerung wieder aktiviert werden."

6. Saatweber, M.: „Atmung und Bewegung – Schule Schlaffhorst-Andersen", Krankengymnastik - Zeitschrift für Physiotherapeuten, 54. Jg., 2002, S. 2-3

„Eine intensive *Wahrnehmungsschulung*, d. h. eine Schulung der Sensomotorik, bei der *Eigenwahrnehmung* als Voraussetzung für *Fremdwahrnehmung* gefördert wird, ist eine nicht weg zu denkende Voraussetzung für die Arbeit an Atmung, Stimme und Bewegung und ein unvermeidliches Handwerkszeug in Therapie und Prävention."

22 Der Einsatz von Vorstellungshilfen – Lernen und Gedächtnis

22.1 Definition

Mit Vorstellungshilfen sind im Rahmen des Konzeptes Schlaffhorst-Andersen visuelle, sensible, olfaktorische, gustatorische und auditive mentale Vorstellungen gemeint, die dazu geeignet sind, ausgewählte Funktionen der Atmung, Aufrichtung, Bewegung, Artikulation und Stimmgebung zu unterstützen.

Der Einsatz von Vorstellungshilfen kann in diesem Kontext verschiedene Zielsetzungen haben:

- Zum einen versucht man über die Vorstellung bekannter Ereignisse eine Empfindung zu wecken, die die notwendige Spannung oder Emotion für die gewünschte Atem-, Stimm- oder Sprechfunktion unterstützt.
- Zum anderen werden erlebte körperliche Erfahrungen zum (Wieder-)Erreichen eines Zustandes genutzt. Dies spielt beispielsweise eine große Rolle bei der Integration von Therapieinhalten in die Alltagssituation. Hier stellt man sich körperliche Erfahrungen, die man durch Übungsabläufe oder durch den Kontakt mit Arbeits- und Therapiematerialien gewonnen hat, nur noch vor, um in den gewünschten körperlichen Zustand zu gelangen.
- Ebenfalls kann man Vorstellungshilfen einsetzen, die – unabhängig von den tatsächlichen anatomischen oder physikalischen Gegebenheiten – Fantasien erzeugen, die das Geschehen unterstützen.
- Auch die Ablenkung von der Stelle, an welcher Probleme vorliegen (z. B. bei Stimmstörungen) oder an der eine überhöhte verstandesmäßige Aufmerksamkeit oder eine negativ bewertende Betrachtungsweise physiologische Funktionen behindern, kann über Vorstellungshilfen geleistet werden.
- Außerdem können Vorstellungshilfen genutzt werden, um zu üben, Bewegung, Aufrichtung, Atemfluss oder Phonation mit Intention, unter einer bestimmten Zielsetzung, auszuführen. Dies ist z. B. notwendig, um (wieder) erlernte Atem- und Stimmfunktionen in die alltägliche Kommunikation zu übertragen oder wenn es darum geht, Texte oder Lieder ausdrucksvoll vorzutragen.
- Schließlich können auch spontan auftauchende innere Vorstellungen einer Person genutzt werden, um die Kreativität zu steigern, die körperliche Eigenwahrnehmung der Person zu vertiefen und um einen Anhaltspunkt für das momentane Befinden der Person zu bekommen.

Vorstellungshilfen können über die anatomisch-physiologischen Gegebenheiten hinausgehen (z. B. „Stell Dir vor, Du atmest bis in die Füße hinein"). Sie sollten aber niemals den körperlichen Gesetzmäßigkeiten widersprechen, da sie sonst zu bewussten oder unbewussten mentalen Irritationen führen und daher die physiologischen Abläufe behindern oder zu Blockaden führen können.

Vorstellungshilfen wirken entsprechend individuell gemachter Erfahrungen. So kann das Vorstellungsbild „auf das Meer mit seinen Wellen schauen" für die eine Person angenehme Urlaubserinnerungen wecken, für eine andere Person können hierbei angstvolle Erinnerungen geweckt werden. Für eine Person, die das Meer überhaupt nicht kennt, auch nicht von Bildern oder Filmen, ist das Bild vergleichsweise wirkungslos.

Die Vorstellungen werden mit dem Ziel eingesetzt, körperliche, geistige und/oder emotionale Reaktionen zu unterstützen, hervorzurufen oder zu intensivieren. Um physiologische Funktionen von Atmung und Stimme zu entwickeln und eine Person für die Therapiesituation und den Veränderungsprozess zu öffnen, ist in der Regel zunächst der Einsatz von positiv besetzten Vorstellungshilfen angebracht. Um die gesamten Potenziale von Atem- und Stimmfunktionen auszubauen, Ausdrucksstärke zu steigern und den Transfer in den Alltag auch in Leistungs- und Stresssituationen zu ermöglichen, sind darüber hinaus alltagsrelevante Vorstellungen aller Schattierungen einsetzbar.

Die Voraussetzung für jegliche Arbeit mit Vorstellungshilfen ist die Fähigkeit und die Bereitschaft des Menschen, sich darauf einzulassen und die entstehenden Empfindungen wahrzunehmen. Dies ist u. a. abhängig von der bevorzugt benutzten Wahrnehmungsebene. So kann die eine Person evtl. besser mit visuellen Vorstellungshilfen umgehen, die andere mit kinästhetischen, eine dritte mit auditiven. Manchmal müssen zunächst innere Hemmschwellen, z. B. durch Scham oder Angst, überwunden werden. Für manche Menschen ist es auch nur eine ungewohnte Art der Fantasie und der Zugang entsteht einfach durch die Übung.

22.2 Anatomisch-physiologische Erklärung Neurobiologie, Lernphysiologie und Lernpsychologie[1]

Es ist erlebbar, nachweisbar und messbar, dass Vorstellungshilfen physiologische Veränderungen bewirken. Stellt man sich z. B. sehr intensiv und sinnesübergreifend den Biss in eine Zitronenscheibe vor, so folgt unmittelbar ein Anstieg des Speichelflusses. Im Selbstversuch ist das leicht nachvollziehbar. Während bei der Vorstellung „Meine Hand berührt eine Herdplatte" ein Anstieg der Hauttemperatur an der Hand messbar ist, bewirkt die Vorstellung „Meine Hand berührt Eis" ein Sinken der Handtemperatur. In dem Bereich der psychologischen Krebstherapie gibt es umfangreiche Untersuchungen von Dr. Carl Simonton mit Krebspatient*innen, bei denen der gezielte Einsatz der Vorstellungskraft nicht nur zu einer subjektiven Verbesserung der Lebensqualität, sondern nachweislich auch zu einem Anstieg der Lebensdauer bzw. der Lebenserwartung führte. Auch in der Schmerztherapie spielen Vorstellungshilfen eine Rolle: Bei

1 Siehe Spitzer, M.: Lernen – Gehirnforschung und die Schule des Lebens, Elsevier, Spektrum, München, 2007, S. 21-93

Patienten, die rein mental die Wirkung von Schmerzmitteln nachvollzogen, konnte ein Anstieg der körpereigenen schmerzdämpfenden Endorphine nachgewiesen werden. Zahlreiche weitere Nachweise finden wir in der sogenannten Placebo-Forschung[2].

Im Folgenden werden die neurobiologischen, lernphysiologischen und lernpsychologischen Faktoren dargestellt, die die Wirkungsweise von Vorstellungshilfen verständlich werden lassen.

22.2.1 *Reizaufnahme und synaptische Gewichtung*

Schon im Mutterleib und bis zum Ende seines Lebens ist der Mensch umgeben von optischen, akustischen, mechanischen und chemischen Reizen wie Licht, Schall, Druck, Berührung, Vibration, Geschmack etc. Hinzu kommen unzählige Reize aus dem Inneren seines Organismus, wie z. B. eine Muskeldehnung, ein Schmerzreiz, Herzklopfen, Hunger, eine emotionale Anspannung und vieles mehr. Trifft ein Reiz auf eine entsprechende Sinneszelle, wird er von ihr aufgenommen und in einen elektrischen Impuls umgewandelt. Über die Nervenfaser *(Axon),* einen oft verhältnismäßig langen Zellfortsatz, wird der Impuls weitergeleitet und an der Übertragungsstelle *(Synapse)* durch die Ausschüttung chemischer Botenstoffe auf die nächste Nervenzelle *(Neuron)* übertragen. An einer Informationsübertragung können pro Synapse mehrere Botenstoffe beteiligt sein. Der chemische Reiz wird dort aufgenommen und wieder in einen elektrischen Impuls zurückverwandelt. Jede Nervenzelle ist durch bis zu 10.000 Synapsen mit anderen Neuronen verbunden. Auf diesem Weg gelangt die Reizinformation über sensorische Nervenbahnen schließlich in das umfangreiche neuronale Netzwerk des Gehirns. Hier wird sie gefiltert, ausgewertet und verarbeitet. Daraus ergibt sich z. B., ob der Reiz neu oder bedeutsam genug ist, um der Person bewusst zu werden, wie lange und wie tief er gespeichert werden soll, welche Informationen in diesem Zusammenhang noch aufgenommen worden sind, ob die Hirnrindenaktivität gesteigert werden muss und ob bzw. welche Reaktion erfolgen soll.

Die Synapsen zwischen den beteiligten Neuronen haben dabei die Fähigkeit, die eingehenden Impulse zu gewichten. Die Stärke der Weiterleitung hängt davon ab, wie stark die synaptische Verbindung zwischen zwei Nervenzellen ist. Der gleiche Impuls löst bei einer Empfängerzelle mit einer starken Verbindung eine Aktivierung aus, während er bei einer Empfängerzelle mit schwacher Verbindung keine Aktivierung bewirkt. Beim Eintreffen eines Reizes werden also nur Empfängerzellen mit ausreichend starker synaptischer Verbindung aktiviert, nur diese leiten den Reiz weiter und führen damit zu entsprechenden Empfindungen, Wahrnehmungen, Erinnerungen oder Reaktionen.

22.2.2 *Repräsentationen*

So gibt es Empfängerzellen, die nur von ganz bestimmten Neuronen aktiviert werden können, da die synaptischen Verbindungen zu den anderen sie umgebenden Nervenzellen zu schwach sind. Solche Nervenzellen, die nur bei ganz bestimmten Reizen

2 Täuber, M.: Gedanken als Medizin, Goldegg-Verlag, Berlin/Wien, 2020, S. 249

bzw. nur bei der Verarbeitung ganz bestimmter Elemente aktiviert werden und damit auf diese spezialisiert sind, werden als „Repräsentationen" bezeichnet. Alle aus der inneren und äußeren Welt wahrgenommenen Erscheinungen werden in Form solcher Repräsentationen im Gehirn angelegt. Ein Neuron „steht" also für einen bestimmten Seh-, Hör-, Tast-, Geruchs- oder Geschmackseindruck, eine Gruppe von Neuronen repräsentiert eine entsprechende Empfindung. Sie repräsentiert das Bild, das wir uns von unserem Körper machen, einen Spannungszustand des Körpers, einen emotionalen Zustand, ein vertrautes Gesicht oder einen vertrauten Ort. Repräsentationen gibt es aber nicht nur für Empfindungen und Wahrnehmungen, sondern auch für deren Abstraktionen, für aus Erfahrungen abgeleitete Regeln und Muster, für Wörter und deren Bedeutungen, für Werte, Ziele und Wünsche. Auch für komplexere Zusammenhänge wie Bewegungsabläufe, Bewegungsmuster und Handlungen wie Sprechen, Lesen, Schreiben, für die individuelle Art der Aufrichtung, für eine erlernte Bewegungsübung, ein bestimmtes Artikulationsmuster etc. gibt es eigene Repräsentationen. Und schließlich sind unzählige im Laufe des Lebens erfahrene Zusammenhänge im Sinne von „immer wenn ... dann ..." auf diese Weise repräsentiert. Wenn wir uns das Beispiel „Immer wenn ich am Meer bin, dann entspanne ich mich und atme tief durch" betrachten, dann wird deutlich, dass die repräsentierende Gruppe von Nervenzellen weit über das Gehirn verstreut sein muss, denn hier kommen zusammen: ein visueller Eindruck des Meeres, das Riechen der Meeresbrise oder einer Sonnencreme, das Schmecken des Salzes auf den Lippen, das Spüren des kühlen oder warmen Windes, des Sandes oder des Wassers auf der Haut, der auditive Eindruck des Meeresrauschens, die emotionale Empfindung z. B. von Glück und die Wahrnehmung, dass verschiedene Muskelgruppen die Spannung lösen und die Atembewegung immer weiter und tiefer wird etc.

Wird auch nur eine der an der Repräsentation beteiligten Empfindungen aktiviert, wird die Repräsentation als Ganzes aufgerufen. So kann allein der Geruch nach Sonnencreme eine komplexe Urlaubserinnerung hervorrufen. Ebenso kann eine Körperübung an eine früher gemachte Erfahrung erinnern.

Eine Gruppe von Nervenzellen, die einen Zusammenhang repräsentiert, ist also nicht auf eine einzige Stelle im Gehirn beschränkt, sondern kann als „neuronales Netzwerk" verstanden werden, deren Neuronen umso verstreuter liegen, desto komplexer dieser Zusammenhang ist.

„Lernen" bedeutet aus hirnphysiologischer Sicht das Entstehen und Verändern dieser Repräsentationen, „Erinnern" das Abrufen und Neu-Zusammensetzen derselben, was allerdings eher einem kreativen Prozess gleicht als einer simplen Wiedergabe der gespeicherten Inhalte. Vorstellungshilfen lösen das Abrufen von Repräsentationen aus.

22.2.3 Neuroplastizität [3, 4]

Informationen werden also in Form von Verbindungsstärken zwischen Nervenzellen gespeichert, was dazu führt, dass das Gehirn bei einem bestimmten Input einen bestimmten Output produziert. Seit einiger Zeit ist es erwiesen, dass die Synapsen eine

---

3 Spitzer, M.: Lernen – Gehirnforschung und die Schule des Lebens, Elsevier, Spektrum, München, 2007, S. 94-98

4 Bauer, J.: Das Gedächtnis des Körpers, Piper Verlag, München, 2007, S. 52-59

hohe Plastizität aufweisen. Das bedeutet, dass sich die Stärke der Verbindung lebenslang wandeln kann, je nachdem, was eine Person erlebt, denkt, fühlt und tut. Die Verbindung kann durch die Verdickung der Kontaktoberfläche und durch Vermehrung der synaptischen Verbindungen verbessert werden („lernen"), es können aber auch Verbindungen abgebaut werden („vergessen"). Die Veränderung an den Synapsen reicht bis auf die genetische Ebene. Während der „Text" eines Gens in der DNS-Sequenz festgelegt ist und so auch vererbt wird, unterliegt die *Regulation* der Genaktivität in hohem Maße situationsbedingten Einflüssen aus den Umgebungsbedingungen der Körperzelle, des Gesamtorganismus und der Außenwelt. Sie wird überwiegend nicht vererbt[5]. Durch eine neue Erfahrung des Organismus wird die „Genexpression" verändert, d. h., die Zellen beginnen neue Gensequenzen abzuschreiben und legen andere still[6]. So regen Synapsen, die viele Informationen miteinander austauschen, in den beiden beteiligten Nervenzellen die Aktivität bestimmter Gene an, die zur Verstärkung ihrer Verbindung führt. Bei positiv anregenden Erfahrungen werden in den Nervenzellen Nervenwachstums-Gene aktiviert. Alarmerfahrungen, Stress und Angst können dagegen die übermäßige Freisetzung von nervenschädigenden Botenstoffen auslösen[7]. Es gibt verschiedene Prozesse der synaptischen Plastizität, die hier nicht im Einzelnen aufgeführt werden. Von praktischer Bedeutung für das Lernen ist jedoch Folgendes: Je stärker ein Reiz ist, je öfter er eintrifft, je bedeutsamer und je emotional bewegender er für die Person ist, desto stärker werden die synaptischen Verbindungen ausgebaut. Auch wenn zwei Neuronen oder zwei Netzwerke gleichzeitig aktiv sind, nimmt die Stärke ihrer Verbindung zu („cells that fire together wire together")[8]. Dies spielt beispielsweise bei der klassischen Konditionierung eine Rolle. Tritt ein Reiz über lange Zeit nicht mehr ein, wird die Stärke der synaptischen Verbindungen (wieder) reduziert („use it or loose it"[9]).

Auch auf der Ebene des Kortex gibt es einen Prozess der Neuroplastizität, nämlich die oben beschriebene Entstehung und Veränderung von Repräsentationen. Sie geschieht durch die Aktivierung stiller Neuronen oder dadurch, dass Kartenabschnitte[10] des Kortex, die etwas Bestimmtes repräsentieren, weitere Repräsentationen übernehmen. Dadurch kommt es nicht etwa zu einer Vergrößerung des Kortex, sondern zu Überschneidungen von Kartenabschnitten. Ein solcher Umbau kortikaler Karten dauert allerdings Monate bis Jahre.

Während die Plastizität der Synapsen schon seit längerer Zeit bekannt ist, wurde Ende der 1990er Jahre beim Menschen überraschenderweise auch eine Plastizität im Sinne von Nervenzellwachstum im sogenannten Hippokampus nachgewiesen (Ericksson et

5 Bauer, J.: Das Gedächtnis des Körpers, Piper Verlag, München, 2007, S. 9

6 Diese faszinierende Erkenntnis ist Gegenstand eines neuen Forschungsgebietes in der Molekularbiologie: der „Epigenetik".

7 Bauer, J.: Das Gedächtnis des Körpers, Piper Verlag, München, 2007, S. 8-9, 56

8 engl.: „Zellen, die zusammen feuern, verkabeln sich miteinander"

9 engl.: „Benutze sie (die Synapse) oder verliere sie."

10 Die Repräsentationen sind in der Hirnrinde landkartenförmig geordnet, d. h. ähnliche Funktionen liegen beieinander. Häufig und differenziert benutzte Gebiete nehmen dabei einen größeren Raum ein als selten benutzte.

al., 1998)[11]. Diese beidseits in den Schläfenlappen liegende Hirnstruktur spielt eine wichtige Rolle bei Lernprozessen. Hier findet ein rasches Einprägen von Ereignissen und von Orten statt. Informationen über Berührung, Druck, Temperatur, Bewegung etc. werden gespeichert. Auf der Grundlage bereits existierender Strukturen und Mustererkennungen werden Neuigkeiten erkannt (daher auch seine Bezeichnung als „Neuigkeitsdetektor") und unvollständige Informationen ergänzt. Wird diese Formation „trainiert", nimmt sie innerhalb von Tagen bis Wochen durch Nachwachsen von Nervenzellen an Größe zu. Eine überraschende Erkenntnis, da man bis dahin davon ausging, dass ausgewachsene Nervenzellen sich nicht mehr teilen können. Nun sucht man auch im Kortex nach Neuronenwachstum. Im Jahre 2000 wurden durch Constance Scharff[12] die Befunde einer amerikanischen Serie wissenschaftlicher Untersuchungen mit der Aussage zusammengefasst: Training, geistige Aktivität und Lernübungen könnten beim Menschen auch im Kortex eine Vermehrung von Nervenzellen erwirken. Dagegen wurde nach eingehenden Untersuchungen einer Arbeitsgruppe um Pako Rakic[13] 2001 geäußert, dies sei im Kortex nicht der Fall. Es bleibt abzuwarten, was weitere Forschungen hier letztlich ergeben werden.

Die Plastizität des Gehirns spielt eine zentrale Rolle im Verständnis der Vorgänge der inneren Vorstellungen, des Lernens und des Gedächtnisses. Durch Lernen findet eine lebenslange Hirnentwicklung statt. Das führt dazu, dass die Gehirne der Menschen sich in ihrer Mikrostruktur wie Fingerabdrücke unterscheiden.

22.2.4 Lernen und Gedächtnis

Ältere Theorien stellten das Gedächtnis als Abstraktion so dar, als würden Lerninhalte in einer bestimmten zeitlichen Abfolge von einer Hirnregion in die nächste übertragen. Aus diesen inzwischen überholten Theorien stammen die Begriffe Ultrakurzzeit-, Kurzzeit- und Langzeitgedächtnis. Inzwischen weiß man, dass das Lernen ein hochkomplexer und vernetzter Vorgang ist. Ein Inhalt wird nicht gespeichert und von einer Region zur nächsten weitergereicht, sondern von verschiedenen Arealen des Gehirns interaktiv und zeitgleich verarbeitet. Beim Erinnern wird er aus den verschiedenen Eckwerten wieder zusammengesetzt.

Das Gedächtnis ist dabei keiner lokalisierten Region im Gehirn zuzuordnen (wie früher einmal angenommen), sondern es ist Ausdruck der Plastizität neuronaler Netzwerke, deren Nervenzellen auf die beteiligten Hirnregionen verteilt sind[14]. Durch die moder-

---

11 Ericksson et al. 1998 in Nature Medicine, zitiert in: Spitzer, M.: Lernen – Gehirnforschung und die Schule des Lebens, Elsevier, Spektrum, München, 2007, S. 31-32

12 Scharff, C.: Chasing fate and function of new neurons in adult brains, Current opinion in Neurobiology 10: 774-783 (2000), zitiert in Bauer, J.: Das Gedächtnis des Körpers, Piper Verlag, München, 2007

13 Kornack & Rakic 2001 in Science, zitiert in: Spitzer, M.: Lernen – Gehirnforschung und die Schule des Lebens, Elsevier, Spektrum, München, 2007, S. 31-32

14 Bear, M. F. et al.: Neurowissenschaften, Springer Spektrum, Heidelberg, 2018, S. 940 ff.

nen bildgebenden Verfahren, wie zum Beispiel die fMRT[15] oder die PET[16], ist ein Teil dieser Hirnregionen bereits bekannt.
Eine neue Information erreicht den Menschen über seine Sinnesorgane. Nachdem sie über die Sinneszellen aufgenommen wurde, gelangt sie zunächst für wenige Zehntelsekunden bis Sekunden in das „sensorische Gedächtnis". Dieses ist für jeden Sinn spezifisch. Durch das echoische Gedächtnis des auditiven Systems können wir zum Beispiel etwas Gesagtes wiederholen, auch wenn wir es nicht mit Aufmerksamkeit belegt oder gar verstanden haben.

Aus dem sensorischen Gedächtnis wird die Information innerhalb von Bruchteilen von Sekunden an das limbische System weitergeleitet, wo eine emotionale Bewertung stattfindet. Zum limbischen System gehört auch der oben genannte „Neuigkeitsdetektor" Hippokampus, der Neues erkennt, als wichtig bewertet und damit das Lernen erleichtert. Dabei spielt ein Neurotransmitter eine wichtige Rolle, das Dopamin, die Substanz der Neugier und der Suche nach Neuigkeit. Begegnung mit Neuem oder auch mit etwas, das „besser als erwartet" ist, führt zu einer Ausschüttung von Dopamin. Dieser Botenstoff bewirkt im Kortex eine erhöhte Klarheit des Denkens und unterstützt den Lernprozess. Darüber hinaus sorgt er indirekt dafür, dass wir diese Situation immer wieder suchen, denn er führt seinerseits zu einer Ausschüttung von körpereigenen opiumartigen Stoffen *(Opioiden)*. Sie lösen ein angenehmes Gefühl der Belohnung aus und die Motivation, dieses Gefühl wieder zu erleben. Dieser Belohnungseffekt hat eine „Türöffnerfunktion" *(gating)*, daher wird die neue Verhaltenssequenz weiterverarbeitet und so mit höherer Wahrscheinlichkeit abgespeichert, es wird etwas gelernt.

Aus dem sensorischen Gedächtnis bzw. dem limbischen System kommend wird die Information vorübergehend dem sogenannten „Arbeitsgedächtnis" zur Verfügung gestellt. Das ist eine komplexe Ansammlung interagierender Untersysteme, in welchen unmittelbar wichtige Informationen für relativ kurze Zeit (meist nur ein paar Sekunden) behalten werden. Nervenzellen des Arbeitsgedächtnisses wurden im Stirnhirn *(Frontallappen)* und im Scheitelhirn *(Parietallappen)* lokalisiert[17]. Das Arbeitsgedächtnis hält einige wenige Inhalte unmittelbar aktiviert, man spricht von 7 ± 2 „chunks[18]". Das sind Informationseinheiten wie beispielsweise die Ziffern einer Telefonnummer oder die Wörter, die man sich merken muss, um einen verschachtelten Satz zu verstehen. Das Arbeitsgedächtnis beschäftigt sich mit geistigen Inhalten, ordnet sie neu, verknüpft sie, formt sie und entscheidet, was damit zu tun ist. Sind wenig Anknüp-

---

15 fMRT: funktionelle Magnetresonanztomografie (von griechisch tomós Schnitt, gráphein schreiben),auch fMRI (für engl: functional magnetic resonance imaging), ist ein bildgebendes Verfahren zur Darstellung von aktivierten Strukturen im Inneren des Körpers, insbesondere des Gehirns.

16 PET: Positronen-Emissions-Tomografie ist ein bildgebendes Verfahren, das Schnittbilder von lebenden Organismen erzeugt. Dabei werden die Struktur, vor allem aber biochemische und physiologische Vorgänge abgebildet (funktionelle Bildgebung).

17 Spitzer, M.: Lernen – Gehirnforschung und die Schule des Lebens, Elsevier, Spektrum, München, 2007, S. 8

18 Miller, G.A.: The magical number seven, plus or minus two: Some limits on our capacity for processing information, Psychological Review, 63, 1956, S. 81-97

fungspunkte vorhanden, muss die neue Information länger im Arbeitsgedächtnis verweilen, es muss immer wieder geübt werden. Neue, individuell bedeutsame, wichtige, emotionell prägend empfundene Ereignisse hingegen werden rasch dem Kortex zugestellt, werden der Person bewusst und werden schneller und tiefer gespeichert. Hieran ist ganz besonders das limbische System beteiligt.

Während im Hippokampus die *Fakten* von Ereignissen gespeichert sind, wodurch Neues sehr schnell erkannt wird, bildet ein weiterer Bestandteil des limbischen Systems, die Amygdala, das *emotionale* Gedächtnis. Jedes Erlebnis wird kombiniert gespeichert, d. h., alle relevanten Fakten werden zusammen mit einer mehr oder weniger emotionalen, d. h. subjektiven Bewertung abgespeichert. Beim Erinnern wird das Erlebnis bzw. das Gelernte vor dem Hintergrund der Lernbiografie neu zusammengesetzt, also nicht 1 : 1 reproduziert, sondern interpretiert. Je emotional bedeutsamer ein Ereignis für die Person ist, desto wahrscheinlicher wird es bewusst wahrgenommen und desto langfristiger ist es wieder abrufbar. Je intensiver wir uns mit Inhalten beschäftigen, desto eher hinterlassen sie Spuren im Gedächtnis, desto größer die Verarbeitungstiefe (s. o.).

Unser Gehirn ist nicht auf die Speicherung von Einzelreizen, sondern auf die Wahrnehmung und Erkennung von Mustern angelegt. Je häufiger, intensiver und je vernetzter ein Inhalt dem Gehirn angeboten wird, desto tiefer die Bearbeitung, also desto besser für das Behalten.[19] Besonders effektiv sind daher Übungssequenzen, bei denen intensive, aber kurze Inputs wiederholt – auch in leicht variierter Form oder in wechselndem Kontext – angeboten werden. Aus wiederkehrenden Beispielen und modellhaften Situationen werden Regeln extrahiert und die neuronalen Muster verdichtet.

Es wird deutlich, dass jene Unterrichtsmethoden besonders effektiv sind, die verschiedene Wahrnehmungskanäle nutzen, kognitive und emotionale Verarbeitungsformen miteinander kombinieren, vielseitige Fähigkeiten nutzen und unterschiedliche Fertigkeiten und Handlungen ansprechen – das Gehirn also möglichst vielseitig beanspruchen.

Ruhephasen, in denen Gelerntes sich setzen und vernetzen kann, in denen man z. B. einzelne Lernphasen noch einmal mental an sich vorbei ziehen lässt, reflektiert, das Gelernte im Geist noch einmal vollzieht oder anderen erzählt, unterstützen den Aufbau stabiler Repräsentationsmuster.

Wie in den vorangehenden Absätzen bereits erläutert, bedeutet „Lernen" aus hirnphysiologischer Sicht das Entstehen und Verändern von Repräsentationen, ausgelöst durch neue Reizkonstellationen. Diese Repräsentationen bilden unser „Gedächtnis". Im Gedächtnis erfolgt das Speichern, Vernetzen und Abrufen von Informationen, die über bewusste oder unbewusste Lernprozesse aufgenommen worden sind. Dies gilt sowohl für einfache Informationen wie Empfindungen und Wahrnehmungen als auch für Abstraktionen, Regeln und Muster, Wörter und deren Bedeutungen und für so

---

19 Spitzer, M.: Lernen – Gehirnforschung und die Schule des Lebens, Elsevier, Spektrum, München, 2007, S. 5-6

komplexe Zusammenhänge wie Werte, Ziele und Wünsche, Bewegungsabläufe, Bewegungsmuster etc.

Unsere neuronalen Netzwerke sind gehirnintern organisiert nach Relevanz, Bedeutung, Modell, Struktur und Muster. Die Bedeutung und Bewertung dessen, was vermittelt wird, werden im Gehirn des Empfängers erzeugt. Wir lernen das, was aus Sicht unseres Gehirns „sinnvoll" ist. Lernen ist damit ein individueller Prozess. Jeder Mensch hat seine eigene Lernbiografie. Entsprechend unterschiedlich spricht er auf angebotene Lernmethoden an. Methodenvielfalt und die Kunst, individuell die passende Methode zu finden, sind Voraussetzung dafür, dass ein neuer Inhalt, wie z. B. ein physiologisches Stimm-, Sprech- oder Atemmuster, nachhaltig aufgenommen werden kann.

22.2.5 *Einteilung des Gedächtnisses aus der Sicht der Lernpsychologie*

Neben der Untersuchung der physiologischen und biologischen Vorgänge im Zusammenhang mit Lernen und Gedächtnis gibt es aus der Lernpsychologie stammende Modelle, die das Gedächtnis in Hinblick auf den bewussten oder unbewussten Zugriff sowie auf den gespeicherten Inhalt betrachten und es demnach in funktionale Systeme einteilen. In dem unten aufgeführten Modell wird das Gedächtnis in fünf verschiedene Formen unterteilt, denen sich verschiedene Lernvorgänge zuordnen lassen *(s. Tab. 22.1)*.

Deklaratives (erklärendes) **Gedächtnis** mit Worten erklärbar, wissen „was" explizites Wissen, bewusst			**Nicht-deklaratives Gedächtnis** nicht mit Worten erklärbar, wissen „wie" / „können" implizites Wissen, unbewusst	
episodisches Gedächtnis	**Wissensgedächtnis** (semantisches Gedächtnis)	**perzeptuelles Gedächtnis**	**prozedurales Gedächtnis**	**Priming** (Assoziation)
eigene Biografie, Erfahrungen, Erlebnisse mit Fakten und emotionaler Bewertung. Zuordnung zu Zeit und Ort	reine Wissensfakten, unabhängig vom Zeit-Raum-Gefühl. Schul- und Allgemeinwissen, Sprachkenntnisse, mathematische, naturwissenschaftliche Kenntnisse etc.	Einordnung in Familaritätsurteile, d. h. nach Ähnlichkeit, Bekanntheit von Reizen. Z. B. eine Frucht als Banane identifizieren, weil man schon viele Bananen gesehen hat	Bewegungsabläufe, Automatismen, Fertigkeiten, Handlungsstrategien. Z. B. Autofahren, Klavierspielen, Schreiben, Stimm-, Sprech- und Bewegungsmuster routinierte Arbeitsabläufe etc.	unbewusste Mustererkennung: Sinneseindruck wird wiedererkannt, auch wenn der neue Reiz dem alten lediglich ähnlich oder unvollständig ist. Bsp: nach wenigen Tönen eine Melodie erkennen

Tab. 22.1 *Die fünf Gedächtnisformen*

So wird z. B. ein neu gelerntes Stimm-, Sprech-, Artikulations- oder Atemmuster im prozeduralen Gedächtnis abgelegt. Bei der Anwendung von Vorstellungshilfen greift das episodische Gedächtnis auf früher gemachte Erfahrungen zurück. Anatomische Informationen, z. B. über den Aufbau des Kehlkopfes, werden im Wissensgedächtnis gespeichert.
Während die Inhalte aus dem expliziten Gedächtnis mit bewusstem Nachdenken abgerufen werden können, handelt es sich bei implizitem Gedächtnis um automatisch angewandtes Wissen ohne bewusstes Nachdenken und ohne sich die Einzelschritte bewusst zu machen. Implizites Wissen ist besonders stabil, denn es basiert auf einem langen Musterentwicklungsprozess und ist daher entsprechend stark neuronal repräsentiert. Es ist, wie alles Wissen, in neuronalen Netzwerken des Kortex und des limbischen Systems gespeichert, zusätzlich sind aber auch tiefer gelegene Hirnzentren einbezogen[20].

22.2.6 Innere Vorstellungen und Körpergedächtnis [21, 22]

Jede Wahrnehmung oder innere Vorstellung der äußeren Welt entspricht also einer bestimmten Verbindung von Neuronen im Sinne einer Repräsentation. Auch die Wahrnehmung oder innere Vorstellung des eigenen Organismus, das „Körperschema", wird auf diese Weise im Gehirn repräsentiert.

Im sogenannten Gyrus cinguli[23] des limbischen Systems erfolgt die Zusammenführung von Signalen aus dem Körperinneren und der äußeren Situation. Laut dem portugiesischen Neurowissenschaftler António Damásio[24] sind diese Verknüpfungen psychosomatisch besonders bedeutsam. Sie erklären, warum eine bestimmte äußere Situation eine schlagartige Veränderung des körperlichen Befindens zur Folge haben kann. Dies gilt auch für eine Körperübung oder eine innere Vorstellung, z. B. ein Vorstellungsbild. Auch die Integration von Fremd- und Eigenwahrnehmung oder von einem gegebenen äußeren Rhythmus und dem momentanen individuellen inneren (z. B. Atem-)Rhythmus wird in dieser Hirnregion realisiert.

In dem Moment einer Wahrnehmung oder einer inneren Vorstellung regen sich die beteiligten neuronalen Netzwerke über ihre Verbindungen zu einer zeit- und phasengleichen, rhythmischen bioelektrischen Aktivität an. „Nach einem kurzen Moment des

---

20 Bauer, J.: Das Gedächtnis des Körpers, Piper Verlag, München, 2007, S. 213-14

21 Hüther, G.: Die Macht der inneren Bilder, Vandenhoeck und Ruprecht, Göttingen, 2006, S. 22-24, S. 59, S. 77 u. S. 86-87

22 Bauer, J.: Das Gedächtnis des Körpers, Piper Verlag, München, 2007

23 Gyrus cinguli: die „Gürtelwindung", ist ein Bestandteil des limbischen Systems, läuft rechts und links tief in der Längsfurche des Gehirns. Aufgrund neuerer Untersuchungen erwies sie sich als „Sitz des Selbstgefühls, des Mitgefühls mit anderen Menschen und als Ort der Lebens-Grundstimmung" (s. Bauer, J.: Das Gedächtnis des Körpers, Piper Verlag, München, 2007, S. 53)

24 António R. Damásio (*1944 in Lissabon) ist ein portugiesischer Neurowissenschaftler, der sich u. a. besonders mit der Neurobiologie der Emotionen beschäftigt. In zahlreichen empirischen Studien belegt er, dass es einen unauflösbaren Zusammenhang und einen ständigen gegenseitigen Austausch zwischen Körper und Geist gibt.

gemeinsamen ‚Schwingens' verlässt das eine oder andere Teil-Netzwerk den aktiven Verband, während einzelne neue Teil-Netzwerke hineinkommen und sich dem bioelektrischen Rhythmus des Verbandes anschließen. So entsteht ein kontinuierlicher, sich zugleich laufend wandelnder Denk- bzw. Wahrnehmungsstrom" (Bauer, 2007, S. 58).

Dabei lässt sich – auch mit bildgebenden Verfahren wie PET oder EEG[25] – nicht unterscheiden, ob eine Wahrnehmung oder eine Handlung tatsächlich oder als inneres Bild empfunden oder durchgeführt wird, da identische Repräsentationen im Gehirn aktiviert werden. Das erklärt, warum man auch über reine *Vorstellungen* von Wahrnehmungen oder Handlungen gute Lernergebnisse erzielen kann.

Ein weiterer Mechanismus führt dazu, dass wir allein über eine Vorstellung eine körperliche Veränderung hervorrufen können. Er wird durch einen Neurotransmitter vermittelt, das Serotonin. Dieser Botenstoff wirkt schmerzlindernd, appetitzügelnd, hebt die Stimmung und steigert den Muskeltonus. Nicht nur über Nahrungsmittel wie Bananen und Schokolade, sondern auch über Bewegung und durch Gedanken kann man den Serotoninspiegel nachweislich anheben[26]. So sind geeignete Vorstellungshilfen dazu in der Lage, sowohl die Stimmung als auch den Muskeltonus zu steigern. Beides wirkt sich unmittelbar auf die Atem-, Sprech- und Stimmfunktionen aus.

Allerdings kann man nur das denken und sich nur das genau vorstellen, was man bereits erfahren und erlebt und dadurch als innere Vorstellung im Gehirn gespeichert hat.[27] Andernfalls wird auf alte Repräsentationen aus dem Gedächtnis zurückgegriffen, die einer ähnlichen Regel entsprechen, z. B. wird sich eine Person, die noch nie eine Schlange berührt hat, eine Vorstellung machen aus Berührungserfahrungen mit ähnlich aussehenden Strukturen. Erst wenn sie tatsächlich eine Schlange berührt, kann sie überprüfen, ob ihre Erwartung der wirklichen Situation entspricht oder ob sich das Tier in der tatsächlichen Wahrnehmung anders anfühlt. Das Phänomen tritt auch auf, wenn wir eine Person sehen und erst später ihre Stimme hören. Bis dahin haben wir aus unseren bisher gemachten Erfahrungen ein Erwartungsbild der Stimme konstruiert. Spricht die Person die ersten Wörter, wird uns ihr Stimmklang in unserer Erwartung bestätigen oder überraschen.

Repräsentationen, die durch frühere Sinneseindrücke angelegt und stabilisiert worden sind, werden nicht ohne Weiteres durch neue Sinneseindrücke ersetzt. Erst wird entschieden, ob sich die energieaufwendige Überarbeitung der „Erwartungsbilder" durch das tatsächliche Wahrnehmungsbild lohnt. Bei Kindern und Jugendlichen ist diese Bereitschaft vergleichsweise hoch, bei Erwachsenen hängt sie stark von der Lebenserfahrung und der grundsätzlichen inneren Haltung ab.

---

25 PET s. o., EEG: Elektroenzephalografie, Methode zur Messung der summierten elektrischen Aktivität des Gehirns durch Aufzeichnung der Spannungsschwankungen an der Kopfoberfläche

26 Annunciato, N.: Seminar „Formatio reticularis, Limbisches System und Vegetatives Nervensystem" 11/2006

27 Hüther, G.: Die Macht der inneren Bilder, Vandenhoeck und Ruprecht, Göttingen, 2006, S. 86-87

Erfolgt ein neuer Sinneseindruck, z. B. durch eine neue Körperübung, entsteht ein neues Nervenerregungsmuster, welches in die assoziativen Kortexareale geleitet wird. Dort werden die älteren Nervenzellverschaltungen aktiviert und es entsteht eine Überlagerung des neuen und alten Erregungsmusters. Ein neues spezifisches erweitertes Aktivierungsmuster entsteht und damit eine innere Vorstellung, die das neu Wahrgenommene repräsentiert (Seh-, Hör-, Tastvorstellung o. a.).[28]

Ist das Erregungsmuster stark genug, breitet es sich in Hirnbereiche aus, die es bewerten. Die Aufmerksamkeit wird darauf gelenkt und es wird bewusst wahrgenommen. Ist der Eindruck wichtig, einschneidend, unerwartet oder ist das Gehirn z. B. durch eine positive Erwartungshaltung, Vorfreude o. Ä. sehr offen für Neues, dann wird dieser Sinneseindruck mit Aktivierungsmustern in subkortikalen, limbischen Hirnbereichen verbunden und dadurch besonders komplex und nachhaltig stabilisiert und verankert.[29]

Häufiger aber wird ein Bild bewusst, weil es nicht zum alten Bild passt, da es neu ist oder in einer neuen Kombination mit anderen Sinneseindrücken auftritt. Dann führt die Überlagerung mit dem alten Muster zu einer Unruhe, das alte Muster wird durcheinandergebracht, subkortikal werden Botenstoffe ausgeschüttet, die Erregbarkeit der höheren kortikalen Zentren steigt, es entsteht eine fokussierte Aufmerksamkeit. Jetzt ist das Gehirn „wach" und kann nun beide Muster abgleichen und zu einem neuen Bild zusammenfügen.[30]

22.2.7 *Transsensus*

Eine in der Therapie wirksam eingesetzte Vorstellung ist die, „über den eigenen Körper hinaus zu spüren" bzw. „sensorisch über sich hinaus zu sein", nach Glaser[31] auch als „Transsensus"[32] bezeichnet. Es bedeutet, die Sinneswahrnehmung über die eigenen Körpergrenzen hinaus auf eine andere Person, eine Gruppe von Menschen, einen Gegenstand oder einen Raum auszudehnen.

Hier werden zum einen die Repräsentationen der entsprechenden Situation im Sinne einer Erwartungsvorstellung (s. o.) abgerufen, zum anderen wird die Aufmerksamkeit fokussiert erhöht. Wie oben dargestellt, unterscheidet sich dabei die Hirnfunktion kaum oder gar nicht von der tatsächlichen Situation. Dadurch wird über die entsprechenden Regulationszentren des Nervensystems der Organismus den vorgestellten Umständen entsprechend angepasst. Er reagiert mit seinem gesamtkörperlichen Muskeltonus, der Atmung, der Stimme, seinem vegetativen Tonus, der emotionalen

---

28 Hüther, G.: Die Macht der inneren Bilder, Vandenhoeck und Ruprecht, Göttingen, 2006, S. 22-23

29 Hüther, G.: Die Macht der inneren Bilder, Vandenhoeck und Ruprecht, Göttingen, 2006, S. 23-24

30 Hüther, G.: Die Macht der inneren Bilder, Vandenhoeck und Ruprecht, Göttingen, 2006, S. 24

31 Dr. med. Volkmar Glaser (1912-1997) ist Begründer der ganzheitlichen Atem- und Bewegungslehre „Psychotonik". Ausgehend von der Erfahrung, dass sich seelische Veränderungen unmittelbar im Atemsystem niederschlagen, erforschte und systematisierte Glaser die komplexen Zusammenhänge zwischen Psyche und Atemsystem.

32 trans, lat.: hinüber, darüber hinaus

Reaktionslage und der sensorischen Wahrnehmung. Da Transsensus das Gegenteil von „In-sich-gekehrt-sein" anspricht, bedeutet dies in der Regel eine Steigerung der Wachheit, des Muskeltonus und der Reagibilität sowie eine Schärfung der sinnlichen Wahrnehmung der Außenwelt.

22.2.8 *Wahrnehmungstypen*

Inzwischen gibt es vielfältige Untersuchungen darüber, dass es unterschiedliche Wahrnehmungs- und Lerntypen gibt. So nehmen manche Menschen Informationen leichter durch innere oder äußere Bilder auf (visuell), andere durch Zuhören, einen innerlichen Dialog oder das darüber Reden (auditiv) und wieder andere durch Spüren, Fühlen, Handeln oder Sich-Bewegen (kinästhetisch). Markova (1993)[33] beschreibt darüber hinaus, dass der Mensch beim Auswählen, Aufnehmen, Verstehen und Verarbeiten des Rohmaterials einer Erfahrung auch eine vertraute *Reihenfolge* der Wahrnehmungskanäle benutze (z. B. einen Inhalt erst erklären lassen, dann im Buch nachlesen und zuletzt ausprobieren oder andersherum). Darüber hinaus teilt sie den Wahrnehmungskanälen unterschiedliche Modalitäten zu, je nachdem, wie bewusst der Zugriff darauf ist und wofür sie vorrangig genutzt werden. Das heißt, ob sie eher zum bewussten Umgang und zur Organisation des außen Wahrgenommenen, zum „Sortieren" zwischen den Wahrnehmungen der Außen- und Innenwelt oder zur unbewussten Aufnahme, zur Assoziation und zum kreativen Umgang mit Inhalten eingesetzt werden. Nach ihrer Erfahrung kann man die Wahrnehmungskanäle dadurch noch differenzierter berücksichtigen. Sie unterscheidet in ihrem Modell nicht nur drei, sondern sechs Wahrnehmungstypen.

22.2.9 *Vorstellungshilfen für bestimmte Zielsetzungen*
(s. a. Kap. 22.1 und 22.3.2)

Im Folgenden wird beispielhaft eine Auswahl der Vorstellungshilfen aus Kapitel 22.3.2 (s. u.) mit ihren möglichen körperlichen Auswirkungen besprochen. Es handelt sich hierbei um Wirkungen, die bei vielen Menschen beobachtet werden können, sodass diese Vorstellungen dazu geeignet sind, für bestimmte Zielsetzungen angeboten bzw. ausprobiert zu werden.

- *„An einer Blume riechen":* Die angesprochene Repräsentation für das Erlebnis „einen Duft einzufangen" führt dazu, dass die Nasenatmung angeregt wird und die Luftführung, unterstützt durch die mimische Muskulatur, durch die oberen Nasengänge erfolgt. So wird eine möglichst hohe Konzentration der Duft auslösenden Moleküle an der Riechschleimhaut im oberen Nasengang entlang geführt. Der Wunsch nach intensiver Duft- bzw. Luftaufnahme sowie der im Vergleich zur Mundatmung erhöhte Widerstand durch die Nasengänge führen zu einer Tonisierung des Zwerchfells und zur Steigerung des Atemvolumens. Die

33 Markova, D.: Die Entdeckung des Möglichen: wie unterschiedlich wir denken, lernen und kommunizieren, VAK Verlag, Freiburg, 1993

Zwerchfellsenkung führt über die elastischen Züge zu einer Kehlkopfsenkung, was zusammen mit dem Anschluss des Nasenrachens und des Nasenraumes eine Vergrößerung der Resonanzräume bedeutet.

- *„Sich wie eine Tänzerin bewegen":* Die Bewegungen werden fließender, leichter, die Gelenke freier.
- *„Arme, Beine usw. werden schwer":* Die Muskelspannung lässt nach.
- *„Der Atem strömt durch die Arme (oder andere Körperteile)":* Die entsprechenden Körperteile werden intensiver wahrgenommen, ihre Durchblutung wird gesteigert und der Muskeltonus wird ausgeglichen.
- *„In das Becken, in den Bauch usw. atmen oder tönen":* Die Räume werden intensiver fokussiert und das Zwerchfell wird aktiviert. Die stärkere Abwärtsbewegung führt zu deutlicheren Druckunterschieden und Bewegungen, sodass mehr Reize aus dem Bauch- oder Beckenbereich empfangen werden, die Wahrnehmung dieser Bereiche wird dadurch intensiviert *(s. a. Leibanschluss, Kap. 15).*
- *„Sich kreisende, schwingende und rhythmische Bewegungen, mit unterschiedlichen Körperteilen ausgeführt, vorstellen"*: Die Auswirkungen sind den realen Wirkungen vergleichbar: Der Tonus der Aufrichtungsmuskulatur nimmt zu. Nervenbahnen zwischen Kortex und Formatio reticularis informieren Letztere darüber, dass eine Aktivierung der Extremitäten geplant ist. Die Formatio reticularis bereitet über Gamma-Motoneuronen die Rumpfmuskulatur vor: Der Rumpftonus wird gesteigert, noch bevor die Extremität bewegt wird.
- *„Sich Atemschriftzeichen vorstellen":* Die Auswirkungen sind den realen Wirkungen vergleichbar *(s. Kap. 26).*
- *„Sich verschiedene Tonansätze vorstellen, z. B. ‚Den Ton hinter der Stirn bilden'":* Die Aufmerksamkeit wird auf Vibrationsempfindungen im Stirnbereich fokussiert. Um diese noch deutlicher spüren zu können, werden die Stimmfunktion und die Form und Spannung des Vokaltrakts durch propriozeptive Rückkopplungsmechanismen dahin gehend verändert, dass diese Vibrationen spürbar verstärkt werden.
- *„Sich ein Arbeits- oder Therapiematerial oder eine Übung/Bewegung vorstellen, die man zuvor erfahren hat":* Die in der Übungssituation angelegten Repräsentationen werden abgerufen. Dadurch ist der Transfer in die Alltagssituation möglich, in der man das Material nicht mehr zur Verfügung hat.
- *„Nach hinten sprechen oder singen"*: Die Resonanzräume werden geweitet, insbesondere der Rachenraum, der rückwärtige Raum wird in die Aufmerksamkeit integriert, was die gesamtkörperliche Spannung steigert und insbesondere auch die Aufrichtungs- und Atemmuskulatur aktiviert.
- *„Ich singe mit dem Zwerchfell", „die Töne entstehen im Rücken", „ich spreche mit den Füßen" u. Ä.*: Die Hinwendung zu den Körperteilen lenkt von den primären Organen der Stimmproduktion ab. Zusätzlich entstehen eine Intensivierung der Aufmerksamkeit und der Wahrnehmung, eine Spannungsumverteilung sowie eine Verlagerung des Körperschwerpunktes in Richtung des fokussierten Bereiches.

- *„Die Vorstellung, ein Lied oder einen Text einer bestimmten Zielgruppe/ -person in einer bestimmten Situation vorzutragen"*: Repräsentationen über früher gemachte und zukünftig zu erwartende Aufführungssituationen werden abgerufen. Ein komplexer Vorgang von emotionalen, vegetativen und körperlichen Reaktionen wird erzeugt. Sehr geeignet, um einen produktiven Umgang mit Lampenfieber oder Aufführungsangst zu erarbeiten und den „Ernstfall" zu trainieren.

22.3 Praktische Hinweise

22.3.1 Kategorien von Vorstellungen

Vorstellungen lassen sich nach verschiedenen Kriterien einteilen, sodass sich verschiedene Kategorien von Vorstellungen ergeben, die sich in der Praxis allerdings meist überschneiden[34]. So gibt es die Einteilung …

… nach der Wahrnehmungsebene bei sensorischen Vorstellungen:
- visuelle
- auditive
- sensible oder haptische
- olfaktorische
- gustatorische Vorstellungen

… danach, ob die Vorstellung etwas Tatsächliches beinhaltet oder eine Metapher ist:
- direkte
- indirekte Vorstellung

… danach, wie konkret eine Vorstellung ist:
- konkrete
- abstrakte Vorstellung

… danach, ob sich die Vorstellung auf das Körperinnere oder auf die Außenwelt bezieht:
- innere
- äußere Vorstellung

… danach, ob sie als Vorstellungshilfen angeboten werden oder ob sie während der Arbeit z. B. durch fokussierte Aufmerksamkeit auf bestimmte Körperregionen, bei freiem Assoziieren oder durch bestimmte Fragen „von selbst" aus dem tiefen Erleben einer Person auftauchen:
- angebotene Vorstellung
- spontane Vorstellung

… oder auch nach ihrer Wirkung bzw. der Zielsetzung, für die sie eingesetzt werden *(s. nächstes Kap. 22.3.2)*.

---

34 siehe auch: Franklin, E. N.: Befreite Körper – Das Handbuch zur Imaginativen Bewegungspädagogik. VAK Verlags GmbH, Kirchzarten bei Freiburg, 2000, Kap. 5, S. 76-81

22.3.2 *Beispiele für Vorstellungshilfen für bestimmte Zielsetzungen*

Die folgenden Beispiele sind als Anregung zu verstehen. Wie bereits ausführlich erläutert wurde, können Vorstellungshilfen bei jeder Person unterschiedlich wirken. Angebotene Vorstellungshilfen sind dabei immer der Ausgangspunkt für die Entwicklung eigener Vorstellungen. Die Auswahl entsteht daher individuell im persönlichen Kontakt. Durch Nachfragen und/oder genaues Beobachten der Person kann (und sollte) sich die anleitende Person Gewissheit über die subjektiv wahrgenommene Wirkung verschaffen.

Zu 22.1a)

Beispiele für Vorstellungshilfen zur gezielten Unterstützung von Muskelspannungen oder Emotionen

- „An einer duftenden Blume riechen"
- „Etwas gut Schmeckendes und Duftendes im Mund zergehen lassen"
- „Die Sonne geht auf!"
- „Hühner scheuchen, Wasser spritzen" (verbunden mit entsprechender Bewegung)
- „Barfuß über ein Stoppelfeld laufen"
- „Sich wie eine Marionette bewegen"
- „Wie eine Diva auf einer großen Bühne singen"
- Rollenarbeit (sich in die Rolle der Figur eines Textes oder Liedes versetzen)
- Sich eine früher gemachte Übung, ein Therapiematerial, eine Bewegung, den Handkontakt einer/eines Therapeut*in o. Ä. vorstellen, um so den Transfer in die Alltagssituation zu ermöglichen.
- u. a.

Zu 22.1b)

Beispiele für Vorstellungshilfen zum (Wieder-)Erreichen eines früher erlebten Zustandes

- „Die Arme, Beine usw. werden schwer"
- Sich kreisende, schwingende und rhythmische Bewegungen, mit unterschiedlichen Körperteilen ausgeführt, vorstellen
- Atemschriftzeichen visualisieren *(s. Kap. 26)*
- Sich den Stimmklang vorstellen, den man im Zusammenhang mit einem bestimmten Therapiematerial erlebt hat
- „Sich so wach fühlen wie nach einer frischen Dusche"
- u. a.

Zu 22.1c)

Fantasien erzeugen, die das Geschehen unterstützen

- „Der Atem strömt durch die Arme, aus dem Becken (oder durch andere Körperteile)"
- „Ins Becken, in den Bauch usw. atmen oder tönen"
- „Den Ton hinter der Stirn bilden"
- „Unter der (aufgestellten) Zunge einatmen" *(vgl. Kap. 14)*
- „In einen Pezziball hinein atmen (auf dem man sitzt oder an den man sich mit dem Rücken anlehnt)"
- „Den ganzen Körper als Resonanzraum nutzen / als Klangzylinder visualisieren" oder „die eigene Mitte / Wirbelsäule wie eine Klangsäule umkreisen (spiralig auf- oder abwärts)"
- u. a.

Zu 22.1d)

Beispiele für Vorstellungshilfen, die der Ablenkung vom Geschehen dienen

- „Die Stimme, den Atem im Bauch, im Becken, in den Füßen spüren"
- „Nach hinten sprechen, singen" (ohne sich umzudrehen)
- „Mit dem Zwerchfell singen" oder „Töne auf die Zwerchfellursprünge projizieren" *(Der Tonleiterkreis, s. Kap. 28)*
- „Die Töne im Rücken entstehen lassen"
- „Töne auf verschiedene horizontale Körperebenen projizieren" *(Die Septime-Übungen, s. Kap. 27)*
- „Mit den Füßen sprechen"
- u. a.

Zu 22.1e)

Beispiele für vorgestellte Intentionen

- Alle Vorstellungen, eine bestimmte Person in einer bestimmten Situation anzusprechen, gehören zu den intentionalen Vorstellungen
- Rollenspiele
- Die Vorstellung, ein Lied oder einen Text einer bestimmten Zielgruppe/-person in einer bestimmten Situation vorzutragen
- „In den Wald hinein rufen, aus dem Fenster, zur anderen Straßenseite" usw.
- Ernstfallsimulation einer Alltagssituation: z. B. Präsentation, Unterrichtssituation, Premiere eines Theater- oder Konzertabends, eine Lesung, eine Moderation, ein Streitgesprächs etc.
- u. a.

Zu 22.1f)

Beispiele zur Anregung spontaner Vorstellungen

- Fokussierte Aufmerksamkeit auf eine bestimmte Körperregion lenken und dabei ein inneres Bild auftauchen lassen
- Nach der Raum-, Form-, Farb- oder Temperaturvorstellung im Hals, in der Brust, im Bauch etc. fragen (nicht tatsächliche Gegebenheiten erfragen, sondern frei assoziierte Vorstellungen)[35]
- Nach Klangassoziationen fragen
- Situationen konstruieren: „Wie würde der Kehlkopf aussehen, sich anfühlen, die Stimme sich anhören, wenn …" und die dabei auftauchende innere Vorstellung beschreiben
- u. a.

35 Im Konzept des Neurolinguistischen Programmierens (NLP) kennt man dieses Vorgehen heute unter der Bezeichnung „Abfragen der Submodalitäten".

22.4 Quellen aus der Schlaffhorst-Andersen-Literatur

In den schriftlichen Aufzeichnungen von Clara Schlaffhorst und Hedwig Andersen finden die von ihnen verwendeten Vorstellungshilfen nur indirekt Erwähnung. Aus den Aufzeichnungen ihrer Schülerinnen geht jedoch hervor, dass sie regelmäßig als methodisches Mittel eingesetzt wurden.

So zeichnete Clara Schlaffhorst zur Veranschaulichung der kreisenden, schwingenden und rhythmischen Bewegung oft die geometrischen Formen Kreis, Linie und Dreieck an die Tafel. Dabei symbolisierte der Kreis das Fortlaufende der kreisenden Bewegung, die Linie die Hin- und Herbewegung der Atemluft bei der schwingenden Bewegung und das Dreieck den dreiteiligen Rhythmus der Atemmuskulatur[36].

Auch die von Schlaffhorst und Andersen genutzten sieben Urformen (Kristall, Kugel, Fläche, Stab, Band, Spirale/Schraube, Kegel) wurden als Vorstellungshilfen zum Erleben und Verstehen der anatomischen und physiologischen Gegebenheiten von Atmung und Stimme eingesetzt. Diese sieben Formen wurden 1920 von Francé[37] wie folgt beschrieben: „Kristall Kugel Fläche Stab Band Schraube[38] Kegel – Das sind die grundlegenden technischen Formen der ganzen Welt. Sie genügen sämtlichen Vorgängen des gesamten Weltprozesses, um sie zu ihrem Optimum zu geleiten."[39] Schlaffhorst und Andersen griffen diese Figuren als Urformen des Lebens auf und ordneten ihnen Körperteile und -funktionen als Entsprechungen zu:

Kristall	–	Gehirn
Kugel	–	Augen, Blutkörperchen etc.
Fläche	–	Zwerchfell
Stab	–	Wirbelsäule, Knochen[40]
Band	–	Stimmband, Sehnen
Spirale / Schraube	–	Cochlea, Peristaltik[41]
Kegel	–	Lunge

36 Schümann, G.: Die Atemschriftzeichen, Noetzel Verlag, Wilhelmshaven, 1991, S. 16

37 Raoul Heinrich Francé (1874-1943) war österreich-ungarischer Biologe, Naturphilosoph, Erfinder und grafischer Künstler. Er wurde bekannt durch seine auch für heutige Zeit noch progressiven ökologischen Ideen und seine ganzheitliche Weltanschauung. Er veröffentlichte u. a. zahlreiche populärwissenschaftliche Schriften. Er war zu seiner Zeit sehr bekannt und hatte großen Einfluss auf die Naturwissenschaft, Kunst und Architektur der 1920er Jahre.

38 In seinen anderen Schriften auch „Spirale" (Anm. d. Verfasserinnen)

39 Francé, R.H.: Die Pflanze als Erfinder, Franckh'sche Verlagshandlung, Stuttgart, 1920, S. 18

40 Später wurde dem Stab auch die Funktion der Aufrichtung oder die Vorstellung einer Klangsäule während der Phonation als Entsprechung zugeordnet.

41 Angeregt durch Vorlesungen von Rudolf Steiner beschäftigten sich Schlaffhorst und Andersen sehr ausführlich mit der Form der Spirale. Dadurch kamen zu den ursprünglichen Entsprechungen der Spirale bald zahlreiche weitere hinzu wie der „Spannungsauf- und abbau" und die von Steiner selbst der Spirale zugeordneten Entsprechungen „Zusammenziehen und Ausdehnen", „Atemprozess", „Grundprinzip des Lebens" u. a.

Aus Holz gedrechselt oder z. B. auch als flacher Stein, als Band oder spiraliger Draht gehören sie zum didaktischen Material (s. u. Seyd, 2003) und wurden vor, nach oder während einer Körperübung taktil „ertastet“, visuell „geschaut“ oder auch als innere Vorstellung eingesetzt. Damit wurden körperliche Erfahrungen verankert, veranschaulicht, erklärt und ein vielseitiger sensorischer Zugang zu den entsprechenden Organen oder Naturphänomenen geschaffen, um die damit verbundenen Körperfunktionen zu optimieren.

Auch ließen Schlaffhorst und Andersen ihre Schüler*innen Bilder mit natürlichen oder archetypischen Motiven betrachten, während sie ihnen gleichzeitig Übungsanweisungen gaben. Der Maler und Grafiker Paul Dobe, ein Schüler und Freund Clara Schlaffhorsts, fertigte eine Serie von Bildern an, die Schlaffhorst als „‚Unterstützung für die Lernenden‘ (Clara Schlaffhorst, Brief an Paul Dobe, 6.3.1938) für die Gesetzmäßigkeit und Harmonie in der Arbeit an der Natur des Menschen über Atem und Stimme“[42] einsetzte. Die Bilder sind bei Gisela Köpp (1995)[43] zusammen mit einer Anzahl damit verbundener Übungsvorschläge der Autorin zu finden.

Ideen wie die Natur- und Urlaute *(Kap. 29)*, die Atemschriftzeichen *(Kap. 26)*, die Septime *(Kap. 27)* sowie der Tonleiterkreis *(Kap. 28)* fallen in gewisser Hinsicht ebenfalls in den Bereich der Vorstellungshilfen. Quellen dazu siehe dort.

1. Schlaffhorst, C. und Andersen, H.:
Atmung und Stimme, Möseler Verlag, Wolfenbüttel, 1928, S. 61-62

„Von den Urformen will ich hier nur die drei wichtigsten nennen: die Fläche, den Kegel, das Band.
Die Fläche sehen wir im Zwerchfell verkörpert, die Kegelform in der Lunge, das Band in den Sehnen, von denen uns hier am meisten das Stimmband angeht.
Wir sehen, daß es die wichtigsten A t m u n g s o r g a n e sind, die ich genannt habe. Sie bilden den Schlüssel zur Wiederherstellung aller anderen Urformen. Und wenn wir uns fragen: haben wir alle als Erwachsene die Urformen noch so vollendet in uns, wie die Natur sie uns mit auf den Weg gab? Hat die Erziehung sich je damit befaßt, sie uns zu erhalten, (...) so werden wir alle auf diese Frage mit n e i n antworten müssen. (...) Das Zwerchfell in seiner Naturform der Fläche finden wir heute bei keinem Kind in straffer Spannung, wenn es die Schule verläßt.“

2. Meyer, B.:
„Bilder und Vorstellungen als methodische Hilfe im Unterricht“, Diplomarbeit, an der Schule Schlaffhorst-Andersen, Lieme, Lippe, 1953, S. 1, 5, 6, 17

„Bilder und *Vorstellungen* sind, unabhängig von Raum und Zeit, vielfach zu verwenden, vielfach abzuwandeln, lebendig. Bilder sind das Eigentum der Seele, ihr Inhalt, ihre Sprache. (...)

42 Köpp, G.: Leben mit Stimme, Stimme mit Leben. Die Atem- und Stimmkunst der Clara Schlaffhorst und Hedwig Andersen, Bärenreiter-Verlag, Kassel, 1995, S. 355

43 Köpp, G.: Leben mit Stimme, Stimme mit Leben. Die Atem- und Stimmkunst der Clara Schlaffhorst und Hedwig Andersen, Bärenreiter-Verlag, Kassel, 1995, S. 368-475

Das ‚schwingende Band' wäre schon wieder eine *Vorstellung*, die den Schüler auf eine Grundform der Natur und ihr Gesetz hinweist; (auf ders. Ebene lägen folgende Vergleiche: Das Zwerchfell als Fläche, die Lunge als Kegel, das Gehirn als Kristall, die Klangsäule als Stab, die roten Blutkörper – Kugel, Luftfunk. (wahrscheinlich Luftfunktion)[44] – Schraube) ihn übers Bewußtsein daran arbeiten läßt, diese Grundform im Innern wiederzufinden und wieder herzustellen. (...)
Die *Vorstellung* ist, abhängig von der Begabung und Übung des Einzelnen eine Augenblickshilfe in unserer Arbeit, d. h., es ist im Moment unter Kontrolle ein Umsatz von Ein- zu Ausdruck oder vom Falschen zum Richtigen hin möglich. (...)
Mit Bildern und *Vorstellungen* arbeiten bedeutet in jedem Fall: Jonglieren können, fähig sein, im Moment umzuschalten, zu reagieren und immer voll bei der Sache zu sein, eine Tatsache, die heutzutage auch nicht mehr selbstverständlich ist. Ich halte sie, unter richtigen Voraussetzungen angewandt, für die lebendigste Art, dem Schüler Hilfe zukommen zu lassen, – und nicht nur dem Schüler."

3. Schümann, G.:
Die Atemschriftzeichen, Florian Noetzel Verlag, Wilhelmshaven, 1991, S. 17

„Es mußte etwas gefunden werden, was wohl mit den bekannten Übungen in Verbindung stand, dennoch aber dem erschöpften Zustand entsprach.
Der Wunsch, solch einen Tiefpunkt zu überwinden, ruft Abwehrkräfte auf, die aus uns unbewußten Quellen entspringen. So entstand die Idee, mir um die schmerzenden Stellen kreisende Bewegungen einzubilden. Dabei wurde ich gewahr, daß der Antrieb zu dem innerlich geschauten, sich immer wiederholenden Kreisschwung stets mit dem Herzschlag zusammenfiel. (...)
Nach kurzer Zeit des inneren Schauens wurde mein damals fast stehender Atem durch ein hörbar ruckartiges Einziehen der Luft aufgeschreckt. Erstaunt fragte ich mich, ob diese Reaktion auf die innere Bewegungsvorstellung zurückzuführen sei. Als nach wiederholtem Schauen stets neue, stets tiefere Atemimpulse geweckt wurden, konnte an dem Zusammenhang zwischen einer nur innerlich geschauten Bewegung und den vorher geschilderten Reaktionen kein Zweifel mehr bestehen."

4. Schümann, G.:
Die Atemschriftzeichen, Florian Noetzel Verlag, Wilhelmshaven, 1991, S. 201

„*Urformen*
Stab, Band, Spirale, Fläche, Kugel, Kegel, Kristall.
Sie finden sich überall in der Natur wieder, so auch im menschlichen Körper. Nach Schlaffhorst-Andersen kann man phänomenologische Entsprechungen sehen zwischen:

Stab	–	Wirbelsäule, Knochen etc.
Band	–	Stimmband, Sehnen
Spirale	–	Cochlea, Peristaltik

44 Anmerk. der Verfasserinnen

Fläche	–	Augen, Blutkörperchen etc.
Kegel	–	Lunge
Kristall	–	Gehirn"

5. Köpp, G.:
Leben mit Stimme, Stimme mit Leben. Die Atem- und Stimmkunst der Clara Schlaffhorst und Hedwig Andersen, Bärenreiter-Verlag, Kassel, 1995, S. 355

„Bis Paul Dobe zu Clara Schlaffhorst kam, hatte sie mit Bildern aus ihrer eigenen Vorstellung gearbeitet, um die Denkkraft ihrer Schüler, nicht nur ihre Vorstellungskraft, anzuregen und damit die Stimme bilden zu können. Sie erhoffte für ihre Arbeit dasselbe wie Paul Dobe für die seine, der Interessierte sollte auf den Weg gebracht werden, nachzuempfinden, zu erleben und verstehen zu lernen."

6. Saatweber, M.:
Einführung in die Arbeitsweise Schlaffhorst-Andersen, Schulz-Kirchner Verlag, 6. Auflage, Idstein, 2007, S. 97ff

„Ein unentbehrliches methodisches Mittel zur Verbesserung von Atem-, Stimm-, Sprech- und Bewegungsfunktionen ist der Einsatz von *Vorstellungshilfen*. Diese haben nun innerhalb dieses Konfliktfeldes eine große Wirksamkeit. Voraussetzung für den Erfolg wird immer auch die Schulung der Fantasie sein, welche wiederum durch häufige Inanspruchnahme trainiert werden kann. Die Begründung für die psychosomatische Wirksamkeit von *Vorstellungen* liegt in der Funktion des Gamma-Nervensystems [sic] mit seinem Zentrum im Hypothalamus, das u. a. für die Qualität der gesamtmenschlichen Bewegungsabläufe zuständig ist. (...)
Der Wert von ‚Fiktionen' (*Vorstellungen*) bei der Atem- und Stimmschulung liegt vornehmlich in der Ablenkung vom Ablauf der Funktionen der Stimmmuskulatur. Zieht doch eine zu starke Konzentration auf die im allgemeinen unbewusst ablaufenden Funktionen eine überhöhte psychosomatische Spannungslage nach sich, welche eine ungünstige Ausgangslage für die sprachliche Äußerung bedeutet. (...)
Die Erfahrung mit dem Einsatz von *Vorstellungshilfen* hat gezeigt, dass wiederholt vollzogene *Vorstellungen* sich einschleifen und zu einem Reflex werden. ‚Ideen wollen sich verkörpern', so Gertrude Schümann. Im Laufe der Übungszeit genügt ein kurzes ‚Drandenken', um die gewünschte Reaktion zu erreichen. (...)
Ein anderer Anwendungsbereich für *Vorstellungshilfen* bietet sich bei der Bewältigung des Problems, physiologische Sprechfunktionen auch in Belastungssituationen, z. B. in psychischen Erregungszuständen aufrechtzuerhalten. (...)
So ist der Einsatz von *Vorstellungshilfen* in starkem Maße abhängig vom pädagogischen Geschick, Einfühlungsvermögen, von Intuition, Fantasie und Präsenz des Lehrers und der intensiven und aktiven Mitarbeit des Schülers bzw. der sich daraus ergebenden Wechselbeziehungen. Die bisherigen Ausführungen verdeutlichen, dass *Vorstellungshilfen* nicht nur ein methodisches Mittel sind zur Korrektur von Atem-, Stimm- und Sprechfunktionen, sondern die Möglichkeit bieten zur tiefgreifenden Persönlichkeitsentfaltung bzw. -veränderung, die die Korrektur von Atem-, Stimm- und Sprechfunktionen ermöglicht. Daraus ergibt sich ganz selbstverständlich der vorsichtige Umgang mit diesem Mittel."

7. Seyd, W.:
„Schlaffhorst – Erinnerungen von Waltraut Seyd", Bergen / Sülze, den 29.01.2003, Webseite des Freundeskreises Schlaffhorst-Andersen: URL http://www.schlaffhorst-andersen.net/html/biogr.htm (Stand: 12.09.2007)

„Die Allgemeine Stunde

(...) Auch die sieben *Naturformen*[45] (Fläche, Kugel, Kegel, Band, Kristall, Spirale, Schraube[46]), die sie aus gedrechseltem Holz besaß, gehörten zu ihrem didaktischen Material. Die Spirale erklärte Clara Schlaffhorst durch ein Kinderspielzeug, eine Karte, auf der ein spiraliger Wurm aus dünnem Draht angebracht war. Unter der Karte war ein Knopf. Wenn daran gezogen wurde, krümmte sich der Wurm auf der Karte. Diese Dinge begeisterten Clara Schlaffhorst und bereiteten auch uns Spaß."

45 Anm. d. Verfasserinnen: Der Begriff „Naturformen" wird hier gleichbedeutend mit „Urformen" verwendet. Ursprünglich bildete der Begriff „Naturform" im Rahmen des Konzeptes Schlaffhorst-Andersen ein Gegensatzpaar zum Begriff der „Kunstform", wenn es darum ging, die Schwierigkeit zu beschreiben, „den eigenen dreiteiligen Atemrhythmus mit den rhythmisch-metrischen Gegebenheiten des jeweiligen Sprach- oder Musikkunstwerkes in Übereinstimmung zu bringen" (Schümann, G.: Die Atemschriftzeichen, Noetzel Verlag, Wilhelmshaven, 1991, S. 198).

46 Anm. d. Verfasserinnen: Eine beim Tönen häufig und wirkungsvoll einsetzbare Vorstellungshilfe ist das aufwärts oder abwärts gerichtete Umkreisen einer Klangsäule oder der Wirbelsäule (Urform Stab). Dies führte vermutlich dazu, dass in dieser Aufzählung der sieben Urformen der eher statische „Stab" durch die dynamischeren Formen der „Spirale" oder der „Schraube" ersetzt wurde.

23 Der Einsatz von Arbeits- und Therapiematerial

23.1 Definition

Als Arbeits- und Therapiematerial bezeichnen wir im Rahmen des Konzeptes Schlaffhorst-Andersen Gegenstände, die dazu dienen, die pädagogische, künstlerische und therapeutische Arbeit mit den Atem-, Stimm-, Sprech- und Bewegungsfunktionen zu unterstützen.

Arbeits- und Therapiematerialien dienen der Verstärkung der Wahrnehmung und der Intensivierung der Funktionsabläufe. Sie unterstützen so das Erfahrbarmachen der genannten Funktionen. Darüber hinaus lenken sie vom inneren Geschehen ab, um ggf. einer Blockierung durch eine übermäßige Kontrolle entgegenzuwirken.

Ein großer Teil der Materialien ist mehreren Zielsetzungen zuzuordnen. Sowohl die Auswahl als auch die Anwendung liegen im Ermessen der Person, die sie einsetzt (siehe praktische Hinweise). Die folgende Aufstellung häufig eingesetzter Materialien kann nur fragmentarisch sein:

Arbeits- und Therapiematerial als Hilfsmittel beim Schwingen:

- Rundseile unterschiedlichen Umfangs:
- Schwingegurt
- Deuser® Band
- Gymnastikreifen
- u. a.

Arbeits- und Therapiematerial zur Erarbeitung der Mittelkörperspannung und zur Stärkung des Kreuzbein-Lendenwirbel-Bereichs:

- Pezziball
- Gymnastikball
- Luftballon
- Trimilin (Minitrampolin)
- u. a.

Arbeits- und Therapiematerial, das allgemein dem Spannungsaufbau dient:

- Bogen
- Theraband
- Gummibänder verschiedener Stärken
- Trimilin
- u. a.

Arbeits- und Therapiematerial zur Schulung der Feinmotorik und der Koordinationsfähigkeit von Bewegung, Atmung und Stimme:

- Block und Stifte zum Malen von Atemschriftzeichen
- Dünne Gummibänder
- Luftballons
- Japanische Papierbälle
- u. a.

Arbeits- und Therapiematerial zur schwungvollen Bewegungsunterstützung:

- Alle Ballarten (Pezzi-, Gymnastik-, Tennisball u. a.)
- Sandsäckchen
- Turn- oder Gymnastikkeulen aus Holz
- u. a.

Arbeits- und Therapiematerial zur Erarbeitung des Bodenkontaktes:

- Tennis- und Igelbälle
- Seile
- Mit Kastanien oder Kirschkernen gefüllte Säckchen oder Rollen u. Ä.
- Stab
- u. a.

Arbeits- und Therapiematerial zur Verbesserung der Aufrichtung:

- Sandsäckchen
- Eutonieholz
- u. a.

Arbeits- und Therapiematerial zur Erarbeitung der Leichtigkeit:

- Tücher
- Seifenblasen
- Japanische Papierbälle
- Seidentücher
- u. a.

Arbeits- und Therapiematerial zur Distanzierung des Kontaktes und zur modifizierten Übertragung von Bewegungsimpulsen:

- Seile
- Bälle
- Gymnastikreifen
- u. a.

Zu den Arbeits- und Therapiematerialien gehören auch alle Musikinstrumente wie insbesondere Klavier, Gitarre, Klangschalen und -stäbe, Obertonpfeifen, Rhythmusinstrumente oder Orff'sche Instrumente.

PC-Programme, wie z. B. die Frequenzanalyse der Stimme in Echtzeit, können bei Bedarf als visuelles Biofeedback eingesetzt werden.

Anatomische Modelle und Zeichnungen dienen der Veranschaulichung anatomischer Zusammenhänge.

Zu nennen sind hier auch die vielfältigen Arbeits- und Therapiematerialien, die in der Sprech- und Sprachtherapie bei Kindern und Erwachsenen, in der Myofunktionellen Therapie oder in der Therapie von Atemwegserkrankungen, Schluckstörungen oder bei der Behandlung von Patienten nach Laryngektomie Verwendung finden, sowie die allgemeinen Seminar- und Unterrichtsmaterialien wie Beamer, Audio-Video-Geräte und andere technische Medien, Bücher, Skripte etc., auf die wir in diesem Rahmen allerdings nicht näher eingehen werden.

23.2 Anatomisch-physiologische Erklärung

Durch den gezielten Einsatz von Arbeits- und Therapiematerialien werden sensorische Erfahrungen vermittelt, die das Therapiegeschehen methodisch unterstützen.
Dabei können alle Wahrnehmungsebenen angesprochen werden *(s. a. Kap. 21)*. Unter Berücksichtigung des individuellen Lernverhaltens der Person werden ausgewählte sensible, visuelle, vestibuläre, auditive, olfaktorische und gustatorische Reize sowie haptische Erlebnisse angeboten.

Alle sensorischen Erfahrungen sind in Form von Repräsentationen im Gehirn gespeichert. Das neue Erlebnis mit dem Arbeits- oder Therapiematerial wird im Gehirn mit den Repräsentationen über früher gemachte Erfahrungen verglichen und mit dem dazugehörigen Kontext verknüpft, wodurch die früheren Erfahrungen aktiviert oder auch modifiziert werden *(s. Kap. 22)*.
Zum Transfer eines gelernten Inhaltes in die Alltagssituation wird das Arbeits- oder Therapiematerial immer seltener und bald nur noch in der Vorstellung eingesetzt. Schließlich ist der neu gelernte Ablauf als neue Repräsentation so tief gespeichert, dass er auch ganz ohne die bewusste Vorstellung des Hilfsmittels zur Verfügung steht. Dadurch kann die Aufmerksamkeit wieder auf einen anderen Fokus, z. B. die inhaltlichen oder gestalterischen Aspekte eines gesprochenen oder gesungenen Textes, gerichtet und das Gelernte in die Alltagssituation integriert werden.

Die Auswahl des Arbeits- oder Therapiematerials, seine Größe, Form und Beschaffenheit bestimmen die Qualität der sensorischen Erfahrung und damit auch die körperliche Reaktion darauf. Über die verbale Anleitung kann die Erfahrung mit kognitiven und emotionalen Inhalten verknüpft und damit zusätzlich im Gedächtnis verankert werden.

Im Folgenden werden beispielhaft verschiedene Einsatzmöglichkeiten der oben genannten Arbeits- oder Therapiematerialien in Hinblick auf ihre Wirkung aufgeführt:

- Arbeits- oder Therapiematerialien als Symbole oder Vorstellungshilfen zum Verdeutlichen eines körperlichen oder emotionalen Phänomens greifen auf früher abgelegte Repräsentationen des Gehirns zurück und aktivieren diese zusammen mit den persönlich damit verbundenen Empfindungen, Emotionen und körperlichen Reaktionen. Hier einige Beispiele zur Verdeutlichung:

Pezziball	großer Raum	Resonanzraum, Atemraum nutzen
Japanischer Papierball	Leichtigkeit	Spannungsabbau und Flexibilisierung der gesamtkörperlichen Muskulatur
Seidentuch	schwebende Qualität	leichte Stimmgebung, Unterstützung der Randkantenfunktion
geometrische Kegelform	breitbasige Form der Lungenflügel	Zwerchfellaktivierung mit Entfaltung und Belüftung der unteren Lungenlappen
Holzreifen	Grenze	emotionale Abgrenzung, Sicherheit
u. a.		

- Arbeits- oder Therapiematerial zur Visualisierung macht körperliche Abläufe sichtbar, z. B.:

Spiegel	zur Kontrolle der Aufrichtung oder Artikulationsbewegung
Block und Stifte	zum Malen von Atemschriftzeichen zur Visualisierung des Atem- und Sprechrhythmus
Gummiband	zur Visualisierung der Atem- und Phonationsbögen sowie der Qualität einer dosierten Ausatmung
u. a.	

- Arbeits- oder Therapiematerial zum Spannungsausgleich und zur Kraftdosierung wirkt über eine Aktivierung des Gammanerven-Systems *(s. Kap. 25.2.4)*. In Folge entsteht eine reagible angemessene muskuläre Bereitschaftsspannung, die sich auf die Spannung der Atem-, Artikulations- und Kehlkopfmuskulatur überträgt. Dabei steigern als Widerstand eingesetzte Materialien die Spannung, während ein Halt gebender Einsatz das Lösen von Muskelgruppen erleichtert. Die Stabilisierung in einem Körperbereich ermöglicht der Person körperlich und emotional das Loslassen an anderer Stelle.

- Feinmotorik oder Koordinationsfähigkeit sind Fähigkeiten, die für physiologische Atem-, Sprech- und Stimmfunktionen benötigt werden. Der Einsatz von Arbeits- oder Therapiematerial dient hier dem Üben dieser Fähigkeiten unter einfacheren, z. B. visuell kontrollierbaren Bedingungen. Auf diese Weise wird den motorischen Systemen des Gehirns die Gelegenheit gegeben, die notwendigen Fertigkeiten zu speichern und später mit der Zielsituation zu verknüpfen, um den Transfer in die Alltagssituation zu schaffen.

- Arbeits- oder Therapiematerialien zur Ablenkung lösen mentale Blockaden auf, indem sie die Aufmerksamkeit auf einen anderen Fokus lenken und überwiegend auf unbewusster Ebene zum Ziel führen. Die bewusste Ebene des Gehirns wird so mit einer Aufgabe beschäftigt, die motiviert und emotional unbelastet ist.

- Arbeits- oder Therapiematerial zur Sensibilisierung ist so beschaffen, dass es sensible Reize setzt, welche vom Gehirn als neu und/oder wichtig beurteilt werden. Solchermaßen bewertete Informationen werden vom Thalamus an den Kortex weitergeleitet und gelangen so in das Bewusstsein (z. B. Massieren der Füße mit einem Igelball zur Bewusstmachung des Bodenkontaktes *(s. a. Kap. 18)*. Auf diese Weise kann gezielt die körperliche Eigenwahrnehmung gesteigert und differenziert werden.

- Der Einsatz von Arbeits- oder Therapiematerial für bestimmte Bewegungsabläufe und -qualitäten basiert auf der Tatsache, dass sich äußerliche Bewegungsabläufe und -qualitäten unwillkürlich auf die Atem-, Sprech- und Stimmfunktionen übertragen. Dies geschieht zum einen über Muskelketten, zum anderen neurophysiologisch über die motorischen Systeme und über die Verknüpfungen der beteiligten Steuerungszentren im Hypothalamus und in der Formatio reticularis *(s. a. Kap. 3, 20 und 25)*. So wird z. B. durch das impulshafte Prellen eines Balles die Flexibilität der Atem- und Kehlkopfmuskulatur unterstützt. Der Schwingegurt unterstützt den rhythmischen Bewegungsablauf des Schwingens im eigenen Stand und dient so u. a. der Rhythmisierung der Atmung und des Sprechablaufes etc.

23.3 Praktische Hinweise

Jedes Arbeits- und Therapiematerial kann mit unterschiedlichen Zielsetzungen eingesetzt werden. Im Folgenden möchten wir beispielhaft den vielfältigen Nutzungsmöglichkeiten Rechnung tragen, ohne dabei einen Anspruch auf Vollständigkeit zu erheben.

23.3.1 Bälle

Die Tatsache, dass Bälle aufgrund ihrer runden Form rollen, auch wegrollen, springen, hüpfen, zum Spielen verleiten, findet bei ihrem Einsatz Beachtung. Bälle können nicht nur größer oder kleiner sein, sie sind auch unterschiedlich weich, hart, leicht, schwer, handlich oder unhandlich.

Der Pezziball

Der Pezziball ist ein luftgefüllter dicker Kunststoffball, weich aber so stabil, dass man auf ihm sitzen kann oder sich bequem mit ihm mit dem Rücken an eine Wand anlehnen oder sich mit den Händen an ihm abstützen kann. Es gibt ihn in verschiedenen Größen, häufig wird die ca. 65 cm große Version verwendet.

Beispiele für Nutzungsmöglichkeiten und deren Ziele:

- Auf dem Pezziball sitzend mit dem Becken kreisen, Richtungswechsel einbauen.
  Ziele: Steigerung der Beweglichkeit im Beckenbereich, Spannungsausgleich durch kreisende Bewegung *(vgl. Kap. 25)*, Intensivierung der Zwerchfellatmung u. a.
- Mit einem Pezziball im Kreuzbein-Lendenwirbel-Bereich an eine Wand gelehnt die Atembewegung im Rücken wahrnehmen, dazu die Ausatmung verlangsamen durch Bildung von Strömungskonsonanten oder stimmhaften Lauten. Beim Einsatz der Stimme die Vibrationen im Kontakt zum Ball wahrnehmen.
  Ziele: Atemvertiefung i. S. einer Aktivierung der Zwerchfellschenkel, Einbeziehung der rückwärtigen Körperregionen und Atemräume in die Wahrnehmung, Förderung der Durchlässigkeit *(vgl. Kap. 13)* für Atembewegung und Stimmvibrationen u. a.
- Einen durch den Pezziball erzeugten Widerstand im Rücken auf Höhe der unteren BWS, im Kreuzbein-Lenden-Bereich oder seitlich an den unteren Rippen bewusst für den Spannungsaufbau der Atem- und Bewegungsmuskulatur insbesondere im Bereich der unteren Körperhälfte nutzen. Auch als Partnerübung möglich, wobei der Pezziball zwischen den Rücken der Partner liegt, sodass sie sich auch durch den Raum schieben können.
  Ziele: Aktivierung der Zwerchfellschenkel mit Intensivierung der Atembewegung im rückwärtigen Raum (je nach Lage des Balles eher im Bereich des unteren Rückens oder der Flanken), Spannungsaufbau aller an der Stimmgebung beteiligten Muskeln, Kraftaufbau ohne Anstrengung, Kontaktaufnahme zu Partnern u. a.

- Mit dem Pezziball im Rücken in leichter Hockstellung an eine Wand lehnen. Während der Ausatmung den Ball aufwärts rollen und dabei Strömungskonsonanten bilden, tönen, singen oder sprechen. Während der Atempause ruhig stehen und ggf. verspannte Muskelgruppen lösen. Während der Einatmung den Ball abwärts rollend wieder in die Knie gehen.
  Ziele: Rhythmisierung der Atmung, Intensivierung der Zwerchfellatmung, Unterstützung einer dosierten Luftabgabe, Eutonisierung der an der Stimmproduktion beteiligten Muskulatur u. a.
- Den durch den Pezziball im Rücken erzeugten Widerstand atemrhythmisch aufbauen und wieder lösen. Dabei die Ausatmung hörbar machen und verlangsamen durch Bildung von Strömungskonsonanten oder stimmhaften Lauten.
  Ziele: Rhythmisierung der Atmung, Flexibilisierung der Muskulatur durch den raschen und wiederholten Wechsel von Anspannung und Lösen u. a.
- Den Pezziball einem Partner zurollen, dazu tönen oder sprechen.
  Ziele: Den Weg des Balles aufmerksam verfolgen und mit dem Atem- bzw. Phonationsbogen koordinieren.
  Ziele: Koordination von Bewegung, Atmung und Stimme, Visualisieren und Verlängern des Phonationsbogens u. a.
- Den Pezziball einem Partner oder der Wand mit Lauten, Silben, Wörtern, Satzteilen oder Rufsätzen zuprellen. Dabei den Bewegungsimpuls als Spannungsakzent für die Stimme nutzen.
  Ziele: Gesamtkörperlicher Spannungsaufbau, Setzen von Spannungsakzenten und Kräftigung der Stimme durch ganzkörperliche Unterstützung u. a.

Der Gymnastikball

Der Gymnastikball hat einen Durchmesser von ca. 20 cm, ist relativ fest, springt gut und gibt stärkeren Widerstand. Viele Anwendungen sind vergleichbar mit den Pezziball-Übungen. Die Bewegungsqualität ist hier jedoch zielgerichteter, intensiver und impulshafter.

Beispiele für Nutzungsmöglichkeiten und deren Ziele:

- Mit dem Gymnastikball im Kreuzbein-Lendenwirbel-Bereich oder am hinteren unteren Brustkorb an eine Wand gelehnt die Aufmerksamkeit auf den Widerstand und die Atembewegung an dieser Kontaktfläche richten. Dabei die Ausatmung verlangsamen durch Bildung von Strömungskonsonanten oder stimmhaften Lauten.
  Ziele: Atemvertiefung durch Aktivierung der Zwerchfellschenkel, Intensivierung der kostalen Atembewegung u. a.

- Den Ball zwischen die Rücken zweier Partner in den Kreuzbein-Lendenwirbel-Bereich legen. Mithilfe dieses Widerstandes Atembewegung und Stimmvibrationen wahrnehmen und intensivieren. Die Wirkung kann durch gegenseitiges Schieben noch gesteigert werden.
  Ziele: Spannungsumverteilung in die untere Körperhälfte, Atemvertiefung durch Aktivierung der Zwerchfellschenkel, Kontaktaufnahme zu Partnern schulen, Kraftaufbau ohne Anstrengung u. a.
- Den Gymnastikball zu einem Partner oder an die Wand prellen, dazu Laute, Silben, Wörter oder Sätze sprechen oder rufen. Dabei den Bewegungsimpuls für die Stimme nutzen.
  Ziele: Setzen von Spannungsakzenten und Kräftigung der Stimme durch ganzkörperliche Unterstützung u. a.
- Einem Partner den Ball zuwerfen, dazu Silben, Texte, Töne oder musikalische Sequenzen phonieren. Das Zusammenspiel von Atmung und Bewegung auch beim Fangen beachten und zulassen. Steigerung der Intensität durch Vergrößerung der Entfernung.
  Ziele: Verlängerung des Phonationsbogens, Intensivierung der Einatmung durch die Auffangbewegung.
- Ballmassage mithilfe der Wand oder durch einen Partner.
  Ziele: Steigerung der ganzkörperlichen Eigenwahrnehmung, Eutonisierung der Muskulatur über den Haut- und Muskelkontakt unter differenziertem Druck, Steigerung der Durchlässigkeit *(Kap. 13)*.

Der Tennisball

Der Tennisball ist klein, sehr fest, springt gut und gibt intensiven Widerstand.

Beispiele für Nutzungsmöglichkeiten und deren Ziele:

- Den Tennisball einem Partner oder der Wand zuprellen und dazu Laute, Silben oder Wörter sprechen. Dabei den Bewegungsimpuls für die Stimme nutzen.
  Ziele: Spannungsaufbau und Flexibilisierung der an der Stimmgebung beteiligten Muskeln.
- Den Tennisball vor sich auf den Boden prellen und den Unterschied zwischen der Phonation beim Prellen bzw. beim Fangen wahrnehmen. Hierzu eignen sich insbesondere Explosivkonsonanten oder Silben, die Explosivkonsonanten enthalten.
  Dabei den Bewegungsimpuls als Spannungsakzent sowie die unterschiedlichen Qualitäten des Prellens und Fangens gezielt für die Stimme nutzen.
  Ziele: Setzen von Spannungsakzenten und Kräftigung der Stimme durch ganzkörperliche Unterstützung, Intensivierung der Einatembewegung u. a.

- Sich selbst oder einen Partner mit dem Ball massieren.
  Ziele: Steigerung der ganzkörperlichen Eigenwahrnehmung, Eutonisierung der Muskulatur über den Haut- und Muskelkontakt unter differenziertem Druck, Steigerung der Durchlässigkeit *(s. Kap. 13).*
- Die Fußsohlen massieren.
  Ziele: Spannungsumverteilung in die untere Körperhälfte, Eutonisierung der Fußmuskulatur und Verbesserung des Bodenkontaktes *(vgl. Kap. 18),* Aktivierung von Fußreflexzonen.
- Tennisbälle im Liegen im Rücken, unterhalb oder zwischen die Schulterblätter, rechts und links neben der Wirbelsäule (Vorsicht: nicht auf die Dornfortsätze!) platzieren.
  Ziele: Lösung der Schultergürtel- und Rückenmuskulatur, Steigerung der Wahrnehmung und der Durchblutung in diesem Bereich.
- Den Tennisball vor sich auf den Boden prellen und dabei kurze, impulshafte Silben sprechen (Halbklinger+Vokal+Explosivkonsonant (wip, wat, sat o. ä.), dann zählen oder kurze Befehle geben.
  Ziele: Flexibilisierung der Atemmuskulatur, Anbahnung der reflexartigen Luftergänzung *(s. Kap. 12)* u. a.

Der Schaumball

Der Schaumball ist ein mit einer stabilen Haut aus Polyurethan beschichteter Ball aus Weichschaum, den es in verschiedenen Größen, Gewichten und Härtegraden gibt (z. B. 16 cm Durchmesser, 65 g schwer und springend oder 21cm Durchmesser, 220 g oder 335 g schwer und sehr gut springend). Er ist gut geeignet, um einen dosierten Widerstand zu erzeugen oder unter einem differenzierten Druck zu massieren. Unter Druck entlässt er langsam Luft, die er nach Entlastung langsam wieder einsaugt, weshalb er gut geeignet ist, um atemrhythmische Bewegungen zu unterstützen.

Beispiele für Nutzungsmöglichkeiten und deren Ziele:

- Massage gezielter Bereiche der Körperoberfläche durch Druck oder Abrollen mit dem Schaumball.
  Ziel: Steigerung der körperlichen Eigenwahrnehmung, Steigerung der Gewebedurchblutung, Eutonisierung oberflächlicher Muskelschichten, Erhöhen der Durchlässigkeit *(Kap. 13)*.
- Atemrhythmische Bewegung mit dem Schaumball im Bereich der Schulterblätter (in Rückenlage Ball zwischen Boden und Schulterblättern).
  Ziele: Eutonisierung der Schultergürtelmuskulatur, Rhythmisieren der Atmung und Bewegung u. a.
- Atemrhythmische Bewegung mit dem Schaumball im Kreuzbein-Lendenwirbel-Bereich (im Stehen Ball zwischen unterem Rücken und Wand).
  Ziel: Eutonisierung der unteren Rückenmuskulatur, Aktivierung der Zwerchfellschenkel, Rhythmisierung der Atmung u. a.

Der Igelball

Igelbälle, auch Massagebälle genannt, sind etwa 6-10 cm große, mit Luft gefüllte Gummibälle, an denen in alle Richtungen Gumminoppen abstehen.

Beispiele für Nutzungsmöglichkeiten und deren Ziele:

- Den Igelball auf den Boden und sich selbst darauf legen und mit dem Rücken darüber rollen oder zwischen Rücken und Wand einklemmen und mit dem Rücken dagegen drücken, hin und her rollen und damit Hautschichten und Muskulatur massieren.
  Ziele: Verbesserung der Durchblutung und Eutonisierung der Rückenmuskulatur sowie Intensivierung der körperlichen Eigenwahrnehmung u. a.
- Massieren des Brustbeins mit dem Igelball.
  Ziele: Anregung der thorakalen Atmung, Sensibilisierung dieses Bereiches, Verbessern von Präsenz und Aufrichtung u. a.
- Die Fußsohle unter mehr oder weniger starkem Druck auf dem Igelball hin und her bewegen. Dies ist auch atemrhythmisch möglich.
  Ziele: Verbesserung der Durchblutung im Bereich der Füße, Eutonisierung der Fußmuskulatur, Intensivierung des Bodenkontaktes *(vgl. Kap. 18).* Bei atemrhythmischer Ausführung zusätzlich Rhythmisierung der Atmung, Schulung der Koordination von Atmung und Bewegung u. a.
- Massieren individuell unzugänglicher Stellen unter differenziertem Druck durch eine zweite Person.
  Ziele: Verbesserung der Durchblutung und Eutonisierung der massierten Muskulatur sowie Intensivierung der körperlichen Eigenwahrnehmung u. a.

Der Japanische Papierball

Japanische Papierbälle sind aus relativ reißfestem, bunten Papier, aufblasbar und in verschiedenen Größen erhältlich, z. B. ein wenig größer als ein Tennisball.

Beispiele für Nutzungsmöglichkeiten und deren Ziele:

- Hochstupsen mit der Handfläche oder den Fingern und dazu impulshafte Laute (z. B. Explosivkonsonanten) bilden, Texte sprechen oder singen. Die leichte, impulshafte Bewegungsqualität auf die Phonation übertragen.
  Ziele: Eutonisierung und Flexibilisierung der an der Stimmgebung beteiligten Strukturen, Steigerung der Wachheit und Aufmerksamkeit, Koordination von Bewegung und Stimme u. a.

23.3.2 *Luftballons*

Luftballons sind im aufgeblasenen Zustand leicht und luftig. Ihre Bewegungen sind nicht sehr zielgerichtet.

Beispiele für Nutzungsmöglichkeiten und deren Ziele:

- Einen Luftballon mit der Hand hochstupsen (vgl. Japanische Papierbälle) und dazu Laute, Silben, Wörter und Texte sprechen oder singen.
  Ziele: Qualität der Leichtigkeit in Bewegung und Stimme, Flexibilität der an der Stimmproduktion beteiligten Muskulatur u. a.
- Den Luftballon zwischen Rücken und Wand oder die Rücken zweier Partner in den Kreuzbein-Lendenwirbel-Bereich legen.
  Ziele: Wahrnehmung der eigenen Atembewegung und Stimmvibrationen und ggf. auch die der Partner. Differenzierter Spannungsaufbau, aufmerksamer Kontakt u. a.
- In den Luftballon summen oder tönen bei wechselnden körpernahen Positionen desselben.
  Ziele: Die in den Ballon fortgeleiteten Vibrationen der Stimme können wahrgenommen werden, um hierüber gezielt das Resonanzverhalten zu verbessern: Der Stimmansatz wird vorverlagert, die Stimme wird tragfähiger und resonanzreicher.

23.3.3 *Seifenblasen*

Seifenblasen sind ein Symbol für Leichtigkeit und Kurzlebigkeit. Sie haben unterschiedliche Größen, können in allen Farben schillern, gleiten sanft durch die Luft, können aber auch schnell wieder platzen. Der Umgang mit Seifenblasen fördert eine fokussierte Aufmerksamkeit und unterstützt eine leichte, schwebende Bewegungsqualität der an der Stimmgebung beteiligten Strukturen.

Beispiele für Nutzungsmöglichkeiten und deren Ziele:

- Seifenblasen mit der Fingerspitze zerplatzen lassen, dabei Bildung von Explosivkonsonanten oder Verbindungen mit solchen.
  Ziele: Flexibilisierung der Atem- und Artikulationsmuskulatur, Anbahnen einer Qualität von Leichtigkeit bei der Bildung von Explosivkonsonanten, Unterstützung von kurzen und leichten dynamischen Akzenten u. a.

23.3.4 Gymnastik- und Gummibänder

Die in der Atem- und Stimmarbeit genutzten Bänder bestehen aus verschiedenen elastischen Materialien und erfordern unterschiedlich viel Kraft, um sich dehnen zu lassen.

Das Deuser® Band

Das Deuser® Band ist ein aus Naturkautschuk bestehendes, 2 m langes, aber in sich geschlossenes, ca. 3 cm breites Rundband. Es ist elastisch, gibt aber einen festen Halt.

Beispiele für Nutzungsmöglichkeiten und deren Ziele:

- Das Band wird an einem Haken oder festen Gegenstand fixiert, eine Person stellt sich hinein, legt die gegenüberliegende Seite des Bandes in den Kreuzbein-Lendenwirbel-Bereich und führt die schwingende Bewegung aus.
  Ziele: Siehe Wirkungen der schwingenden Bewegung *(Kap. 25)*, insbesondere Spannungsausgleich der an der Stimmgebung beteiligten Strukturen: Erhöhung der Atemspannung mit Intensivierung der Atembewegung im rückwärtigen Raum durch Aktivierung der Zwerchfellschenkel, gesamtkörperlicher Spannungsaufbau bzw. Spannungsumverteilung der Aufrichtungsmuskulatur in Richtung der unteren Körperhälfte, Eutonisierung der äußeren und inneren Kehlkopfmuskulatur u. a.
- Zwei Personen stehen sich im Deuser® Band gegenüber und schwingen aufeinander zu. Das Band liegt bei beiden Personen im Kreuzbein-Lendenwirbel-Bereich und gibt dort beim Rückschwung Widerstand.
  Ziele: Siehe Wirkungen der schwingenden Bewegung *(Kap. 25)*, insbesondere Spannungsausgleich der an der Stimmgebung beteiligten Strukturen: Erhöhung der Atemspannung mit Intensivierung der Atembewegung im rückwärtigen Raum durch Aktivierung der Zwerchfellschenkel, gesamtkörperlicher Spannungsaufbau bzw. Spannungsumverteilung der Aufrichtungsmuskulatur in Richtung der unteren Körperhälfte, Eutonisierung der äußeren und inneren Kehlkopfmuskulatur, Kontaktaufnahme zu Partnern u. a.
- Man legt sich das befestigte Band gegen das Brustbein und hat dort den Widerstand beim Vorschwung.
  Ziele: Siehe Wirkungen des Schwingens, Erweiterung des vorderen Atemraumes durch Aktivierung der thorakalen Einatemmuskulatur u. a.
- Man fixiert das Band auf einer Seite mit einem Fuß und zieht die andere Seite zu sich hoch. Dabei Bildung von Strömungskonsonanten oder Halbklingern, Sprechen von Texten oder Singen von Liedphrasen o. a.
  Ziele: Gesamtkörperlicher Spannungsausgleich, Nutzung der Zugspannung für die Intensivierung der Atem-, Artikulations- und Stimmspannung, Dosierung der Luftabgabe mit Verlängerung des Phonationsbogens u. a.

Das Theraband

Ein Theraband ist ein ca. 13 cm breites, weiches Band aus Naturlatex mit zwei Enden. Es existiert in verschiedenen Stärken und Längen.

Beispiele für Nutzungsmöglichkeiten und deren Ziele:

- Die Enden werden um die Hände geschlungen und das Band während der Ausatmung oder einer Phonation gedehnt.
  Ziele: Geführte Luftabgabe mit Verlängerung des Phonationsbogens bei Texten oder Liedphrasen. Das gezielte Lösen von Muskelgruppen sowie eine an die Phonation anschließende reflexartige Luftergänzung *(Kap. 12)* wird durch das elastische Zurückfedern des Bandes unterstützt.
- Man tritt, wie beim Deuser® Band, mit dem Fuß auf die eine Bandseite und zieht das Band während der Ausatmung oder der Phonation hoch.
  Ziele: Geführte Luftabgabe mit Verlängerung des Phonationsbogens, gesamtkörperlicher Spannungsausgleich, Nutzung der Zugspannung für die Intensivierung der Atem-, Artikulations- und Stimmspannung u. a.

Das Gummiband

Ein Gummiband (Wäschegummi) ist schmal (ca. 3-5 mm) und sehr elastisch. Die Nutzungsmöglichkeiten und Ziele entsprechen denen des Therabandes, erfolgen jedoch unter geringerem Widerstand und Kraftaufwand.

23.3.5 Das Eutonieholz

Das Eutonieholz ist ein halbiertes Rundholz aus gewachster massiver Esche. Es ist ca. 9 cm hoch, auf der flachen Seite ca. 18 cm breit und in 3 Längen erhältlich: ca. 57 cm, 40 cm oder 30 cm.

Beispiele für Nutzungsmöglichkeiten und deren Ziele:

- Mit der flachen Seite aufliegend barfuß daraufstellen, sodass es sich durch seine Rundung dem Fußgewölbe anpasst.
  Ziele: Eutonisierung der Fußmuskulatur, Intensivierung des Bodenkontaktes u. a.
- Auf der Rundung auf dem Boden liegend bedeutet es für den auf ihm stehenden Menschen, dass dieser sich in ständiger Balance halten muss.
  Ziele: Ausgleich der Gesamtkörperspannung mit Steigerung der Durchlässigkeit *(Kap. 13)*, Eutonisierung und Flexibilisierung der Aufrichtungsmuskulatur, insbesondere auch im Bereich des Mittelkörpers *(Kap. 19)*, Steigerung des Atemvolumens und Intensivierung der Zwerchfellatmung. Sprechen und insbesondere Singen auf dem Eutonieholz können bemerkenswerte Auswirkungen auf die Stimme zeigen: Der gesamtkörperliche Spannungsausgleich wirkt sich auch auf die an der Stimmgebung beteiligten Strukturen aus, wodurch die Atem-, Sprech- und Stimmfunktionen ausbalanciert und ökonomisiert werden.

23.3.6 Der Reifen

Der Gymnastikreifen besteht aus Holz oder Kunststoff (Hula-Hoop). Verwendet werden in der Regel Reifen mit einem Durchmesser von ca. 80 cm.

Beispiele für Nutzungsmöglichkeiten und deren Ziele:

- Schwingen zu zweit. Da sich die schwingenden Personen nicht an den Händen halten, ist der Abstand voneinander größer, was manchmal gewünscht sein kann. Die Form und Beschaffenheit des Reifens beeinflusst die Qualität der Bewegung.
  Ziele: Siehe schwingende Bewegung *(Kap. 25)*.
- Ein Reifen wird auf den Boden gelegt und es wird barfuß darauf balanciert. Ziele: Aktivierung des Bodenkontaktes *(vgl. Kap. 18)*.
- Der Reifen wird um den Körper herum gehalten und zur Visualisierung von Phänomenen wie „Raum", „Klangsäule", „Grenze" o. a. eingesetzt.
  Ziele: Weitung von Atem- und Resonanzräumen, Umgang mit Grenzen und Sicherheit in der Kommunikation u. a.

23.3.7 *Sandsäckchen*

Sandsäckchen sind ca. 20 x 10 cm große Stoffsäckchen, die mit feinem oder grobem Sand gefüllt sind. Ist eine gröbere Beschaffenheit gewünscht, kommen außerdem mit Reis, Kirschkernen oder Kastanien gefüllte Säckchen zum Einsatz.

Beispiele für Nutzungsmöglichkeiten und deren Ziele:

- Sandsäckchen kann man auf fast alle Körperteile legen.
  Ziele: Das so erzeugte Gewicht schult die Wahrnehmung, eutonisiert die Muskulatur und fördert so die Durchlässigkeit.
- Man legt die Sandsäckchen auf den Kopf.
  Ziele: Die Mittelkörperspannung *(vgl. Kap. 19),* die Aufrichtung und die Präsenz werden verbessert.
- Partner oder Gruppen werfen sich Sandsäckchen zu. Dabei Silben, Texte, Töne oder musikalische Sequenzen phonieren. Das Zusammenspiel von Atmung und Bewegung auch beim Fangen beachten und zulassen. Steigerung der Intensität durch Vergrößerung der Entfernung.
  Ziele: Förderung von Aufmerksamkeit und Kontakt, Flexibilisierung der Atemmuskulatur, Unterstützung bei der Bildung dynamischer Akzente u. a.
- Sandsäckchen oder Kirschkernsäckchen, Säckchen und Rollen, die mit Kastanien gefüllt sind, werden auf den Boden gelegt und durch Darüberlaufen zur Fußmassage genutzt.
  Ziel: Verbesserung des Bodenkontaktes *(vgl. Kap. 18).*

23.3.8 *Seile und Gurte*

Insbesondere Rundseile haben im Konzept Schlaffhorst-Andersen eine große Bedeutung, da sie für das Schwingen mit einer Gruppe vielfältig eingesetzt werden können.

Das Rundseil

Ein Rundseil ist ein ca. 3 cm dickes Tau, das verspleißt ist, sodass es keinen Anfang und kein Ende hat, sondern rund ist. Seile für Partnerübungen haben einen Durchmesser von ca. 80 cm, Seile für Gruppenübungen haben je nach Gruppengröße einen Durchmesser von 2 bis 3 Metern.

Beispiele für Nutzungsmöglichkeiten und deren Ziele:

- Eine Gruppe steht im Kreis und fasst mit einer oder beiden Händen das Seil an. Schwingende, kreisende und atemrhythmische Übungen *(vgl. Kap. 25)* werden ausgeführt.
  Ziele: Siehe schwingende Bewegung *(Kap. 25).* Das Seil dient als Kontakt gebendes Medium, vermittelt Spannungszustände der Gruppenmitglieder und hilft, bestimmte Bewegungen zu vergrößern und zu intensivieren oder Widerstand zu geben.

- Eine Gruppe steht im Kreis, das Rundseil liegt im Kreuzbein-Lendenwirbel-Bereich der Teilnehmer*innen und gibt dort Widerstand und Möglichkeit zum Anlehnen.
  Ziele: Siehe schwingende Bewegung *(Kap. 25)*, insbesondere auch Streckung der LWS und Intensivierung der Atembewegung im Bereich der Zwerchfellschenkel.
- Ein kleines Rundseil modifiziert das Schwingen zu zweit (vgl. Schwingen mit Reifen).
- Liegt das Seil auf dem Boden, kann man es mit den Füßen begehen und darüber balancieren.
  Ziele: Förderung des Bodenkontaktes (*Kap. 18*) und der Mittelkörperspannung *(Kap. 19)*, Flexibilisierung der Aufrichtungsmuskulatur.

Der Schwingegurt

Der Schwingegurt ist ein speziell für die Arbeit nach dem Konzept Schlaffhorst-Andersen entwickelter Gurt, der ca. 1950 von Asta Maria Hild-Gempf, einer Schülerin von Clara Schlaffhorst und Hedwig Andersen, hergestellt wurde, um Schwingen auch alleine in größerer Variationsbreite durchführen zu können. Der Gurt besteht aus ca. 8 cm breiter Jute. An ein ca. 60 cm langes, nicht dehnbares Mittelstück schließen sich je zwei Federarme in Jutehüllen an. Die Federn, die es in verschiedenen Stärkestufen gibt, können bis zur vollen Streckung der Jutehülle gedehnt werden. An den beiden Enden befinden sich kräftige Handschlaufen aus Hanfseil. Damit man den Schwingegurt in der Mitte befestigen kann, ist dort eine kleine Schlaufe für einen Riemen angebracht. Jeder Gurt hat zwei Lederriemen und 2 Hanfschnüre.[1] Der Gurt wird auch heute noch in unveränderter Form hergestellt. Er wird zusammen mit einer Hakenleiste aus Holz zur Befestigung des Gurtes in unterschiedlichen Höhen angeboten.

Der Gurt wird mit zwei Schlaufen an der Hakenleiste befestigt, sodass man zum Schwingen in dem breiten Gurt steht und gut gehalten wird. Er kann dabei an unterschiedlichen Körperstellen liegen: Der Widerstand im Beckenbereich, also dorsal im Kreuzbein-Lendenwirbel-Bereich oder ventral im Bereich der vorderen Beckenschaufeln, begünstigt die kosto-abdominale Atembewegung mit besonderer Aktivierung des abdominalen Anteiles. Legt man den Gurt in Höhe des Brustbeins über den Brustkorb, wird durch den dort erhöhten Widerstand der vordere Atemraum aktiviert; lehnt man sich mit dem Rücken in Höhe des unteren Brustkorbs hinein, wird insbesondere die Atembewegung in Flanken und Rücken angeregt.

Man kann den Gurt auch in der Mitte einhaken, sodass man zwei Schlaufen in den Händen hat, um zu schwingen. Eine umfassende Übungssammlung findet sich auch in dem Übungsheft von Reiner Cornelius (1987)[2].

---

1 Cornelius, R.: Beschreibung des Schwingegurtes und einfacher Übungen. Nach Asta Maria Hild-Gempf, Verlag Senta Cornelius, Mainhardt, 1987

2 Cornelius R.: Das Üben mit dem Schwingegurt, Verlag Senta Cornelius, Mainhardt, 1987

23.3.9 *Der Stab*

Hiermit ist ein Turnstab aus Holz gemeint, ca. 1 m lang und etwa 2,5-3 cm dick.

Beispiele für Nutzungsmöglichkeiten und deren Ziele:

- Jonglieren des Stabes auf einer Hand oder einem Finger, ggf. mit unterstützenden Vorstellungshilfen, z. B. „den Stab als Verlängerung des Armes wahrnehmen" *(Transsensus, s. Kap. 22.2.7)*.
  Ziele: Flexibilisierung der Gesamtkörperspannung, Steigerung der Durchlässigkeit, Erhöhung der Mittelkörperspannung u. a.
- Einsatz bei Partnerübungen und beim Schwingen zu zweit
- Einsatz bei Dehnungsübungen, z. B. bei Atemübungen nach Kofler
  Ziele: Dehnung z. B. der Einatemmuskulatur u. a.
- Stab auf den Boden legen und barfuß darüber balancieren.
  Ziele: Intensivierung des Bodenkontaktes, Spannungsausgleich der Fußmuskulatur, Anregung der Zwerchfellatmung u. a.

23.3.10 *Die Turn- oder Gymnastikkeule*

Die Turn- oder Gymnastikkeule ist eine lang gezogene Holzkeule in schlanker Form. Sie ist in der Regel 30-45 cm lang und weist ein Gewicht von 360-450 Gramm auf. Am oberen Ende hat sie einen kugelförmigen Kopf, dem sich nach unten der Hals, der Rumpf und die kreisrunde Stellfläche von ca. 4 cm Durchmesser anschließen.

Beispiele für Nutzungsmöglichkeiten und deren Ziele:

- In je eine Hand eine Keule nehmen und deren Eigengewicht nachgeben. Vorstellungshilfen können unterstützend eingesetzt werden, z. B. „Mit jeder Ausatmung Spannung über die Arme abgeben".
  Ziele: Dehnung und Entspannung der Schulter-, Schultergürtel- und Armmuskulatur.
- Schwingende oder kreisende Bewegungen mit den Armen ausführen *(vgl. Kap. 25)*, wobei die Bewegungsenergie durch das Gewicht der Keulen verstärkt wird. Dabei impulshafte Strömungskonsonanten bilden, Laute, Silben oder Texte sprechen oder singen.
  Ziele: Spannungsausgleich der Schultergürtel- und Rumpfmuskulatur. Stabilisierung und Flexibilisierung der Rücken- und Mittelkörpermuskulatur, Verbesserung der Aufrichtung. Spannungsumverteilung von der oberen in die untere Körperhälfte. Unterstützung von Sprechakzenten oder von Betonungen in gesungenen Phrasen.

23.3.11 *Tücher*

Gemeint sind hier leichte Seidentücher, auch Jongliertücher genannt.

Beispiele für Nutzungsmöglichkeiten und deren Ziele:

- Sprechen oder Singen mit unterstützenden Bewegungen durch die Tücher oder mit Werfen der Tücher.
  Ziele: Förderung der Leichtigkeit in der Bewegung, Steigerung der Flexibilität und Reagibilität der Atem- und Körpermuskulatur.

23.3.12 *Der Bogen*

Gemeint ist hier ein Sportbogen (ohne Pfeil). Das Spannen des Bogens soll mithilfe der stabilisierenden Kraft aus der tieferen Rücken- und Mittelkörpermuskulatur geschehen[3]. Die Schultern bleiben gesenkt.

Beispiele für Nutzungsmöglichkeiten und deren Ziele:

- Gleichzeitig mit der Einatmung wird der Bogen gespannt. Während der darauffolgenden Ausatmung kann man Strömungskonsonanten bilden, Klinger oder Vokale tönen, Singen oder Sprechen. Dabei wird der Bogenspannung geführt nachgegeben, bis in der Atempause das vollständige Lösen von Bogen- und Muskelspannung erfolgt.
- Auch die umgekehrte Zuordnung der Bewegung zu den Atemphasen kann sinnvoll sein, d. h. der Bogen wird zeitgleich mit der Phonation zunehmend gespannt und mit der Atempause sofort gelöst. Die Einatmung wird in gelöster Position abgewartet, dann erfolgt wieder der Aufbau der Bogenspannung während der Phonation.
  Ziele: Steigerung der Atemspannung, gesamtkörperlicher Spannungsaufbau, insbesondere im Bereich des Mittelkörpers, der tiefen und oberflächlichen Rückenmuskulatur und der Muskulatur zwischen den Schulterblättern; Wechsel zwischen Anspannung und Lösen; Steigerung der Spannung, Impulskraft und Dynamik bei der Phonation, dosierte Luftabgabe.

---

3 siehe auch Herrigel, E.: Zen in der Kunst des Bogenschießens, O. W. Barth / Scherz Verlag, München, 2003

23.3.13 *Die Kerze*

Beispiele für Nutzungsmöglichkeiten und deren Ziele:

- Der Atemstrom wird auf eine brennende Kerze gerichtet. Ein fein dosierter Atemstrom bringt die Kerze weder zum Flackern noch zum Erlöschen.
  Ziele: Verbesserung der Atemführung zur Reduktion des subglottischen Luftdruckes und Verlängerung der Phonationsbögen, Schulung der reflexartigen Luftergänzung u. a.

23.3.14 *Das Minitrampolin*

Ein Minitrampolin ist ein elastisches Sprungtuch von ca. 1 m Durchmesser, das mit Stahlfedern oder (gelenkschonender) mit Gummiseilen in einen Metallrahmen eingespannt ist, sodass eine Person darauf hüpfen kann. Hüpfen erfordert einerseits Lockerheit und die Fähigkeit zur Balance, andererseits aber auch Sprungkraft und Flexibilität. Vor Nutzung des Trampolins muss überprüft werden, ob die Person körperlich dazu in der Lage ist zu hüpfen, ohne dass die Gefahr besteht, sich zu verletzen oder gesundheitliche Vorerkrankungen zu verstärken. Das Springen sollte immer unter Aufsicht geschehen.

Beispiele für Nutzungsmöglichkeiten und deren Ziele:

- Hüpfen auf dem Trampolin unter Bildung von gesprochenen oder gerufenen Lauten, Silben, Wörtern, Satzteilen, Sätzen oder ganzen Texten.
  Ziele: Gesamtkörperlicher Spannungsaufbau, Flexibilisierung der an der Stimmgebung beteiligten Muskeln, Intensivierung der Atembewegung, Unterstützung dynamischer Akzente, Steigerung der Lautkraft u. a.

23.4 Quellen aus der Schlaffhorst-Andersen-Literatur

Aus der Arbeit der beiden Gründerinnen Clara Schlaffhorst und Hedwig Andersen ist nicht bekannt, ob sie mit den heute verwendeten Arbeits- und Therapiematerialien gearbeitet haben, sofern es sie damals überhaupt schon gab. Allerdings finden wir schon in Übungen von Leo Kofler den Stab als Arbeitsmaterial für Atemübungen[4]. Schlaffhorst und Andersen übersetzten Koflers Buch „Art of Breathing" 1897 ins Deutsche, setzten sich intensiv mit seinen Übungen auseinander, integrierten sie in ihre Arbeit und entwickelten sie weiter. So kann man annehmen, dass sie auch seine Übungen mit dem Stab ausgeführt haben.
Darüber hinaus verwendete Clara Schlaffhorst im Unterricht gedrechselte Holzformen oder auch einen flachen Stein[5] im Zusammenhang mit den sogenannten Urformen (Kristall, Kugel, Fläche, Stab, Band, Spirale / Schraube und Kegel). Diese wurden einerseits als Anschauungsmaterial oder Vorstellungshilfe eingesetzt *(s. Kap. 22)*, andererseits aber auch taktil ertastet, um einen sensorischen Zugang zu nicht sichtbaren Organen und körperlichen Phänomenen zu erlangen. Dies entspricht der Art und Weise, wie wir heute z. B. einen bestimmten Spannungszustand über ein entsprechend mehr oder weniger elastisches Band oder die Vorstellung eines großen Atemraumes über einen Pezziball im Rücken vermitteln. Heute nutzen wir darüber hinaus eine vielseitige Auswahl von Arbeits- und Therapiematerialien, die die Arbeit mit Atmung, Bewegung und Stimme unterstützen können.

1. Saatweber, M.:
Einführung in die Arbeitsweise Schlaffhorst-Andersen, Druck Stephansstift, 1. Auflage, Hannover, 1990, S. 90 ff

„Schwingegurt, Deuserband, Reifen, Seil, Ball und Luftballon sind Hilfsmittel, die in der Atem- und Stimmarbeit mit Erfolg eingesetzt werden.

Der Ball als Medium in der Atem- und Stimmarbeit kann zur Verdeutlichung der Innenbewegung gut genutzt werden. (...) Somit kann der Ball durch seine runde Form und Elastizität einerseits das Rollende, Fließende, Fliegende und andererseits das Springende, Federnde, Impulshafte gut verdeutlichen. Schnelle Reaktionen und Impulse lassen sich im Ballspiel ebenso erfahren und erüben wie elastisches Nachgeben und Ausschwingen. (...)
Zusammenfassend läßt sich sagen: der Ball dient der Spannungsregulierung und Atemraumerweiterung, er unterstützt den rhythmischen Ablauf einer Bewegung und kann Lungen- und Zwerchfelltätigkeit während der Stimmgebung nach außen hin verdeutlichen.

Als gutes Hilfsmittel für die Atemerziehung durch Bewegung bietet sich der *Luftballon* an. (...) Der Charakter des Luftballons entspricht dem Leichten und Luftigen. Im Bereich der Atmung kommen dem als Äquivalent das Luftige und Fließende der Lungenfunktion nahe. (...)

---

4 Kofler, L.: Die Kunst des Atmens, Bärenreiter Verlag, Kassel, 1992, S. 60 (Erstauflage dieser deutschen Übersetzung durch Schlaffhorst und Andersen war 1897)

5 Dieser wird, ebenso wie weitere, auch später entwickelte Anschauungsmodelle des Zwerchfells, im Archiv Schlaffhorst-Andersen aufbewahrt.

Wenn hier vom *Seil* die Rede ist, handelt es sich um ein im Kreis geschlossenes Seil (...). Das Seil findet Verwendung bei schwingenden und kreisenden Übungen, wie sie (...) als Gruppenübungen beschrieben sind. (...)

Solches gilt auch für den *Schwingegurt* von Asta Maria Hild-Gempf. Durch seine elastische Federung und mühelose Beweglichkeit unterstützt er die unwillkürliche Atmung. (...)
Der Schwingegurt gibt dem Alleinübenden die Möglichkeit, Schwingeübungen durchzuführen (...)."

2. Seyd, W.:
„Schlaffhorst – Erinnerungen von Waltraut Seyd", Bergen / Sülze, den 29.01.2003, Webseite des Freundeskreises Schlaffhorst-Andersen, URL: http://www.schlaffhorst-andersen.net/html/biogr.htm (Stand: 12.09.2007)

„Die Allgemeine Stunde

(...) Auch die sieben Naturformen (Fläche, Kugel, Kegel, Band, Kristall, Spirale, Schraube), die sie aus gedrechseltem Holz besaß, gehörten zu ihrem didaktischen Material."

24 Organische Resonanz

24.1 Definition

Organische Resonanz ist das bewusste oder unbewusste Übertragen von vegetativen und somatischen Phänomenen wie vegetativen oder muskulären Rhythmen und Spannungszuständen oder Bewegungs-, Stimm-, Sprech- und Atemmustern von einer Person auf ihr Gegenüber. Dabei übertragen sich physiologische Funktionen ebenso wie Fehlfunktionen. Der gezielte Umgang mit diesen Phänomenen ist in der Körperarbeit daher sehr wesentlich für das Erreichen des gewünschten Erfolges.

Das bedeutet im Einzelnen:

- Muskuläre Zustände wie die Spannungszustände und Bewegungsmuster der Kehlkopf-, Artikulations- und Atemmuskulatur und der Aufrichtungsmuskeln übertragen sich von einer Person auf ihr Gegenüber.
- Dasselbe gilt für vegetative Phänomene wie körperliche Leistungsbereitschaft, vegetative Reaktionen auf Stress oder Entspanntheit.
- Und schließlich übertragen sich auch Atemfunktionen wie Frequenz, Rhythmus, Volumen und Bewegungsform der Atmung mit dem Effekt, dass ruhige, gleichmäßige Atemzüge einer Person ihr Gegenüber beruhigen, während hektische Kurzatmigkeit auch das Gegenüber flacher und oberflächlicher atmen lässt.

24.2 Anatomisch-physiologische Erklärung

Die neurophysiologischen Vorgänge der oben beschriebenen Phänomene sind erst seit 1996 bekannt[1]. Damals entdeckte Giacomo Rizzolatti, Hirnforscher und Chef des Physiologischen Instituts der Universität Parma, die Spiegelnervenzellen[2]. Diese besonderen Handlungsneuronen senden bioelektrische Signale, wenn wir

- eine spezifische Handlung durchführen
- uns diese Handlung nur vorstellen oder darüber reden
- diese Handlung bei einer anderen Person beobachten.

1 vgl. Bauer, J.: Warum ich fühle, was du fühlst, Hoffmann und Campe, Hamburg, 2006

2 Auch „Spiegelneuronen" oder engl. „mirror neurons" genannt

Die Beobachtung von Handlungen anderer Personen bringt in uns ein inneres Mitreaktions- bzw. Simulationsprogramm zum Schwingen. Diese Resonanz setzt spontan und unwillkürlich ein. Unter bestimmten Voraussetzungen wird hierbei auch unser biologischer Körperzustand verändert. Bei häufigem Beobachten wird sogar unsere Bereitschaft gebahnt, diese Handlung selbst auszuführen.

Ergänzend dazu konstruieren Nervenzellen die Vorstellung, wie sich die Umsetzung einer Handlung körperlich anfühlen würde[3]. Ähnlich wie Spiegelneuronen werden sie auch dann aktiv, wenn wir nur beobachten, wie eine andere Person handelt oder etwas empfindet. Sie können uns damit Auskunft darüber geben, wie sich eine Person fühlt, die wir beobachten. Dabei kann eben jener Zustand auch in uns selbst erzeugt werden.[4]

In einer Untersuchung von William Hutchison et al. (2001)[5] konnte gezeigt werden, dass das Miterleben von Schmerzen einer anderen Person zur Aktivierung des eigenen zentralen Emotionszentrums des Gehirns führt[6]. Joachim Bauer formuliert in diesem Zusammenhang: „Das System der Spiegelneuronen stellt uns die neurobiologische Basis für das gegenseitige emotionale Verstehen zur Verfügung. Wenn wir die Gefühle eines anderen Menschen miterleben, werden in uns selbst Nervenzellnetze in Resonanz versetzt (...), welche die Gefühle des anderen in unserem eigenen seelischen Erleben auftauchen lassen."[7] Wir finden hier also eine wesentliche neuronale Entsprechung von „Empathie"[8].

Auch das Imitieren einer von Gefühlen begleiteten Geste oder das Erproben stimmlicher Möglichkeiten in der Stimmtherapie aktiviert die jeweils dazugehörenden Emotionszentren, was zu einem gewissen Grad eine Mitreaktion mit den entsprechenden Gefühlen erzeugen kann.

Bei der Beobachtung anderer Personen wird außerdem ein optisches Aufbereitungs- und Interpretationssystem im oberen Schläfenlappen dazugeschaltet, welches die Aufgabe hat, die Absichten oder Empfindungen anderer Lebewesen visuell zu deuten. Hierzu analysiert es deren Körperbewegungen, Gesichtsausdruck, Mundbewegungen und Blicke und sendet seine Ergebnisse an motorische, sensible oder Emotionen verarbeitende Spiegelneuronen.

Mehrere Studien haben belegt, dass sich die Nervenzellnetze, die für die Sprachproduktion zuständig sind, an gleicher Stelle wie die motorischen Spiegelneuronen befin-

---

3 Durch diese Nervenzellen in der Hirnrinde des unteren Scheitellappens können wir intuitiv abschätzen, welche Bewegungen und Handlungen wir uns körperlich zumuten können.

4 In einer Studie zeigten z. B. Beobachter von Personen, die sich stark ekelten, selbst eine massive Aktivierung ihres Ekelzentrums.

5 Hutchison, W. D. et al.: Pain-related neurons in the human cingulate cortex, Nature Neuroscience 2 (2001), S. 403-405

6 Gemeint sind die Spiegelneuronen in der sog. Gürtelwindung (Gyrus cinguli). Sie registrieren die emotionale Seite des Schmerzes, Voraussetzung für Mitgefühl und Empathie.

7 Bauer, J.: Warum ich fühle, was du fühlst, Hoffmann und Campe, Hamburg, 2006, S. 50-51

8 Lamm, C. U., Majdandžić, J: The role of shared neural activations, mirror neurons, and morality in empathy – a critical comment, Neuroscience Research (2015), 90:15-24

den.[9] Es ist nicht auszuschließen, dass sie teilweise identisch sind. Das Reden über eine Handlung führt zu einer Resonanz der Spiegelneuronen, die auch aktiv wären, wenn wir die Handlung selbst durchführen würden. „Die Sprache kann Spiegelbilder unserer Vorstellungen im Gegenüber wachrufen und dadurch zum gegenseitigen Verstehen führen. (...) Sprache transportiert ein verstecktes Handlungspotenzial. (...) Was man uns sagt, kann uns „bewegen", erregen und verändern. Sprache kann, wie jeder weiß, die Wirkung einer Handlung haben."[10, 11]

24.3 Praktische Hinweise

Das Phänomen der organischen Resonanz spielt in der Körperarbeit, insbesondere auch in der Atem-, Sprech- und Stimmarbeit, eine große Rolle:

- Die therapierende oder unterrichtende Person kann durch ihre eigene physiologische Stimmgebung die Stimmfunktionen der Patient*innen bzw. Klient*innen positiv beeinflussen, sodass das Vorsprechen oder -singen in Therapie und Unterricht methodisch gezielt genutzt werden kann.
- Atem- und Bewegungsfunktionen werden ebenso übertragen. Das bedeutet in der Konsequenz, dass Klient*innen und Patient*innen positiv oder negativ durch die Haltung, Bewegung und Atmung der anleitenden Person beeinflusst werden.
- Diese Phänomene wirken unbewusst auch über das bewusste Vor- und Nachmachen hinaus.
- Insbesondere bei *Fehl*funktionen der Patient*innen können auch bei der anleitenden Person Fehlfunktionen und Beeinträchtigungen hervorgerufen werden. Das Bewusstsein über die möglichen Resonanzphänomene gibt der anleitenden Person die Möglichkeit, sich angemessen zu verhalten und dagegen abzugrenzen bzw. gezielt Übungen zur eigenen Regeneration zu nutzen.
- Die anleitende Person kann durch die Wahrnehmung der Reaktionen im eigenen Körper, die als organische Resonanz durch die Atem-, Stimm- und Bewegungsfunktionen des Gegenübers ausgelöst werden, adäquate Übungs- und Therapieangebote entwickeln. Voraussetzungen hierzu sind eine hohe Wahrnehmungsfähigkeit, Selbstkenntnis und Sensibilität, was eine eigene entsprechende Schulung voraussetzt.

---

9 Gemeint ist das Brodmann-Areal A44 und A45, in welchem sich auch die prämotorische Sprachregion (Broca-Areal) befindet.

10 Bauer, J.: Warum ich fühle, was du fühlst, Hoffmann und Campe, Hamburg, 2006, S. 76-77

11 Lamm, C. U., Majdandžić, J: The role of shared neural activations, mirror neurons, and morality in empathy – a critical comment, Neuroscience Research (2015), 90:15-24

24.4 Quellen aus der Schlaffhorst-Andersen-Literatur

Der Begriff „organische Resonanz" ist bislang in der Schlaffhorst-Andersen-Literatur nicht zu finden. Er entstand aus dem Bedürfnis, die genannten Phänomene, welche in der Atem-, Sprech- und Stimmarbeit schon immer eine große Rolle spielen, verbal zu beschreiben und wurde erst 2001 in die Terminologie des Konzeptes Schlaffhorst-Andersen aufgenommen.

Auf der Suche nach einem geeigneten Terminus wurden Begriffe aus der Körperpsychotherapie diskutiert wie „vegetative Identifikation" (Bioenergetik nach Reich), „vegetative Resonanz" (Boadella), „psychophysische Resonanz" (Psychoenergetik), „physiologische Synchronie"[12], „organische Übertragung" (Stattman), „organismische Resonanz" (tiefenpsychologisch fundierte Körperpsychotherapie) sowie „Phonoresonanz" (Goldhan). Letzterer ist ein Begriff aus der Stimmphysiologie, der sich auf die Ursache-Wirkungsbeziehung der Tonbildung auf die Muskeleinstellungen bezieht.

In Abgrenzung zu den Begriffen, welche nur Teilbereiche des zu beschreibenden Phänomens erfassen oder eher psychologisch orientiert sind, erwies sich der Begriff der „organismischen Resonanz" am treffendsten und in der leicht abgewandelten Form „organische Resonanz" auch am verständlichsten. Entsprechend schnell wurde er aufgenommen und in das Fachvokabular integriert. Inhaltlich ist er gleichbedeutend mit dem Begriff der „neurobiologischen Resonanz", welchen Joachim Bauer aus neurobiologischer Sicht im Zusammenhang mit der Erforschung der Spiegelneuronen verwendet (Bauer, 2005)[13].

1. Lang, A.:
Organische Resonanz, unveröffentlichtes Manuskript, Hannover, 2001

„Das Vegetative Nervensystem (VNS) steuert nur die inneren Organe sowie die Drüsen und die Blutgefäße. (...)

Es steuert *nicht* unsere Skelettmuskulatur, so auch nicht unsere Stimm-, Sprech- und Bewegungsmuskulatur. Diese Muskeln werden alle vom Somatischen Nervensystem (SNS) gesteuert. Stimmspannung, Artikulationsspannung, Aufrichtung, Mimik, Lachen, Gähnen etc., all diese Vorgänge werden vom SNS gesteuert. Sie können unwillkürlich ablaufen oder auch (und das ist die Besonderheit des SNS) direkt willkürlich beeinflusst werden.

Die Atemmuskulatur wird (...) von beiden Systemen (VNS und SNS) gesteuert, wenn auch das VNS sich im Notfall immer durchsetzt (...).
Da in unserer Arbeit (...) neben der vegetativen Reaktionslage (aufgeregt oder ruhig) auch somatische Phänomene (Stimm(muskel)spannung, Atem(muskel)spannung, Atemmuster, Bewegungsmuster, Gesamtkörper(muskel)spannung etc.) und solche die von beiden Systemen ge-

12 Psychologie Heute, Mai 2001, S. 25

13 Bauer, J.: Warum ich fühle, was du fühlst, Hoffmann und Campe, Hamburg, 2006, S. 23

steuert werden (Atemfrequenz, Atemrhythmus und Atemvolumen) übertragen werden, muß ein Begriff her, der auch die somatischen Reaktionen mit beinhaltet, nicht nur die vegetativen.

Ich habe mich inzwischen noch einmal durch die Fachliteratur gelesen und mit Körpertherapeuten anderer Richtungen gesprochen. Auf diesem Wege habe ich tatsächlich einen solchen Begriff gefunden: die „organische Resonanz". Hiermit ist das bewusste oder unbewusste Übertragen von vegetativen und somatischen Phänomenen wie vegetativen Rhythmen, Spannungs-, Bewegungs-, Atemmustern etc. von einer Person auf ihr Gegenüber gemeint.
‚Organisch' bedeutet laut Fremdwörter-Duden (Duden Bd. 5, Fremdwörterbuch, Dudenverlag, Mannheim, 1997), ein Organ oder den Organismus betreffend', also ist in unserem Falle der gesamte Organismus gemeint."

2. Saatweber, M.:
„Die Bedeutung der ‚Organischen Resonanz'", Ankündigung des gleichnamigen Workshops anlässlich des 6. Bad Nenndorfer Therapietags am 17.11.2001

„Dass Atem- und Stimmfunktionen ebenso übertragbar sind wie Gähnen und Lachen ist bekannt. Ruhige, gleichmäßige Atemzüge des anderen beruhigen, so wie hektische Kurzatmigkeit das Gegenüber nach kurzer Zeit auch flacher und oberflächlicher atmen lässt. (...)

Nehmen wir diese Tatsache als gegeben, so ist in folge verständlich, dass gute Atem- und Stimmfunktionen eines/r Therapeuten*in sich positiv auf die Funktionen der Patienten auswirken. Eine wohltönende, ökonomisch eingesetzte Stimme und eine ruhige, fließende Atmung beeinflussen die entsprechenden Funktionen beim Patienten positiv. Umgekehrt beeinträchtigt eine unökonomische, knarrende oder heisere Therapeutenstimme das Heranbilden einer guten Stimmfunktion beim Patienten. (...)

Geht man davon aus, dass zwischen Atmung und Stimme von Sender und Empfänger eine Verbindung besteht, so wird einleuchten, dass diese Verbindung auch zur therapeutischen Intervention genutzt werden kann. Reagiert die Atmung des/der Therapeuten*in auf die Atmung des Gegenübers, so wird der/die Therapeut*in in ihrem eigenen Organismus auch spüren, wie sie auf das erfahrene Phänomen zu reagieren hat. Das gleiche gilt für die Stimmfunktion."

25 Die Regenerationswege und „das Schwingen"

25.1 Definition

Der Begriff der Regenerationswege ist geprägt von Clara Schlaffhorst, die Regeneration als „die Wiederherstellung gesunder, natürlicher Organfunktionen" verstand[1] und fünf Wege zur Erlangung dieser Regeneration sah:

- Kreisende Bewegung
- Schwingende Bewegung
- Rhythmische Bewegung
- Atmen
- Tönen

Der Umgang mit den Regenerationswegen hat zum Ziel, Atem-, Stimm- und Sprechfunktionen zu optimieren und den Menschen in seiner Ganzheit von Körper, Geist und Seele zu rhythmisieren, zu regenerieren und zu vitalisieren.

„Regeneration bedeutet die Wiederherstellung und zusätzlich optimale Nutzung aller individuellen Ressourcen durch Förderung individueller Handlungspotenziale."[2]

Häufig tritt im Anschluss an einen solchen Übungsablauf eine vegetative Reaktion in Form einer vertieften Atemreaktion (im Sinne eines „Durchatmens") auf, welche als ein Ausdruck der inneren Lösung und Regeneration gedeutet werden kann.

Die Regenerationswege werden in der Regel in der oben genannten Reihenfolge aufeinander aufbauend und ineinander übergehend durchgeführt. Dieses Zusammenspiel der Regenerationswege ist in Zeit der Rotenburger Schule *(s. Kap. 31)* in angrenzenden Konzepten der Körperarbeit, der Gymnastik und des Tanzes als das „Rotenburger Schwingen" bekannt geworden und wird bis heute unter dem Begriff „Das Schwingen" zusammengefasst.
Es kann alleine, zu zweit oder in der Gruppe und ggf. mit Arbeits- bzw. Therapiematerialien, wie z. B. mit dem Schwingegurt, ausgeführt werden. Inhalt sind grundsätzlich die rhythmisierenden, eutonisierenden, regenerierenden, vitalisierenden und den Atem anregenden Bewegungen der Regenerationswege.

---

1 Saatweber, M.: Einführung in die Arbeitsweise Schlaffhorst-Andersen, Schulz-Kirchner Verlag, Idstein, 2007, S. 24-25

2 Das Ausbildungsprofil der CJD Schule Schlaffhorst-Andersen, CJD Schule Schlaffhorst-Andersen, Bad Nenndorf, 2001, S. 6

25.1.1 *Die kreisende Bewegung*

Die kreisende Bewegung ist fortlaufend, ohne Anfangs- und Endpunkt, was laut Schlaffhorst dem Strömen des Blutes im Blutkreislauf entspricht. Diese Bewegungsform kann stehend mit dem ganzen Körper, sitzend mit dem Oberkörper oder aber auch mit einzelnen Körperteilen durchgeführt werden. In der Regel findet sie atem*verbunden* statt, wobei Atmung und Bewegung in ihrem jeweils eigenen situationsbedingten Rhythmus ablaufen, dabei jedoch frei aufeinander reagieren können. Atem*rhythmische* Abläufe kreisender Bewegungen, die direkt den drei Atemphasen zugeordnet werden, finden ebenfalls ihre Anwendung[3] *(s. Kap. 25.3),* sie sind vom Prinzip her jedoch eigentlich dem Regenerationsweg der „rhythmischen Bewegung" zuzuordnen.

Durch die kreisende Bewegung wird gezielt lokal aber auch gesamtkörperlich der Muskeltonus ausbalanciert und die muskuläre Durchblutung gesteigert. Damit regulieren sich auch die Spannungsverhältnisse der an der Stimmgebung beteiligten Muskelgruppen. Dies wirkt sich entsprechend positiv auf die Entwicklung physiologischer Stimmfunktionen aus, wie z. B. auf den Glottisschluss und die Resonanzverhältnisse.

Durch die kreisende Bewegung wird die Atemmuskulatur aktiviert, Atemräume werden vergrößert und somit das Atemvolumen gesteigert. Die Atembewegung wird dadurch verlangsamt und rhythmisiert. Damit werden optimale Voraussetzungen für eine physiologische Phonationsatmung geschaffen. Über eine ganzkörperliche kreisende Bewegung im Stehen oder Sitzen wird darüber hinaus eine physiologische Aufrichtung unterstützt.

Die kreisende Bewegung wirkt auf ganzheitlicher Ebene. Sie harmonisiert äußere und innere Kräfte und hat eine zentrierende Wirkung auf die körperliche und geistig-seelische Zentrierung der Person.

25.1.2 *Die schwingende Bewegung*

Die schwingende Bewegung hat im Gegensatz zur kreisenden Bewegung zwei Umkehrpunkte, an denen die Bewegung ausschwingt und die Richtung wechselt. Sie verläuft auf einer geraden Linie vor und zurück oder von einer Seite zur anderen. Es ist immer eine Bewegung zwischen zwei Polen, was laut Schlaffhorst der ein- und ausströmenden Luft entspricht. Führt man eine schwingende Bewegung durch, ordnen sich mit der Zeit die Bewegungsphasen den Atemphasen zu, sodass aus der schwingenden Bewegung eine rhythmische Bewegung wird (s. u.).

Schwingende Bewegungen können stehend mit dem ganzen Körper, sitzend mit dem Oberkörper oder auch mit einzelnen Körperteilen durchgeführt werden.

---

3 Der Unterschied zwischen einer atemverbundenen und einer atemrhythmischen Bewegung wird ausführlich in Kap. 4 erläutert.

Durch das ständige Aufnehmen und Abgeben der Spannung bewirkt auch die schwingende Bewegung eine lokale und gesamtkörperliche Eutonisierung der Muskulatur und eine Verbesserung der Aufrichtung. Die Spannung der Atemmuskulatur wird intensiviert, Atemräume werden vergrößert, die Atembewegung verlangsamt und geordnet und so die Voraussetzungen für die Stimmfunktion optimiert. Auch die schwingende Bewegung führt zu einer Harmonisierung und Ausgeglichenheit auf körperlicher, geistiger und seelischer Ebene.

Im Vergleich zu der kreisenden Bewegung wirkt die schwingende Bewegung mehr balancierend als zentrierend. Da sie auf einer Linie stattfindet und vorne und hinten einen Umkehrpunkt hat, ergibt sich für den Organismus ein intensiverer Wechsel der Spannungsverhältnisse als bei der kreisenden Bewegung.

25.1.3 Die rhythmische Bewegung

Clara Schlaffhorst hat die rhythmische Bewegung von der Bewegung der Atmungsorgane abgeleitet. Der von ihr genutzte Begriff der rhythmischen Bewegung ist nicht gleichbedeutend mit dem musikalischen Rhythmus oder dem Rhythmus in Tanz oder der rhythmisch-musikalischen Erziehung. Schlaffhorst verstand unter rhythmischer Bewegung die den Atemphasen Einatmung (EA) – Ausatmung (AA) – Atempause (P) zugeordnete Bewegungsabfolge der Muskulatur. Diese kann analog zum Rhythmus der Zwerchfellbewegung erfolgen (EA: Kontraktion – AA: Dehnung – P: Lösung) oder zum Rhythmus der Lungenbewegung (EA: Dehnung – AA: Kontraktion – P: Lösung) *(s. Kap. 5)*.

Wird die schwingende Bewegung im Rhythmus der Atmung durchgeführt, so wird auch sie zu einer rhythmischen Bewegung. Dies kann ebenfalls ganzkörperlich im Stehen oder Sitzen oder auch mit einzelnen Muskelgruppen erfolgen.

Rhythmische Bewegungsabläufe der Atem-, Artikulations- und Kehlkopfmuskulatur bewirken eine lokale und gesamtkörperliche Eutonisierung. Die Atembewegung wird intensiviert und rhythmisiert. Das Ergebnis sind physiologischere und ökonomischere Stimmfunktionen.

Das übergeordnete Ziel auf ganzheitlicher Ebene besteht grundsätzlich darin, den individuellen Rhythmus (wieder) zu erlangen und damit Regeneration und Vitalisierung von Körper, Geist und Seele zu erleben.

25.1.4 Atmen

Im Verlauf des Regenerationsweges der rhythmischen Bewegung, bei der sich die äußere Bewegung der (inneren) Atembewegung anpasst, reagiert die Atmung immer feiner auf die äußeren Bewegungsimpulse, bis ein differenziertes Wechselspiel von Atmung und Bewegung stattfinden kann, in dem keines der Systeme mehr führt. Dabei geht der Fokus zunehmend auf die Wahrnehmung, Rhythmisierung und Ökonomisierung der Atmung über. Atmet und bewegt sich der Mensch in seinem individuellen, dreiteiligen, dem Organismus entsprechenden Rhythmus, dann wirkt das Atmen weit über die physiologische Funktion des Gasaustauschs hinaus tief regenerierend.

Damit diese Wirkung eintreten kann, können zur Vorbereitung der Regenerationswege gezielte Atemübungen notwendig sein, wie z. B. Übungen zur Wahrnehmung der Atembewegung, Übungen zur Kräftigung und Flexibilisierung der Atemmuskulatur, zur Mobilisierung des Thorax, zur Entwicklung einer kosto-abdominalen Atemform, zur Vergrößerung des Atemvolumens u. a. Dabei wird in der Regel direkt über die Ausatmung und nur indirekt an der möglichst unwillkürlich erfolgenden Einatmung gearbeitet. Ein besonderer Stellenwert wird hierbei der Pause als Lösungs- und Regenerationsphase zugemessen *(s. Kap. 2 und 11)*. Auch die Übungen nach Leo Kofler[4] finden hier ihre Anwendung *(s. Kap. 6.3)*.

25.1.5 Tönen

Unter Tönen verstand Clara Schlaffhorst den regenerativen Einsatz der Stimme. Tönen bezieht sich auf die Bildung von einem oder mehreren Tönen oder Melodiefolgen. Beim Tönen werden die inneren und äußeren Spannungszustände der Person in Stimmklang umgesetzt und damit hörbar zum Ausdruck gebracht. Sind die ersten vier Regenerationswege dem Tönen vorausgegangen, wird ihre Wirkung auf den Organismus der Person im Stimmklang hörbar.

Beim Tönen pflanzen sich die Stimmschwingungen als Vibrationen im Körper fort, steigern die Durchblutung von Muskeln und Schleimhäuten, führen zu einer muskulären Eutonisierung und führen so zur Durchlässigkeit des Organismus *(s. Kap. 13)*. Breiten sich die Vibrationen in weiten Teilen des Körpers aus, spricht man von „Tönung" *(s. Kap. 16)*.

25.2 Anatomisch-physiologische Erklärung

Unter der Anwendung der Regenerationswege kann eine Vielzahl von Zielen in Hinblick auf vegetativen Tonus, Atmung, Aufrichtung, Muskeltonus, Bewegung und Stimmfunktionen, Wahrnehmung und Persönlichkeit erreicht und integriert werden. Das übergeordnete Ziel ist die ganzheitliche Regeneration und das Steigern der Vitalität der Person in Ruhe sowie in Leistungssituationen. Im Folgenden werden die wichtigsten Mechanismen erläutert, die zu diesen Wirkungen führen.

25.2.1 Der Tonus des vegetativen Nervensystems (VNS)

Das vegetative Nervensystem steuert die Aktivität unserer inneren Organe und Stoffwechselvorgänge. So reguliert es z. B. den Rhythmus, die Frequenz und das Volumen der Atembewegung, die Weite der Bronchien und deren Schleimproduktion, den Rhythmus und die Schlagkraft des Herzens, die Tätigkeit der Verdauungsorgane und -drüsen,

4 Kofler, L.: Die Kunst des Atmens, Bärenreiter Verlag, Kassel, 1992

die Aktivität der Nieren und der Sexualorgane und die Produktivität der Schweiß- und der Tränendrüsen. Es bestimmt, welche Bezirke des Körpers im Moment am meisten durchblutet werden und ist auch verantwortlich für so komplexe Funktionen wie die Regulierung des Wasserhaushaltes, des Kreislaufs und der Körpertemperatur.
Das Ziel des vegetativen Nervensystems ist es, diese Funktionen jederzeit an die ständig wechselnden Anforderungen der Außen- und Innenwelt anzupassen. Hierzu haben sich seine Nervenzellen in zwei Anteile aufgeteilt: den Sympathikus und den Parasympathikus.
Der Sympathikus besteht aus jenen Nervenzellen, die den Organismus dazu befähigen, in Leistungssituationen zu überleben. Für den Urmenschen, von dem wir uns in Hinblick auf unser vegetatives Nervensystem nicht unterscheiden, war das vor allem Kampf oder Flucht („fight or flight"). Aber auch alle anderen körperlichen, geistigen oder emotionalen Leistungssituationen werden durch den Sympathikus ermöglicht, sei es Treppensteigen, freudige Erregung oder eine als Stress empfundene Situation. Die Nervenzellen des Sympathikus sorgen unter solchen Umständen dafür, dass sich die Atembewegung beschleunigt und vergrößert, unser Herz kraftvoll und schnell schlägt, die Skelettmuskulatur (u. a. auf Kosten der Verdauungsorgane) reichlich durchblutet wird und über eine entsprechende Regulation des Stoffwechsels in großer Menge Energieträger aus den Speichern in das Blut geschüttet werden.
Der Parasympathikus besteht aus jenen Nervenzellen, die dem Organismus das Verdauen und Regenerieren ermöglichen. Er wird in Situationen der Ruhe und nach dem Essen aktiv („rest and digest"). Hierzu regen die Nerven des Parasympathikus alle Verdauungsorgane und -drüsen an, sorgen für eine reichliche Durchblutung dieser Organe sowie der Haut und Schleimhäute, wohingegen sie die Blutzufuhr in der Skelettmuskulatur ebenso wie die Aktivität von Atmung und Herztätigkeit drosseln.
Sowohl Sympathikus als auch Parasympathikus sind zu jeder Zeit aktiv. Das Verhältnis zueinander wechselt jedoch ständig. Im Idealfall passt es sich genau den Erfordernissen der momentanen Situation an.

Das vegetative Nervensystem arbeitet autonom, ohne dass wir unser Bewusstsein darauf richten müssen. Dabei können wir es kaum willkürlich beeinflussen. Wenn wir uns einen Zugang zu ihm verschaffen wollen, müssen wir indirekte Wege nutzen. Dies kann z. B. über gezielte Bewegungsangebote erfolgen, über die bewusste Wahrnehmung und Rhythmisierung der Atmung oder über den Ausgleich der Atemspannung *(s. Kap. 6)*. Auch über den entsprechenden Einsatz der Stimme und mithilfe ausgesuchter geistiger oder emotionaler Vorstellungshilfen ist es zugänglich. Im Konzept Schlaffhorst-Andersen nimmt die Anwendung der Regenerationswege an dieser Stelle eine zentrale Stellung ein. Je nach Art des Angebotes kann auf diesem Weg ein erhöhter Sympathikotonus (z. B. bei störendem Lampenfieber) ebenso ausgeglichen werden wie ein zu hoher Parasympathikotonus (z. B. vor einer stimmlichen Leistung, die eine höhere Grundspannung erfordert als momentan vorhanden ist).

Die Regenerationswege zeichnen sich durch gezielte Bewegungsabläufe der Skelettmuskulatur aus. Dazu gehören auch alle Atem-, Artikulations- und Kehlkopfmuskeln. Für die willkürliche und unwillkürliche Steuerung der Skelettmuskulatur ist nicht das vegetative Nervensystem, sondern ein weiteres System von Nervenzellen zuständig: das somatische Nervensystem (SNS). Über diesen Teil des Nervensystems werden auch die Reize aller Sinnesorgane sowie die Informationen aus Haut und Unterhaut, Muskeln, Knochen und Gelenken aufgenommen und zum Gehirn geleitet, also Schmerz, Druck, Berührung, Dehnung, Spannung, Vibration etc.

Vegetatives und somatisches Nervensystem ermöglichen uns ein ausbalanciertes inneres Milieu des Organismus sowie einen angemessenen Umgang mit den ständig wechselnden äußeren Anforderungen des Lebens. Problematisch für die Gesundheit wird es, wenn eine Diskrepanz zwischen der erlebten Situation und den Erfordernissen des vegetativen Nervensystems stattfindet. Dies ist in zwei Richtungen vorstellbar:
Eine Situation wird von der Person als Stresssituation eingestuft, erfordert oder ermöglicht/erlaubt jedoch keine Flucht, keinen Kampf oder sonstige körperliche Leistung. Dies kann z. B. beim Autofahren auftreten, bei Ärger am Arbeitsplatz oder beim Ansehen eines spannenden Films. Hier wird der Körper auf eine Leistung vorbereitet, die dann nicht ausgeführt wird. Kommt diese Diskrepanz wiederholt vor, wirkt sich das negativ auf die Organe, den Stoffwechsel, das Immunsystem und die emotionale Situation aus. Stresserkrankungen, wie z. B. Bluthochdruck, eine Erhöhung des Cholesterinspiegels, Störungen der Infektabwehr, Hyperventilation, depressive Verstimmungen oder Angstzustände, können langfristig die Folge sein.
Auch die umgekehrte Situation ist problematisch: wenn das vegetative Nervensystem den Organismus (z. B. nach dem Essen) auf „Ruhe und Verdauung“ vorbereitet, er aber stattdessen mit Hektik, emotionalen Herausforderungen, körperlicher oder geistiger Leistung konfrontiert wird. Hier kann weder das eine noch das andere Ziel wirklich erreicht werden. Das Resultat kann sich z. B. in Form von akuten oder chronischen Verdauungsstörungen sowie durch Konzentrationsstörungen, Leistungstiefs und Erschöpfung äußern.

Entscheiden wir uns also für eine Situation, die unserem derzeitigen vegetativen Zustand nicht entspricht, so arbeiten wir gegen unsere „innere Natur“ und langfristig gegen unsere Gesundheit. Es gilt also die inneren Zeichen des Körpers wie Atmung, Herztätigkeit und Verdauung wahr und ernst zu nehmen und ihnen durch die äußeren Situationen angemessen Raum zu geben.

Ein erster Schritt dahin ist, zu überprüfen, wo dieses im Alltag möglich ist. Wo lässt sich z. B. mehr Bewegung in einen stressigen Alltag einbauen, mehr Treppen steigen statt Fahrstuhl fahren, Fahrrad statt Auto fahren? Ist es möglich, nach einer aufregenden Situation eine kurze Sequenz impulshafter Atem- und Bewegungsabläufe durchzuführen? Kann nach dem Mittagessen eine Verdauungspause erfolgen, evtl. mit entspannenden Atem- oder Bewegungssequenzen? Oder können zu dieser Zeit zumindest Aufgaben eingeplant werden, welche eher ruhigen Charakter haben? Zwischen welchen Tätigkeiten können kleine Pausen stattfinden? Welche Tätigkeiten können einem inneren Rhythmus folgend mit bewusst eingebautem Wechsel zwischen Spannungs- und Ruhephasen ausgeführt werden?

Ein weiterer Schritt liegt darin, die Auslöser vegetativer Reaktionen zu betrachten. Häufig liegen diese in der Zukunft oder in der Vergangenheit, lassen z. B. alte Ängste eine anstehende Situation zur emotionalen und körperlichen Leistungssituation werden. Der achtsame, gewährende und wertschätzende Umgang mit den körperlichen Signalen sowie die bewusste Sinneswahrnehmung der gegenwärtigen Situation öffnet den Weg zur Entwicklung der eigenen Persönlichkeit.

Über die Körperarbeit mit den Regenerationswegen kann schließlich der bewusste Bezug zur gegenwärtigen Situation und zu den natürlichen Signalen des Organismus verstärkt werden. Die Atembewegung kann hierbei als „vermittelnde Instanz" dienen. Sie macht den vegetativen Tonus sichtbar und spürbar. Die Regenerationswege bieten eine sanfte und wirkungsvolle Möglichkeit, Innen- und Außenbewegung in Einklang zu bringen. Auf diese Weise wird der Tonus des vegetativen Nervensystems sanft und der Situation entsprechend ausgeglichen. Das bedeutet, dass – je nach Art der Anwendung – sowohl eine beruhigende als auch eine anregende Wirkung erreicht werden kann. Das veränderte körperliche Empfinden, das aus dem Ausgleich der Körperspannung und aus der Rhythmisierung der Atembewegung hervorgeht, kann dazu führen, dass eine Situation emotional neu eingeordnet wird. Beispielsweise kann sich eine ängstliche Blockierung in dem Gefühl auflösen, eine stressende Situation durchaus bewältigen zu können. Auch die Vorbereitung auf eine körperliche Leistungssituation, z. B. auf das Sprechen vor einer Gruppe am frühen Morgen, ist über die Regenerationswege möglich.
Bindet man die Regenerationswege regelmäßig in den Alltag ein, wird die Anpassungsfähigkeit des Organismus an externe und interne Bedingungen dauerhaft erhöht.

Wie aber ist es zu erklären, dass eine gezielte Ansprache der Aufrichtung, der Atmung oder der Stimme das vegetative Nervensystem erreicht und sogar gezielt beeinflusst? Werden doch alle angesprochenen Bereiche von den Skelettmuskeln ausgeführt, die – wie oben erläutert – von dem somatischen Nervensystem gesteuert werden?

Das vegetative und das somatische Nervensystem sind in der Tiefe des Hirnstamms miteinander vernetzt. Eine besonders wichtige Rolle spielt dabei eine Region des Zwischenhirns, die sich Hypothalamus nennt, sowie die netzartige Nervenformation, die die drei untersten Hirnabschnitte durchzieht, die Formatio reticularis. Hier kommunizieren VNS und SNS miteinander. Dadurch wirkt sich jeder sensorische oder motorische Reiz des SNS indirekt auch auf die Durchblutung und auf die Organtätigkeiten aus. Das kann eine impulshafte kreisende Bewegung sein, eine ruhige atemrhythmische Bewegung, das Tönen eines Vokales oder auch einfach eine Berührung.
Umgekehrt wirkt sich die vegetative Situation auf die Skelettmuskulatur und die Sinneswahrnehmung aus. So ist z. B. nach dem Essen (erhöhter Parasympathikotonus) die Spannung unserer Skelettmuskeln deutlich erniedrigt, die Wahrnehmung sinnlicher Eindrücke ist leicht herabgesetzt. In einer Leistungssituation (erhöhter Sympathikotonus) befinden sich die Muskeln in einem erhöhten Grundtonus und die Sinne sind geschärft, in Stresssituationen allerdings selektiv (bekannt als „Tunnelblick").

Auch die im Zusammenhang mit den Regenerationswegen häufig eingesetzten Vorstellungshilfen wirken sich auf das vegetative Nervensystem aus. Vorgestellte Bilder, Wörter oder Empfindungen sind im „Körpergedächtnis" des somatischen Nervensystems gespeichert *(s. Kap. 22)*. Auch haben sie grundsätzlich nicht nur einen sachlichen, sondern auch einen emotionalen Gehalt, der eine entsprechende emotionale Reaktion bewirkt. Diese äußert sich zunächst in einer körperlichen Reaktion wie z. B. einer Veränderung der Spannung bestimmter Muskelgruppen, einer Beschleunigung oder Verlangsamung der Herz- und Atemfrequenz etc. Diese körperliche Reaktion wird von einer Anordnung funktionell zusammenarbeitender Nervenzellen innerhalb des Gehirns *(limbisches System)* gedeutet, z. B. im Sinne von „das ist mir angenehm“, „dazu habe ich keine Lust“, „das macht mir Spaß“, „davor habe ich Angst“ etc. Im limbischen System (LS) werden also die emotionalen Reaktionen eines Menschen gesteuert und ausgewertet. Um diese und weitere Aufgaben erfüllen zu können, ist auch dieses System in den genannten Gebieten des Hirnstammes mit dem SNS und dem VNS vernetzt *(s. Abb. 25.1)*.

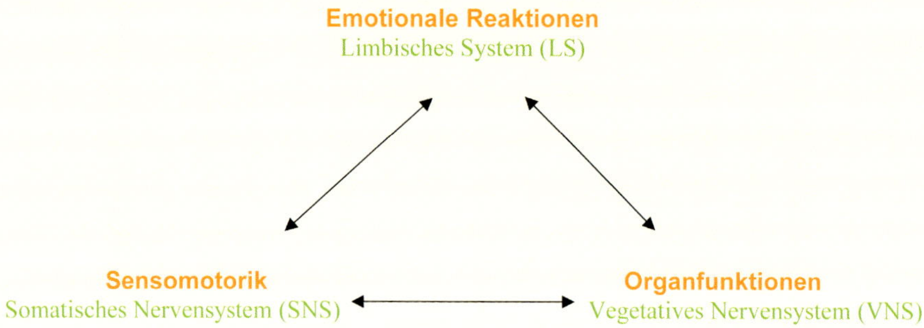

Abb. 25.1 *Wechselwirkungen zwischen emotionalen Reaktionen, Sensomotorik und Organfunktionen durch Vernetzung ihrer Steuerungszentren im Hirnstamm*

So kann sich eine emotionale Vorstellung wie z. B. „ich stehe am Strand und blicke in die Weite“ in Form einer veränderten Aufrichtung auswirken. Angst zeigt sich u. a. in einer Veränderung des Herzschlages und der Atemfrequenz (VNS) sowie in einer Anspannung z. B. der Schulter-Nacken-Muskulatur (SNS). Umgekehrt können Müdigkeit und Erschöpfung (VNS) die Stimmungslage (LS) beeinflussen und eine Körperübung wie die schwingende Bewegung (SNS) eine emotionale Reaktion (LS) auslösen.

Auch die wohltuende Wirkung des Tönens ist – neben der im Körper erreichten muskulären Wohlspannung (Eutonus) – auf seine ausgleichende Wirkung auf das vegetative Nervensystem zurückzuführen[5]. Dies wird neben den psychischen Auswirkungen mit dem engen Bezug des Eingeweidenerven (N. vagus) zum äußeren Gehörgang und der Trommelfellmuskulatur begründet[6].

25.2.2 Atmung

25.2.2.1 Regeneration der Atemmuskulatur

Die Regeneration der Atemmuskulatur erfolgt sowohl durch das Rhythmisieren der drei Atemphasen als auch durch das Eutonisieren aller an der Atmung beteiligten Muskelgruppen.

---

5 Täuber, M.: Gedanken als Medizin, Goldegg-Verlag, Berlin/Wien, 2020, S. 98-102

6 Burger, C. et al.: Integrative Horchtherapie. Entfaltung der musikalischen Talente bei Musikern und Sängern, Das Orchester 04/98, S. 27-29

Die Rhythmisierung der Atemphasen Einatmung – Ausatmung – Atempause kann über unterschiedliche Wege erreicht werden:

1. Wird die natürliche Ruhephase der Atemmuskulatur zugelassen, kann der folgende unwillkürliche Einatemimpuls in Ruhe abgewartet werden, was sich rhythmisierend, auch auf die folgenden Atemphasen, auswirkt.

2. Wird die Ausatmung verlangsamt, indem der Atemluft beim Entweichen ein Widerstand entgegengesetzt wird, kann das Kohlendioxid (CO_2) aus der Lunge nur verlangsamt abgegeben werden. Der resultierende Konzentrationsanstieg des CO_2 im Blut wird als Reiz in den Chemorezeptoren des Körpers erfasst und an die Atemzentren weitergeleitet. Hier löst er als Reaktion einen verstärkten Einatemimpuls aus.
   Ein solcher Widerstand kann an unterschiedlichen Stellen eingesetzt werden:
   - als phonatorischer Widerstand an den Stimmlippen, wie beim Tönen von stimmhaften Lauten,
   - als artikulatorischer Widerstand, wie durch die Bildung eines Strömungskonsonanten[7],
   - an beiden Stellen zugleich, wie beim Erzeugen von Halbklingern[8].

3. Die Ausatmung kann auch lautlos verlangsamt werden, z. B. über ein langsames Hauchen. Hier wird die Dosierung des Luftstromes allein durch den Einsatz der Einatemmuskulatur während der Ausatmung bewirkt.

4. Ein Anstieg der Kohlendioxidkonzentration im Blut kann aber nicht nur über die verlangsamte Abgabe der Ausatemluft erreicht werden. Als Produkt des Energiestoffwechsels der Muskelzellen steigt der CO_2-Gehalt des Blutes bei erhöhter Muskelleistung an. So zum Beispiel auch bei impulshaften, ausholenden Bewegungsabläufen innerhalb der Regenerationswege. Der Anstieg des Gases im Blut wird wiederum von den Chemorezeptoren erfasst, welche ein vergrößertes Einatemvolumen folgen lassen. So kann über eine körperliche Aktivierung ebenfalls auf die Länge und den Rhythmus der folgenden Phasen Einfluss genommen werden.

5. Schließlich wirkt ein fachgerecht ausgeführter atemrhythmischer Bewegungsablauf stark rhythmisierend auf die Atmung. Hier werden einzelne Bewegungsphasen den Atemphasen im richtigen Moment und in der benötigten Qualität zugeordnet und dann systematisch modifiziert. Dadurch wird einerseits die Atemdynamik unterstützt, andererseits werden gezielt Dehnungs-, Vibrations- oder Berührungsreize gesetzt, die die Atemzentren im Hirnstamm anregen *(s. u. und Kap. 11.2)*.

---

7 Die von Schlaffhorst und Andersen nach ihrer therapeutischen Wirkung auf die Atmung benannten Strömungskonsonanten sind [f], [s], [ʃ], [ç], [x] (s. Kap. 29).

8 Die ebenfalls nach ihrer Wirkung benannten Halbklinger nach Schlaffhorst-Andersen sind: [v], [z], [ʒ], [j], [r], [ʀ] (s. Kap. 29).

Durch die Rhythmisierung der Atmung verlängert sich in der Regel die Atempause. In dieser Ruhephase können sich sämtliche Atemmuskeln lösen und für eine mehr oder weniger lange Zeitspanne ruhen. In dieser Zeit ist der regenerative Stoffwechsel der Muskelzellen am intensivsten, d.h. Sauerstoff und Nährstoffe werden herantransportiert, Stoffwechselabfallprodukte an das Blut abgegeben. Einer vorzeitigen Kraftlosigkeit wird auf diese Weise vorgebeugt und damit auch einer ermüdungsbedingten Verspannung. So wirken rhythmisierende Atemübungen immer auch spannungsausgleichend (eutonisierend) auf die Atemmuskulatur.

25.2.2.2 Ökonomisieren der Atembewegung

Der Eutonus der Atemmuskeln resultiert nicht nur aus der Rhythmisierung ihrer Bewegungsabläufe, sondern auch aus der balancierten Umverteilung ihrer Arbeit. Ein wichtiges Ziel und Ergebnis der Regenerationswege ist die Entwicklung der kosto-abdominalen Atemform. Hier sind Rippen *(Costae)* und Bauch *(Abdomen)* gleichermaßen an der Atembewegung beteiligt. Die Atemarbeit ist harmonisch auf die zahlreichen Atemmuskeln verteilt. Im Gegensatz dazu muss z.B. bei einer Hochatmung nur eine kleine Gruppe von Nacken- und Schultergürtelmuskeln eine schwere Arbeit verrichten, für die sie nicht primär geschaffen sind. Folglich ermüden sie vorzeitig und bilden Fehlspannungen. Durch die viel ökonomischere kosto-abdominale Atemform indessen werden solche Fehlspannungen wieder ausgeglichen oder entstehen gar nicht erst.
Bewegungsabläufe zur Anregung der Zwerchfellaktivität sind innerhalb der Regenerationswege genauso selbstverständlich wie solche zur Anregung der den Brustkorb weitenden Muskelgruppen. Bei Verspannungen, die die kosto-abdominale Atembewegung behindern, können Elemente zur Mobilisierung des Thorax oder des Schultergürtels ebenso eingefügt werden wie solche zur Lösung der Bauch- oder Beckenbodenmuskulatur. So wird einer Hochatmung entgegengewirkt und die große Gruppe der Atemmuskeln wird als Gesamtheit einbezogen.

25.2.2.3 Kräftigen der Einatemmuskulatur

Geschwächte Einatemmuskeln, wie z.B. ein untrainiertes Zwerchfell, werden innerhalb der Regenerationswege vermehrt aktiviert und beansprucht. Dies geschieht einerseits durch die Anregung der Atemzentren (s.o. und *Kap. 11.2.1.1*). Hier müssen die Einatemmuskeln kraftvoll kontrahieren, um das von den Atemzentren bestimmte Einatemvolumen zu erzielen. Langfristig werden dadurch vermehrt Muskelfilamente[9] angelegt, d.h., die Muskelmasse wird erhöht und die Kraft nimmt zu.
Andererseits erfolgt eine Kräftigung dadurch, dass in vielen der Übungen die Ausatemluft verzögert abgegeben wird, wie dies zum Beispiel beim Hauchen und Tönen der Fall ist. Die Einatemmuskeln erhalten hier auch während der Ausatemphase noch Impulse aus den Atemzentren und bleiben auf diese Weise länger kontrahiert als bei einer normalen, ungebremsten Ausatmung. Die langfristige Reaktion ist neben der Kräftigung eine vermehrte Bildung von Mitochondrien[10] und damit eine erhöhte Ausdauer ihrer Kraftleistung.

---

9 Bei den Muskelfilamenten Aktin und Myosin handelt es sich um die Eiweißelemente in der Muskelzelle, die für die Kontraktion eines Muskels verantwortlich sind. Je mehr dieser Filamente ein Muskel besitzt, desto kräftiger ist er.

10 Mitochondrien sind die „Kraftwerke der Zelle". Hier findet der Energiestoffwechsel statt. Je mehr

25.2.2.4 Erhöhen der Elastizität der Atemmuskeln

Es ist in verschiedener Hinsicht wichtig, dass die Atemmuskeln elastisch sind und flexibel auf die aktuellen Anforderungen reagieren können:

- Es ist ökonomischer, wenn die Einatemmuskeln frei arbeiten können und nicht gegen den Widerstand verspannter und verkürzter Muskelgruppen arbeiten müssen.
- Die Vitalkapazität[11] ist höher, wenn die Atemmuskulatur elastisch ist, d. h., es steht dann mehr Atemvolumen zur Verfügung. Dies erhöht die körperliche Leistungsfähigkeit, weil mehr sauerstoffreiche Luft aufgenommen werden kann. Auch die Phonationsbögen beim Singen oder Sprechen sind länger, wenn sich die Einatembewegung frei entfalten kann und dabei nicht durch Muskelpanzer behindert wird.

Innerhalb der Regenerationswege werden daher Elemente eingesetzt, durch die Verspannungen der Atemmuskeln gelöst und verkürzte Muskeln gedehnt werden. In erster Linie geschieht dies über gezielte Atem- und Bewegungselemente. So führt beispielsweise eine seitliche Neigung der Brustwirbelsäule über ihre gelenkige Verbindung mit den Rippen unvermeidlich zu einer einseitigen Hebung der letzteren. Folglich werden die Ausatemhilfsmuskeln in diesem Bereich gedehnt. Diese Bewegung lässt sich mit anderen Bewegungen kombinieren, die die Atemmuskeln dehnen, wie zum Beispiel die Hebung des Oberarmes in Richtung Ohr. Ergänzend können Massage-, Vibrations- oder Klopftechniken angewandt werden. Schließlich wird auch die Vibration bei der Stimmerzeugung (Tönen) genutzt, um die Muskulatur zu lösen und ihre Durchblutung zu steigern.

25.2.2.5 Erhöhen des Atemvolumens

Über die Regenerationswege können alle Atemmuskeln in eine der Situation angemessene Spannung gebracht werden. So können z. B. unterspannte Hauptatemmuskeln Spannung aufbauen, während überspannte Atemhilfsmuskeln Spannung abgeben. Es kann aber auch ein verspanntes Zwerchfell gelöst oder eine für die Leistungsatmung notwendige Atemhilfsmuskelgruppe tonisiert werden.

Die Steigerung des Atemvolumens erfolgt einerseits über die im Kapitel 11.2 ausführlich aufgeführten Reize[12], welche unwillkürlich anregend auf die Atemzentren wirken. Andererseits kann auch direkt auf die Atemdynamik Einfluss genommen werden, indem Bewegungen integriert werden, die die Brustkorbweitung oder die Zwerchfellkontraktion erleichtern.
So führt eine beidseitige seitliche Armhebung über die Horizontale durch die Rippenhebung zur Erweiterung des Thorax. Die Hebung des Brustbeins bei einer aufgerichteten Haltung schafft im oberen Brustkorb Atemraum, in den die Lunge sich ausdehnen kann.

Mitochondrien ein Muskel hat, desto länger steht ihm Energie zur Verfügung, also desto ausdauernder kann er eingesetzt werden.

11 Vitalkapazität ist das Luftvolumen, das nach einer maximalen Einatmung maximal ausgeatmet werden kann.

12 z. B. Dehnung, Berührung, Druck, Vibration, Wärme, Verlangsamung der Ausatmung etc.

Bewegungen, die zu einer Streckung der LWS führen, wie z. B. eine leichte Beugung in den Hüften, schaffen einen Raum, in dem sich die unteren Lungenlappen weiter entfalten können als bei einer Dorsalflexion der LWS[13].

Eine weitere Möglichkeit, das Atemvolumen zu erhöhen, besteht darin, die Muskeln zu aktivieren, die durch die Zwerchfellschenkel ziehen. Bei ihrer Abwärtsbewegung dehnen sie die Zwerchfellschenkel leicht vor und regen sie so zu einer stärkeren Kontraktion an. Es handelt sich hierbei um den M. psoas, einen sehr starken Hüftbeuger, und den M. quadratus lumborum, welcher die Lendenwirbelsäule seitwärts neigt. Besonders wirksam in diesem Sinne ist der Erstere, zumal er gleichzeitig die oben genannte Streckung der LWS fördert. Deshalb enthalten die Regenerationswege viele Bewegungsabläufe, die eine mehr oder weniger ausgeprägte Hüftbeugung kurz vor oder während der Einatemphase beinhalten.

All diese Methoden zur Erhöhung des Atemvolumens haben eine unwillkürliche Atemreaktion zur Folge, die präzise an die Erfordernisse des Organismus angepasst ist. Eine willentliche Steuerung über die Hirnrinde, wie z. B. durch die Aufgabe „atme mal ganz tief ein!", kann dies nicht leisten und ist weder für die Regeneration noch für eine physiologische Phonation förderlich *(s. Kap. 11.2).*

25.2.2.6 Erhöhen der Koordinationsfähigkeit der Atemmuskulatur

Die Koordination von Atmung und Bewegung
Durch die atemrhythmischen Bewegungsformen lernt der Organismus, Atmung und Bewegung natürlich und damit ökonomisch und ausgewogen miteinander zu koordinieren. Ziel ist das ausbalancierte Zusammenspiel zwischen Innen- und Außenbewegung *(s. Kap. 3)* auch in Alltagssituationen.
Grundlage hierfür ist der neurophysiologische Prozess des motorischen Lernens. Unbewusste Bewegungsmuster werden zunächst in das Bewusstsein gehoben, dort mit alternativen, natürlicheren und ökonomischeren Mustern verglichen und nach ihrer physischen, geistigen und emotionalen Annahme so lange geübt, bis sie die alten Muster ersetzen.

Im Gehirn werden dabei verschiedene Stadien durchlaufen: Zunächst ist das Bewegungsmuster der Gewohnheit entsprechend in motorischen Kontrollzentren wie dem Kleinhirn, der Formatio reticularis und den Basalkernen gespeichert. Dort befinden sich Gruppen von Nervenzellen, die u. a. unsere unwillkürlichen Bewegungen und den Muskeltonus kontrollieren. Hier könnte zum Beispiel bei einer Bibliothekarin die Information liegen: „Bei jeder Hebung der Arme, um ein Buch oben in ein Regal zu stellen, starkes Anspannen der Nacken-, Arm- und Bauchmuskeln bei angehaltener Atemluft". Dies ist unbewusst, die Information erreicht also nicht die kortikalen Zentren der bewussten Motorik oder Sensorik.

Nun wird die Aufmerksamkeit auf diesen Vorgang gerichtet, z. B. durch die verbale Anleitung (auditiv), durch gezielte Berührungsreize (sensibel) oder durch das Ansehen

---

13 LWS-Beugung in Richtung „Hohlkreuz"

in einem Spiegel (visuell). In diesem Moment erhält die filternde Nervenansammlung im Zwischenhirn *(Thalamus, s. Kap. 21)* von der Formatio reticularis den Befehl, die hierfür bedeutsamen sensorischen Informationen an den Kortex weiterzuleiten. Der Bewegungsablauf wird bewusst. Möglicherweise wird es nun auch bewusst, dass das Bewegungsmuster auf Dauer anstrengend oder unangenehm ist, der Nacken schmerzt, die Atembewegung nicht tief gehen kann o. Ä.

Als Nächstes könnte nun als Regenerationsweg eine ausgewählte atemrhythmische Bewegungsübung angeboten werden, z. B. ein Bewegungsablauf, bei dem das Heben der Arme immer an eine Einatembewegung gekoppelt wird, das Senken der Arme an eine Ausatmung und das vollständige Lösen dieser Muskeln an die Atempause. Dabei wird darauf geachtet, welche Muskeln mitreagieren und wie aktiv sie hierfür tatsächlich sein müssen. Die Nackenmuskeln und Bauchmuskeln können in unserem Beispiel möglicherweise mit sehr viel weniger Spannung auskommen, ohne das Handlungsziel zu beeinträchtigen. Bei Bedarf interveniert die anleitende Person korrigierend. Die Aufmerksamkeit ist in dieser Übungsphase hoch, der Vorgang läuft bewusst ab, da er neu und bedeutsam für das Ziel ist. Die Rückmeldungen des Körpers werden vom Thalamus an den sensorischen Kortex weitergeleitet. Nimmt die Person diesen Bewegungsablauf als positiv wahr, z. B. als angenehmer, leichter, schöner als die alte Gewohnheit, dann beginnt zunächst der Kortex (bewusst) die hierfür bedeutsamen Informationen abzuspeichern, bevor im Verlauf der Automatisierung mehr und mehr das Kleinhirn, die Formatio reticularis und die Basalkerne (unbewusst) diese Aufgabe übernehmen.
Ist das neue Bewegungs- und Atemmuster in der Übungssituation etabliert, kann es auf Alltagssituationen übertragen werden, in unserem Beispiel also auf das Einstellen des Buches in ein Regal. Zunächst atemrhythmisch, dann sich immer weiter von der strengen Phasengleichheit der Übung lösend, speichert das motorische System, beim Heben eines Armes den hieraus resultierenden Einatemimpuls zu nutzen und auch, ihn nicht durch eine feste Bauchdecke zu beeinträchtigen. Je öfter dies durchgeführt wird, desto unbewusster wird es ausgeführt, da das neue Atem- und Bewegungsmuster nun immer mehr „in die Tiefe des Gehirns rutscht", also in die genannten Kontrollzentren. Dadurch wird der Kortex immer freier, um sich wieder anderen Aufgaben, wie z. B. dem Denken oder der Sprache zuzuwenden.

Die Bibliothekarin in diesem Beispiel kann nun im Alltag eine häufig ausgeführte Bewegung natürlicher und ökonomischer durchführen. Sie kann so ihren Verspannungen entgegenwirken und darüber hinaus diese alltägliche Tätigkeit, atemrhythmisch oder atemverbunden ausgeführt, für ihre Zentrierung und Regeneration nutzen.

Die Koordination von Atmung und Stimmgebung
Es ist Voraussetzung für eine physiologische Stimmgebung, dass sich die Atemmuskulatur jederzeit flexibel an die momentanen Anforderungen der Stimmfunktion anpassen kann. Hierzu gehören insbesondere die Fähigkeiten

- Einatemvolumen und subglottischen Luftdruck angemessen zu dosieren *(s. Kap. 6.2.3)*,

- Atem- und Phonationsbogen miteinander zu koordinieren und
- flexibel mit Atem- und Phonationspausen umzugehen.

Der Regenerationsweg „Tönen“ *(s. o. Kap. 25.1.5)* bietet verschiedenste Möglichkeiten, die Koordination von Atmung und Stimmgebung zu üben *(s. u. Kap. 25.3.5)*. Allen gemeinsam ist, dass die Funktionszustände der Kehlkopfmuskulatur mit denen der Atem- und Bewegungsmuskulatur abgestimmt werden. Die äußere Bewegung

- unterstützt dabei das Erreichen eines ausgewogenen und an die Situation angemessenen Gesamtkörpertonus (Eutonus), der für das ungestörte Zusammenspiel aller an der Stimmgebung beteiligten Muskeln Voraussetzung ist *(s. Kap. 3.2)* und sich außerdem regulierend auf die Spannung der Atem-, Kehlkopf- und Artikulationsmuskulatur auswirkt *(s. Kap. 6.2.3)*
- beinhaltet gezielte Atemreize zur Rhythmisierung der Atmung sowie zur Ausbalancierung der Atemform und des Atemvolumens (s. o.)
- unterstützt über die propriozeptive und visuelle Ebene die bewusste Wahrnehmung der Vorgänge und erleichtert so die bewusste Koordinierung der Phonation mit der Atembewegung

Die Bewegung wird zunächst an den Atemrhythmus angepasst, sodass der natürliche Rhythmus der Person aufgegriffen wird. Sobald dies gelungen ist, reagiert die Atem- und Kehlkopfmuskulatur auf jede Veränderung des Bewegungsablaufes. Auf diese Weise können dem Organismus Wege angeboten werden, physiologische und regenerierende Abläufe zu entwickeln und zu erlernen.
Eine Verlangsamung der Bewegungsphase, die der Ausatmung zugeordnet wurde, animiert zum Beispiel zur verlangsamten Abgabe der Ausatemluft und führt so zur Dosierung des subglottischen Luftdruckes. Eine Betonung der Lösungsphase der Bewegungsmuskulatur bietet der Atem-, Artikulations- und Kehlkopfmuskulatur an, ebenfalls zu lösen. Impulshafte Bewegungen erleichtern das impulshafte „Zugreifen“ also Kontrahieren des Zwerchfells und damit den flexiblen und ökonomischen Umgang mit kurzen Atempausen.

25.2.3 Aufrichtung

25.2.3.1 Individuelles Entwickeln einer physiologischen Aufrichtung
Die Aufrichtung spielt innerhalb des Konzeptes Schlaffhorst-Andersen eine fundamentale Rolle für den gesamtkörperlichen Spannungsausgleich und das ungestörte Zusammenspiel aller an Atmung und Stimmgebung beteiligten Muskelgruppen. Eine physiologische Aufrichtung bildet die Basis für

- die uneingeschränkte Möglichkeit, alle Atemräume nutzen zu können
- das freie Spiel des Kehlkopf-Einhängesystems als Voraussetzung für das physiologische Zusammenspiel der inneren Kehlkopfmuskeln
- die Präsenz und die persönliche Ausdruckskraft der Körpersprache, da nur mit einer variablen äußeren Haltung der inneren, d. h. emotionalen Haltung differenziert Ausdruck verliehen werden kann.

Die Behandlung schwerwiegender Fehlhaltungen gehört nicht zu den Inhalten einer Atem-, Sprech- und Stimmtherapie. Hier ist die interdisziplinäre Therapie in einer physiotherapeutischen und einer osteopathischen Praxis sinnvoll und empfehlenswert.

25.2.3.2 Regeneration der Aufrichtungsmuskulatur durch das Eutonisieren, Kräftigen und Flexibilisieren ihrer Muskelfasern und durch das Rhythmisieren ihrer Funktionszustände

Insbesondere die kreisenden und schwingenden Bewegungen im eigenen Stand oder auch im Sitzen sind sehr wirkungsvoll zum Eutonisieren der Aufrichtungsmuskulatur, ebenso jene atemrhythmischen Bewegungen, die spezielle Gruppen der Aufrichtungsmuskulatur gezielt ansprechen. Bei Bedarf werden Dehnungs- oder Kräftigungsübungen in die Arbeit integriert oder als tägliche Übungen für zu Hause vermittelt. Sie werden im Rahmen des Konzeptes Schlaffhorst-Andersen immer atemrhythmisch oder atemverbunden durchgeführt.
Ein gemeinsames Merkmal aller Übungsabläufe innerhalb der Regenerationswege ist, dass sich die einzelnen Fasern der Aufrichtungsmuskeln ständig in ihrer Aktivität abwechseln. So durchlaufen sie regelmäßige Phasen der Kontraktion, der Dehnung und vor allem auch der Lösung. Auf diese Weise bleiben die Muskelfasern kräftig, elastisch und bekommen in der Lösungsphase ausreichend Gelegenheit zur Regeneration. Gleichzeitig wird die flexible Koordination geübt. Die motorischen Nervensysteme lernen, immer nur jene Muskelfasern zu aktivieren, welche für die momentane Bewegungsphase tatsächlich benötigt werden. Alle anderen werden gelöst. Weil hiermit die Ökonomie der Muskelarbeit optimiert wird, ermüden die Aufrichtungsmuskeln langsamer und es können Verspannungen abgebaut oder verhindert werden. Nachdem der Organismus das Prinzip der „bewegten Aufrichtung" integriert hat, lässt sich dieses auch in den Alltag übertragen. Das anstrengende Stehen in einer Warteschlange kann durch atemrhythmische, schwingende oder kreisende Mikrobewegungen zu einer Gelegenheit der Regeneration umgedeutet, das Sitzen am Schreibtisch durch Phasen der schwingenden oder kreisenden Bewegung auf dem Stuhl aufgelockert werden etc.

25.2.3.3 Zusammenwirken von Aufrichtungs- und Atemmuskulatur

Eine sehr wichtige Rolle für die Aufrichtung spielen die Spannung und die Bewegung der Atemmuskulatur. Wie im Kapitel über die Mittelkörperspannung *(Kap. 19.2.4)* ausführlich besprochen, wird die Rückenstreckermuskulatur durch eine ausgewogen arbeitende Atemmuskulatur deutlich entlastet. Der Grund ist die Zusammenarbeit der Atemmuskulatur mit der Aufrichtungsmuskulatur in diesem Bereich. Je intensiver insbesondere das Zwerchfell kontrahiert, desto stärker werden die inneren Organe nach abwärts verdrängt. So steigt die Spannung im Mittelkörper während der Einatmung und die Wirbelsäule wird entsprechend aufgerichtet. Je kraftvoller das Zwerchfell und je durchlässiger die übrigen beteiligten Muskelgruppen für diese Bewegung sind, desto intensiver ist dieser Vorgang.

Falls der gewünschte Zwerchfelltonus oder die ausreichende Durchlässigkeit noch nicht gegeben ist, sind wiederum die Regenerationswege wirksamste Methoden, um diese Bedingungen zu erreichen.

Hinzu kommt eine weitere Form einer bewegten, atemrhythmischen und damit regenerierenden Aufrichtung, die nicht getan, sondern „nur" zugelassen zu werden braucht:
Konzentriert man seine Aufmerksamkeit auf die Aufrichtung, bemerkt man bei jeder Einatmung, dass sich die Wirbelsäule etwas mehr streckt, bei jeder Ausatmung nimmt die Streckung wieder ab. Ein Grund dafür sind die Muskeln, Gelenke und Bänder zwischen den Rippen und der Brustwirbelsäule. Durch diese Verbindungen überträgt sich jede Rippenhebung auf die Stellung der Brustwirbel.

25.2.3.4 Aufrichtungsmuskulatur und Vestibularorgan
Wird das Gleichgewicht des Körpers gefährdet, so wird dieser Reiz im Gleichgewichtsorgan *(Vestibularorgan)* registriert und über den dazugehörigen Gleichgewichtsnerv *(N. vestibularis)* an die Vestibulariskerne im verlängerten Mark[14] weitergeleitet. Von dort aus erfolgt die Verknüpfung mit dem motorischen System. So löst ein Gleichgewichtsreiz reflektorisch eine Aktivierung der motorischen Nerven *(Motoneuronen)* der Rumpf- und Nacken-Muskulatur aus. Das Ziel ist die Sicherung der aufrechten Position bzw. Stellung des Körpers im Raum.
Bei der schwingenden und der kreisenden Bewegung wird eben dieser Vorgang genutzt. Bei diesen Bewegungsabläufen wird das Gleichgewicht immer wieder gefährdet, sodass wiederholt diese Reaktion ausgelöst wird. Das Ergebnis ist ein unwillkürlich erhöhter Tonus der Rumpf- und Nacken-Muskulatur, also eine aufrechtere Haltung.

25.2.4 Muskeltonus und Bewegung

25.2.4.1 Ökonomisieren von Bewegungsabläufen
Alle Regenerationswege führen ganzkörperlich und/oder lokalisiert zum Ausgleich des muskulären Grundtonus. Das bedeutet nicht grundsätzlich Entspannung und es beinhaltet niemals Schlaffheit. Vielmehr handelt es sich hierbei um die Umverteilung der Spannungszustände. In Bereichen überspannter Muskelpartien wird Spannung abgebaut, Bereiche unterspannter Muskelpartien werden aktiviert, dort wird Spannung aufgebaut. Ziel ist immer der „Eutonus", also eine für diese Person in ihrer momentanen Situation und Handlung angemessene Spannung aller Muskelgruppen. Der Eutonus ist kein absoluter Wert, sondern situativ und individuell verschieden. Eine Person, die nach einer stressbelasteten Situation zu Ruhe kommen möchte, strebt beispielsweise einen anderen Eutonus an als eine Person, die sich eine angemessene Spannung aufbauen möchte, um am frühen Morgen eine Schulklasse unterrichten zu können.

Die Eutonisierung erfolgt dabei

- über die differenzierte Auswahl und Anleitung atemrhythmischer Bewegungen *(s. Kap. 4.2)*
- über Balanceelemente, die das Vestibularorgan reizen, wie bei der ganzkörperlich schwingenden oder kreisenden Bewegung im Sitzen oder Stehen *(s. o. Kap. 25.2.3)*

---

14 Das verlängerte Mark (Medulla oblongata) ist der unterste Abschnitt des Gehirns. Nach unten schließt sich direkt das Rückenmark an.

- über Bewegungen der Extremitäten, da diese automatisch zu einer Tonisierung der Rumpfmuskulatur führen *(s. Kap. 20.2.1)*
- über die Vertiefung der Atembewegung mit Verstärkung der Zwerchfellaktivität und entsprechender Abwärtsverlagerung der inneren Organe. Diese führt zur Verlagerung des Körperschwerpunktes nach kaudal mit gleichsinniger Umverteilung der Spannungsbereiche zur Stabilisierung. Durch gerichtete Aufmerksamkeit, z. B. auf den Bodenkontakt, kann dieser Vorgang zusätzlich unterstützt werden *(s. Kap. 6.2.3.3 und Kap. 18)*
- über Vorstellungshilfen, Raumwahrnehmung, Transsensus- und Kontaktübungen zur gezielten Aktivierung der Gamma-Motoneuronen, welche die Feinregulierung des Muskeltonus und damit eine reagible, ökonomische Bereitschaftsspannung bewirken (s. u.)

Die Umverteilung von Spannungszuständen lässt sich am besten dadurch erreichen, dass zunächst die Bereiche tonisiert werden, die für die Stabilität notwendig sind. Dabei ist sowohl die statische als auch die emotionale Stabilität zu berücksichtigen. Beginnt man nicht mit diesem Schritt, kann die Angst vor einer statischen und/oder emotionalen Destabilisierung ein Auslöser von Schutzmechanismen sein, die den Spannungsabbau blockieren.
Oben wurde bereits beschrieben, dass eine Aktivierung der Atemmuskeln stabilisierend auf die Statik wirkt, indem dadurch die Mittelkörperspannung erhöht wird. In dem Kapitel über die Atemspannung wird darüber hinaus beschrieben, dass die Senkung des Zwerchfells zu einer Schwerpunktverlagerung nach kaudal Richtung Becken führt, mit der Folge einer gleichsinnigen Umverteilung der Spannung innerhalb der Aufrichtungsmuskulatur *(s. Kap. 6.2.3.3)*.
Die tiefen und oberflächlichen Rückenmuskeln und die Bein- und Hüftmuskeln sind ebenfalls Bereiche mit stabilisierender Wirkung. Zu beachten ist hier, dass eine durchlässige, „bewegliche Stabilität" gewährleistet ist, nicht eine Fixierung.
Die Bauchmuskeln müssen wir etwas differenzierter betrachten. Für die Stabilität der Körperstatik benötigen sie einen gewissen Grundtonus, sollten also gut trainiert und elastisch sein. Eine aktive Anspannung behindert jedoch das flexible tiefe Senken des Zwerchfells. Darüber hinaus spannen sich bei festgehaltenen Bauchmuskeln unwillkürlich auch die Muskeln von Beckenboden und Rachen an *(s. Kap. 6.2.3.2)*.
Nachdem die Stabilität „sichergestellt" ist, fällt es dem Organismus leichter, Bewegungsangebote zum gezielten Spannungsabbau umzusetzen. Betroffen von Überspannung und Fixierung sind sehr häufig die Muskeln der Oberschenkel bei sichtbar durchgedrückten Knien, die Muskeln des Schultergürtels mit mehr oder weniger hochgezogenen Schultern, die Bauch- und Beckenbodenmuskeln, die Kiefermuskeln bei zusammengebissenen Zähnen, die Mundbodenmuskulatur oder auch Anteile der mimischen Muskeln, z. B. im Bereich der Lippen oder der Stirn.

25.2.4.2 Regeneration in der Bewegung

Werden Bewegungen atemverbunden und kongruent mit der emotionalen Situation ausgeführt und können sich die ausführenden Muskelfasern regelmäßig untereinander und zwischen ihren Funktionszuständen abwechseln, dann kann eine Alltagsbewegung nicht nur mühelos, sondern sogar regenerierend wirken, wie es bereits oben für die Aufrichtungsmuskulatur erläutert wurde. Über die Verbindung und die differenzierte Koordination der Innen- mit der Außenbewegung[15] sind die Regenerationswege effektive Methoden, um dem Organismus diese Qualitäten so nahe zu bringen, dass das Nervensystem alle hierfür wichtigen Informationen speichert und die Person über kurz oder lang ihr Bewegungsmuster entsprechend modifiziert. Grundlage hierfür sind jene neurophysiologischen Lernvorgänge, welche oben bereits in Bezug auf die Atemmuskulatur erläutert worden sind.

25.2.4.3 Erhöhung der muskulären Reagibilität und der Feinregulierung des Muskeltonus

Über die Regenerationswege kann in hohem Maße die Steuerung des Muskeltonus verfeinert und die muskuläre Reagibilität gesteigert werden. Neurophysiologische Grundlage hierfür ist die Aktivierung einer speziellen Art motorischer Nerven, der Gamma-Motoneuronen. Diese motorischen Nerven entspringen dem Vorderhorn des Rückenmarks und ziehen von dort in die Muskeln. Im Inneren jeden Muskels liegt eine mehr oder weniger große Anzahl von Muskelspindeln. Hierin befinden sich die Dehnungsrezeptoren der Muskeln. Jede Dehnung eines Muskels wird als Reiz von seinen Dehnungsrezeptoren aufgenommen und über einen sensiblen Nerv dem Hinterhorn des Rückenmarks gemeldet. Die Antwort ist eine nervliche Verschaltung zum Vorderhorn. Hier liegen die sogenannten Alpha-Motoneuronen, motorische Nerven, die direkt in den Muskel ziehen und dort für seine Kontraktion sorgen. So auch, wenn ihnen ein Dehnreiz gemeldet wird. Dieser als Dehnreflex bezeichnete Vorgang schützt den Muskel vor einer Verletzung durch Überdehnung. Speziell in der Aufrichtungsmuskulatur ist er außerdem maßgebend für die Sicherung der aufrechten Haltung und der Körperstellung. Werden die Gamma-Motoneuronen aktiviert, erhöhen sie die Empfindlichkeit der Dehnungsrezeptoren. Dazu aktivieren sie in der Muskelspindel befindliche *(intrafusale)* Muskelfasern, welche die spiraligen Dehnungsrezeptoren schon leicht vordehnen lassen. So führen schon minimale Bewegungselemente zu einem feinen Justieren und Nachregulieren des Muskeltonus. Der Effekt ist eine erhöhte Reagibilität des Muskels bei sehr viel differenzierterer Feinregulierung seiner Spannung.
Gamma-Motoneuronen werden von der Formatio reticularis gesteuert, die wiederum Informationen u. a. vom Kortex und vom Kleinhirn empfängt. Die Aktivität dieses Gammanerven-Systems wird durch viele unterschiedliche Faktoren bestimmt. Dazu gehören visuelle, kinästhetische oder auditive Antizipation und Vorstellungsbilder, Raumempfinden, aufmerksamer Kontakt, Grundstimmung, Motivation und intensive Bewegungserfahrung. Diese Faktoren führen zu einer motorischen Steuerung, die in ihrer Qualität mit einer Art „Servolenkung der Muskulatur" verglichen werden kann. Innerhalb der Regenerationswege spielen alle diese „Aktivierer" eine wichtige Rolle.

Zusammenfassend ist also festzustellen, dass über die Regenerationswege das Gammanerven-System aktiviert wird und dadurch eine besonders feine Steuerung des Muskeltonus mit einer reagiblen Bereitschaftsspannung entsteht. Sie bildet die Basis physiologischer und ökonomischer Bewegungs-, Sprech- und Stimmfunktionen.

---

15 In diesem Zusammenhang bedeutet Innenbewegung insbesondere Atembewegung, aber auch emotionale Bewegtheit. Mit Außenbewegung sind Körperbewegung, bewegte Aufrichtung, Artikulationsbewegung und Stimmvibration gemeint (s. Kap. 17).

25.2.5 *Stimme*

Die Regenerationswege unterstützen die Entwicklung stimmlicher Fähigkeiten wie Leibanschluss, Lautkraft, Resonanzfähigkeit, Registerausgleich, vorderer Stimmansatz, weicher Stimmeinsatz u. a. Die hierfür verantwortlichen Wirkungsmechanismen wurden bereits in verschiedenen Zusammenhängen erläutert. An dieser Stelle sei in erster Linie auf die entsprechenden Kapitel verwiesen.

- Eine Veränderung der Atem- und der Gesamtkörperspannung wirkt über die Ansprache der Formatio reticularis gleichsinnig auf die Artikulations- und Kehlkopfmuskulatur *(s. Kap. 3 und 20)*.
- In dem Kapitel über die Atemspannung wird deren Auswirkung auf die Stimmfunktionen differenziert erläutert *(s. Kap. 6)*.
- Die physiologische Aufrichtung ist Voraussetzung für eine physiologische Phonationsatmung *(s. o. und Kap. 6)*.
- Der Spannungsausgleich ganzkörperlicher Muskelketten ermöglicht die ausgewogene Spannung des Kehlkopf-Einhängesystems und damit das freie Zusammenspiel der inneren Kehlkopfmuskeln *(s. Kap. 3)*.
- Die äußere Bewegungsform kann gezielt zur Unterstützung sekundärer Stimmfunktionen eingesetzt werden. So unterstützt z. B. die Koordination der Phonation mit der Phase des Vorschwunges einer ganzkörperlichen schwingenden Bewegung den vorderen Stimmsitz. Eine kreisende Bewegung um die eigene Mittelachse verstärkt die Weitung der Resonanzräume etc.
- Die Regenerationswege führen zur Eutonisierung und Ökonomisierung der an der Stimmgebung beteiligten Muskulatur und damit zur Regeneration dieses Systems. Sie unterstützen so die Entwicklung eines physiologischen, individuellen und authentischen Stimmklanges. Die Wirkungsmechanismen, die hierfür verantwortlich sind, wurden bereits oben im Zusammenhang mit der Aufrichtungs-, Bewegungs- und Atemmuskulatur erläutert *(s. Kap. 25.2.2 bis 25.2.4)*.

25.2.6 *Fokussierung und Intensivierung der Wahrnehmung*

Die Regenerationswege können dazu eingesetzt werden, die bewusste Wahrnehmung für Signale innerhalb oder außerhalb des Körpers zu intensivieren. Dabei können verschiedene Schwerpunkte gesetzt werden, insbesondere auf die Wahrnehmung ...

... von Signalen aus dem eigenen Körper wie Spannungen, Bewegungsmuster, Atemrhythmus, Bodenkontakt, Temperaturempfindungen u. a. (Körper-Bewusstsein),

... eigener Gedanken, Gefühle, innerer Glaubenssätze, Verhaltensmuster etc. („Selbst“-Bewusstsein),

... von über die eigenen Körpergrenzen hinausgehenden Signalen wie Spannungen, Bewegungen und Reaktionen eines Gegenübers, Eigenschaften von Arbeits- und Therapiematerial etc. *(Transsensus, s. Kap. 22.2.7)*,

... von kommunikativen Signalen anderer Personen wie Stimmklang, Atemreaktionen und anderen Zeichen der Körpersprache (Fremdwahrnehmung),

... der Größe, Beschaffenheit und Atmosphäre eines Raumes (Raum-Bewusstsein).

Alle genannten Informationen werden ständig durch den Körper aufgenommen, jedoch nur ein geringer Teil davon dringt in das Bewusstsein vor. Dies ermöglicht dem Menschen, nur die Informationen bewusst wahrzunehmen, die neu oder in diesem Moment wichtig für ihn sind. Das macht ihn im Alltag handlungsfähig, schützt ihn vor Reizüberflutung und psychischer Überlastung. Eine Hauptrolle bei dieser Filterfunktion spielen die Formatio reticularis und der „Thalamus", der auch als das „Tor zum Bewusstsein" bezeichnet wird *(vgl. Kap. 21).*

Bei der Anwendung der Regenerationswege wird die Aufmerksamkeit einer Person verbal oder nonverbal gezielt auf bestimmte Sinnesreize gelenkt. Sie werden dadurch für diese Person in dieser Situation wichtig und damit an die Hirnrinde weitergeleitet. Beispiele für eine solche Aufmerksamkeitslenkung:

- durch eine Frage („Welche Spannung empfinden Sie gerade in den Beinen?")
- durch die Anleitung („Richten Sie Ihre Aufmerksamkeit auf die Bewegungen, die Ihr Bauch während der Atmung vollzieht!")
- durch das intentionale Auflegen der Hand auf eine bestimmte Körperregion
- durch wechselnde Reize (z. B. unterschiedliche Handfassungen innerhalb der schwingenden oder kreisenden Bewegungsformen oder Einsatz von Arbeits- und Therapiematerial)

Positive und heilsame Erfahrungen aufgrund der Arbeit mit den Regenerationswegen prägen sich dem Organismus tief ein. Kann der Organismus das Regenerations-Angebot langfristig annehmen, werden die hierfür bedeutsamen Signale auch über die Übungssituation hinaus ihre Wichtigkeit behalten. Dann wird z. B. dem Atemrhythmus, dem Bodenkontakt oder den Spannungszuständen des Körpers auch im Alltag bewusst Aufmerksamkeit geschenkt.

25.2.7 Emotionale / persönlichkeitsbildende Auswirkungen

Bei der Abfolge der Regenerationswege setzt sich eine Person mit den unterschiedlichsten Themen auseinander. Unsere Erfahrungen bestätigen einen Grundgedanken aus dem Fachgebiet der modernen Psychosomatik, dass ein Thema, das sich auf körperlicher Ebene zeigt, immer auch seine Entsprechung auf der personalen Ebene aufweist. „Die Hypothesen der ‚somatischen Marker' und der ‚Körper-Grundreferenzen' weisen auf den ständigen Dialog zwischen Geist und Körper hin (A. Damásio). Die begriffliche Trennung von ‚Körperarbeit' und ‚Geistesarbeit' in Theorie und Praxis ist demnach

nicht mehr zeitgemäß" (W. Rapp, 1999)[16]. Atmung, Stimme, Haltung und Bewegung sind Ausdruck einer Person, daher ist der Umgang mit diesen Themen immer auch Umgang mit der Person. Umgekehrt gibt es keine Emotion ohne körperliche Reaktion. Die intensive Beschäftigung mit der Körperwahrnehmung an sich versetzt die Person in die Lage, sich selbst und ihre emotionalen Reaktionen intensiver wahrzunehmen, mit sich und den eigenen körperlichen Signalen bewusster umzugehen und sich über die stimmliche Äußerung „selbst-bewusster" zu vertreten.
Die emotionalen und persönlichkeitsbildenden Auswirkungen sind entsprechend der Persönlichkeit, des sozialen Umfeldes und der Biografie der Person individuell sehr unterschiedlich *(siehe hierzu auch Kap. 1).* Hier werden daher nur Beispiele für Themen genannt, die im Rahmen der Regenerationswege erfahrungsgemäß häufig sowohl auf körperlicher als auch auf psychischer Ebene eine Rolle spielen:

- Das Wiedergewinnen des Kontaktes zu den natürlichen Signalen des Organismus, zu vegetativen und emotionalen Reaktionen
- Themen, deren Prinzip sich sowohl auf der körperlichen als auch auf der personalen Ebene wiederfindet, wie:
  - Geben / Nehmen
  - Zugreifen / Loslassen
  - Aktiv / Passiv sein
  - Sich Raum nehmen
  - Sich abgrenzen
  - Den individuellen Rhythmus (er-)leben
  - Pause(n) zulassen
  - Umgang mit Widerstand von außen
  - Umgang mit der eigenen Kraft und Vitalität
- Umgang mit
  - Selbstkritik
  - Projektionen
  - Übertragung
  - Inneren Widerständen und Schutzbedürfnis
  - Individuellem Lernverhalten
- (Körper-)Kontakt
- Balance zwischen Selbst- und Fremdkontakt
- Hinterfragen erlernter (Bewegungs-)Muster
- Integrieren von intuitiver und analytischer Herangehensweise
- u. a.

25.3 Praktische Hinweise

Die fünf Regenerationswege können als Stufen zu einer gesamtkörperlichen Eutonisierung, Regeneration und Vitalisierung betrachtet werden. Übungen sind selten nur einem Regenerationsweg zuzuordnen. Das Zusammenspiel mehrerer oder aller fünf Regenerationswege erleben wir im „Schwingen".

16 Rapp, W.: Ganzheitliche Körperarbeit in der Physiotherapie als Beitrag zur Psychosomatischen Medizin, Krankengymnastik 51. Jg. (1999), Nr. 5, S. 776

25.3.1 *Die kreisende Bewegung*

- Beim ganzkörperlichen Kreisen im Stehen handelt es sich um eine ständige Verlagerung des Körperschwerpunktes über Bewegung in den oberen und unteren Sprunggelenken. Voraussetzung ist ein intensiver Bodenkontakt *(s. Kap. 18).*
- Auf einem Hocker oder auf einem Pezziball kann die kreisende Bewegung auch im Sitzen durchgeführt werden. Dabei bewegt sich das Becken kreisend über den Sitzhöckern. Die Bewegung findet in Hüftgelenken und Lendenwirbelsäule statt, während Brust- und Halswirbelsäule ruhig und aufgerichtet bleiben.
- Die kreisende Bewegung kann auch mit Armen, Beinen, Schultern, Händen, Fingern, Füßen und, langsam und mit kleinem Radius in der Frontalebene, auch mit der Nasenspitze durchgeführt werden (einfaches Kopfkreisen um die Längsachse belastet dagegen die Halswirbelsäule). Insbesondere schnelles Armkreisen hat eine (Atem-)anregende Wirkung, regt den Kreislauf an und führt zu einer Eutonisierung der Schultergürtelmuskulatur.
- Beim Kreisen um den Körpermittelpunkt wird der Bezug zur eigenen Körpermitte intensiviert, sodass eine beruhigende, zentrierende Auswirkung auf den gesamten Organismus zu beobachten ist.
- Ein spiralförmig angelegtes Kreisen (kleiner und größer werdende Kreise) ermöglicht eine harmonische Umkehr der Kreisrichtung und wirkt durch die intensiven Spannungswechsel verstärkt eutonisierend auf die beteiligten Muskelgruppen.
- Bei der kreisenden Bewegung fließt der Atem zunächst unabhängig von der Bewegung. Er wird aber durch die muskuläre Eutonisierung zunehmend beeinflusst, d. h., wir haben es mit einer atemverbundenen Bewegung zu tun *(s. Kap. 4).*
- Es gibt allerdings in der Praxis auch Formen der kreisenden Bewegung, die direkt den drei Atemphasen zugeordnet werden, indem z. B. ein Halbkreis während der Einatmung, der andere Halbkreis während der Ausatmung und eine Bewegungspause während der Atempause durchgeführt wird. So wird die kreisende zur „rhythmischen Bewegung".
- Ergänzend können Vorstellungshilfen hilfreich sein *(s. a. Kap. 22).* So fördert z. B. die Vorstellung „aufgespannt zu sein zwischen Himmel und Erde" oder „mit einem Pinsel auf dem Kopf runde Kreise an die Decke zu malen" die Aufrichtung, den Bodenkontakt und den kreisförmigen Bewegungsablauf.
- Zur Visualisierung der Kreisform und des kreisförmigen Bewegungsablaufes ist der Einsatz eines entsprechenden Atemschriftzeichens *(Kap. 26)* hilfreich.

25.3.2 *Die schwingende Bewegung*

- Die ganzkörperliche schwingende Bewegung findet nur in den oberen Sprunggelenken statt. Voraussetzung ist hier ebenfalls ein intensiver Bodenkontakt *(s. Kap. 18)*, d. h., die Füße bleiben während des Schwingens fest am Boden und heben weder vorne noch hinten ab.
- Die schwingende Bewegung verläuft entweder von hinten nach vorne und umgekehrt oder von einer Seite zur anderen.
- Die schwingende Bewegung kann auch mit den Extremitäten durchgeführt werden als Arm- oder Beinschwingen. Impulshaft ausgeführt wirkt sie stark Atem anregend. Dabei betont das Armschwingen den kostalen Anteil, das Beinschwingen den abdominalen Anteil einer kosto-abdominalen Atembewegung.
- Zur Erleichterung des Umkehrpunktes der schwingenden Bewegung dienen Vorstellungshilfen, z. B. „ein Schilfhalm schwankt, vom Wind bewegt, leicht vor und zurück".
- Die schwingende Bewegung verläuft unabhängig vom Rhythmus der Atmung. Passt sich die Bewegung an die drei Phasen des Atemrhythmus an, was oft schon nach kurzer Zeit geschieht, so sprechen wir von einer „rhythmischen Bewegung".

25.3.3 *Die rhythmische Bewegung*

- Die Dreiteiligkeit der Atembewegung ist das Besondere und die Basis der rhythmischen Bewegung. Sie wird so auf die Funktionen der Körperbewegungen übertragen, dass sich jede Bewegungsphase einer Atemphase zuordnet *(s. Kap. 2)*. Dies kann im Zwerchfell- oder Lungenrhythmus geschehen *(s. Kap. 5)*.
- Besondere Beachtung verdient die Lösungsqualität der bewegten Muskeln in der Pause.
- Führt man die Regenerationswege in ihrem Ablauf nacheinander durch, so entsteht die rhythmische Bewegung aus der schwingenden Bewegung. Hierzu wird in der schwingenden Bewegung zunehmend der Umkehrpunkt nach der Ausatmung betont, bis dort eine Pause mit Lösung der entsprechenden Muskulatur entsteht.
- Rhythmische Körperbewegungen werden ganzkörperlich oder mit einzelnen Muskelgruppen durchgeführt (z. B. mit Armen, Beinen, Händen, Füßen, Kiefer, Zunge usw.). Auch schwingende oder kreisende Bewegungen können atemrhythmisch durchgeführt werden (s. o.).
- Über Atemschriftzeichen *(s. Kap. 26)* kann eine rhythmische Bewegung visualisiert werden.
- Zur Erleichterung der rhythmischen Bewegung dienen Vorstellungshilfen, z. B. „eine Welle läuft ans Ufer und gleitet am Umkehrpunkt wieder zurück".

25.3.4 Atmen

Wenn der individuelle Rhythmus einsetzt, dann wirkt dies tief regenerierend. Hier braucht die Person nur noch sanft begleitet zu werden. Setzen Entspannungsreaktionen wie Seufzen, vertieftes Durchatmen etc. ein, weisen sie in der Regel auf eine Regeneration und innere Lösung hin. Zudem sorgen diese besonderen Atemzüge dafür, dass auch abgelegene Lungenbezirke entfaltet und mit Sauerstoff versorgt werden. Dafür sollte ausreichend Raum gegeben werden. Anschließend kann die nächste Stufe der Übung angeboten werden.

Um zu dieser Atemqualität zu kommen, können vorbereitend gezielte Atemübungen sinnvoll sein:

- Übungen zur Vergrößerung des Atemvolumens
- Übungen zur Wahrnehmung der Atembewegung und des dreiteiligen Atemrhythmus.
- Übungen zur Kräftigung und zur Flexibilisierung des Thorax und der Atmungsmuskulatur wie z. B. auch die Übungen nach Leo Kofler.
- Übungen zur Entwicklung einer kosto-abdominalen Atemform
- Widerstandsübungen, auch mithilfe einer zweiten Person oder mithilfe von Arbeits- oder Therapiematerialien, sofern eine Steigerung der Körper- und Atemspannung gewünscht ist.
- Das Setzen artikulatorischer oder glottaler Widerstände durch die Bildung von Strömungskonsonanten, Halbklingern oder Vollklingern verlangsamt die Ausatmung und intensiviert die Einatmung *(s. Kap. 11).*
- Atemübungen können isoliert oder durch Bewegung unterstützt durchgeführt werden. Auch die Visualisierung durch Atemschriftzeichen kann hilfreich sein.
- Im Zusammenhang mit Atemübungen ist es wichtig, auf eine geräuschlose Einatmung und den Gebrauch der Nasenatmung zu achten *(s. Kap. 11).* Um den Anteil der vegetativ gesteuerten unwillkürlichen Einatmung zu steigern, wird in der Regel nur die Ausatmung beeinflusst, die Pause und Einatmung brauchen dann nur noch zugelassen zu werden. Ausnahme bilden einige Übungen zur Tonisierung und Kräftigung der Einatemmuskulatur, wie z. B. Schlürfübungen.

25.3.5 Tönen

- Wurde der Rhythmus von Atmung und Bewegung (wieder) hergestellt, dann ist der regenerative Einsatz der Stimme möglich und wirkt seinerseits vertiefend auf den regenerativen Prozess.
- Beim Tönen handelt es sich um das Erzeugen einzelner Töne auf Vollklingern, Halbklingern und Vokalen, auch in verschiedenen Tonlagen, Tonfolgen und Sequenzen bis hin zu einfachen Melodien, aber immer handelt es sich um den *regenerativen* Gebrauch der Stimme.
- Es können während des Tönens auch partiell bestimmte Körperregionen fokussiert und „betönt" werden (z. B. „Maske", Brustraum, Beckenraum).

25.3.6 *Das Schwingen*

Der Terminus „Das Schwingen“ umfasst das Zusammenspiel mehrerer oder aller fünf Regenerationswege innerhalb einer Übungssequenz. Nachstehende Ausführungen geben einen kleinen Einblick in die vielfältigen Möglichkeiten des Schwingens, sie erheben keinen Anspruch auf Vollständigkeit[17].
Grundsätzlich erfolgen die Bewegungen zunächst in ihrem eigenen Rhythmus. Mit zunehmender Rhythmisierung der Atmung gleichen sich Atmung und Bewegung immer mehr an, bis die Bewegung schließlich im Rhythmus der Atemphasen erfolgt (rhythmische Bewegung).
Bei der vor- und zurückschwingenden Bewegung im Stehen ordnet sich der Rückschwung häufig automatisch der Einatemphase zu, da das Fallen nach hinten einen besonders intensiven Atemreiz darstellt. Auch werden bei der Einatmung im Rückschwung besonders intensiv die Zwerchfellschenkel zur Weitung der hinteren Atemräume angeregt. Die Zuordnung der Phasen kann jedoch auch umgekehrt angeleitet werden, wenn ein bestimmter Fokus dies erfordert. Dieser kann sich z. B. auf die Aufrichtung beziehen (verstärkte Hebung und Präsenz des Brustbeins durch den Vorschwung während der Einatmung), auf die Atmung (Dosierung der Luftabgabe im Rückschwung) oder auch auf die innere Haltung während der Phonation („Bei sich bleiben“ durch Sprechen oder Singen im Rückschwung).

25.3.6.1 Das Schwingen einer einzelnen Person

Das Schwingen einer einzelnen Person kann selbstständig oder unter korrigierender Anleitung einer geschulten Person durchgeführt werden, die bei dieser Form jedoch nur verbal in den Bewegungsablauf eingreift.
Es besteht z. B. die Möglichkeit, kreisende oder schwingende Bewegungen sitzend oder im freien Stand auszuführen, oder gegen eine Wand (die Hände stützen sich gegen die Wand) bzw. vorwärts, seitlich oder mit dem Rücken gegen einen Pezziball zu schwingen. Als spezifisches Arbeits- oder Therapiematerial bietet sich darüber hinaus ganz besonders der Schwingegurt *(s. Kap. 23)* an. Steht man in diesem Gurt oder hält man ihn mit den Händen, kann man sich weiter über den eigenen Schwerpunkt hinaus bewegen und so das Bewegungsausmaß vergrößern. Neben dem Schwingegurt können auch ein Deuser® Band *(s. Kap. 23)* oder ähnliche stabile Gurte genutzt werden.

25.3.6.2 Das Schwingen zu zweit

Beim Schwingen zu zweit leitet immer eine Person die andere Person entsprechend deren individuellen Erfordernissen an. Hierzu gibt es verschiedene Möglichkeiten:

a) Das Schwingen von vorne
b) Das Schwingen von hinten

---

17 Weitere Anregungen s. a. Seyd, W.: Schwingen und Atemmassage, Neckar-Verlag, Villingen-Schwenningen, 1993

Beispiele zu a)

Die beiden Personen stehen sich gegenüber und halten sich an den Händen. Sie schwingen gemeinsam aufeinander zu und voneinander weg. Beim Vorschwung bewegen sie sich zunächst nicht über ihren Schwerpunkt hinaus, beim Rückschwung halten sie sich gegenseitig mit den Händen, sodass sie sich mit lang gestreckten Armen nach hinten ausschwingen lassen können.

Um die Intensität dieser Übung zu steigern, können sich die schwingenden Personen im Vorschwung Widerstand mit den Händen geben und dazu eine kurze, gegebenenfalls auch geräuschvolle oder stimmhafte Ausatmung („pffff", „wwwt", usw.) wählen. Sie können auch beim Rückschwung hinten die Knie beugen (Vorstellung: „sich auf einen Stuhl setzen"). Das Tempo der Körperbewegung erhöht sich im Ablauf der Übungssequenz. Auf diese Weise kann u. a. der Phonationsbogen verlängert, das Zwerchfell aktiviert, das Einatemvolumen vergrößert, die Atemmuskulatur flexibilisiert und die reflexartige Luftergänzung geübt werden.

Beispiele zu b)

Eine Person steht hinter der anderen, hält sie an den Schultern und bewegt sie entsprechend in ihrem Atemrhythmus vor und zurück. Im Verlauf wechseln die Kontaktstellen je nach Ziel und Erfordernissen in Bezug auf Atembewegung, Stimmfunktion und Spannungsumverteilung. So kann z. B. im Rückschwung auch im Bereich des Kreuzbein-Lendenwirbel-Überganges oder der unteren Brustwirbelsäule abgestützt werden, im Vorschwung an den Beckenschaufeln, den Oberschenkeln etc. Auch diese Bewegungsformen können mit kurzen oder langen Atemphasen verbunden werden, mit einem Ausschwingen in die Pause vor der unwillkürlichen Einatmung oder mit reflexartiger Luftergänzung.

Die hinten stehende Person kann die vordere auch kreisend bewegen. Handfassungen an den Armen, Beugungen der Hüften, der Knie oder des Rumpfes und zahlreiche weitere Variationen sind ebenfalls möglich. Hierbei ist es wichtig, dass die Atmung frei fließen kann.

Auch beim Schwingen zu zweit können zur gezielten Unterstützung verschiedene Arbeits- bzw. Therapiematerialien eingesetzt werden, wie es das folgende Beispiel veranschaulicht:

Beide Personen stehen sich gegenüber und fassen gemeinsam ein kleines Rundseil, einen Reifen, ein Deuser® Band *(s. Kap. 23)* oder Vergleichbares an. Statt der Handfassung verbindet sie nun also ein Material, das gezielt nach seinen physikalischen Eigenschaften ausgewählt wird. Geschwungen wird aufeinander zu (in der Regel während der Ausatmung) und voneinander weg (unwillkürliche Einatmung). Variationen, wie sie unter a) genannt wurden, sind hier ebenfalls möglich.

25.3.6.3 Das Schwingen in einer Gruppe (Gruppenschwingen)

Gruppenschwingen bedeutet, dass mehr als drei Personen (große Gruppen können auch mehr als 20 Personen stark sein) im Kreis stehen und miteinander schwingen. Hierbei bedarf es einer anleitenden Person, die mit im Kreis steht. Es kann mit Handfassung der benachbarten Person oder der jeweils übernächsten Person im Kreis oder über andere Kontakte geschwungen werden. So lassen sich gemeinsam kreisende, schwingende oder rhythmische Bewegungen ganzkörperlich oder mit Armen oder Beinen unter unterschiedlichsten Zielsetzungen durchführen.
Die Herausforderung besteht darin, dass hier der individuelle Atemrhythmus zugunsten eines äußeren Bewegungsrhythmus zurücktreten bzw. sich diesem unterordnen muss. Dadurch ist diese Form besonders gut zur Vorbereitung der Phonationsatmung beim Singen oder Sprechen geeignet wie auch als Wahrnehmungs- und Kontaktübung für Gruppen.

Zu beachten ist, dass alle Bewegungen so angeleitet sind, dass sich im Laufe der Zeit ein gemeinsamer Ablauf, Rhythmus und Spannungsgrad einstellt, der von allen teilnehmenden Personen angenommen werden kann und dem sich die Atmung anpasst. Vielfältige Bewegungsvariationen (Schritte, Beugungen (s. o.), Schwünge usw.) sind auch beim Gruppenschwingen möglich.

Eine besondere Spezialität ist das Gruppenschwingen mit einem Rundseil *(s. Kap. 23)*, das prinzipiell den gleichen Kriterien unterliegt wie das Gruppenschwingen in Handfassung. Das Besondere ist, dass die Teilnehmer über ein spezielles Verbindungsmaterial miteinander in Kontakt sind, das die individuellen Atem- und Bewegungsimpulse weiterleitet und zusammenfügt.

Gruppenschwingen kann zusätzlich zur verbalen Anleitung auch durch Musik (z. B. am Klavier) begleitet werden, was sowohl die Bewegungs- als auch die Atemimpulse unterstützt.

25.3.6.4 Vorbereitung zum Schwingen

Zur körperlichen Vorbereitung des Schwingens können Dehn- und Lockerungsübungen, Atemmassagen im Sitzen oder Stehen *(s. Kap. 30)* sowie Übungen zur Intensivierung des Bodenkontaktes *(s. Kap. 18)* hilfreich sein.

25.4 Quellen aus der Schlaffhorst-Andersen-Literatur

In Veröffentlichungen von Clara Schlaffhorst und Hedwig Andersen finden wir eine Vielzahl von Hinweisen auf das Phänomen Rhythmus und auf die Atmung, die hier nicht alle zitiert werden können. Hinweise auf die einzelnen Regenerationswege sind kaum zu finden. Auch ist eine Definition des Begriffs Regeneration, wie sie ihn in ihrer Zeit verstanden haben, nicht vorhanden. Wir greifen hier also überwiegend auf die Aussagen ihrer Schülerinnen und Schüler und späterer Generationen zurück. Das Gleiche gilt für die Beschreibung des „Schwingens". Auch hier müssen wir auf die Ausführungen der Schülerinnen von Clara Schlaffhorst und Hedwig Andersen zurückgreifen. Zur besseren Übersichtlichkeit werden im Folgenden Zitate zu den Regenerationswegen und zum Schwingen voneinander getrennt aufgeführt.

25.4.1 Die Regenerationswege

1. Schlaffhorst, C.:
„Begrüßungsrede" (anlässlich der Tagung der Rotenburger Schule für Atmungs-, Sprech- und Gesangskunst vom 2.-4. August 1928 in Celle)

„Die Art der Arbeit läßt sich lehren, und es läßt sich auch für jeden der Ohren hat zu hören und Augen hat zu sehen, das Gelehrte deutlich machen in *Rhythmus, Schwingung, Atmung, Kreisung, Tönung.*"

2. Schümann, G.:
„Natur im Menschen, Naturkraft, Mitte", unveröffentlichtes Manuskript, Titisee, 1976, S. 1

„*5 Regenerationswege* (Übungen) *Schwingen, Kreisen, Rhythmus, Atmen, Tönen.* (Nicht Tönung!)
Es ist mir unverständlich, warum das Schwingen vor das Kreisen gesetzt wird. (...) Auch hat Clara Schlaffhorst, wenn sie uns in der rhythmischen Stunde die Entwicklung von einem zum anderen darstellte, stets mit dem Kreisen begonnen.
Man kann auch nicht Tönung sagen, weil damit eine ganz bestimmte Tonerzeugung gemeint war, während Tönen einfach den Gebrauch der Stimme und ihre Funktion erfassen wollte."

3. Semrau, G.:
„Bewegung nach Schlaffhorst-Andersen", Vortrag, gehalten auf einer Tagung der Lehrervereinigung Schlaffhorst-Andersen e. V. in Bad Teinach, 1978, Archiv Schlaffhorst-Andersen

„‚*Schwingen*' ist eine zweiphasige Bewegung, wobei beide Phasen gleich lang sind. Die Atmung in ihrer Dreiphasigkeit kann nicht immer synchron mit der Bewegung verlaufen. Es ergibt sich jedoch meist folgender Atemablauf: Beim Vorschwung erfolgt die Ausatmung, im ersten Teil des Rückschwungs ist die Ruhephase, mit dem zweiten Teil des Rückschwunges setzt die Einatmung ein. Wichtig ist, daß die Bewegung von der Atmung getragen wird, daß die äußere mit der inneren Bewegung korrespondiert."

„Das *Kreisen* ist eine Erweiterung der schwingenden Bewegung. Es verbindet die Richtungen vor und zurück und seitlich zu einem fließenden Bewegungsablauf, ist somit ein fortwährendes Verlagern des Schwerpunktes über den Fußgelenken. Wie beim *Schwingen* sind auch beim *Kreisen* kreisende Bewegungen einzelner Gelenke, der Extremitäten und des Kopfes Teile der Möglichkeiten zur Ausführung dieser Bewegungsform (...) Das *Kreisen* hat konzentrativen Charakter und schafft eine Harmonisierung (äußerlich und innerlich) aller beteiligten Kräfte.“

„Die *rhythmische Bewegung* basiert auf der Beziehung zur dreiphasigen Atmung. Der dreiphasige Rhythmus der Atmung von Einatmung, Ausatmung und Ruhephase ist in der Zwerchfelltätigkeit beschrieben als Zusammenziehung, Streckung und Lockerheit, in der Lungentätigkeit als Ausdehnung, Zusammenziehung und Ruhe. (...)
Man kann nun den Lungenrhythmus und den Zwerchfellrhythmus in Bewegung umsetzen, um die verschiedenen Rhythmen zu verdeutlichen, (...).“

„Neben *Schwingen, Kreisen* und der *rhythmischen Bewegung* erwähnte ich schon am Anfang das *Atmen* und das *Tönen*. Die fünf *Regenerationswege* greifen ineinander über, was wohl einsichtig ist. Erwähnen möchte ich hier noch das *Tönen*, denn es hat neben der Stimmlippenfunktion auch Haltungsfunktion! Bildlich gesprochen: Ein Ton kann sich nur ausbreiten, wenn man ihm Platz schafft. Platz schaffe ich ihm dadurch, daß ich meinen Körper aufrichte. Das *Tönen*, was wir als nicht wort- oder textbezogene Stimmgebung definieren, soll ein Durchdringen des gesamten Organismus mit den Schwingungen der Stimme bewirken. Letzteres bezeichnen wir dann als Tönung.“

4. Krüger, I.:
Atemfibel, CJD Schule Schlaffhorst-Andersen (Hrsg.), gedruckt bei Isensee, Oldenburg, 1979, S. 11

„Die praktischen Übungen, welche sich im Lauf der Jahrzehnte entwickelten, unterstehen zwar einem ständigen Wechsel, aber die Beziehungen zu den uns gewiesenen Wegen, das Atemleben zu wecken und zu regenerieren, bleiben erhalten. Es sind:

Atmung
Schwingung
Kreisung
Rhythmus
Tönung“

5. Schümann, G.:
Die Atemschriftzeichen, Florian Noetzel Verlag, Wilhelmshaven, 1991, S. 199/200

„*Regeneration*
Wie sich unter gesunden Voraussetzungen eine Zelle im Stoffwechsel regeneriert und wie sich der Atem innerhalb seiner rhythmischen Gestalt immer wieder erneuert, so kann und soll sich auch die psycho-physische Einheit des Menschen in jeder Tätigkeit regenerieren. Clara Schlaffhorst und Hedwig Andersen definierten *Regeneration* als Hauptziel ihrer pädagogischen, künstlerischen und therapeutischen Arbeit. Eine Leistung soll immer eingebunden in die physiologische Gesetzmäßigkeit sein, so daß auch bei Höchstleistung eine Ökonomie der Kräfte mit dem Ziel der *Regeneration* herrschen kann.

Regenerationswege
Clara Schlaffhorst und Hedwig Andersen entdeckten die regenerierende, belebende Wirkung der Atmung, der Stimmgebung sowie bestimmter elementarer Bewegungsformen auf den Organismus. Sie entwickelten eine spezielle Methodik in der Nutzung des Kreisens, Schwingens und der dreiteilig-rhythmischen Bewegung als atemfördernde und damit den Gesamtorganismus regenerierende Übungen. Für diese besondere Art von Kreisen, Schwingen, Rhythmischer Bewegung, Atmen und Tönen prägten sie den Begriff ‚die fünf *Regenerationswege*'. Diese wurden somit die Grundlage ihrer therapeutischen, pädagogischen und künstlerischen Arbeit. Auf ihrer Basis entstanden zahlreiche Übungen."

6. Bessert-Nettelbeck, T.:
„Wahrnehmung – Spannungsausgleich – Instrumentalspiel – Ein Kreislauf", Vortrag, gehalten auf dem Kongress für Musikermedizin und Musikphysiologie, Hannover, 1996

„Im Zentrum stehen fünf von Schlaffhorst und Andersen so benannte *Regenerationswege*.
Zur Begriffsklärung: Regeneration heißt: ‚Wiedererzeugung'; in der Biologie sprechen wir von der
reparativen Regeneration bei Eidechsen oder Krebsen, denen verlorengegangene Körperteile komplett nachwachsen. In der Humanphysiologie ist ihnen die
reguläre Regeneration bekannt, also das Nachwachsen von Haaren, Fingernägeln etc.
In Abweichung hiervon meint Schlaffhorst mit dem Begriff ‚*Regeneration*' Erholung, Wiederherstellung (...) zunächst bezogen auf den Arbeitsvorgang des einzelnen Muskels – in erster Linie des Atemmuskels –, dann übertragen auf komplette Bewegungsabläufe oder (noch weitergehender) auf z. B. Tagesabläufe.
Eine zweite Bedeutung ist die Wiederherstellung von verlorengegangenen Fähigkeiten, von natürlichen Kräften in uns, die Schlaffhorst durch krankmachende Zivilisationserscheinungen (wie übertriebene Rationalität, Materialismus, Lärm, Hektik etc.) bedroht sah.
‚Das ganze Atmungsverhältnis müßte, bis das Kind zur Schule kommt, bereits soweit geregelt sein, daß selbst die Schule sein Atmungsbedürfnis nicht mehr hemmen oder unterdrücken kann ...' (C. S.)
Regeneration bei Musikern meint, daß die Bewegungen wieder physiologisch ablaufen, daß sie wieder in Fluß kommen, daß sie weniger belastend sind, so, wie es zu Beginn einer Karriere gewesen sein mag. Achtstündiges Üben täglich – und dies gilt für jedes Instrument – kann nur dann ohne negative Folgen bleiben, wenn die Sauerstoffversorgung der beteiligten Muskelgruppen etc. gewährleistet bleibt. Diesen Bereich muß der Instrumentalist übergeordnet wahrnehmen und regulieren; nur dann kann er die benötigten körperlichen Anstrengungen bewältigen und die geistige Arbeit der Interpretation leisten.

‚*Regenerationswege*' sind Übungsverfahren, mit denen *Regeneration* im o. g. Sinne erreicht werden kann. Das damit verbundene Ziel lautet: *Regeneration* während des Tuns = Wiedererzeugung von Kraft, während ich was leiste!"

7. „Das Ausbildungsprofil der CJD Schule Schlaffhorst-Andersen", Bad Nenndorf, 2001, S. 6-7

„Die körperlichen und geistigen Kräfte des Menschen werden regeneriert

Clara Schlaffhorst und Hedwig Andersen verstehen unter *Regeneration* die Wiederherstellung von gesunden, natürlichen Organ- und Körperfunktionen.

Die Fähigkeit zur *Regeneration* im biologischen Sinne erreicht das Konzept Schlaffhorst-Andersen auf funktioneller und zellulärer Ebene.

Regeneration bedeutet die Wiederherstellung und zusätzlich optimale Nutzung aller individuellen Ressourcen durch Förderung individueller Handlungspotentiale. Von daher wendet sich das Konzept Schlaffhorst-Andersen nicht nur an ‚Kranke', sondern auch an ‚Gesunde' zwecks Entwicklung schöpferischer und künstlerischer Kräfte (Kreativität). Neben den therapeutischen Aspekt tritt ein pädagogischer Aspekt.

Dimensionen der *Regeneration*
Aus der Wechselwirkung von Körper, Geist und Seele ergeben sich die verschiedensten Ansatzpunkte für eine *Regeneration*.
Auf der vegetativen Ebene bedeutet *Regeneration* das Wiederherstellen natürlicher Organfunktionen. Dies bedeutet eine Verringerung der somatischen Steuerung zugunsten der vegetativen.
Auf der psycho-physischen Ebene bedeutet *Regeneration* die Rückführung zur ursprünglichen Ganzheit und die Möglichkeit, sich von dort aus weiter zu entwickeln. Der Mensch findet seine Räume, Grenzen und inneren Strukturen wieder. Fehlen sie, verliert der Mensch seine Orientierung; damit verliert auch die Stimme ihre Orientierung – der Kehlkopf muss kompensieren, er verspannt und verkrampft. Das Konzept Schlaffhorst-Andersen trägt also dazu bei, die natürlichen Ausdrucksmöglichkeiten wiederzufinden, das psycho-physische Gleichgewicht, die „Harmonie" wieder herzustellen.
Auf motorischer Ebene (z. B. Atemmuskulatur, innere und äußere Kehlkopfmuskulatur, Artikulationsmuskulatur, Aufrichtungsmuskulatur) bewirkt die Dreiteiligkeit der Muskelbewegung *Regeneration* und Leistungssteigerung. Jede Bewegungsphase erfüllt dabei eine wichtige Aufgabe:

i. die Dehnung (Streckung) durch Verbesserung der Elastizität,
ii. die Kontraktion (Zusammenziehung) durch Erhöhung der Kraft (Training) und
iii. die Pause (Lockerheit) durch den verstärkten Stoffwechsel.

Koordination und Eutonisierung (Spannungsregulierung/Spannungsausgleich) der Atem-, Stimm- und Artikulationsmuskulatur bewirken *Regeneration* durch Ökonomisierung.

Regeneration in der praktischen Arbeit
Die *Regeneration* kann sich in therapeutischer und pädagogischer Hinsicht nur insoweit voll entwickeln, wie die Schulung der Selbstwahrnehmung und das Einlassen auf den inneren Lebensrhythmus möglich ist. Entwicklungen in der heutigen Industrie- und Informationsgesellschaft wie Verdichtung der Arbeitszeit, immer schnellerer Umsatz von Informationen, Waren und Dienstleistungen erschweren diese Selbstwahrnehmung und das Einlassen auf den natürlichen Lebensrhythmus, machen es aber für ein gesundes Leben um so wichtiger.

Als besondere Methoden wurden speziell fünf *Regenerationswege* entwickelt: die kreisende Bewegung, die schwingende Bewegung, die rhythmische Bewegung, das Atmen und das Tönen. Darüber hinaus wird z. B. mit Sprachlauten, Vorstellungsbildern und Körperwahrnehmungsübungen gearbeitet.
In der Therapie werden unter Zuhilfenahme der *Regenerationswege* Atemfehlfunktionen, Stimm- und Sprachstörungen, Fehlhaltungen sowie unphysiologische Bewegungsmuster behandelt."

8. Saatweber, M.:
Einführung in die Arbeitsweise Schlaffhorst-Andersen, Schulz-Kirchner Verlag, 6. Auflage, Idstein, 2007, S. 24-31

„Unter Regeneration verstehen wir die Wiederherstellung gesunder, natürlicher Organfunktionen. Die *Regenerationswege* sind ein Grundpfeiler der Arbeit nach Schlaffhorst-Andersen. Eine verbesserte Atem- und Körperspannung gewährleistet eine *Regeneration*, die aus dem eigenen Inneren gewachsen ist. Sie wird vom gesamten Organismus getragen.

Nach Clara Schlaffhorst und Hedwig Andersen gibt es fünf *Wege zur Regeneration*:

- Kreisen
- Schwingen
- Rhythmus (rhythmische Bewegung)
- Atmen
- Tönen

‚Dies sind fünf Arten, die dazu führen, den richtigen Impuls zu wecken, um die Starrheit in der Atemmuskulatur zu lösen, die aus dem Verkümmern der Natur resultiert, in dem die Urformen stecken', so Clara Schlaffhorst.

Man muss die *Regenerationswege* als Stufen zu einer ganzkörperlichen Eutonisierung betrachten. Weil sie in ihrer Ausführung und der damit verbundenen Auswirkung auf den Körper kaum voneinander zu trennen sind, können Übungen nicht nur einem *Regenerationsweg* zugeordnet werden, sondern meist mehreren gleichzeitig, eben als Weg von einer Stufe zu einer anderen. Entscheidend in der Auswirkung auf den Körper ist, welcher Aspekt in der Übung besonders bewusst wird oder im Vordergrund steht.

Die Ziele dieser *Regenerationswege* sind:

- ein Haltungsaufbau, in dem die Muskulatur sich in einem Eutonus befindet,
- von der Atmung getragene Bewegungen, die rhythmisch ablaufen und so eine gewisse Leichtigkeit erhalten,
- das Entwickeln von Körperbewusstsein, damit Resonanzräume des Körpers beim Stimmeinsatz erlebbar sind,
- eine Belebung und Rhythmisierung des Organismus des Menschen in seiner Gesamtheit von Körper – Geist – Seele
- eine daraus resultierende verbesserte Stimmqualität."

„Kreisen
Das *Kreisen* ist ein Spiel mit der Balance, ein ‚Umspielen der Mitte': Dieses Balancespiel geht mit einer ständig wechselnden Muskelbeanspruchung einher. Dadurch wird der Muskeltonus reguliert, eutonisiert. Seine innerleibliche Entsprechung findet sich im Strömen des Blutes wieder (Blutkreislauf). Hauptmerkmal ist der einseitig gerichtete Ablauf. Das *Kreisen* verbindet vier Bewegungsrichtungen (vor-rück-links-rechts). Durch das Kreisen um die eigene Körperachse wird der Bezug zum Körpermittelpunkt intensiviert."

„Schwingen
Das *Schwingen* ist zweiseitig gerichtet (vor-zurück bzw. links-rechts). Das *Schwingen* ist keine fortlaufende Bewegung. Es hat an zwei Polen ein ausschwingendes Moment, auf das die Umkehr folgt.
Wie das Kreisen kann das *Schwingen* mit dem ganzen Körper oder mit einzelnen Körperteilen (Armen, Beinen, Füßen, Händen, Schultern) geschehen. Ziel ist auch hier die bessere Haltung und Aufrichtung (...)."

„Rhythmus
In der *rhythmischen Bewegung* ist die Koordination von Atmung und Bewegungsablauf entscheidend, da beide in enger Beziehung, besser Wechselwirkung, zueinander stehen. Ziel ist, zu einem Bewegungsablauf zu kommen, in dem, auch wenn keine Phasengleichheit von Außen- und Innenbewegung vorliegt, die Verbundenheit von Atmung und Bewegung erhalten bleibt.
Die *rhythmische Bewegung* soll zu einer Anregung des Organismus, zum Finden des eigenen, individuellen Rhythmus führen. Das Bild der Wellenbewegung kann eine Vorstellungshilfe geben. Die drei Phasen Anspannung, Abspannung, Pause müssen sich sowohl in der Atmung als auch in der Bewegung einzeln ganz erfüllen. Nur dann stehen sie in einem ausgewogenen Verhältnis zueinander und führen zu Bewegungen, die als wohltuend und belebend wirken und eine gewisse Leichtigkeit enthalten."

„Atmen
(...) An der Atmung zu arbeiten heißt, sie zunächst in ihrem Rhythmus wahrzunehmen und zu ordnen. Die drei Phasen Einatmung, Ausatmung und Pause müssen deutlich vorhanden sein. Eine gute Atmung wirkt weiter auf Muskeltonus, Haltung, Organtätigkeit, Stimme und Stimmung und ist somit regenerierend."

„Tönen
Tönen baut auf den vorangegangenen Wegen der *Regeneration* auf: dem Kreisen, dem Schwingen, dem Rhythmus, dem Atmen. *Tönen* bedeutet zunächst nur, der Ausatemluft mit Hilfe der Stimmbänder, die durch den Anblasedruck in Schwingung versetzt werden, einen Widerstand entgegenzusetzen. Es entsteht ein Ton."

25.4.2 Das Schwingen

9. Seyd, W.:
„Helferzeit bei Clara Schlaffhorst und Hedwig Andersen in Hustedt/ Celle Jan. – März 1938", in: Freundeskreis der Schule Schlaffhorst-Andersen e. V. (Hrsg.): Chronik der Schule Schlaffhorst-Andersen, O. O., o. D., S. 136-137

„Pünktlich um acht kam Fräulein Schlaffhorst (...) zum ‚*Schwingen*'. (...)
Für mich war es immer wieder erstaunlich zu erleben, wie nur leichte Impulse große Wirkungen hervorriefen. Fräulein Schlaffhorst wußte gleich, wo die schwachen Stellen des Schülers lagen, sie gab Hilfen, durch die die Menschen zu vertieften, unwillkürlichen Atemzügen kamen. *Schwingen*, Kreisen und rhythmische Übungen dienen der Regeneration des Menschen."

10. Seyd, W.:
Schwingen und Atemmassage, Neckar-Verlag, Villingen-Schwenningen, 1993, S. 16

„Das *Schwingen* nach Schlaffhorst-Andersen arbeitet mit zwei Bereichen: der *Schwingende* befindet sich innerhalb oder außerhalb seines Gleichgewichts.

Außerhalb seines Gleichgewichts würde er fallen, wenn er nicht durch einen Partner (Anleitenden) gehalten oder gestützt würde. Während er von diesem gehalten oder gestützt wird, entsteht ein neues Gleichgewicht zwischen ihnen, d. h., die beiden balancieren sich aus."

11. Noodt, H.:
Atmung Stimme Bewegung, Books on Demand GmbH, Norderstedt, 2006, S. 37

„Durch das Sich-bewegen-Lassen (beim Schwingen (die Verfasserinnen) kommt es zu einem Ausgleich von Tätigsein und Sich-Überlassen, von Aktivität und Empfänglichkeit. Es entstehen so ein vitales Selbstvertrauen, Angstlösung, Geistesgegenwart und in sich ruhende Lebendigkeit.

Es mag zu erkennen sein, dass das *Schwingen* den Kern der Lehre nach Schlaffhorst / Andersen enthält, nämlich den Ausgleich zwischen menschlichem Wollen und den Gesetzmäßigkeiten der inneren Organe, zwischen zentralen und vegetativen Hirnanteilen. Die mechanische Ausführung der Bewegungen hat deshalb kaum eine Wirkung. Achtsamkeit, ‚Horchen', Bewusstsein, Einfühlen bringen die Wirkungen auf die inneren Organe. Das *Schwingen* hat so gesehen eine meditative Seite, aber in organischer Bewegung. Es entsteht ‚bewegte Ruhe', die Voraussetzung für die Auswirkungen der Arbeit auf alle täglichen Bewegungen und Lebenslagen."

12. Saatweber, M.:
Einführung in die Arbeitsweise Schlaffhorst-Andersen, Schulz-Kirchner Verlag, 6. Auflage, Idstein, 2007, S. 63

„In der Arbeitsweise Schlaffhorst-Andersen nimmt das *Schwingen* einen bedeutenden Raum ein. Der Begriff ‚*Schwingen*‘ meint ein umfassenderes Bewegen als das unter 1.4.2 (schwingende Bewegung, Anm. der Verfasserinnen) beschriebene Vor- und Zurückschwingen. Während dort das Vor- und Zurückschwingen als einer der Regenerationswege beschrieben ist, sollen hier atemkonforme Bewegungsübungen im Sinne aller Regenerationswege verstanden werden.

Schwingen kann entweder als Partnerschwingen zu zweit oder in einer Gruppe im Kreis, früher auch als ‚Rhythmische Übung‘ bezeichnet, durchgeführt werden. Ein erfahrener Lehrer sollte jeweils die Anregung zu durchdachten wirksamen Übungen geben. Die fördernde Wirkung bei diesem *Schwingen* besteht besonders in der Möglichkeit, Bewegungen und Atemschwingungen auf den Partner zu übertragen.“

26 Die Atemschriftzeichen

26.1 Definition

Die Atemschriftzeichen bauen auf den von Clara Schlaffhorst verwendeten Grundformen Kreis, Linie und Dreieck auf, mit denen sie die Prinzipien der kreisenden, schwingenden und rhythmischen Bewegung verdeutlichte *(s. Abb. 26.1 und Kap. 25)*.

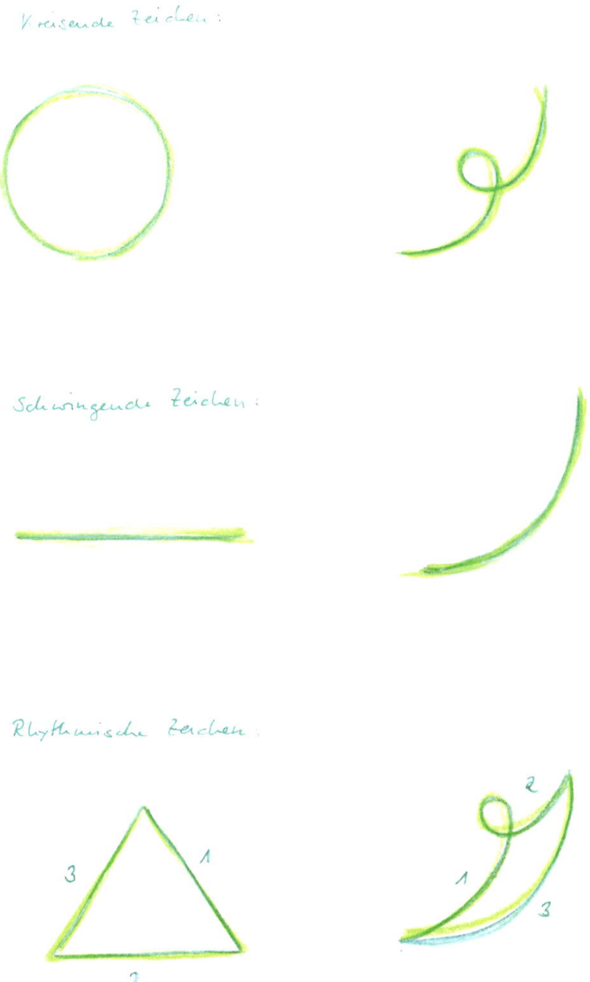

Abb. 26.1 *Kreisende, schwingende und rhythmische Zeichen*

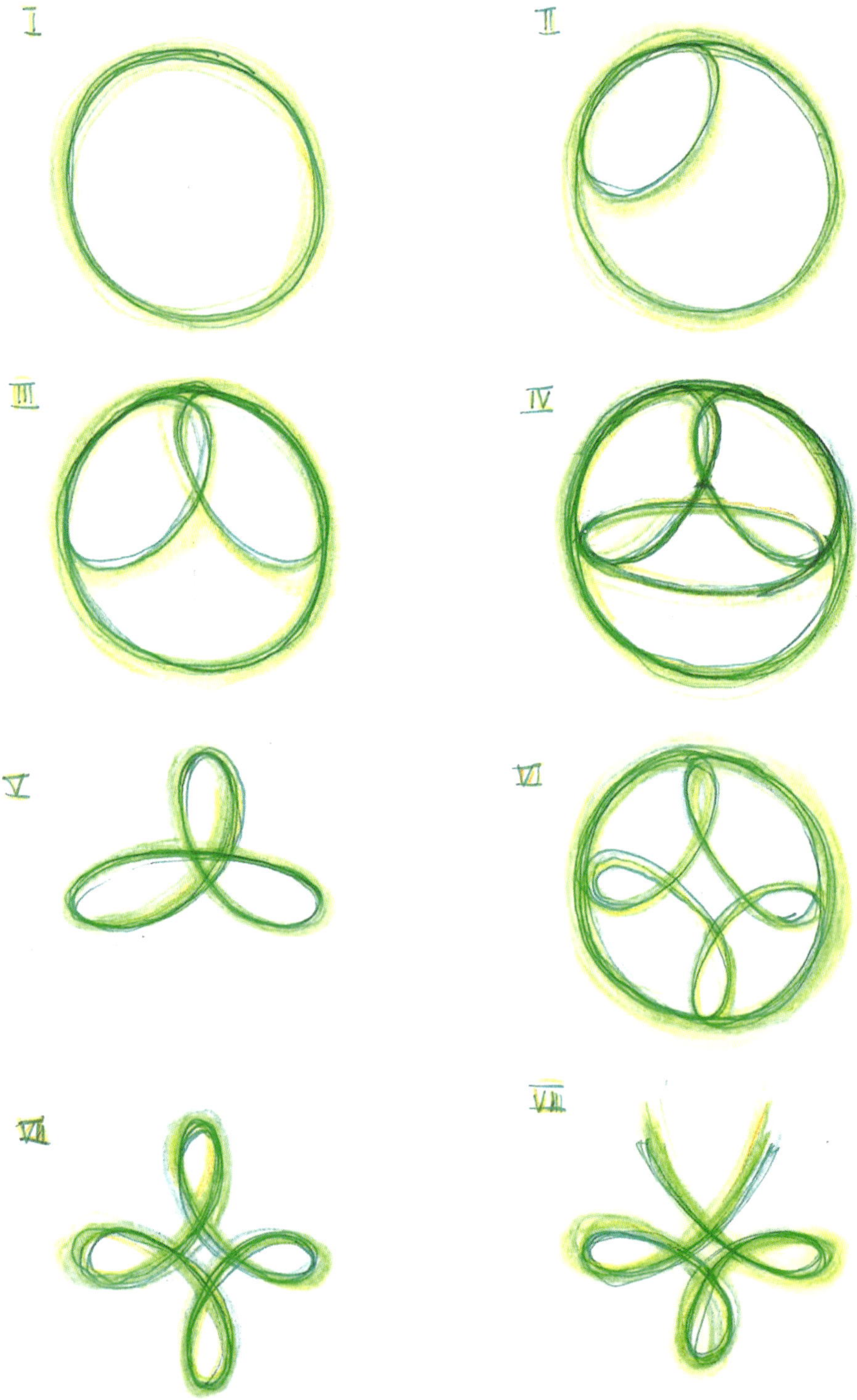

Abb. 26.2 (1) *Die 14 Atemschriftzeichen nach Schümann*

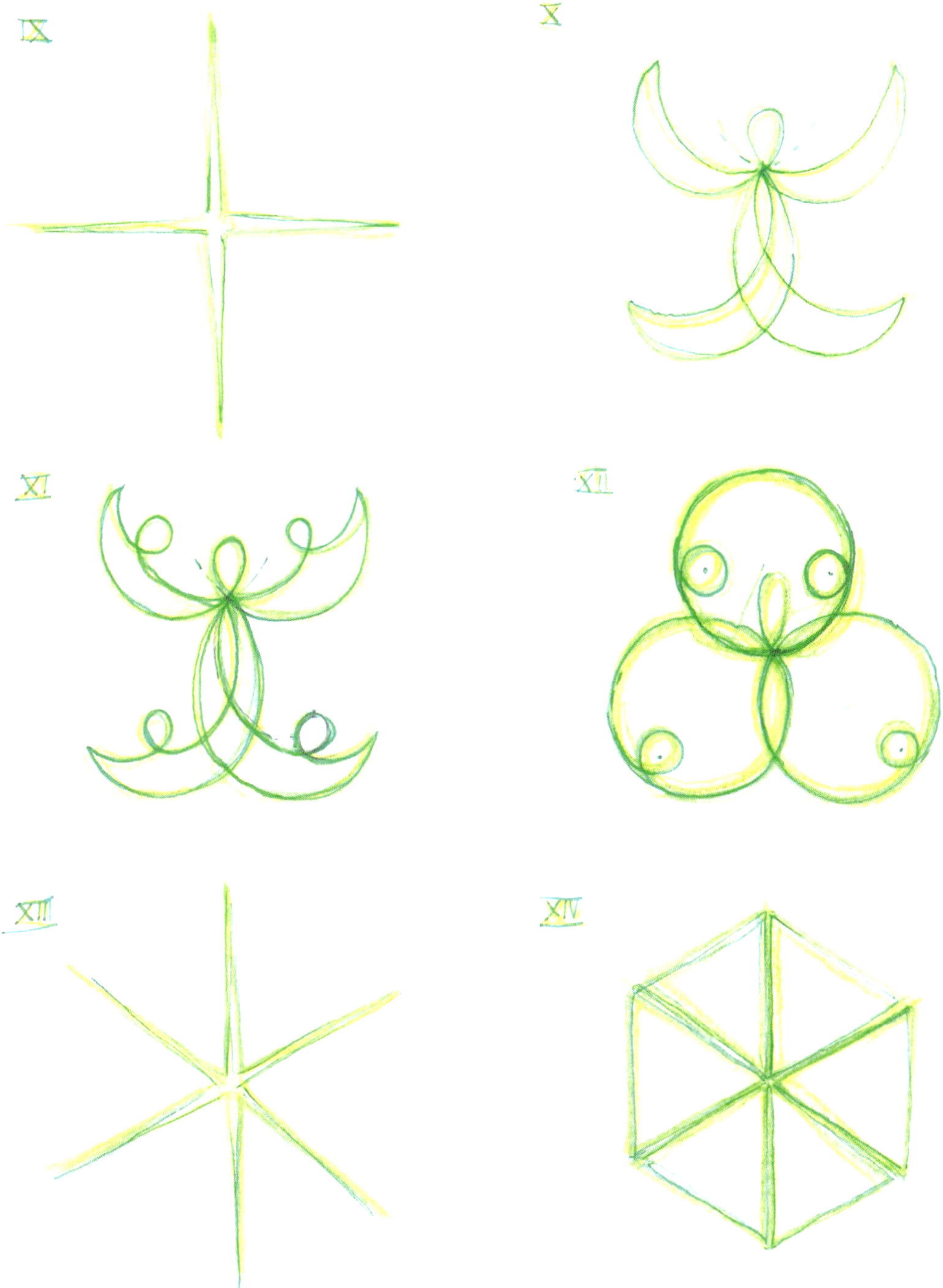

Abb. 26.2 (2) *Die 14 Atemschriftzeichen nach Schümann*

Schlaffhorst ging davon aus, dass diese Grundformen tief im Menschen verankert sind. Über das Zeichnen und Visualisieren der Symbole wird der motorische Lernvorgang ganzheitlich vertieft, indem an das unbewusste körperliche Verständnis für die physischen Grundprinzipien der Bewegung angeknüpft wird.

Gertrude Schümann entwickelte später auf der Basis des Konzeptes ihrer Lehrerinnen Schlaffhorst und Andersen die sogenannten „Atemschriftzeichen" und deren methodische Anwendung (s. Abb. 26.2).

Die 14 Zeichen, die in ihrem 1991 veröffentlichten Buch sehr differenziert und ausführlich beschrieben sind[1], haben die präzise Koordination von Atmung, Stimme und Bewegung zum Ziel. Sie werden in der Regel mit der rechten oder linken Hand auf große Papierblätter gemalt *(s. Kap. 26.3)*. Nach dem Zeichnen können die Atemschriftzeichen während der Übungen betrachtet, in den Körper projiziert und schließlich auch mit einzelnen Körperteilen oder ganzkörperlich ausgeführt werden.

Schümann beschrieb die Atemschriftzeichen als einen „Zyklus von kreisenden, schwingenden und rhythmisch bewegten Bildern", einer „Verbindung von Atem, Ton und Wort mit einem Bild, dessen Linien gezeichnet werden und die belebend auf Atmung und Stimme zurückwirken"[2]. Alle 14 Zeichen stehen untereinander in Beziehung, bauen aufeinander auf und können schließlich in einem einzigen Zeichen zusammengeführt werden.

Kreisende, schwingende und rhythmische Bewegungen werden entweder einzeln in einem Zeichen dargestellt oder in einem gemeinsamen Zeichen miteinander verbunden. Die resultierenden fließenden und rhythmischen Bewegungen sowie entstehende Bewegungsimpulse, wie z. B. der Schwerpunkt bei einer kreisenden Bewegung, werden gezielt zur Unterstützung von Atem-, Stimm- und Bewegungsfunktionen genutzt. Die Bewusstmachung alter oder neuer Bewegungsmuster durch die Visualisierung und Reflexion des entstehenden Atemschriftzeichens fördert und vertieft dabei den Lernvorgang.

Mithilfe der Atemschriftzeichen wird die Koordination und Flexibilität aller an der Stimmgebung beteiligten Muskelgruppen gefördert. Physiologische Atem- und Stimmfunktionen werden unter besonderer Berücksichtigung des individuellen dreiteiligen Atemrhythmus entwickelt. Anschließend kann über das Zeichnen oder die Bewegung im Ablauf dieser Formen gelernt werden, den Atem und die Stimme der Metrik eines Textes oder Liedes unterzuordnen.
Je komplexer die Zeichen, desto stärker werden die Konzentrationsfähigkeit und die Koordinationsfähigkeit gefordert und gefördert. Durch die Konzentration auf die Formen und die Bewegungsabläufe führt der Einsatz der Atemschriftzeichen weg von einer überkontrollierten Ton- oder Spracherzeugung, die physiologische Funktionen blockiert. Der kreative Umgang mit den Farben und die wiederkehrenden geordneten Abläufe schaffen eine gelöste, positive Grundstimmung des Lernens. Weitere Ziele

---

1 Schümann, G.: Atemschriftzeichen, Florian Noetzel Verlag, Wilhelmshaven, 1991

2 Schümann, G.: Atemschriftzeichen, Florian Noetzel Verlag, Wilhelmshaven, 1991, S. 11

und spezielle Anwendungen, wie z. B. in der Sprachtherapie und bei neurologischen Krankheitsbildern, werden unten genannt *(s. Kap. 26.3.2)*.

Der Umgang mit den Atemschriftzeichen kann nach grundlegender individueller und differenzierter Einführung durch eine anleitende Person selbstständig weiter geübt werden. Die einmal erlernten Zeichen werden, wie andere Bewegungsabläufe auch, mit der Zeit automatisiert, sodass die notwendige Aufmerksamkeit abnimmt und die Person unbewusst durch die Gesetzmäßigkeiten des Bewegungsablaufs geleitet wird.

26.2 Anatomisch-physiologische Erklärung

Die Anwendung der Atemschriftzeichen fordert und fördert eine sehr differenzierte Koordination der Körperbewegung (Hand-Arm-Motorik oder ganzkörperlicher Bewegung) mit der Sprechmotorik, der Stimmerzeugung, dem Atemrhythmus und der Luftdosierung. Auf der neurophysiologischen Ebene bedeutet dies eine sehr feine Abstimmung der im Gehirn gespeicherten Repräsentationen der intendierten Ziele mit den zu ihrer Realisierung auszuführenden Bewegungen.

Zur präzisen Regulierung der Bewegung werden die Rückmeldungen aus den sensorischen Rezeptoren herangezogen und zur Bewegungsverbesserung verwendet:

- die visuelle Wahrnehmung beim Sehen der Bewegung des entstehenden Zeichens,
- die auditive Wahrnehmung beim Hören der Stimme und Sprache
- die propriozeptive Wahrnehmung aus dem Muskel-Skelettsystem (Stellung und Bewegungsrichtungen des Muskel-Skelettsystems, Muskelspannung, Bewegungsrhythmus und -geschwindigkeit),
- die sensible Wahrnehmung aus den Exterorezeptoren der Haut, z. B. des wechselnden Auflagedruckes der zeichnenden Hand bei unterschiedlicher Intensität des Zeichnens.

Aufgrund dieser Informationen werden die bereitgestellten motorischen Programme modifiziert und dadurch die Bewegungen differenziert bzw. optimiert. Die Integration der sensorischen Informationen erfolgt in zwei Richtungen:

- als *Feedforwardsystem*, wobei aus allen schon vor der Handlung verfügbaren Sinnesinformationen und Vorstellungen eine adäquate Verhaltensreaktion entwickelt wird, sowie
- als *Feedbacksystem,* wobei das Nervensystem im Sinne eines Regelkreises die sensorischen Rückmeldungen über die Konsequenzen des Handelns nachträglich analysiert und die aktuelle Bewegung oder zukünfti-

ge vergleichbare Bewegungssequenzen entsprechend anpasst.[3, 4, 5] Das Feedback dient also der ständigen Überwachung der eigenen Aktion und dem Abgleich des tatsächlichen Ergebnisses mit dem gewünschten Ziel. Es wird nicht nur während des Erlernens neuer Fertigkeiten benötigt, sondern ist auch nach dem Abschluss des Lernens noch aktiv.[6]

Die Bewegungssteuerung erfolgt hierarchisch in drei Ebenen: Die obere Ebene wird von den kortikalen Assoziationsfeldern des vorderen Stirnhirns *(präfrontaler Kortex)* und den Basalkernen gebildet. Sie planen eine zielführende Bewegungsstrategie. Die mittlere Ebene, bestehend aus Motokortex und Kleinhirn, ist für die Taktik, d. h. den räumlich-zeitlichen Ablauf, der Bewegung zuständig. Hirnstamm und Rückenmark veranlassen als unterste Ebene die Ausführung der Bewegung und korrigieren gegebenenfalls die Körperhaltung[7]. Der Vorgang der motorischen Steuerung sowie die beteiligten Nervengebiete werden in der Abbildung 26.3 verdeutlicht.

Die Visualisierung des Bewegungsergebnisses in Form eines Atemschriftzeichens wirkt dabei nicht nur als Feedback, an dem sich das Bewegungslernen orientieren kann, sondern auch als ein Resultat, auf das auch eine anleitende Person Bezug nehmen kann und das gemeinsam besprochen werden kann. Hier wird beispielsweise sichtbar, wie differenziert die Koordination der oben genannten Fertigkeiten möglich ist, ob die Phonationsatmung rhythmisch erfolgt und eine angemessene Lösungsphase nach der Ausatmung eingeräumt wird, ob ein adäquater Druck auf den Stift ausgeübt wird und wie sich dieser auf die Spannung der an der Stimmgebung beteiligten Strukturen auswirkt etc. Anhand dieser durch die Arbeit mit den Atemschriftzeichen erlebten Beispiele produziert das Gehirn Regeln, die sich unmittelbar auf die Vorgänge beim Sprechen oder Singen übertragen lassen.[8]

Das Üben mit den Atemschriftzeichen setzt, vergleichbar mit dem Erlernen eines Musikinstrumentes, an der inneren Schnittstelle zwischen Sehen, Hören und Bewegung an. Allein die für das Zeichnen der Atemschriftzeichen notwendige Auge-Hand-Koordination bedarf einer Zusammenarbeit der Sinne (intermodale Wahrnehmung), bei welcher visuelle Informationen zur Steuerung von Arm-, Hand- und Fingerbewegung genutzt werden. Hinzu kommt die Koordination dieser Leistung mit der Motorik

---

3 Annunciato, N.: Funktionelle Neuroanatomie der Motorik, Physiotherapie-IFK, 1, 2005, S. 22-24

4 Jäncke, L.: Fragen und Antworten zur Vorlesung „Psychomotorik", URL: http://www.neurowissenschaft.ch/oldNeuro/Lehre/WS06-07/ETH/Psychomotorik-Fragen-5Jan2007.pdf (Stand: 28.05.2008)

5 Bangert, M.: Auditiv-sensomotorische Integration bei komplexen hochtrainierten Wahrnehmungs- und Verhaltensleistungen: Analyse kortikaler Koaktivierungsprozesse am Beispiel des Klavierspiels, Dissertation im Fachbereich Biologie der Universität Hannover, Referenten Kolb/Altenmüller, 2001

6 Bangert, M.: Auditiv-sensomotorische Integration bei komplexen hochtrainierten Wahrnehmungs- und Verhaltensleistungen: Analyse kortikaler Koaktivierungsprozesse am Beispiel des Klavierspiels, Dissertation im Fachbereich Biologie der Universität Hannover, Referenten Kolb/Altenmüller, 2001

7 Bear, M. F. et al.: Neurowissenschaften, Springer Spektrum, Heidelberg, 2018, S. 518 ff

8 s. a. Spitzer, M.: Lernen, Elsevier, Spektrum Akademischer Verlag, München, 2007, S. 75-78

der Artikulations-, Kehlkopf- und Atemmuskulatur sowie die Integration der auditiven und propriozeptiven Rückmeldungen aus diesen Bereichen. Für eine solche Interaktion kognitiver, sensorischer und motorischer Prozesse ist ein komplexes Planungs- und Ausführungsgeflecht der sensorischen und motorischen Repräsentationen einer Bewegung notwendig.

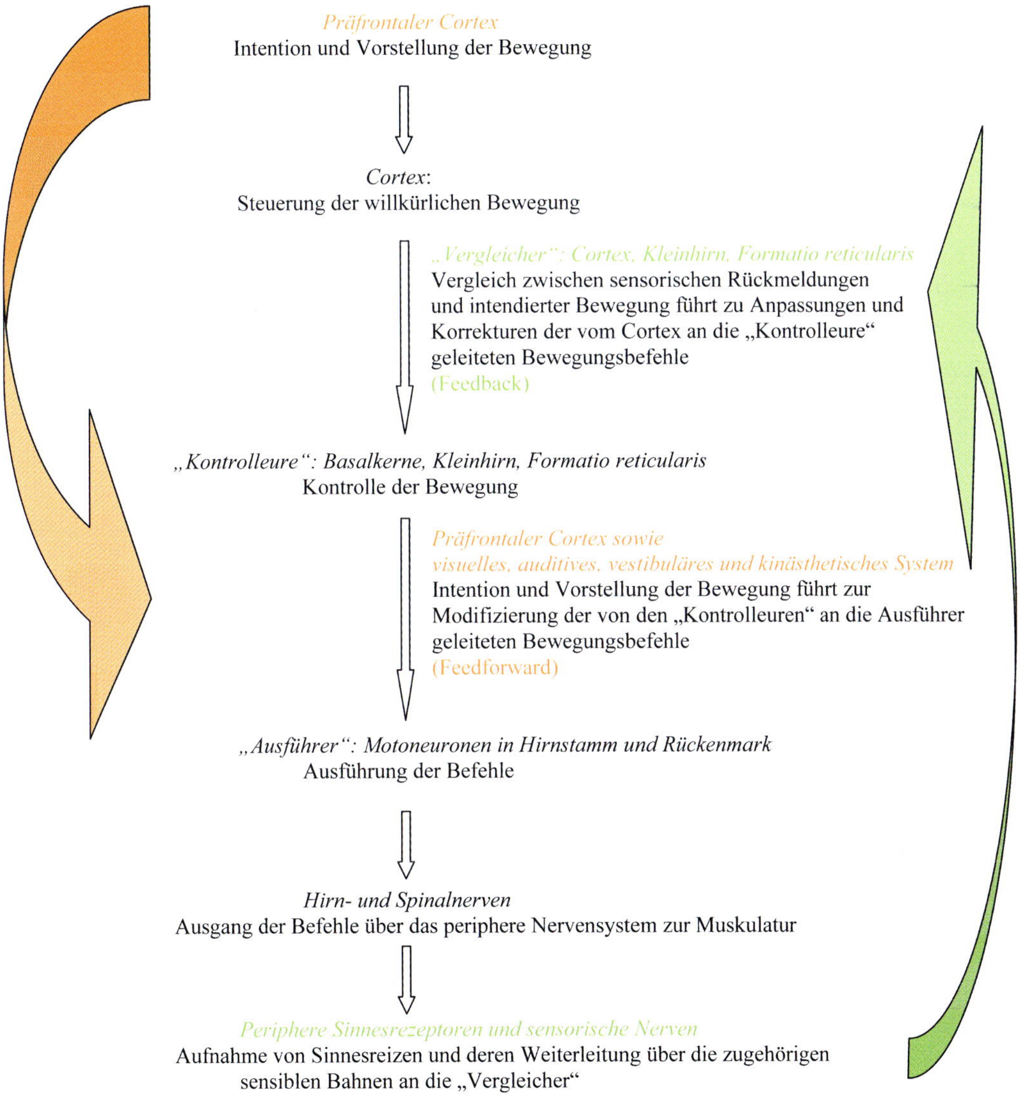

Abb. 26.3 *Die zentrale Steuerung der Motorik (modifiziert mit dessen freundlicher Genehmigung nach: Annunciato, N.: Funktionelle Neuroanatomie der Motorik, Physiotherapie-IFK, 1, 2005, S. 24)*

Erkenntnisse aus der Neuropsychologie und der Neurobiologie deuten darauf hin, dass Wahrnehmung und Handlungssteuerung bei anspruchsvollen motorischen Verhaltensleistungen neuronal gemeinsame Repräsentationen aufweisen.[9] Sie entstehen durch das Üben von komplexen Bewegungsmustern, die in kürzester Zeit durch hoch spezialisierte sensomotorische Rückkopplung erzeugt werden. Das gilt z. B. für das Musizieren und für das Sprechen (mit oder ohne Atemschriftzeichen). Befunde aus der Neurolinguistik zeigen z. B. sowohl beim Sprachverstehen als auch bei der Sprachproduktion eine gemeinsame Aktivierung des sensorischen und des prämotorischen Sprachzentrums (Wernicke- und Broca-Areal), wo bisher eine strenge Aufgabenteilung angenommen wurde.[10] Solche gemeinsamen Repräsentationen von Input und Output sind auf unterschiedlichsten Hierarchieebenen nachweisbar. In Tierexperimenten wurden sogar multisensorische Neuronen gefunden. Sie reagieren auf Reizung durch unterschiedliche Sinnesmodalitäten und sind häufig auch an der Programmierung motorischer Reaktionen beteiligt.[11]

Beim Arbeiten mit den Atemschriftzeichen besteht eine wache, aber entspannte Form der konzentrierten Aufmerksamkeit. Während des Einübens lässt sich eine Zunahme der Geschmeidigkeit des Bewegungsablaufes beobachten. Die Bewegungen werden zunächst bewusst ausgeführt, dann zunehmend automatisch und unbewusst unter Abnahme der notwendigen Aufmerksamkeit. Schließlich ist das Zeichnen des Atemschriftzeichens nicht mehr nötig, da die neu gelernten motorischen Programme der Kehlkopf-, Artikulations- und Atemmuskulatur nun vorwiegend über interne Rückmeldungen aus dem Muskel-Skelettsystem kontrolliert werden. Dieser Verlauf lässt sich mit den gesetzmäßigen Abläufen bei motorischem Lernen erklären.

---

9 z. B. Wallace, M. T. et al.: Converging influences from visual, auditory, and somatosensory cortices onto output neurons of the superior colliculus, J Neurophysiol 69(6), 1993, S. 1797-809 sowie Iacoboni, M. et al.: Bimodal (auditory and visual) left frontoparietal circuitry for sensorimotor integration and sensorimotor learning, Brain 121, 1998, S. 2135-43. Beide zitiert in: Bangert, M.: Auditiv-sensomotorische Integration bei komplexen hochtrainierten Wahrnehmungs- und Verhaltensleistungen: Analyse kortikaler Koaktivierungsprozesse am Beispiel des Klavierspiels, Dissertation im Fachbereich Biologie der Universität Hannover, Referenten Kolb/Altenmüller, 2001

10 Price, C. J. et al.: Hearing and saying. The functional neuro-anatomy of auditory word processing, Brain 119, 1996, S. 919-31; Aboitiz, F. et Garcia, R.: The anatomy of language revisited, Biol Res 30(4), 1997, S. 171-83; Binder, J. R. et al.: Human brain language areas identified by functional magnetic resonance imaging, J Neurosci 17(1), 1997, S. 353-62; Chertkow H. et Murtha, S.: PET activation and language, Clin Neurosci 4(2), 1997, S. 78-86. Zitiert in: Bangert, M.: Auditiv-sensomotorische Integration bei komplexen hochtrainierten Wahrnehmungs- und Verhaltensleistungen: Analyse kortikaler Koaktivierungsprozesse am Beispiel des Klavierspiels, Dissertation im Fachbereich Biologie der Universität Hannover, Referenten Kolb/Altenmüller, 2001

11 Wallace M. T. et al.: Converging influences from visual, auditory, and somatosensory cortices onto output neurons of the superior colliculus, J Neurophysiol 69(6), 1993, S. 1797-809; Rizzolatti, G. et Arbib, M. A.: Language within our grasp, Trends Neurosci 21, 1998, S. 188-194; Eiermann, A. et Esser, K. H.: The hunt for the cortical audio-motor interface in bats, Assoc Res Otolaryngol Abs 22, 1999, S. 188; Eiermann, A. et Esser, K. H.: Auditory responses from the frontal cortex in the short-tailed fruit bat Carollia perspicillata, Neuroreport 11, 2000, S. 421-425. Zitiert in: Bangert, M.: Auditiv-sensomotorische Integration bei komplexen hochtrainierten Wahrnehmungs- und Verhaltensleistungen: Analyse kortikaler Koaktivierungsprozesse am Beispiel des Klavierspiels, Dissertation im Fachbereich Biologie der Universität Hannover, Referenten Kolb/Altenmüller, 2001

Motorisches Lernen erfolgt in drei Phasen[12, 13]:

1. Kognitive Phase (explizit[14]):
   Die motorische Aufgabe wird bewusst durchdrungen, Informationen darüber werden erworben und in Form von Nervenreizen verschlüsselt. Die Bewegung wird kognitiv geplant und kontrolliert und ist von externen sensorischen Rückmeldungen (*externe* Kontrolle) abhängig. Es lässt sich verbalisieren, was getan wird. In dieser Phase wird das genaue Einstellen (Adjustieren) von Bewegungsvorlagen gelernt. Auch das Einstellen und Etablieren von Umwandlungen visueller Zeichen (z. B. Noten oder Atemschriftzeichen) in motorische Befehle wird hier erarbeitet (visuo-motorische Transformationen).

2. Assoziative Phase:
   Explizite Anteile werden zwar noch assoziiert, sind allerdings nicht mehr fortgesetzt in die Kontrolle eingebunden. In dieser Phase werden die Fertigkeiten aus der kognitiven Phase vertieft und das Optimieren der visuo-motorischen Transformationen gelernt.

3. Automatische Phase (implizit[15]):
   Die motorische Kontrolle erfolgt unbewusst und lässt sich nur noch bedingt oder gar nicht mehr verbalisieren. Es ist weniger Aufmerksamkeit für den Bewegungsablauf nötig. In dieser Phase wird das Abrufen von erarbeiteten Bewegungsvorlagen gelernt sowie das genaue Einstellen und Optimieren von motorischen Programmen und Parametern. Der Ablauf wird vertieft und automatisiert und immer weniger durch externe, dafür mehr durch körperinterne sensorische Reize kontrolliert (*interne* Kontrolle). Aus Sicht der Lernpsychologie würde man hier von einer Speicherung der Bewegungsabläufe in Form des „prozeduralen Gedächtnisses" sprechen *(s. Die fünf Gedächtnisformen, Kap. 22.2)*.

Mit bildgebenden Verfahren kann man sichtbar machen, dass und wie sich die Aktivität der beteiligten Hirnzentren im Verlauf der kognitiven zur automatischen Lernphase verschiebt. Im Präfrontalkortex werden der explizite Erwerb und die Verschlüsselung von Informationen über die motorische Aufgabe gesteuert sowie das Planen und die kognitive Kontrolle einer Bewegung.

---

12 Jäncke, L.: Fragen und Antworten zur Vorlesung „Psychomotorik", URL: http://www.neurowissenschaft.ch/oldNeuro/Lehre/WS06-07/ETH/Psychomotorik-Fragen-5Jan2007.pdf (Stand: 28.05.2008)

13 Floyer-Lea, A. Matthews, P. M.: Distinguishable Brain Activation, Networks for Short- and Long-Term Motor Skill Learning, Journal of Neurophysiology, 2005

14 Explizites Wissen wird von außen herangetragen, ist bewusst verfügbar und lässt sich sprachlich formulieren.

15 Implizites Wissen wird nicht ausdrücklich gelehrt, sondern durch Erfahrung und Nachahmung erworben. Es ist unbewusst und lässt sich nicht verbalisieren, sondern nur vormachen (wissen „wie" bzw. „können").

Im Parietalkortex werden visuelle Informationen zu körperbezogenen Koordinaten umgewandelt, wodurch die visuellen Informationen für die Motorik brauchbar werden. Symbolische oder visuelle Rückmeldungen verbessern die motorische Leistung.[16] Während in der früheren Lernphase noch eine deutliche Aktivität von Präfrontal- und Parietalkortex vorhanden ist, nimmt die Beteiligung dieser Bereiche nach einer längeren Auseinandersetzung mit einer Bewegungssequenz allmählich ab. Dafür nimmt die Aktivität der subkortikalen Gebiete (Kleinhirn, Basalkerne und Formatio reticularis), die eine wichtige Rolle bei der Kontrolle und Automatisierung von Bewegungen spielen, zu.
In der späteren Lernphase werden zunehmend diverse Kreisläufe zwischen Kortex, Thalamus und Basalkernen aktiv, welche die Automatisierung und eine verbesserte Kontrolle steuern.[17]

Für die vollständige Repräsentation einer Bewegung im Gehirn sind immer motorischer und sensorischer Kortex wichtig. Über die Verknüpfung mit dem limbischen System werden darüber hinaus zu jeder Zeit Informationen über die momentane Gefühlslage und die emotionale Bewertung der Situation in die motorische Steuerung einbezogen *(s. a. Innere Vorstellungen und Körpergedächtnis, Kap. 22.2)*.

Das Üben mithilfe der Atemschriftzeichen erfordert und trainiert in besonderem Maße die Integration der beiden Großhirnhemisphären. Die rechte Hemisphäre ist neben der motorischen und sensiblen Steuerung der linken Körperhälfte u. a. mit der visuellen Wahrnehmung von Mustern und Symbolen beschäftigt. Sie arbeitet synthetisch und erfasst Bewegungen als Ganzes. Die linke Hemisphäre steuert neben der rechten Körperhälfte in der Regel auch die Motorik und Sensorik der Sprache[18]. Sie arbeitet analytisch und erfasst bzw. steuert Bewegungen in Einzelschritten. Beim Zeichnen oder ganzkörperlichen Ausführen der Atemschriftzeichen im Zusammenhang mit Sprechtexten oder Liedern wird eine differenzierte Feinabstimmung dieser verschiedenen Funktionen gefordert und trainiert. Durch die Verteilung auf die beiden Hemisphären wird die benötigte Hirnleistung ökonomisiert und die Information kann über verschiedene Zugriffe erreicht werden. Damit ist sie müheloser und sicherer abrufbar als bei einer überwiegend lateralisierten Speicherung.

Wie jeder Lernvorgang löst auch das Üben von Bewegungsabläufen plastische Umbauprozesse im Gehirn aus *(s. Neuroplastizität, Kap. 22.2)*. Solch ein ständiger Wettstreit um kortikale Ressourcen ist dabei nicht nur im motorischen, sondern auch im Bereich des visuellen Kortex und der vorgeschalteten Umschaltstationen der Sehbahn nachweisbar. So wird bei blinden Menschen das Ertasten von Brailleschrift beispiels-

---

16 Jäncke, L.: Die Kontrolle von Bewegungen, Psychomotorik, URL: http://www.neurowissenschaft.ch/oldNeuro/Lehre/WS04-05/ETH0405/vl6-ETH-Bewegung2.pdf (Stand: 28.05.2008)

17 Jäncke, L.: Bewegungslernen, Bewegungskontrolle, Psychomotorik, URL: http://www.neurowissenschaft.ch/oldNeuro/Lehre/SS2006/KogNeuro2/Bewegungslernen-reduced-size.pdf (Stand: 28.05.2008)

18 Die Sprache wird laut Untersuchungen von Rasmussen und Milner an 371 Patienten (1975) bei Rechtshändern in ca. 96% der Fälle von der linken Großhirnhemisphäre gesteuert, bei Linkshändern in ca. 70%. Bei den übrigen Linkshändern übernimmt in ca. 15% die rechte Hemisphäre die Steuerung, in ca. 15% verteilt sie sich auf beide Hemisphären

weise im primären visuellen Kortex repräsentiert. Bei Konzertpianisten wurde im Okzipitallappen sogar ein „musikalisches Lesegehirn" entdeckt, welches nur für das visuelle Erfassen notierter Partituren zuständig zu sein scheint.[19] Die Bewegung, die zum jeweiligen Atemschriftzeichen gehört, wird als sensomotorische Erinnerung im Gehirn abgelegt, die die visuelle Form, die Aussprache, die Stimmgebung und den Bewegungsablauf beinhaltet. Frühere Repräsentationen für die Steuerung der Artikulation, Stimmgebung, Phonationsatmung sowie für den Schreibfluss und das Schriftbild des Atemschriftzeichens werden entsprechend modifiziert. Die Lernkurve ist u. a. abhängig von der Lernzeit und von der Anzahl der Einzeldurchläufe. Die Annäherung an das Leistungsmaximum ist zeitlich etwa mit dem Ausbau der neuronalen Strukturen im primären Motorkortex erreicht.[20]

Während einer imaginierten Bewegung sind im Wesentlichen dieselben Areale aktiv wie während einer tatsächlich ausgeführten Bewegung. Und sie sind ebenso offen für plastische Veränderungen, auch wenn die Plastizitätseffekte bei tatsächlicher Bewegung stärker sind. Diese Tatsache wird beispielsweise beim Training von Sportler*innen und Musiker*innen genutzt, indem sie bestimmte Bewegungsabläufe nicht nur tatsächlich, sondern zwischendurch auch mental üben[21]. Bei Musikern*innen kann man beobachten, dass rein mentales oder rein motorisches Üben ohne Instrument realistische Höreindrücke des Gespielten produziert. Umgekehrt können sie es beim bloßen Anhören ihres Instruments kaum unterdrücken, dass sich unwillkürlich und automatisch ihre Finger mitbewegen, als würden sie selbst spielen.[22] Auch die Atemschriftzeichen können, nachdem sie durch reales Üben ausreichend durchdrungen wurden, mental eingesetzt werden, ohne ihre Wirksamkeit zu verlieren.

---

19 Bangert, M.: Auditiv-sensomotorische Integration bei komplexen hochtrainierten Wahrnehmungs- und Verhaltensleistungen: Analyse kortikaler Koaktivierungsprozesse am Beispiel des Klavierspiels, Dissertation im Fachbereich Biologie der Universität Hannover, Referenten Kolb/Altenmüller, 2001

20 Bangert, M.: Auditiv-sensomotorische Integration bei komplexen hochtrainierten Wahrnehmungs- und Verhaltensleistungen: Analyse kortikaler Koaktivierungsprozesse am Beispiel des Klavierspiels, Dissertation im Fachbereich Biologie der Universität Hannover, Referenten Kolb/Altenmüller, 2001

21 Geraedts, P.: Motorische Entwicklung und Steuerung: Eine Einführung für Physiotherapeuten, Ergotherapeuten und Trainer, Springer-Verlag, Heidelberg, 2019, S. 120

22 Bangert, M.: Auditiv-sensomotorische Integration bei komplexen hochtrainierten Wahrnehmungs- und Verhaltensleistungen: Analyse kortikaler Koaktivierungsprozesse am Beispiel des Klavierspiels, Dissertation im Fachbereich Biologie der Universität Hannover, Referenten Kolb/Altenmüller, 2001

26.3 Praktische Hinweise

26.3.1 Grundsätzliches zur Anwendung der Atemschriftzeichen

Atemschriftzeichen können auf verschiedene Weise ausgeführt werden:

- mit den Armen frei in die Luft gezeichnet
- im Stehen auf einen großen Bogen Papier oder Tapete gezeichnet, der/die an die Wand geheftet wird
- mit Kreide an eine Tafel gemalt
- am Tisch sitzend mit Stiften auf ein fixiertes DIN-A3-Blatt gezeichnet.

Nach dem Zeichnen wird bei den folgenden Übungsabläufen

- das fertige Zeichen nur noch mit dem Blick verfolgt
- das Zeichen in der Vorstellung in das Körperinnere projiziert
- das Zeichen als Bewegung mit einzelnen Körperteilen oder dem ganzen Körper durchlaufen
- all dies rein mental durchgeführt

Es ist sinnvoll, die Atemschriftzeichen vor dem Zeichnen erst einmal als Armbewegung frei in die Luft zu malen und sie dann aus dem geübten Schwung heraus aufs Papier zu bringen. Wichtig ist, dass sie dem eigenen, individuellen Bewegungsimpuls entspringen, auch wenn die Form des jeweiligen Zeichens vorgegeben ist.

Gut geeignet für das Zeichnen sind Wachsmalstifte, bei der Arbeit mit Kindern auch Fingerfarben. Die Zeichen werden auf einen DIN-A3-Block gemalt oder einen großen Bogen Papier (z. B. Tapete), der auf dem Tisch, auf dem Boden oder an der Wand befestigt ist.

Zur Integration beider Gehirn- und Körperhälften wird zwischen rechtem und linkem Arm abgewechselt, auch wenn die Zeichen, die mit der nicht-dominanten Hand ausgeführt sind, nicht so exakt gestaltet werden können.

Zur Förderung der Kreativität, zur individuellen Ausdrucksmöglichkeit und Motivation werden unterschiedliche Farben eingesetzt und die Zeichenbewegung kann mit der Zeit vergrößert werden. Ist der Ablauf sicher, klingt die Malbewegung aus, und das Zeichen wird nur noch mit dem Blick verfolgt. Als Nächstes kann es in der Vorstellung auf ausgewählte Körperebenen projiziert werden (z. B. der Vierstrahl auf die Zwerchfellebene, das Atemmännchen in die Lungenflügel etc.). Anschließend wird das Zeichen von verschiedenen Körperteilen oder dem ganzen Körper übernommen, z. B. als kreisende Bewegungen verschiedener Gelenke, Schwingen des stehenden Körpers in Form des IX. Atemschriftzeichens („Vierstrahl"), massierende Streichung auf den Bauch in Form des X. oder XI. Atemschriftzeichens („Atemmännchen") etc.

Sind die Zeichen längere Zeit in den oben genannten Abläufen geübt, genügt es, sich den Bewegungsablauf und das Bild nur noch mental vorzustellen und zu üben. Die Auswirkungen auf Atmung und Stimme sind dann vergleichbar mit der tatsächlichen Bewegung *(s. Kap. 26.2 und 22)*.

Bei den Atemschriftzeichen wird jeder Atemphase ein Bewegungsschwung zugeordnet. Die Übungen werden so angeleitet, dass sich Atmung, Stimme und Bewegung nicht blockieren, sondern gegenseitig unterstützen.

Fast alle Zeichen werden in der Regel nach klar vorgegebenen Richtungen und Abläufen durchgeführt. Eine Ausnahme ist der Kreis. Er kann mit oder gegen den Uhrzeigersinn ausgeführt werden, der Bewegungsschwerpunkt kann bei der Aufwärts- oder bei der Abwärtsbewegung liegen. So ergeben sich beim Kreis vier unterschiedliche Bewegungsformen, die mit ihren unterschiedlichen Wirkungen erlebt und dann entsprechend individuell eingesetzt werden können.

26.3.2 *Formen und Abläufe der Atemschriftzeichen*

Die 14 Atemschriftzeichen entwickeln sich auseinander, bauen aufeinander auf und lassen sich miteinander kombinieren oder auch in Ausschnitten nutzen. In ihrer Abfolge stellen sie eine Hierarchie mit steigendem Schwierigkeitsgrad dar. Man unterscheidet die kreisenden Atemschriftzeichen I - VII von den schwingenden (VIII - X und XIII) und den rhythmischen (XI - XII und XIV). Die Übungen mit den kreisenden Atemschriftzeichen sind einseitig fortlaufend gerichtet. Dagegen stellen die schwingenden Atemschriftzeichen einen zweiseitig gerichteten, pendelnden Ablauf dar, die rhythmischen folgen einem dreiteiligen Bewegungsablauf.
Im Folgenden werden nur einige der Zeichen herausgegriffen und exemplarisch dargestellt. Eine ausführliche Darstellung der Atemschriftzeichen und ihrer Kombinationen sowie ihrer Anleitung findet sich im Buch von Gertrude Schümann[23].

Im alltäglichen Umgang hat es sich ergeben, die Zeichen in bestimmten Situationen freier einzusetzen, als es bei den von Schümann entwickelten Atemschriftzeichen vorgesehen ist.

26.3.2.1 Der Kreis und die Ellipsen

Das Atemschriftzeichen „Kreis" ist das erste und basale Zeichen. Der Kreis unterstützt eine fließend fortlaufende Bewegungsqualität ohne Zuordnung zu einem Zeitmaß oder Rhythmus und hat eine (kon)zentrierende Wirkung.
Man beginnt mit einem Kreisschwung um einen Mittelpunkt mit oder gegen den Uhrzeigersinn, erst in der Luft und dann auf dem Papier. Zur Orientierung kann man den Mittelpunkt auf dem Papier sichtbar machen. Um den eigenen Bewegungsschwerpunkt zu erfassen, empfiehlt es sich, die Ausatmung durch die Bildung eines Strömungskonsonanten hörbar werden zu lassen oder später die Stimme einzusetzen, indem z. B. die Kreise mitgezählt werden. Zur Verbindung von Atemrhythmus und Bewegung hebt man den Arm, der den Stift hält, mit der Einatmung leicht an und kreist während der Ausatmung über das Papier. Während der Atempause ruht der Arm entspannt auf der Unterlage und die Einatmung wird abgewartet, damit diese Phase in ihrem individuellen Zeitmaß in aller Ruhe im Körper wahrgenommen werden

23 Schümann, G.: Atemschriftzeichen, Florian Noetzel Verlag, Wilhelmshaven, 1991

kann. Die kreisende Bewegung beginnt dann wieder mit der Ausatmung bzw. mit der Phonation.

Nachdem man mit einer Ausatmung, einem Laut, einer Silbe oder einem Wort pro Kreis begonnen hat, können Sätze, Verse, Lieder oder ganze Geschichten folgen und mehrere Kreise pro Phonationsbogen beanspruchen. Anschließend wird die Hand während der Atempause wieder abgelegt und die kommende Einatmung erwartet. Wichtig ist, dass der Bewegungsschwerpunkt des Kreises und die Betonung des Textes oder Liedes sich unterstützen und nicht voneinander unabhängig oder gegenläufig sind.

Im Verlauf des Zeichnens können dem Kreis eine oder mehrere Ellipsen hinzugefügt werden *(s. Abb. 26.4)*. Dadurch werden schwerere und leichtere Bewegungsimpulse gesetzt, wodurch die Flexibilität der Atemmuskulatur sowie die Akzentuierung und der Sprechrhythmus unterstützt werden. Nach dem Zeichnen jeder Ellipse folgt immer wieder ein ganzer Kreis (Kreis-Ellipse-Kreis-Ellipse etc.).

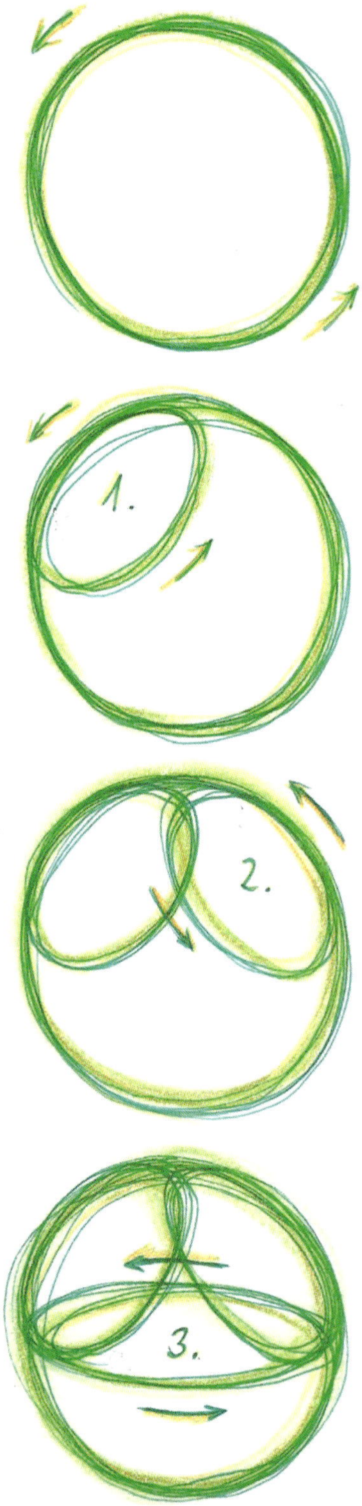

Abb. 26.4 *Atemschriftzeichen I bis IV (Kreis mit Ellipsen)*

„Brezel" und „Kleeblatt"

Löst man im Atemschriftzeichen IV die drei Ellipsen aus dem Kreis heraus, so entsteht das Atemschriftzeichen V, die „Brezel"[24] *(s. Abb. 26.5)*. Die um drei Punkte kreisende Linie besteht aus zwei Bewegungsschwüngen bzw. -impulsen, die z. B. begleitend zu zwei einsilbigen Wörtern genutzt werden könnten („Geh weg", „Komm her" etc.). Auch hier erfolgt nach dem Ende des Phonationsbogens das Ablegen der Hand und das Abwarten der Einatemphase.

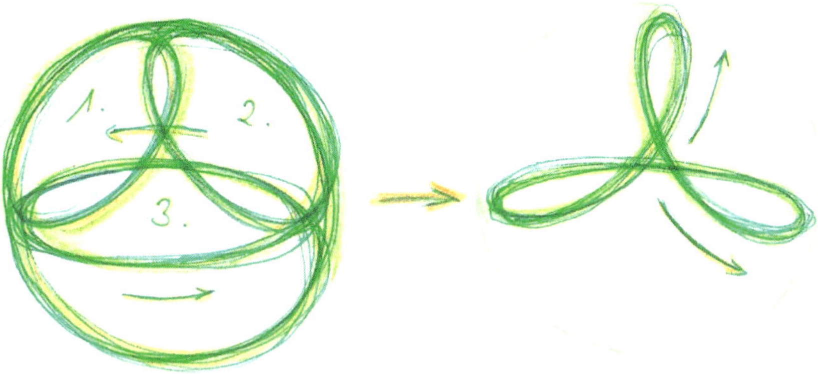

Abb. 26.5 *Atemschriftzeichen IV und V („Brezel")*

Löst man die Ellipsen des Atemschriftzeichens VI aus dem Kreis heraus, erhält man das Atemschriftzeichen VII, eine um vier Punkte kreisende Linie (Zykloide), auch „Kleeblatt"[25] genannt *(s. Abb. 26.6)*. Die Zykloide besteht aus drei Bewegungsschwüngen bzw. -impulsen, die für dreisilbige Übungstexte eingesetzt werden können.

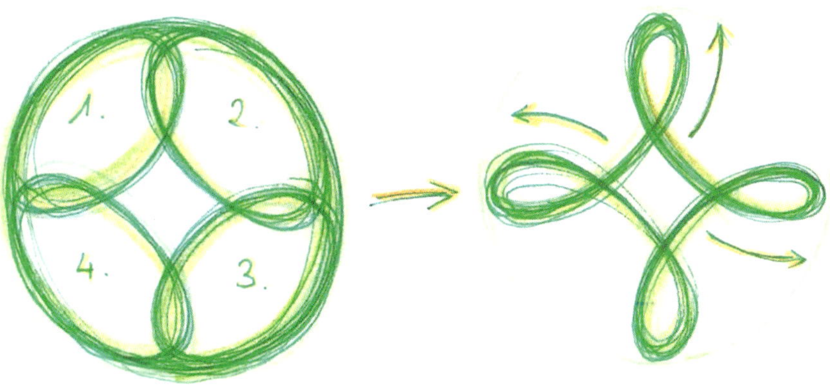

Abb. 26.6 *Atemschriftzeichen VI und VII („Kleeblatt")*

24 Schümann, G.: Atemschriftzeichen, Florian Noetzel Verlag, Wilhelmshaven, 1991, S. 48-53

25 Schümann, G.: Atemschriftzeichen, Florian Noetzel Verlag, Wilhelmshaven, 1991, S. 56-60

26.3.2.2 Der Vierstrahl

Der Vierstrahl ist das erste Zeichen, das von einem zentralen Mittelpunkt ausgeht *(s. Abb. 26.7)*. Im Gegensatz zu der fortlaufenden Bewegung bei den kreisenden Zeichen wird hierbei die Bewegung schwingend oder im Rhythmus der drei Atemphasen ausgeführt. Bei der atemrhythmischen Anwendung fließt die Bewegung während der Ausatemphase in gerader Linie von dem Mittelpunkt nach außen, wo die Muskulatur während der Phase der Atempause gelöst wird und die Bewegung ruht. In der anschließenden Einatemphase wird die Bewegung über denselben Weg zur Mitte zurückgeführt. Die nächsten Atemzyklen verlaufen dann im Uhrzeigersinn einen Strahl nach dem anderen entlang, bis die Bewegung wieder auf der ersten Linie ankommt. Wichtig ist, dass die Atmung an kein Taktmaß gebunden ist, sondern der individuelle Rhythmus der Atmung erhalten bleibt und den inneren Bedürfnissen des Organismus folgen kann. Die Bewegung orientiert sich an diesem Atemrhythmus.

Freiere Variante: Erfolgt eine ganzkörperliche Bewegung unter der inneren Vorstellung eines Vierstrahls, wie eine schwingende Bewegung im eigenen Stand, kann die Zuordnung der Atemphasen auch umgedreht werden. D. h. die Bewegung nach außen wird während der Einatemphase durchgeführt und die Bewegung zum Mittelpunkt während der Ausatmung bzw. Phonation, in der Atempause ruht die Bewegung im eigenen Stand. Die Weitung der Atemräume und die Lösungsqualität während der Atempause lassen sich so wirksam unterstützen.

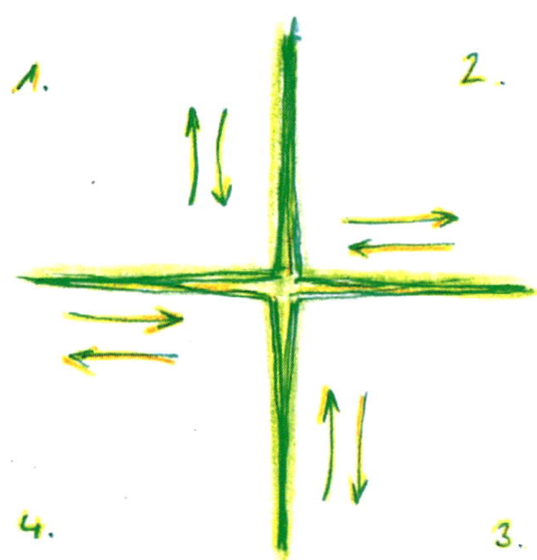

Abb. 26.7 *Atemschriftzeichen IX („Vierstrahl")*

26.3.2.3 Atemschiff und Atemmännchen

Das Atemmännchen besteht aus vier Teilbildern, den Atemschiffen, wobei es sich als praktisch erwiesen hat, Letztere auch isoliert zu nutzen. Im Gegensatz zum einseitig gerichteten Kreis entspricht die Grundform des Atemschiffes einer schwingenden Bewegung mit dem Merkmal der Umkehr. Durch das Einfügen des „Segels" ergeben sich drei Bewegungsschwünge. Dabei ist der obere Schwung, der das Schiffsegel enthält, der Ausatmung mit anschließender Pause vorbehalten, während der Rückschwung die unwillkürliche Einatmung unterstützt *(s. Abb. 26.8)*.

Da das Atemschiff ein Teilbild des Atemmännchens ist, wird es immer schräg nach oben gezeichnet. Bei dominierender rechter Hand beginnt das Schiff links, sodass der Schwung nach rechts oben verläuft und die Einatembewegung wieder über unten nach links zurückführt. Bei Linkshändigkeit beginnt der Schwung rechts und verläuft entsprechend nach links oben und zurück.

Entsprechend der Länge der Atemphasen wird das Segel im Bereich des äußeren Drittels gezeichnet. Durch das Zeichnen zusätzlicher Segel kann der Ausatem- oder Phonationsbogen verlängert werden. Auch können hierdurch Impulse beim Sprechen oder Singen unterstützt werden.

Das Atemschiff ist besonders dazu geeignet, das Ausschwingen der Ausatembewegung, den Nachhauch und die Pause vor der unwillkürlichen Einatmung zu verdeutlichen bzw. zu erarbeiten *(s. Kap. 9, 10 und 11)*. Der Nachhauch wird dabei auf den Schwung nach dem Segel verlegt, die Atempause auf den äußersten Punkt des oberen Schwunges. Während der Pause werden die Muskeln von Arm und Hand rasch, aber möglichst vollständig gelöst, um den unwillkürlichen Impuls zur Einatmung zuzulassen, ohne das Zeitmaß der Bewegung zu unterbrechen. Mit der Einatmung wird die Zeichenbewegung wieder fortgesetzt.

Eine Weiterführung in Bezug auf die Herausforderung der Konzentrations- und Koordinationsfähigkeit erfährt das Atemschiff im Atemmännchen *(s. Abb. 26.9)*. Von einem Mittelpunkt aus führen zwei Schiffe mit je einem Segel nach rechts, zwei weitere nach links und oben führt eine Schleife das obere linke Schiff wieder mit dem oberen rechten zusammen. Wortfolgen, Verse, Texte, Lieder können so rhythmisch gestaltet werden, immer unter Berücksichtigung der Atemverbundenheit und unter Ausnutzung des Bewegungsimpulses. Hierdurch wird eine zusätzliche Anpassung an das Zeitmaß ge-

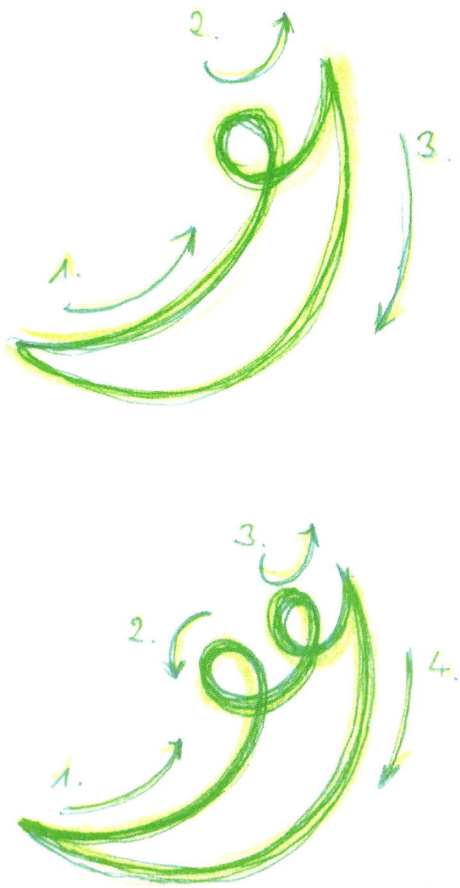

Abb. 26.8 *Das Atemschiff*

Abb. 26.9 *Atemschriftzeichen XI („Atemmännchen")*

fordert und damit die Flexibilisierung der an der Atmung und Stimmgebung beteiligten Muskulatur erreicht.

26.3.3 Ziele und Anwendungsbereiche der Atemschriftzeichen

26.3.3.1 Ziele bei der Anwendung der Atemschriftzeichen

Über das Üben und die Visualisierung der klar strukturierten Bewegungsabläufe wird dem Menschen die Möglichkeit gegeben, negative, festgefahrene Atem-, Stimm- und Bewegungsmuster zu durchbrechen und durch physiologische Funktionen zu ersetzen. Physische Gesetzmäßigkeiten können neu erfahren werden und die körperliche Eigenwahrnehmung wird geschult. Durch die Zeichen, die Bewegung und die Farben wird die Interaktion der Großhirnhemisphären gefördert, die Kreativität, die Motivation und die Lernfähigkeit steigen.

Je nachdem, welches Atemschriftzeichen ausgewählt wird, welche Laute, Silben, Wörter, Texte, Melodien oder Lieder damit verbunden und wie die Zeichen angeleitet werden, sind damit unterschiedliche Ziele erreichbar, von denen die Wichtigsten im Folgenden genannt werden:

Atmung:

- Erarbeitung des individuellen dreiteiligen Atemrhythmus unter besonderer Berücksichtigung der Atempause
- Intensivierung der Einatmung durch Verlangsamung der Ausatmung, Kräftigung der Einatemmuskulatur
- Schulung der geräuschlosen Einatmung
- Verankerung von Mundschluss und Nasenatmung
- Entwicklung einer physiologischen Phonationsatmung
- Entwicklung von Atemführung und dosierter Luftabgabe
- Förderung des Atemflusses (z. B. bei stotternden Menschen)
- Schulung der reflexartigen Luftergänzung
- Transfer der Qualitäten des individuellen Atemrhythmus auf die Atmung bei einer metrischen Bindung an das gebundene Zeitmaß eines Textes oder Liedes
- Erarbeitung einer angemessenen Phrasenlänge
- Wechsel von fließender und saugender Funktion oder bewahrendem Atem
- Sprechen mit Nachhauch zur Deaktivierung der Ausatemhilfsmuskulatur bei der Phonation

Stimme und Sprechen:

- Spannungsausgleich und Flexibilisierung der an der Stimmgebung beteiligten Muskelgruppen (insbesondere durch impulshafte Bewegung, Abwechseln von schweren und leichten Akzenten)
- Förderung des Glottisschlusses
- Reduktion des subglottischen Luftdruckes
- Erarbeitung angemessener dynamischer Akzente
- Förderung des Redeflusses (auch bei Redeflussstörungen)

- Förderung der fließenden Funktion *(s. Kap. 7)*
- Förderung des artikulatorischen Zugriffs, der Präzision der Artikulation
- Erarbeitung des vorderen Stimmansatzes
- Gaumensegeltraining bei velopharyngealer Insuffizienz (im Zusammenhang mit Explosivkonsonanten)
- Erweiterung der Prosodie
- Ermitteln der Indifferenzlage und Erarbeiten einer physiologischen Sprechstimmlage

Schreiben:
- Verbesserung der Koordination und des Flusses der Schreibmotorik

Allgemeine Ziele:
- Entwicklung der Koordinationsfähigkeit von Bewegung, Atmung, Stimme, des Sprechrhythmus und des Denkens
- Förderung des Rhythmusempfindens
- Steigerung der Konzentrationsfähigkeit
- Therapeutische Ablenkung vom Vorgang der Stimm- und Sprachproduktion (z. B. bei stotternden Menschen)
- Psychische und physische Rhythmisierung und Ordnung
- Gesamtkörperlicher Spannungsausgleich
- Regeneration, Vitalisierung
- Verbesserung der Eigenwahrnehmung in Hinblick auf Atem-, Stimm- und Sprechfunktionen

26.3.3.2 Anwendungsbereiche für den Einsatz der Atemschriftzeichen
Atemschriftzeichen sind bei Kindern und Erwachsenen gleichermaßen vielseitig einsetzbar. Sie können in Einzel- und Gruppenarbeit vermittelt und anschließend selbstständig weitergeübt werden. Sie finden ihre Anwendung in der Sprecherziehung, im Gesangsunterricht sowie in der Therapie von Stimm-, Sprech-, Sprach- und Atemstörungen. Besonders erfolgreich sind sie bei folgenden Indikationen:
- Stimmstörungen jeder Art
- Redeflussstörungen
- Myofunktionellen Störungen
- Phonetisch-phonologischen Störungen bei Kindern
- Sprachentwicklungsverzögerung bei Kindern
- In der Sprech- und Sprachtherapie neurologischer Erkrankungen wie:
  - Aphasie (insbesondere zur Unterstützung von Wortfindung und Redefluss)
  - Motorisch bedingten Schreibstörungen
  - Dysarthrie und Dysarthrophonie
  - Sprechapraxie
  - M. Parkinson
- Atemtherapie von Asthma bronchiale und chronisch obstruktiven Lungenerkrankungen (COPD).

26.4 Quellen aus der Schlaffhorst-Andersen-Literatur

Beim Arbeiten mit den Regenerationswegen verwendete Schlaffhorst gezeichnete Formen, welche die Eigenschaften der Bewegungen und ihre Entsprechungen im menschlichen Körper verdeutlichen sollten: den Kreis für die kreisende Bewegung, die Linie für die schwingende Bewegung und das Dreieck für die 3-teilige rhythmische Bewegung[26].
Sie fand diese basalen Bewegungsprinzipien auch in körperlichen Vorgängen wieder: das Fortlaufende, einseitig Gerichtete der kreisenden Bewegung im Blutkreislauf; die polare Bewegung mit Umkehrpunkt, wie bei der schwingenden Bewegung, in der ein- und ausfließenden Luft; den dreiphasigen Rhythmus, wie in der rhythmischen Bewegung, bei einer physiologischen, dreiteiligen Atmung, welche neben den Phasen der Einatmung und Ausatmung auch eine Lösungsphase der Atemmuskulatur beinhaltet. Darüber hinaus arbeitete sie mit dem Zeichen der Spirale und anderen Symbolen *(s. Kap. 27)*.

Gertrude Schümann entwickelte auf der Basis dieser Formen und des gedanklichen Konzeptes ihrer Lehrerinnen Schlaffhorst und Andersen die Atemschriftzeichen, die sie 1991 in ihrem Buch „Die Atemschriftzeichen" veröffentlichte und die heute in Unterricht und Therapie nach dem Konzept Schlaffhorst-Andersen ihren festen Platz haben. Waltraut Seyd, Atem-, Sprech- und Stimmlehrerin und Logopädin, entwickelte aus den ursprünglichen Zeichen Schlaffhorsts das sogenannte „Sprechzeichnen" für die Sprachtherapie mit Kindern, welches sie erstmals 1972 in ihrem Buch „Sprache und Bewegung[27]" veröffentlichte. 2004 wurde der therapeutische Einsatz der Atemschriftzeichen ausführlich in einer durch die Fachzeitschrift „Forum HNO" herausgegebenen Reihe von Dorothee Gutknecht dargestellt.[28]

1. Seyd, W.:
Sprache und Bewegung, Neckar-Verlag, Villingen-Schwenningen, 1971, S. 9

„Das ‚Sprechzeichnen' fußt u. a. auf dem Gedankengut der ‚Schule Schlaffhorst-Andersen'. Ein ganzes Leben haben die beiden Gründerinnen dieser Schule (...) der Forschung an Atmung und Stimme gewidmet. Sie erkannten, daß jede Stimmtätigkeit und jeder Bewegungsablauf sich sowohl negativ wie positiv auf die Atmung auswirken können. Im Lauf der Jahrzehnte haben

---

26 Diese Formen finden sich als räumliche Version auch in drei der sieben Urformen und ihren Entsprechungen wieder: Kugel (Blutkörperchen), Fläche (Zwerchfell) und Kegel (Lunge), s. Kap. 22.

27 Seyd, W.: Sprache und Bewegung. Sprechzeichnen – Fadenspiele – Blasspiele – Spiel mit den Sprechwerkzeugen, Neckar-Verlag, Villingen-Schwenningen, 1972 (die 8. überarbeitete Auflage erschien 2004)

28 Gutknecht, D.: Atemschriftzeichen als didaktisches Verfahren in der Stimmtherapie, Forum HNO, 3, 2004; Gutknecht, D.: Atemschriftzeichen als didaktisches Verfahren in der Therapie von Kindern mit Lippen-Gaumenspalten, Forum HNO, 4, 2004; Gutknecht, D.: Atemschriftzeichen als didaktisches Verfahren in der Therapie von stotternden Kindern im Vorschulalter, Forum HNO, 5, 2004; Gutknecht, D.: Atemschriftzeichen als didaktisches Verfahren in der Sprachtherapie von Kindern mit Dyslalien, Forum HNO, 6, 2004

sich in der Schule Übungspraktiken für eine direkte Einwirkung auf die Atmung durch Stimme und Bewegung herausgebildet. Die Bewegungsabläufe, die die bewußt gesteuerte Muskulatur kaum beanspruchen, beeinflussen unmittelbar das vegetative Nervensystem, woraus sich eine selbsttätige Vertiefung und Rhythmisierung der Atmung ergibt. Hier ist eine der therapeutischen Wirkungen des Sprechzeichnens zu suchen. (...)

Zusammenfassend seien hier die therapeutischen Wirkungen des Sprechzeichnens genannt:

1. Die Atmung wird vertieft und rhythmisiert.
2. Ein Körpergefühl für Haltung und Strichführung wird entwickelt.
3. Störungen im Redefluß treten während des Sprechzeichnens nicht auf.
4. Das Sprechen in Sinneinheiten wird gefördert.
5. Durch die Übungen differenziert sich immer mehr der Bewegungsablauf von Arm, Handgelenk und Fingern.
6. Betonte Rechts- und Linkshändigkeit wird durch bilaterales Zeichnen der Formen zu Beidhändigkeit geführt.
7. Konzentrationsfähigkeit wird erzogen.
8. Das Nachzeichnen von Symbolen erzeugt ordnende Wirkungen im seelischen Bereich."

**2. Schümann, G.:
Atemschriftzeichen, Florian Noetzel Verlag, Wilhelmshaven, 1991, S. 11-12, S. 15-16**

„Neu an der Arbeit mit den von mir gefundenen Zeichen ist die Verbindung von Atem, Ton und Wort mit einem Bild, dessen Linien gezeichnet werden und die belebend auf Atmung und Stimme zurückwirken. Diesen Zyklus von kreisenden, schwingenden und rhythmisch bewegten Bildern nennt man heute ‚Atemschriftzeichen'. Sie sind eine Symbolsprache dessen, was Clara Schlaffhorst und Hedwig Andersen in mir wachgerufen hatten. (...)

Allgemein sind Schriftzeichen Bilder, die gesprochene Laute oder Begriffe des Großhirns symbolisieren. Die Atemschriftzeichen dagegen sind Symbole für die unhörbare Sprache des bewegten Lebens und dessen innere Funktionsabläufe. Sie basieren auf den drei Urphänomenen der Bewegung, die alles Lebendige durchpulsen, also auch in unserem Organismus zu finden sind:

- im pulsierenden Blut: symbolisiert durch den Kreis
- in der aus- und einströmenden Luft: symbolisiert durch das Hin- und Herschwingen zwischen zwei Polen
- in der dreiteiligen rhythmischen Bewegung der Muskulatur, die sich auch in der Atembewegung spiegelt: symbolisiert durch das Dreieck."

„Die Entstehung der Atemschriftzeichen
Es ist eine oft bestätigte Erfahrung, daß das geschriebene Wort selten ausreicht, wenn es sich darum handelt, Fähigkeiten in einem Menschen zu wecken, zu entwickeln und auszubilden. Es bedarf der Stimme und aller Sinne eines nächsten, um durch Wort und Hand zu leiten und zu überprüfen. (...)

Obgleich bei einem Austausch von Mensch zu Mensch dem Wort der Vorrang zu geben wäre, sollte man nicht vergessen, daß die Schrift der Mittler bleibt, wenn das Wort uns nicht mehr erreichen kann.
Die Schriftzeichen, von welchen hier die Rede sein wird, verdeutlichen nicht die im Großhirn entspringenden Begriffe. Aus dem Pulsschlag des Herzens und dem Rhythmus der Atmung entstanden, wurden sie Bild gewordene Schriftzeichen der sich äußernden ‚Natur in uns'. (...)

Bei der Forschungsarbeit an Atmung und Stimme hatten Clara Schlaffhorst und Hedwig Andersen erfahren und erkannt, daß Bewegungen eine fast unerläßliche Unterstützung für Atemübungen sind. Es entwickelten sich:

1. Die kreisende Bewegung (...)
2. Die schwingende Bewegung (...)
3. Die rhythmische Bewegung (...)

Clara Schlaffhorst zeichnete uns oft an die Tafel als Sinnbild für diese Bewegungen:
Den Kreis die Linie das Dreieck."

3. Gutknecht, D.:
„Atemschriftzeichen & Co.", Logos interdisziplinär, Jg. 11, Ausgabe 1/ 2003, S. 4-5

„Die Atemschriftzeichen können bei den verschiedenen Störungsbildern im Bereich der Atem-, Stimm- und Sprachtherapie angewendet und in den Dienst unterschiedlicher Therapieziele gestellt werden. (...)

Das heute in der Therapie verwendete Zeicheninventar setzt sich zusammen aus:

- den von der Atem-, Sprech- und Stimmlehrerin G. Schümann entwickelten Zeichenformen, die diese mit dem Begriff Atemschriftzeichen klassifizierte,
- den Schriftzeichen der Logopädin und Atem-, Sprech- und Stimmlehrerin W. Seyd, die diese als Sprechzeichnen etablierte,
- geometrischen Formen, besonders Spiralen, die Clara Schlaffhorst in ihrem Unterricht als Vorstellungshilfen für die Stimmbildung und Therapie nutzte (,)
- modifizierten Formen, die von Atem-, Sprech- und StimmlehrerInnen aus den Notwendigkeiten der Therapie entwickelt wurden. (...)

Im weitesten Sinne stellt das Atemschriftzeichen eine Art Bio-Feedback-Möglichkeit für den Patienten dar, an dem sich innere Ordnungen/Unordnungen ablesen lassen. (...)
Bei hinzugenommenen Stimm- und Atemübungen wird so eine Optimierung der Atem-Stimm-Kopplung möglich. Der Patient erlebt eine von Schwungkraft und anschließendem Lösungsmoment getragene, leichte und unverspannte Stimmgebung. (...)
Die Atemschriftzeichen sind außerordentlich vielseitig einsetzbar. Sie können Kindern und Erwachsenen mit Stimmerkrankungen angeboten werden, sind aber auch in der Therapie des Stotterns (Rhythmisierung, Redefluss), der Rhinophonien (in Verbindung mit Plosiven zum Gaumensegeltraining), in der Sprachtherapie (Generalisierungen von Lauten, Satzebene) und bei den myofunktionellen Störungen (Nasenatmung, Mundschluss) ein moderates Therapiemittel."

4. Gutknecht, D.:
„Atemschriftzeichen als didaktisches Verfahren in der Stimmtherapie“, Forum HNO (6), 3/2004, S. 96-97

„Die Therapiedidaktik der Atemschriftzeichen stellt sich äußerst vielschichtig dar: In der Stimmtherapie können die Malbewegungen eingesetzt werden, um den dreiphasigen Atemrhythmus einzuregulieren und eine Verbesserung der Atem-Stimmkoppelung zu erreichen. In der Therapie juveniler Dysphonien lassen sich hier entsprechende und motivierende Einheiten kreieren, um in den Bereichen Prosodie, Randkantenverschiebung und Stimmkräftigung zu arbeiten. In der Sprachtherapie eignen sie sich, um beispielsweise an der phonologischen Bewusstheit, der Grafomotorik oder der Lautstabilisierung (...) zu arbeiten. Sie stellen aber auch in der Sprachanbahnungstherapie bei mehrfach behinderten Kindern, in der Therapie des Stotterns (Redefluss, Rhythmisierung), der velopharyngealen Insuffizienz (Mobilisation des Gaumensegels) und bei den myofunktionellen Störungen (Nasenatmung, Mundschluss) ein moderates Therapiemedium dar.“

5. Saatweber, M.:
„Grundzüge der Sprach- und Stimmtherapie nach Schlaffhorst-Andersen“, in: Böhme, G.: Sprach-, Sprech-, Stimm- und Schluckstörungen. Band 2 Therapie, Urban und Fischer, 4. Auflage, München, 2006, S. 182-183

„Im Umgang mit Atemschriftzeichen werden insbesondere rhythmisierende und fließende Elemente genutzt, die Atmung und Stimme unterstützen und den Sprechfluss fördern. (...) So wird deutlich, dass Anwendungsmöglichkeiten der Atemschriftzeichen in der Stimm- und Sprachtherapie, bei Kindern und Erwachsenen gleichermaßen gegeben sind.“

27 Die Septime-Übungen nach Schlaffhorst-Andersen

27.1 Definition

Die Arbeit mit der sogenannten „physiologischen Septime" oder „Siebentonreihe" nach Schlaffhorst-Andersen ist ein wirksames methodisches Mittel bei der Entwicklung der Singstimme.

Clara Schlaffhorst bezeichnete die Folge der sieben Töne g-a-h-c´-d´-e´-f´ bei der Frauenstimme und G-A-H-c-d-e-f bei der Männerstimme als „physiologische Septime". Es handelt sich dabei also nicht um die Septime als Intervall, sondern um eine definierte diatonische Tonleiter auf den Stammtönen zwischen g und f´ (ohne Alterationen) entsprechend der mixolydischen Kirchentonart. Die Septime nach Schlaffhorst-Andersen wird grundsätzlich in der Abfolge g > f´ oder umgekehrt f´ > g gesungen. Sie kann auch nach unten oder oben oktaviert genutzt werden[1, 2] *(s. Abb. 27.1)*. Bei der Anwendung für die Männerstimme verschiebt sich die Septime um eine Oktave nach unten: Septime I: G - f, Septime II: g - f´, Septime III: g´ - f´´. Schlaffhorst beobachtete, dass das Singen im Tonraum einer kleinen Septime einen höheren Spannungszustand erzeugte als in anderen Intervallräumen. Als dissonantes Intervall drängt die kleine Septime unseren Hörgewohnheiten entsprechend sehr stark nach Auflösung zum Grundton.

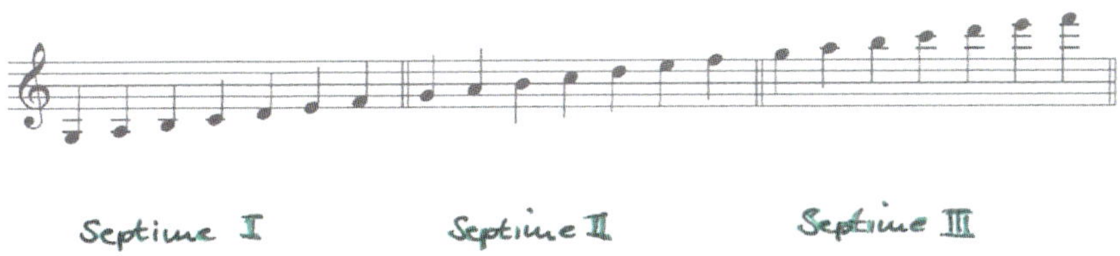

Abb. 27.1 *Die drei Septimen nach Schlaffhorst-Andersen (Ausführung für die Frauenstimme), jeweils von dem Ton g ausgehend*

Bei dem methodischen Einsatz der Septimenidee werden die sieben Töne auf der horizontalen Fläche der Stimmlippen von hinten nach vorne visualisiert. Aus eigenen Unterrichtserfahrungen mit ihren Schüler*innen entwickelte Clara Schlaffhorst das

1 Köpp, G.: Leben mit Stimme – Stimme mit Leben, Bärenreiter Verlag, Kassel, 1995, S. 262-262

2 Um die drei Septimen nach Schlaffhorst-Andersen von den im musiktheoretischen Kontext üblichen Bezeichnungen der Oktaven abzugrenzen, verwenden wir hier anstelle der früher üblichen Bezeichnung „1. – 3. Septime" den Begriff „Septime I – III nach Schlaffhorst-Andersen". Dabei entspricht die Septime I der „physiologischen Septime".

Prinzip, den Ton g am hinteren und f′ am vorderen Teil der Stimmlippen zu visualisieren. Dazwischen liegen, nach vorne hin aufsteigend, die Töne a - e′ mit dem c′ als Mittelpunkt. Beim Übergang in die nächste Oktave wiederholt sich dieser Vorgang. So wird beispielsweise nach dem vorne visualisierten f′das g′ der Septime II erneut am hinteren Teil der Stimmlippen angesetzt.
Besonders bedeutsam ist dabei, dass auf diese Art das unfunktionale „Tief-Hoch-Denken" beim Singen durch die funktional unterstützende „Hinten-Vorne-Vorstellung ersetzt wird.

Zur Integration von Gesamtkörperspannung, Atmung und Stimmerzeugung können die Töne der Septime auch auf weitere Körperebenen projiziert und mit der Stimmlippenebene in Verbindung gebracht werden *(s. u. Kap. 27.3).*

Auch das rhythmische Prinzip, welches Clara Schlaffhorst in ihrer gesamten Arbeit untersuchte, wurde auf den Umgang mit der Septime übertragen. Sie verband die Töne mit den rhythmischen Abläufen, die sie z. B. beim Atemvorgang in der Zwerchfellmuskulatur beobachtet hatte *(Kap. 5),* und äußerte, auch an der Kehlkopfmuskulatur rhythmische Bewegungen wahrnehmen zu können *(Schümann, 1980; Saatweber, 1990; s. u. Kap. 27.4).*

Eine Darstellung der weitreichenden philosophischen Überlegungen, die Clara Schlaffhorst im Zusammenhang mit dem Thema Septime und Siebenzahl entwickelte, würde in diesem Rahmen zu weit führen. Literaturempfehlungen hierzu geben wir unten *(Kap. 27.4)*.

Schlaffhorst und Andersen nutzten die Arbeit mit der Septime als methodisches Mittel für eine physiologische Tonerzeugung beim Singen, insbesondere auch für den Umgang mit Registerausgleich und Dynamik. In der Septime finden wir eine wirksame Methode, um mühelos und ohne Brüche zwischen Tonhöhen und Lautstärken wechseln zu können und um auch in der Höhe kraftvolle Klänge zu erzeugen. Durch das horizontale Visualisieren wird einem Anheben des Kehlkopfes entgegengewirkt. Bei Anwendung der Septime auf verschiedenen Körperebenen wird das physiologische Zusammenwirken aller an der Stimmgebung beteiligten Strukturen gefördert *(s. Kap. 27.2).*

Gertrude Schümann entwickelte später zahlreiche Übungsabläufe, die auf den von Clara Schlaffhorst überlieferten Grundsätzen basieren[3].

27.2 Anatomisch-physiologische Erklärung

Die Idee der Septime ist eine sehr differenzierte Vorstellungshilfe in Bezug auf den Stimmansatz.
Im Kapitel über den Einsatz von Vorstellungshilfen wurde ausführlich erläutert, wie und wodurch sich innere Vorstellungen auf körperliche Prozesse wie zum Beispiel

---

3 Schümann, G.: Die Septime, Hustedt, 1972, unveröffentlichte Tonband-Aufzeichnung, Bad Nenndorf, CD 38-41, Archiv der CJD Schule Schlaffhorst-Andersen

eine muskuläre Tonusveränderung auswirken *(s. Kap. 22.2)*. Die Septime-Übungen wirken wie alle Vorstellungen vom „Ansetzen" der Stimme an einem bestimmten Ort modifizierend auf den Tonus, die Einstellung und die Koordination der Muskulatur von Atemsystem, Kehlkopf und Vokaltrakt[4].

27.2.1 Stimmansatz / Stimmsitz

Die von den Stimmlippen im Kehlkopf erzeugten Schwingungen treten als mechanische Schwingungen (Vibrationen) und als akustische Schwingungen (Schwingungen der Luftmoleküle bei der Ausbreitung von Schall) auf und werden entsprechenden physikalischen Gesetzen folgend auf verschiedene Weise weitergeleitet.
Die Schallwellen erreichen den als Resonanzraum fungierenden Vokaltrakt, in welchem der primäre Kehlkopfklang modifiziert wird. Form und Größe des Vokaltraktes sowie dessen Abstimmung auf die Tonhöhe und auf die Dauer des Glottisschlusses bestimmen nicht nur die Vokalartikulation, sondern wirken sich maßgeblich auf Klangfarbe, Klangqualität und auf die stimmliche Belastbarkeit aus[5].
Auch die Vibrationen setzen sich in den Vokaltrakt fort. Darüber hinaus werden sie über Knochen und andere Gewebe in die Schädelknochen, in die Nasennebenhöhlen und in den Brustraum weitergeleitet. Bei gesamtkörperlicher Durchlässigkeit und optimaler Einstellung der an der Stimmgebung beteiligten Strukturen werden Vibrationsempfindungen bis in das Becken und die unteren Extremitäten beschrieben. Diese Regionen fungieren zwar nicht als Resonanzräume, haben aber dennoch einen Einfluss auf das Klangergebnis, denn dort empfundene Vibrationen wirken als Feedback zur Kontrolle von Stimmfunktionen.

Die Vorstellung, die Stimme an einem vorgestellten Ort „anzusetzen", führt bewusst oder unbewusst zu einer bestimmten Einstellung bzw. einem bestimmten Verhalten der an der Stimmgebung beteiligten Muskeln. Mit dem Stimmsitz ändern sich sowohl der Stimmklang als auch der Ort und die Stärke der Vibrationsempfindung. Beides wirkt wiederum als Feedback für die Formung des Vokaltrakts und die Modifikation der Stimmlippenschwingungen. Diese Wechselwirkungen lassen sich mit den äußerst komplexen Kontroll- und Steuerungsmechanismen der Stimmgebung beim Sprechen und Singen erklären:
Neben der willkürlichen Betätigung der Stimmorgane, die hauptsächlich von der Großhirnrinde aus gesteuert wird, ist die Phonation sensomotorischen und reflektorischen Kontroll- und Steuerungsmechanismen unterworfen, die unwillkürlich über tiefer gelegene Hirngebiete *(Basalkerne, Formatio reticularis und Kleinhirn)* vermittelt werden. Dabei spielen zwei Kontrollmechanismen eine Rolle: die audiophonatorische Kontrolle des Stimmklanges über das Ohr und die propriozeptive Kontrolle über Mechanorezeptoren, die sich in der Schleimhaut und den Muskeln des Kehlkopfes, des Vokaltraktes und des Atemsystems befinden. Hier wirkende sensorische Reize lösen muskuläre Antworten im Gesamtsystem aus und ermöglichen die optimale Abstimmung von Atmung, Stimme und Vokaltrakt. So wirken Luftdruck, Vibrationsempfin-

---

4 Der Vokaltrakt wird im gesangspädagogischen Kontext auch als „die Ansatzräume" bezeichnet.

5 vgl. Wendler, J., Seidner, W. u. Eysholdt, U.: Lehrbuch der Phoniatrie und Pädaudiologie, Thieme, Stuttgart, 2005, S. 84-85

dungen und Resonanzerscheinungen auf die Stimmlippenschwingungen zurück und umgekehrt[6]. Ein physiologischer „Stimmsitz" liefert somit die Voraussetzung für eine optimale und ökonomische Abstimmung von Atemsystem, Vokaltrakt und Kehlkopf in der Phonation.

Die Vorstellung der auf die Stimmlippen oder auf andere Körperregionen projizierten Septime bietet dabei insbesondere drei methodische Besonderheiten, die ein physiologisches Zusammenspiel besonders wirksam unterstützen:

Erstens:
Untersuchungen von Douglas und Bilkey (2007)[7] ließen die beiden Forscher darauf schließen, dass Informationen über die Tonhöhe und räumliches Denken in derselben Hirnregion verarbeitet werden. Hierbei handelt es sich nach Aussage der Wissenschaftler wahrscheinlich um ein im Scheitellappen liegendes Nervengebiet *(intraparietaler Sulcus)*, von dem bekannt ist, dass es an Musikverständnis, räumlichem Sehen und bei der Beurteilung von Zahlen beteiligt ist. Die vertikale Vorstellung von sogenannten „hohen" und „tiefen" Tönen, wie wir sie von der Darstellung auf Notenlinien gewohnt sind, erzeugt bei vielen Personen beim Singen hoher Töne über die Assoziation von räumlicher Höhe eine unphysiologische Spannungsverlagerung in die oberen Körperregionen mit einer Verengung des Vokaltraktes und einer Rückverlagerung des Stimmsitzes. Die Visualisierung nach oben und ggf. die Angst vor der Höhe beeinträchtigen hier die Funktion der an der Stimmgebung beteiligten Strukturen.
Bei der Anwendung der Septime wird diese gewohnte Vorstellung ersetzt. Dies geschieht entweder durch eine horizontale Projektion, eine „Vorne-Hinten-Vorstellung" der Stimmansätze, bei welcher der Ansatz je weiter vorne visualisiert wird, desto höher der Ton ist. Oder es wird eine vertikale Projektion gewählt, bei welcher die hohen Töne in der Regel umso tiefer im Körper „angesetzt" werden, je höher sie sind.

Zweitens:
Indem die Aufmerksamkeit auf die Projektion der Septime und die damit verbundene sensible Körperwahrnehmung gelenkt wird, erfolgt eine Ablenkung von der möglicherweise angstbesetzten Erzeugung und auditiven Kontrolle hoher Töne.

Drittens:
Bei der Vorstellungshilfe der Septime wird mit jedem Ton ein neuer Stimmansatz gefordert. Dies flexibilisiert die Bereitschaftsspannung der an der Stimmgebung beteiligten Muskeln, sodass die komplexe Feinabstimmung an die erforderliche stimmliche Leistung sehr differenziert erfolgen kann.

Das Ergebnis dieser drei Mechanismen ist eine Vorverlagerung des Stimmsitzes und eine ganzkörperliche Spannungsumverteilung in die untere Körperhälfte. Folge sind die Intensivierung der Zwerchfellspannung, die Absenkung des Kehlkopfes, der Spannungsausgleich im Vokaltrakt, die Flexibilisierung der inneren Kehlkopfmuskulatur

6 Ludlow, C. L.: Central nervous system control of the laryngeal muscles in humans, Respir Physiol Neurobiol, 2005 July 28; 147 (2-3); S. 205-222

7 Douglas, K. M. u. Bilkey, D. K.: Amusia is associated with deficits in spatial processing, Nature Neuroscience 10, 2007, S. 915-21

und eine Harmonisierung des Schwingungsverhaltens der Stimmlippen.
Die Methode der Septime findet daher ihren Einsatz zur Entwicklung physiologischer und ökonomischer Stimmfunktionen sowie zur Unterstützung differenzierter Leistungen der Singstimme wie insbesondere zum Umgang mit Registermischung, Ambitus und Dynamik.

27.2.2 Die Entstehung der Stimmlippenschwingungen

Erna Bulgrin, Schulmusikerin und Schülerin von C. Schlaffhorst, erwähnte in ihrem Leitfaden zur Arbeitsweise Schlaffhorst-Andersen[8] zwei Kehlkopfspiegelungen, welche die Musikerin Ida von Wolf 1924 und 1931 bei sich durchführen ließ. Sie beschreibt Hauptschwingungszentren bzw. kleine Öffnungen, die sich in Abhängigkeit von der Tonhöhe auf dem Stimmband verlagerten, während sie die Siebentonreihe sang *(s. Kap. 27.4)*.

Diese Beschreibung ist unter Berücksichtigung der heute gültigen (myoelastisch-aerodynamischen) Stimmerzeugungstheorie, der heutigen Kenntnisse über die Anatomie des Kehlkopfes sowie der im Vergleich zu den 1920er und 30er Jahren entscheidend weiterentwickelten Untersuchungsverfahren nicht nachvollziehbar. Auch die synonyme Verwendung der Begriffe „Hauptschwingungszentren" und „Öffnungen" ist widersprüchlich und lässt Fragen offen, findet doch an den Stellen maximaler Schwingung ein vermehrter Kontakt der Stimmlippen statt (was die bevorzugte Entstehung von Phonationsverdickungen an diesen Stellen erklärt)[9]. Die Lokalisation der Schwingungsmaxima lässt sich biomechanisch erklären und ist nicht abhängig von Tonhöhe oder Lautstärke.

Wir nehmen dies zum Anlass, die wichtigsten der heute gültigen Kenntnisse zur Entstehung von Stimmlippenschwingungen zu erläutern:

Die Phonation wird heute mittels der myoelastisch-aerodynamischen Phonationstheorie erklärt. Dabei bedeutet „myoelastisch"[10], dass die Position und die elastischen Eigenschaften der Stimmbänder durch die Muskelaktivität während der Phonation kontinuierlich so reguliert werden, dass ein für den Schwingungsvorgang geeigneter Grundzustand gegeben ist. Dabei wird nicht für jede einzelne Schwingung ein eigener Nervenimpuls abgegeben, wie man früher annahm[11].

---

8 Bulgrin, E.: Die Arbeitsweise der Schule Schlaffhorst-Andersen. Ein Leitfaden für Atem-, Sprech- und Stimmlehrer. Privatdruck, Erscheinungsort und -jahr unbekannt

9 Die durch mechanische Gewebsbelastung hervorgerufenen Phonationsverdickungen zeigen sich bei Erwachsenen immer an der Grenze zwischen vorderem und mittlerem Stimmlippendrittel, bei Kindern zum mittleren Drittel hin (Wendler, J. et al.: Lehrbuch der Phoniatrie und Pädaudiologie, Thieme, Stuttgart, 2005, S. 158).

10 myos, gr. = Muskel

11 Die sog. neurochronaxische Stimmerzeugungstheorie nach Husson (1950), nach der einzelne Nervenimpulse mit folgenden muskulären Kontraktionen die Stimmlippenschwingungen erzeugen, ist heute widerlegt. Ohne Anblaseluft können keine Stimmlippenschwingungen auftreten und die Schwingungsfrequenz der Stimmlippen korreliert nicht annähernd mit der Frequenz der nervalen Reizimpulse.

Der Begriff „aerodynamisch" bezieht sich auf die für die Phonation bedeutsamen Strömungsgesetze: Die Stimmlippen werden nur dann in Schwingung versetzt, wenn ein Luftstrom durch die Glottis vorhanden ist. Letzterer entsteht, wenn der Luftdruck oberhalb und unterhalb der Glottis unterschiedlich ist. An der Glottis, die eine Enge senkrecht zur Fließrichtung bildet, nimmt die Fließgeschwindigkeit der Ausatemluft zu, der Luftdruck jedoch ab *(Bernoulligesetz)*, sodass hier eine Sogwirkung entsteht. Für den Ablauf der Stimmlippenschwingung bedeutet dies im Einzelnen Folgendes:
Zu Beginn des Phonationszyklus werden die Stimmlippen durch muskuläre Kräfte in einen mehr oder weniger gespannten und adduzierten Zustand gebracht, sodass die Glottis verschlossen ist. Die Ausatemluft bildet unterhalb der Glottis einen Druck, welcher ab einem bestimmten Maß die Glottis auseinanderweichen lässt, also öffnet, es entsteht ein Luftstrom. Der Querschnitt im Bereich der Glottis bildet im Vergleich zur Luftröhre eine Verengung senkrecht zur Fließrichtung. Dies führt hier zu einem Anstieg der Strömungsgeschwindigkeit und einem Abfall des Luftdruckes. Durch den so entstehenden Unterdruck wird eine Sogwirkung auf die Stimmlippen ausgeübt. Diese führt, zusammen mit den myoelastischen Rückstellkräften der Stimmlippen, dazu, dass sich die Glottis von unten nach oben wieder schließt. Ein erneuter subglottaler Druckanstieg ist die Folge und der Phonationszyklus beginnt von vorn.
Die Stimmlippen bewegen sich bei ihren Schwingungen sowohl horizontal (auseinander und zusammen) als auch vertikal (von unten nach oben). Dabei findet eine vom Spannungszustand der Stimmlippen abhängige Verschiebung der verformbareren äußeren Stimmlippenschichten *(„cover")* auf den festeren tiefen Schichten *(„body")* statt *(„Cover-Body-Modell" nach Hirano)*. Die Cover-Schicht trägt besonders viel zu einer aerodynamisch günstigen Verformung der Stimmlippen bei. Eine zusätzliche Wirkung hat laut Peters et al. (2017) die Sekretschicht auf den Stimmlippen (Mukus): Sie reduziert den erforderlichen subglottischen Druck sowie den Volumenstrom bei den Stimmlippenschwingungen[12].
Einige aktuelle Forschungsergebnisse wurden mit der klassischen myoelastisch-aerodynamischen Theorie bisher noch nicht in Einklang gebracht und müssen laut Wendler et al. (2005)[13] zu ihrer Ergänzung oder Neuformulierung führen. Hierzu gehören z. B. die Beeinflussung der Stimmlippenschwingungen durch den Widerstand, den der Vokaltrakt der Schallausbreitung entgegensetzt, sowie weitere Parameter, die in diesem Zusammenhang jedoch den Rahmen sprengen würden.

In Bezug auf die Septime ist nun noch die folgende Frage bedeutsam: Wie wirken sich Veränderungen von Tonhöhe und Dynamik auf die Stimmlippenschwingung aus? Mit einem Anstieg der Tonhöhe nehmen bei steigender Stimmlippenspannung die Amplitude und das Ausmaß der Verschiebung der Randkanten ab. Mit zunehmender Intensität der Stimme nehmen diese beiden Parameter zu, der Offenquotient sinkt und die Geschwindigkeit der Öffnungsbewegung nimmt im Verhältnis zu der Geschwindigkeit der Schließbewegung zu.
Wie bereits erwähnt, hat weder die Tonhöhe noch die Dynamik einen Einfluss auf die Lokalisation der Schwingungsmaxima. Eine Unterteilung der Stimmlippen in einzeln

---

12 Peters, G., Lodermeyer, A. et al.: Einfluss der Stimmlippenoberfläche und asymmetrischer Elastizitätsmodule auf die Phonation. Fortschritte der Akustik – DAGA 2017

13 Siehe hierzu Wendler, J. et al.: Lehrbuch der Phoniatrie und Pädaudiologie, Thieme, Stuttgart, 2005, S. 88

schwingende Abschnitte ist auch unter Berücksichtigung der anatomischen Gegebenheiten nicht erklärbar. Es gilt heute als gesichert, dass die Muskelfasern vom medialen Teil des Schildknorpels zu den Aryknorpeln verlaufen und nicht überwiegend in die Stimmbänder einstrahlen.

27.3 Praktische Hinweise

Will man beim Singen die Idee der physiologischen Septime nutzen, stellt man sich die oben genannten sieben Töne vor, wie sie waagerecht auf den Stimmlippen in der Tonhöhe von hinten nach vorne ansteigen *(s. Abb. 27.2)*. Hinten, im Bereich der Aryknorpel, wird das g visualisiert, vorne, nahe dem Schildknorpel, das f′. Beim Singen der nächsthöheren Oktave setzt der Ablauf wieder hinten an.

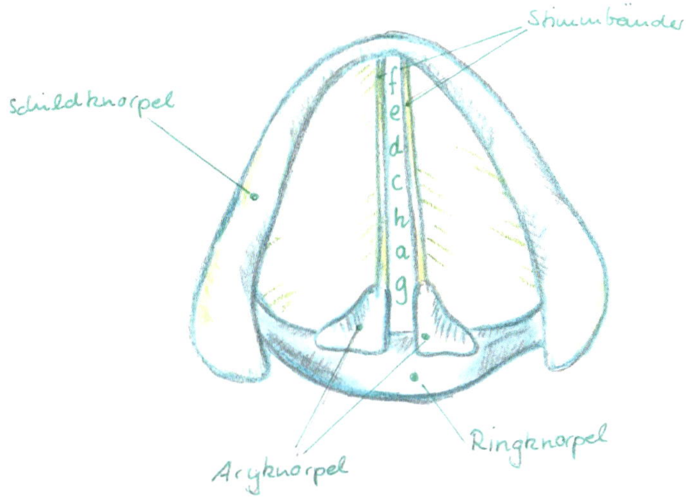

Abb. 27.2 *Projektion der Septime auf den Kehlkopf*

Die Töne können hintereinander oder auch in Intervallen oder Melodiefolgen gesungen werden.
Wie eingangs erwähnt, kann die Septime auch auf andere Körperebenen projiziert werden. Dies ist sehr wirkungsvoll, um die ganzkörperliche Eigenwahrnehmung zu steigern, die Gesamtkörperspannung nach kaudal umzuverteilen, den Organismus durchlässiger für Stimmschwingungen zu machen *(Kap. 13)*, das Zwerchfell zu aktivieren und den Leibanschluss *(Kap. 15)* zu fördern.
In den Aufzeichnungen von G. Schümann (s. Quellen) finden wir detaillierte Angaben über die von Clara Schlaffhorst genutzten Ebenen und die jeweilige Projektionsrichtung der Septime. Um die optimale Wirkung zu erreichen, wird die Septime in den verschiedenen Körperbereichen in unterschiedlicher Richtung projiziert. Auf den horizontalen Stimmlippen, Beckenboden und Fußsohlen wird das g hinten, das f vorne visualisiert. Bei dem diagonal liegenden Zwerchfell geschieht es umgekehrt *(s. Abb. 27.3)*:

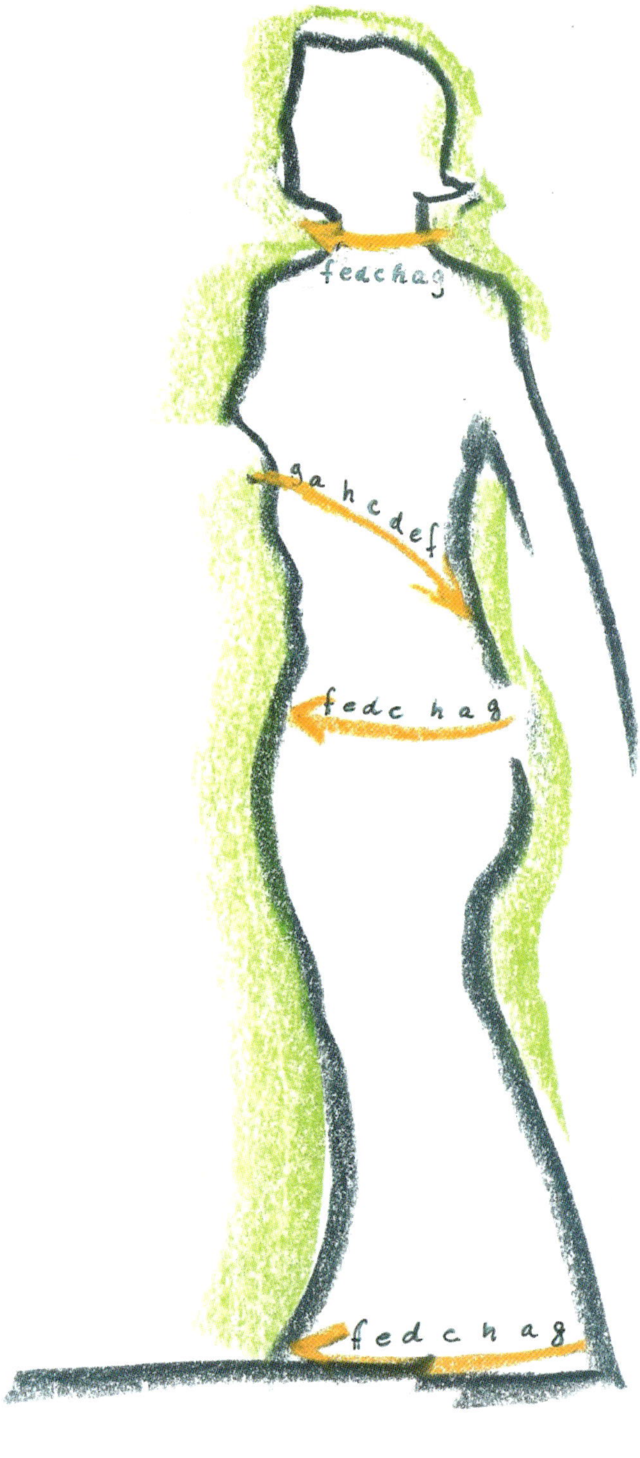

Abb. 27.3 *Projektionen der Septime auf verschiedene horizontale Körperebenen*

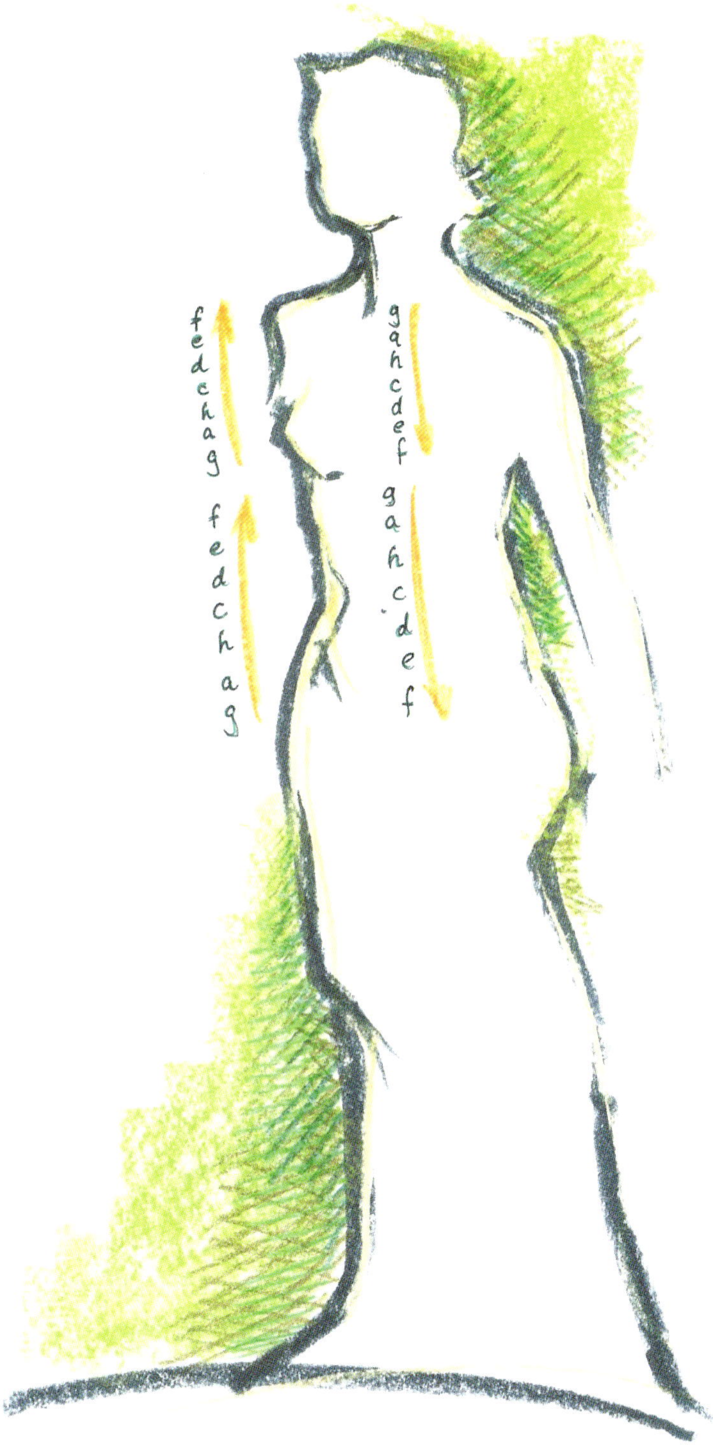

Abb. 27.4 *Vertikale Projektionen der Septime auf Rumpfwand und innere Organe*

Stimmlippen	g hinten (Aryknorpel)	f′ vorne (Schildknorpel)
Zwerchfell	g vorne-oben (Sternum)	f′ hinten-unten (Lendenwirbel)
Beckenboden	g hinten (Steißbein)	f′ vorne (Schambein)
Fußsohlen[14]	g hinten (Ferse)	f′ vorne (Ballen)

Im Bereich des Kopfes werden die Töne bogenförmig entlang der Schädeldecke projiziert.

Kopfraum	g hinten (oberhalb der HWS)	f′ vorne (oberhalb der Stirn)

Von Clara Schlaffhorst überliefert und sehr wirkungsvoll sind auch vertikale Projektionen der Septime in die Organe von Brust-, Bauch- und Beckenraum (von oben nach unten) oder auf die Muskeln der vorderen Rumpfwand (von unten nach oben), *s. Abb. 27.4*:

Brustraum	g oben (Lungenspitzen)	f′ unten (Lungenbasis)
Bauch-und Beckenraum	g oben (Magen)	f′ unten (Geschlechtsorgane)
Brustmuskulatur	g unten	f′ oben
Bauchmuskulatur	g unten	f′ oben

Übungsmöglichkeiten:

- Im Raum von hinten nach vorne und wieder zurück gehen und dazu singen. Dabei können tiefe Töne dem dunklen Teil eines Raumes, hohe Töne dem hellen Teil zugeordnet werden. Ziel ist, die Vorstellung von tief und hoch bei den Tönen nicht nur durch hinten und vorne, sondern auch durch dunkel und hell zu ersetzen. Der Effekt kann mit geschlossenen und offenen Augen erzielt werden.
- Zur Unterstützung der Visualisierung beim Singen auf einer geraden Linie, einem Seil oder anderen mit sieben Punkten markierten Wegen gehen. Man kann die Töne auch auf Zettel schreiben, hintereinander auf den Boden legen und beim Singen darauf gehen.
- Eine Gruppe von sieben Personen kann hintereinander stehend die sieben Töne singen, um das Gefühl zu unterstützen, dass der Ton von hinten nach vorne und zurück wandert.
- Die schwingende Bewegung *(Kap. 25)* unterstützt in besonderem Maße die Idee der Septime. Ganzkörperliche schwingende Bewegungen von hinten (g) nach vorne (f′) und zurück unterstützen den Ablauf ebenso wie schwingende Bewegungen mit einzelnen Körperteilen (Armen, Beinen u. a.) oder schwingende Atemschriftzeichen *(Kap. 26)* wie z. B. das Atemschiff.
- Verbindet man die Ebenen gedanklich miteinander, kann hierzu auch die Oktavierung der Septime genutzt werden *(s. Abb. 27.1)*. Tonal höhere

---

14 Gewichtsverlagerung bei der schwingenden Bewegung im Stehen

Septimen werden im Körper *unterhalb*, d. h. kaudal der tieferen Septimen visualisiert, z. B.: Septime I auf den Stimmlippen, Septime II auf dem Zwerchfell, Septime III auf dem Beckenboden.

- Gezielte Vokal- oder Silbenfolgen, staccato, legato oder als Glissando gesungen, bieten sich für die Arbeit mit der Septime an. Auch können alle möglichen innerhalb der Skala liegenden Intervalle oder Tonfolgen gesungen werden.
- Dynamik kann über das Singen im Crescendo von piano (g) nach forte (c′) und ein Decrescendo zurück ins piano (f′) erarbeitet werden. Unterstützend kann die Visualisierung des Crescendo- und Decrescendo-Zeichens auf die Stimmlippen eingesetzt werden *(s. Abb. 27.5)*. Besonders geeignet zur Unterstützung von Stimmsitz und Kieferöffnung ist hierbei das Artikulieren der hellen Vokalreihe i-e-ä-a-ä-e-i *(s. Abb. 27.6)*.

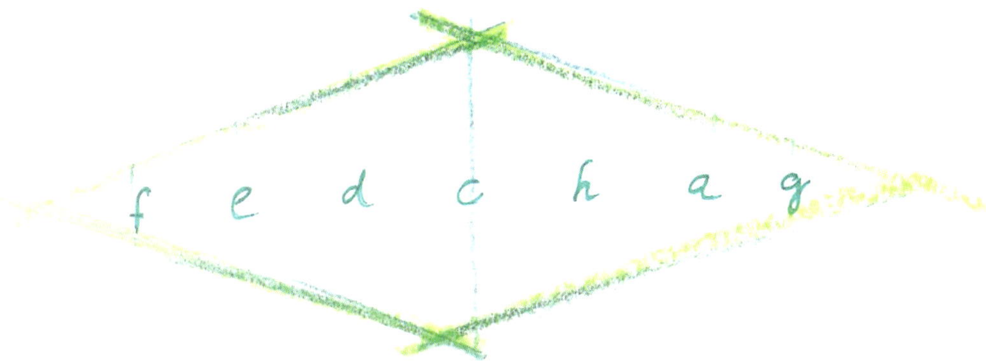

Abb. 27.5 *Die dynamische Septime*

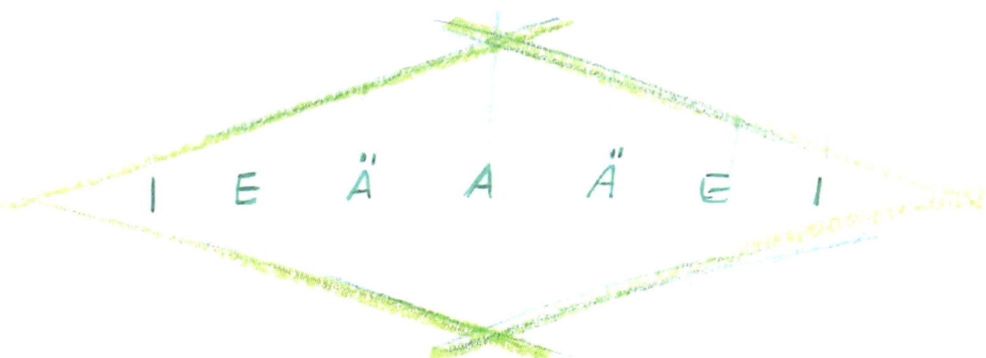

Abb. 27.6 *Die dynamische Septime auf heller Vokalreihe*

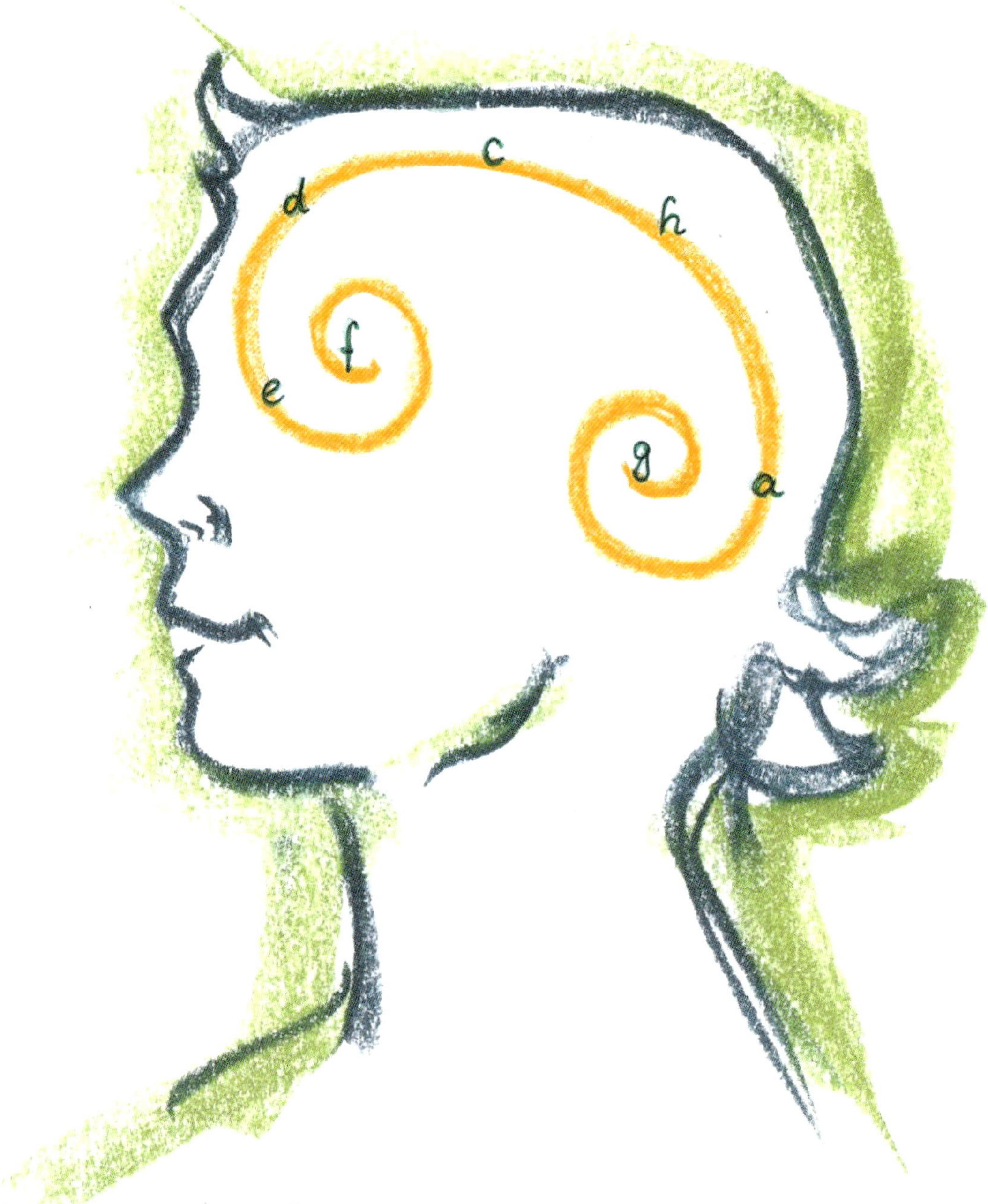

Abb. 27.7 *Projektion der Septime als Doppelspirale in das Schädelgewölbe*

- Eine sich aus- und wieder einrollende Spirale oder geeignete Atemschriftzeichen können ebenfalls zur Visualisierung genutzt werden. Die Spirale kann z. B. in der Vorstellung in das Schädelgewölbe projiziert werden *(s. Abb. 27.7)*.
- „Ventiltöne" bilden und sie in der Vorstellung auf Stimmlippenebene von hinten nach vorne und zurück schicken.
- Bei Menschen, die die musikalisch reinen Töne nicht treffen können, kann von der vorgegebenen Tonreihe abgewichen werden. Sie können allein die Visualisierung einer waagerecht gedachten Tonfolge nutzen.
- Rhythmische Bewegungsabläufe auf die Arbeit mit der Septime zu übertragen, kann sich als nützlich erweisen, um die stimmliche Dynamik zu steigern.

27.4 Quellen aus der Schlaffhorst-Andersen-Literatur

Der Ursprung der „Septime" liegt in den Erfahrungen, die Clara Schlaffhorst im Gesangsunterricht mit ihren Schüler*innen sowie in der Stimmarbeit mit zwei gehörlosen Kindern machte. Im Folgenden beeinflussten auch ihre Auseinandersetzungen mit der Akustiklehre nach Helmholtz[15] und mit den Lehren Rudolf Steiners[16] ihre Gedanken zu dem Thema. Der Umgang mit der Septime ist eine Idee gewesen, die Clara Schlaffhorst in besonderem Maße auch philosophisch eingebunden hat. Nicht zuletzt aus diesem Grund haben sich viele ihrer Schüler*innen mit dem Thema auseinandergesetzt. Den größten Fundus zu Erklärungen, Weiterentwicklungen und Übungen im Zusammenhang mit der Septime finden wir in persönlichen Aufzeichnungen und Tonbändern von Gertrude Schümann. Die Quellenangaben müssen sich in diesem Rahmen auf ausgewählte Ausschnitte begrenzen. Zum intensiveren Studium empfehlen wir insbesondere die unten jeweils in Auszügen zitierten Aufzeichnungen und Tonaufnahmen von Gertrude Schümann, das Buch von Gisela Köpp und die Aufsätze von Ingrid Sauer.

1.	Schlaffhorst, C.: Brief von Clara Schlaffhorst an Irma Ziegler, Rotenburg den 08. Juni 1920, Fotokopie in Briefsammlung (E 5), I. Ziegler Nr. 4, Abschrift, Archiv Schlaffhorst-Andersen

„Rotenburg d. 8.6.20

Also hören Sie und staunen Sie, mein unendliches Leiden und Ringen der letzten Wochen hat sich dahin aufgelöst, daß mir eine Erkenntnis wurde, die mir endlich das Rätsel löst, mein niederes ‚Ich' mit dem höheren ‚Ich' zu verbinden. Erzählte ich Ihnen mündlich einmal, wie es kam. Ich knüpfe an Ihre Beschreibung Ihres Stimmungszustandes an, wenn Sie das g der ersten od(er) 2ten *Septime* mühelos schwingend haben, so erinnern Sie sich an die Zeichnung aus dem Buche ‚Akustiklehre nach Helmholtz'. Es steht dort die schwingende Saite angegeben, wie folgt: diese Saite gibt dann einen Ton u(nd) zwar den tiefsten u(nd) geht die Bewegung schneller vonstatten, dann erscheint ein Ruhe- od(er) Knotenpunkt:

Bei noch schnellerer Bewegung, zwei u(nd) mehrere. Jeder Knotenpunkt bildet einen Oberton. c - c - g - c - e - g - b - c. Wenn wir nun die *Septime* singen, müssen wir denken, wir beginnen sie <u>nicht</u> mit dem Grundton, der wäre ja c beim Dominantaccord g a g c d e f. Also beginnen wir die *Septime* von d(er) Quinte g oder resp(ective) Quarte f. Dann folgt a od(er) e als Tag[17] resp(ective) Sexte, dann b -d Sekunde oder *Sept(ime)* und der Grundton c liegt in der Mitte. Die Schwin-

15 Die Erkenntnisse des deutschen Mediziners und Physikers Hermann von Helmholtz (1821-1894) galten zu Schlaffhorst und Andersens Zeiten als bahnbrechend. Insbesondere setzten sich die beiden Frauen mit seiner Resonanztheorie des Hörens auseinander sowie mit seiner mathematischen Theorie zur Erklärung der Klangfarbe durch Obertöne, der „Lehre von den Tonempfindungen als physiologische Grundlage für die Theorie der Musik", in welcher er auch die verschieden klingenden Septimen beschreibt.

16 Auch die Lehren des österreichischen Philosophen Rudolf Steiner (1861-1925), dessen Vorträge Schlaffhorst besuchte, waren zu ihren Zeiten hochaktuell. Sie beschäftigte sich insbesondere mit seinen Ausarbeitungen über die „Siebenzahl" und über die „Stufen der seelischen Entwicklung".

17 Original schlecht lesbar. Gemeint ist wahrscheinlich „Ton" (Anm. d. Verfasserinnen).

gungskurve muß also erst schnell, dann langsamer werden, dann wieder schneller, zum Schluß zur Quinte langsam. Ähnlich geht es bei der Tonleiter, wenn man sie nicht als eine Minutenfolge singt, sondern die Intervalle vom Grundton aus rechnet: Minute - Terz - Quarte - Quinte - Sexte - *Sept(ime)* - Okt(ave). Zuerst die Minute schnell 7ter Oberton, Terz - 5ter, Quarte-Quinte 3ter u(nd) 7ter - Okt(ave) 1ter Oberton. Auf diese Weise bleibt man, wie man's im Ideal erstrebt hat, (bei) all den angemessen(en) Seiten bei den Sti(m)mbändern u(nd) singt schön."

2. Usener, L.:
Unveröffentlichte Aufzeichnungen, Hustedt 1931 und 1935, Original 1999 im Besitz von Waltraut Seyd, Bergen-Sülze, Kopie im Archiv Schlaffhorst-Andersen

„Hustedt 1931
Wir müssen dafür sorgen, daß wir (das) Leben zunächst in die Stimme bringen. Leben heißt den Rhythmus von Spannung, Abspannung, Lockerheit haben. Dies Leben in der Stimme können wir auf verschiedenen Wegen erreichen, die Hauptsache (Voraussetzung) ist natürlich, daß die Stimmbänder durchblutet sind:

1.) durch die *Septime*,
2.) durch crescendo und decrescendo auf einem Ton,
3.) durch das nach vorn und hinten schwingen der Stimme auf einem Ton. (...)

Jeder Ton, jede *Septime* hat seine bestimmte Luftfunktion. Die erste *Septime* braucht weniger Luft als die dritte."

3. Schlaffhorst, C.:
Briefe von Clara Schlaffhorst an Elisabeth Goebel. Webseite des Freundeskreises Schlaffhorst-Andersen, URL: http://www.schlaffhorst-andersen.net/html/briefe.htm (Stand: 12.09.2007)

„Hustedt, 30. November 1935
Liebes Fräulein Goebel,
(…) Ihnen möchte ich nach Ihrem letzten Brief noch schreiben, daß Sie versuchen sollten, von der Nase aus Stützpunkte dem Zwerchfell zu geben; und zwar im Tiefgriff, nicht im Lebensatem bei *Ton g vorne - c Mitte - f hinten in den Schenkeln, der Zwerchfellwurzeln beim Ausatmen.*
- Und nun weiter zu zweien -
Alles Gute und viele Grüße von uns beiden Hustedtern,
Clara Schlaffhorst und Hedwig Andersen."

„Seefeld, Pfingsten 1944
Mein liebes Fräulein Goebel!
(…)
Also erstens: Die drei *Septimen* gliedern sich als ‚natürlich - wahr - richtig'. Ferner gliedern sie sich in sich selbst als „atmen (g a) - reden (h c d) - singen (e f)". Als Bestimmung - Stimmung - Stimme. Ihre innere Kraft gliedert sich auch in: größte - mittlere - geringste Kraft. Ferner: bei g a atmend - keine Luft unter der Zunge, bei h c d - beim Reden Luft unter der Zunge, bei ef reine Stimmluft. Wie früher bereits drei Einsätze: g a Windrohr – h c d Kehlrohr – e f Ansatzrohr. Ferner: Bei individueller Einatmung, Ruhe in der Lunge nach der Lufteinströmung: *ehe* der Stimmton einsetzt, die Luft schnell durch's Stimmband hindurch lassen in den Mund, wo sie

sich allmählich entleert; nie die Lunge ! nach dem Einsatz – lieber nach dem Durchlassen der Luft also beim Einsatz selbst, fester Stimmbandschluß – danach während der Stimmgebung, Zwerchfelltätigkeit so lange der Satz dauert, den man singen muß (in einem Atem). (...)

Ihre Clara Schlaffhorst
Fräulein Andersen grüßt."

4. Goebel, E., Seyd, W.:
„Schule Schlaffhorst-Andersen. Versuch einer Darstellung des Werkes von Clara Schlaffhorst und Hedwig Andersen", unveröffentlichtes Manuskript, o. O., 1945-46, Archiv Schlaffhorst-Andersen

„Das Problem des E i n registers, das alle Gesangspädagogen seit je beschäftigt, gilt für sie (C. Schlaffhorst, Anm. der Verf.) durch die Vorstellung der *S e p t i m e* als gelöst. Sie kämpft damit gegen die Vorstellung „hoch-tief", die durch das Liniensystem der Notenschrift entstanden ist, und schaltet eine waagerechte Vorstellung ein, die der waagerechten Lage des Stimmbandes entspricht. (...)
Bild der *S e p t i m e* mit allen Varianten ist die Projektion der 7 Töne g-a-h-c-d-e-f in die Stimmebene. Man darf die Septime nicht als körperliche Realität auffassen, d. h. daß in Wirklichkeit das g hinten auf dem Stimmband angesungen wird und alle andern 6 Töne in einer räumlichen Entfernung folgen, sondern es hat sich gezeigt, daß die V o r s t e l l u n g dieser Tonfolge innerhalb einer Ebene von außerordentlich günstiger Wirkung auf die Tonerzeugung ist. Es wäre noch eine stattliche Reihe von Bildern zu nennen, die sich als Varianten der *Septime* auf der *Siebenzahl* aufbauen."

5. Schümann, G.:
Aus einer von G. Schümann in den Jahren 1971-1973 zusammengetragenen Kolleg*innen-Befragung zum Thema Septime, unveröffentlichtes Manuskript, o. O., Archiv Schlaffhorst-Andersen

Zitate (alphabetisch geordnet):

Kalk, D.: „Ich meine zu wissen, daß die Idee der sogenannten *Septime* durch die Arbeit oder bei der Arbeit mit den taubstummen Kindern kam, die sie zum Fenster und zurück gehen ließ (hell und dunkel), vorwärts, rückwärts und auf diese Weise die verschiedenen Töne entlockte. (...) Immer wieder hat Schlaffhorst ja den Schülern, deren musikalisches Gehör unzureichend war, durch ‚Vor' – und ‚Zurück' zu den Tonschritten verhelfen können; und bei der Musikalischen Tonerzeugung und Kehlkopfstellung berichtigen können. Die ‚Idee' wirkte sich positiv aus."

Steiner, W.: „(...) Dem Ton g war also eine Kraft der Atemmuskulatur – Clara Schlaffhorst pflegte auch von Naturkraft zu sprechen – vorausgegangen. Eine Kraft, die auch bei der Ausatmung erhalten blieb und durch ihre Spannkraft die Länge der Stimmritze bewirkte. (...) Der Ton g hatte als Grundelement eine naturhafte Kraft. (...)

Bestärkt wurde sie in ihrer Annahme durch die seelischen Entwicklungsstufen, die sie aus den Schriften von Rudolf Steiner kennen gelernt hatte.

Stein – Seele	Ton	g
Pflanzen – Seele		a
Tier – Seele		h c d
Menschen – Seele		e
Künstler – Seele		f

Sie erkannte darin sofort eine Entsprechung zu den *sieben Tönen*, die ich oben daneben geschrieben habe."

Wolf, I. von: „(...) Nach einer guten tiefen Impuls-Einatmung kam – sofern die Stimmbänder völlig entspannt waren – als tönende Ausatmung bei ihr selbst und bei den meisten ihrer Schüler fast immer der Ton g. Da außerdem die innere Spannung der *Septime* g – f sich in dem c löst, das dem abendländischen Empfinden als Ton der Mitte, als der Ur- und Grundton besonders gemäß ist, hat man diese *optimale* Lage als Norm beibehalten, obwohl sich jeder Ton auch an anderen Stellen der Stimmbänder bilden läßt."

6. Schümann, G.: „Die zwei Tonrhythmen", unveröffentlichtes Manuskript, o. O., 1974, Archiv Schlaffhorst-Andersen

„Die *Septime* wurde die Grundlage für den *physiologischen* Rhythmus der Töne.
Unter diesem Begriff ‚*Septime*' ist nicht der Intervallsprung, sondern eine stufenweise Folge von sieben Tönen im Raum einer kleinen *Septime* zu verstehen. Sie kann allerdings nicht wie bei den ‚Schwingenden Tonübungen' von jedem beliebigen Ton aus gebildet werden: es sind vielmehr ganz bestimmte Töne, die eine ganz bestimmte Lage am Stimmband und im Zwerchfell haben und von denen jeder Ton einer der bekannten rhythmischen Phasen entspricht. Daher nennt man diese *Septime* im Gegensatz zu den rein musikalischen Abläufen eine *physiologische Septime*.
Die daraus sich ergebenden *Septimenübungen* sind in der schon bestehenden Fülle stimmbildnerischer Übungen *neuen* Mosaiksteinen vergleichbar, denen es allerdings der Intuition des Vermittelnden vorbehalten bleibt, sie am rechten Ort und zur rechten Zeit im Gesamtbild der Atem- und Stimmerziehung einzusetzen.
Aus Erzählungen von Clara Schlaffhorst weiß man, daß die Grundidee der *Septime* bei der Arbeit mit zwei taubstummen Kindern entstand, die nur unartikulierte Laute von sich gaben und über den Umfang von zwei Tönen nicht hinaus kamen. Es ist auch überliefert, daß Clara Schlaffhorst – auf Grund ihres übernormal feinen Empfindungssinnes für die Vorgänge an der Stimme – erhorchen konnte, dass diese Töne nur am hinteren Ende der Stimme anschwangen. Um auch die vorderen Teile des Stimminstrumentes zu beleben, kam sie auf die Idee, die Kinder zwischen den hellen Fenstern und der dunklen Wand hin und her, also vor und zurück gehen zu lassen. Dadurch gab sie ihnen über das *Auge* die Vorstellung von vorne und hinten, von hell und dunkel. (...)
Der alte Begriff von hohen und tiefen Tönen wurde nun ausgeschaltet und in helle und dunkle umgewandelt, die alle auf einer Stimmebene zu finden waren. Diese Idee verhalf später auch manchen sogenannten ‚Stimmbruch' leichter zu überwinden."

7. Schümann, G.:
„Septime", Tonbandaufzeichnungen, Titisee, 14.6.1980, Abschrift, Archiv Schlaffhorst-Andersen

„Bisher habe ich die *Septime* immer nur als schwingende Linie betrachtet, schwingend an der Stimme hin und her, schwingend am Zwerchfell hin und her und schwingend in der Lunge hin und her. Jetzt ist diese Lage der Töne schon ein großer Fund, den Clara Schlaffhorst gemacht hat, aber sie hat nicht nur die *Septime* als schwingende Linie entdeckt, wenn man so sagen darf, sondern die Töne in sich haben auch einen Rhythmus. Und wenn wir das Zwerchfell als Schale gedacht hatten, da hatten wir schon erlebt, daß h, c, d in der Schale die tiefsten Töne sind und e und f oder a und gis dann zur Höhe steigen.
Und nun will ich einfach erst mal die rhythmischen Phasen dieser Töne im Zwerchfell nennen. Und zwar Zusammenziehung, das heißt Kürze, Tiefe hat h, c und g, und Streckung, Höhe, Steigen hat gis und f, nicht wahr, das sind die Grenzen, wo das Zwerchfell angewachsen ist, vorne und hinten und zwischen Streckung und Zusammenziehung liegen die lockeren Töne a und e. Ich wiederhole nur noch einmal, die Zusammenziehung ist bei h, c, d, die Streckung bei gis und f und zwar wird jetzt statt g gis genommen, das ist der Leitton nach a-moll, und die Lockerheit e und a. Das ist erst mal nur so anzunehmen. Ich habe es nicht erforscht, wir alle haben es nicht erforscht und Clara Schlaffhorst hat es uns überliefert und wir haben einfach gute Erfahrungen damit gemacht, sonst würde man das ja nicht weiter geben."

8. Sauer, I.:
„Gedanken zur ‚Idee der Septime'", Vortrag anlässlich einer Tagung der Lehrervereinigung Schlaffhorst-Andersen e. V. – Deutscher Bundesverband der Atem-, Sprech- und Stimmlehrer/innen – dba, o. O., 1994

„Es entstand die Tonfolge von 7 Tönen: g-a-h-c-d-e-f, eine kleine *Septime*, die von Cl. Schlaffhorst als ‚physiologische *Septime*' bezeichnet wurde. (...)
Männerstimmen: G-A-H-c-d-e-f
Frauenstimmen: g-a-h-c'-d'-e'-f'

Hinten an den Stellknorpeln der Ton g, vorne am Schildknorpel der Ton f. Die Begriffe vorne und hinten bezeichnen die Endpunkte einer Ebene, nämlich der horizontal angelegten Stimmlippenmuskulatur in unserem Kehlkopf.

Hier ist das Geniale dieser Idee hervorzuheben. Die Zuordnung der Töne auf der Stimmebene bewirkte:

- Die Aktivität der Hebermuskulatur des Kehlkopfs wird ausgeschaltet;
- Der CT (Musculus cricothyreoideus, Anm. d. Verfasserinnen), der für die Tonhöhenmuskulatur tatsächlich zuständig ist, kann zu seiner möglichen Aktivität gelangen;
- Es wird eine positive Kehlkopfstellung erreicht, d. h. der KK (Kehlkopf, Anm. d. Verfasserinnen) kann sich um eine mittlere Position bewegen;
- Eine positive Auswirkung dadurch auf die Atemmuskulatur,
- Ausgewogenheit von Stimm- und Atemspannung,
- Rhythmisierung der Stimmuskulatur, die noch durch gezieltes Einsetzen der Grundvokale U-I-A unterstützt wird;

- Regelfähigkeit der Stimmfunktionen = Balance zwischen Vocalis (Musculus vocalis, Anm. d. Verfasserinnen) und CT.;
- Voraussetzungen für das Einregister,
- Randkantenfunktion etc."

9. Köpp, G.:
Leben mit Stimme – Stimme mit Leben, Bärenreiter Verlag, Kassel, 1995, S. 85-90 u. 271

„Über das Aufschlußreichste aus dem Gesangsunterricht von Clara Schlaffhorst wurde jedoch nichts veröffentlicht. Es war die sogenannte >*Septime*<, (...). Mit sieben Tönen hatte Clara Schlaffhorst ein System entwickelt, das es ihr ermöglichte, das Singen so zu rhythmisieren, daß die Verbindung zur Natur im Menschen hergestellt, belebt und ausgeglichen werden konnte. Clara Schlaffhorst hat diese *Septime* im Unterricht 1907 entdeckt. >Ich kann nur bis f singen, da ist es zu Ende<, bekam Clara Schlaffhorst zu hören (...). Da sagte Fräulein Schlaffhorst der Schülerin, daß sie bei g wieder hinten anfangen sollte. (Aufzeichnungen: Fräulein Schlaffhorst erzählt im Gelben Zimmer; Hustedt 1941) So probierte sie die Wirkung dieser spontan gegebenen Antwort weiter aus und stellte fest, daß die Stimme mit der Vorstellung Ton >g< hinten, Ton >f< vorn am Stimmband und folglich die Töne >g,(a)[18], h, c, d,< dazwischen, sich sehr dazu eigneten, eine Stimmlinie für das Singen zu entwickeln, die auf der horizontalen Ebene des Stimmbandes nach hinten und wieder nach vorn schwang. (...) und entdeckte in dieser Begrenzung von >g< bis >f< eine Fülle gesangspädagogischer Möglichkeiten. (...)
In Stichworten hatte Clara Schlaffhorst sich Notizen über den >Wert der *Septime*< gemacht. (...)

1. Sie löscht die Tonhöhen aus, indem sie den Rhythmus einsetzt
2. Vertieft die Schwingungen durch Vor- und Rückwärtsdenken
3. Setzt Grenzen ein betreffs des Hörens
   g a dunkele – e f helle – h c d mittlere Töne
4. Sie vermittelt die Verbindung zwischen
   Natur – Wollen – menschlichem Denken
   Natur – Fühlen – menschlichem Fühlen
   Natur – Denken – menschlichem Wollen
   Töne g f Wollen – Denken
   Töne a e Fühlen – Fühlen
   Töne h c d Denken – Wollen
5. Sie verbindet die verschiedenen Gehirnhälften miteinander
6. Sie regelt den Rhythmus der Atmungsorgane
7. Sie schafft eine Harmonie zwischen Geist, Seele und Körper, indem sie aus dem Wechsel von Anspannung, helle Töne e f, und Abspannung, g a dunkle Töne, das Gleichgewicht h c d herstellt.
8. Sie regelt die Ausatmung.
9. Der Rhythmus der Stimmbandtätigkeit durchblutet das Stimmband.
10. Dadurch Einströmung der kalten Luft, es saugt besser.
11. Sie weckt und verbindet die verschiedenen Seelentätigkeiten:
    Geist- und Empfindungsseele g – f" "

18 Anm. d. Verfasserinnen

„Die *sieben Töne* und ihre Ansatzpunkte

Im Jahre 1924 ließ die Musikerin Ilda von Wolf, Schülerin von Clara Schlaffhorst, in Jena von Frau Dr. Stübel zur Bestätigung dieser *Lehre vom „Sitz" der sieben Töne am Stimmband* eine Kehlkopfspiegelung bei sich vornehmen. 1931 wiederholte sie diesen Versuch mit Frau Dr. Paula Vogler, die wiederum bestätigte, wie ein Hauptschwingungszentrum sich mit jedem gegebenen Ton von vorn nach hinten oder umgekehrt verschob, wenn die *Siebentonreihe* gesungen wurde. „C" hatte seine kleine Öffnung in der Mitte des Stimmbandes, der Ton „f" verlagerte sich nach vorn und der Ton „g" setzte mit seinem Schwingungszentrum hinten an. (Erna Bulgrin, Die Arbeitsweise der Schule Schlaffhorst Andersen)[19]"

10. Seyd, W.:
„Schlaffhorst – Erinnerungen von Waltraut Seyd", Bergen / Sülze, den 29.01.2003, Webseite des Freundeskreises Schlaffhorst-Andersen, URL: http://www.schlaffhorst-andersen.net/html/biogr.htm (Stand: 12.09.2007)

„Die Allgemeine Stunde

(...) C. Schlaffhorst erklärte während der Allgemeinen Stunde ihre Begriffe, von denen ich an dieser Stelle einige nennen möchte. Clara Schlaffhorst neigte zu Gruppierungen. Entweder stellte sie zwei Begriffe nebeneinander, von denen der eine positiv und der andere negativ besetzt wurde. So ‚Psyche = negativ' und ‚Seele = positiv'. Oder sie gruppierte drei Begriffe, die sie mit dem dreiphasigen Rhythmus verband: ‚leicht = Spannung', ‚schwer = Abspannung', ‚schwebend = Lockerheit'. Die Regenerationswege finden wir in der 5fachen Gruppierung: Schwingen - Kreisen - Rhythmus - Atmen - Tönen. Auch siebenfache Gruppierungen wurden den Tönen der *Septime* zugeordnet: ‚g = Schwerkraft', ‚a = Schwungkraft', ‚h = Spannkraft', ‚c = Zeugungskraft', ‚d = Gestaltungskraft', ‚e = plastische Kraft', ‚f = Schöpferkraft'. (...)

Gesangsunterricht
Bei Clara Schlaffhorsts Gesangsstunden saß stets eine der Helferinnen, sich Notizen über den Verlauf der Stunde machend, auf der langen Bank. Clara Schlaffhorst saß am Flügel, der Notenständer war heruntergeklappt, damit sie den Schüler, der in der Ausbuchtung des Flügels stand, besser beobachten konnte. Sie erwartete von dem Schüler den ersten Ton, gab ihn nie selbst an. Er wurde in der Artikulationsstellung ‚A' gebildet und sollte solange in gleicher Klangstärke gehalten werden, bis die Luft verbraucht war. (...) Wenn Clara Schlaffhorst die Tonhöhe des ersten Tones am Flügel festgestellt hatte, stellte sie diesen in einen größeren Zusammenhang. So sagte sie beim Ton ‚fis': ‚Das ist der Künstlerton'. Das ‚c' war männlich und stellte die Mitte dar. ‚A' und ‚e' waren Töne der Lockerheit. Sie gab auch Töne aus dem Bereich der *Septime* an, die der Schüler nachsingen mußte, z. B. absteigend ‚f-e-d-c-h-a-gis-h-a' und aufsteigend (als Spiegelbild) ‚g-a-h-c-d-e-f-d-e'. Dazu zeichnete sie auf einer Schreibtafel diese Form (...) als dargestellte absteigende Tonlinie und diese Form (...) als aufsteigende Tonfolge. Zusammen ergab dies folgende Melodie: ‚f-d-e-gis-h-a' und die Form (...)."

19 Bulgrin, E.: Die Arbeitsweise der Schule Schlaffhorst-Andersen. Ein Leitfaden für Atem-, Sprech- und Stimmlehrer, Privatdruck, Erscheinungsjahr unbekannt.

11. Noodt, H.:
Atmung Stimme Bewegung, Books on Demand, Norderstedt, 2006, S. 107 ff

„Die *'Septime'* oder *'Siebentonreihe'* wird hier so dargelegt, wie Clara Schlaffhorst sie entwickelt und gesehen hat. (...)
Die vermuteten Ursprünge und Entwicklung
Der Ablauf der sieben Töne reicht von dem Ton g bis zum Ton f: g a h c d e f, wobei das g hinten an den Stellknorpeln und das f vorn am Schildknorpel gesehen wurde.
Über die Entstehung dieser Vorstellung gibt es keine gesicherten Erkenntnisse, wohl aber verschiedene Vermutungen und Erzählungen. (...)
Es gibt drei *'Septimen'*: die *1. Septime* im Sprechtonbereich, die *2. Septime* und die 3., die vorrangig für helle Soprane geeignet ist. Immer wieder setzt die nächst helle Septime mit dem g hinten an der Stimme an und erhöht lediglich die innere Spannung, geht nicht 'nach oben'."

12. Saatweber, M.:
Einführung in die Arbeitsweise Schlaffhorst-Andersen, Schulz-Kirchner Verlag, 6. Auflage, Idstein, 2007, S. 111-112

„Eine wichtige rhythmische Übung ist die Arbeit an der physiologischen *Septime* von g – f. Nach Clara Schlaffhorst ist in der *Septime*, die auch durch die Doppelspirale symbolisiert wird, das rhythmische Prinzip an der Stimme verwirklicht, und zwar werden die beiden Endtöne g und f der Zusammenziehung, a und e der Lockerheit, h, c, d der Streckung zugeordnet. Dadurch ergibt sich die Möglichkeit, Stimme und Atmung über die Septime zu rhythmisieren, d. h. in die physiologisch richtige Funktion zu führen."

28 Der Tonleiterkreis und die schwingenden Tonübungen

28.1 Definition

Der Tonleiterkreis und die schwingenden Tonübungen sind, ebenso wie die Septime *(Kap. 27)*, Vorstellungshilfen für den physiologischen und ökonomischen Umgang mit der Singstimme. Die Idee geht auf Clara Schlaffhorst zurück[1]. Ihre Schülerin Gertrude Schümann verfasste später eine systematisch aufgebaute ausführliche Übungssammlung[2, 3].

28.1.1 Der Tonleiterkreis

Dem Tonleiterkreis liegt die Idee zugrunde, das Singen einer Tonleiter mit einer kreisenden Bewegung um das Zwerchfell zu verbinden. Hierbei stellt man sich das Zwerchfell zunächst als horizontale runde Fläche im Brustkorb, auf der Höhe der untersten Rippen liegend, vor *(s. Abb. 28.1)*. Später wird diese Ebene in der Vorstellung so gekippt, dass der Tonleiterkreis auf die Höhe der tatsächlichen Zwerchfellursprünge projiziert wird, d. h., dass die hinteren Punkte im Bereich der Lendenwirbelsäule liegen und damit tiefer als die vorderen Brustbein- und Thoraxpunkte *(s. Abb. 28.2)*. Dadurch wird eine Intensivierung der Wirkung erreicht.
Die Übungen mit dem Tonleiterkreis können prinzipiell mit jeder heptatonischen Tonleiter im Umfang einer Oktave durchgeführt werden, in der Regel wird die diatonische Dur-Tonleiter eingesetzt.

Die Idee einer Tonleiter als Kreis wirkt der Vorstellung entgegen, die aufwärts strebenden Töne einer Tonleiter müssten (wie im Notenbild) nach oben gesungen werden, da Letzteres leicht ein Steigen des Kehlkopfes und damit eine Verengung im Kehlraum hervorrufen kann *(s. Kap. 27)*. Zusätzlich unterstützt das Visualisieren einer kreisenden Bewegung *(s. Kap. 25)* auf der Höhe der Zwerchfellursprünge mit Betonung der Zwerchfellschenkel eine physiologische Phonationsatmung und das Ausbalancieren von Atem- und Stimmfunktionen. Auf der ganzheitlichen Ebene wirkt die Vorstellung eines Kreisens und einer „Verankerung der Stimme" in der Körpermitte geistig und emotional zentrierend *(s. u. Kap. 28.2)*.

1 Schümann, G.: Der Tonleiterkreis, unveröffentlichtes Manuskript, Eldingen, 1966 u. 1979, S. 1

2 Schümann, G.: Der Tonleiterkreis, unveröffentlichtes Manuskript, Eldingen, 1966

3 Schümann, G.: Die schwingenden Tonübungen, unveröffentlichtes Manuskript, Eldingen, 1968

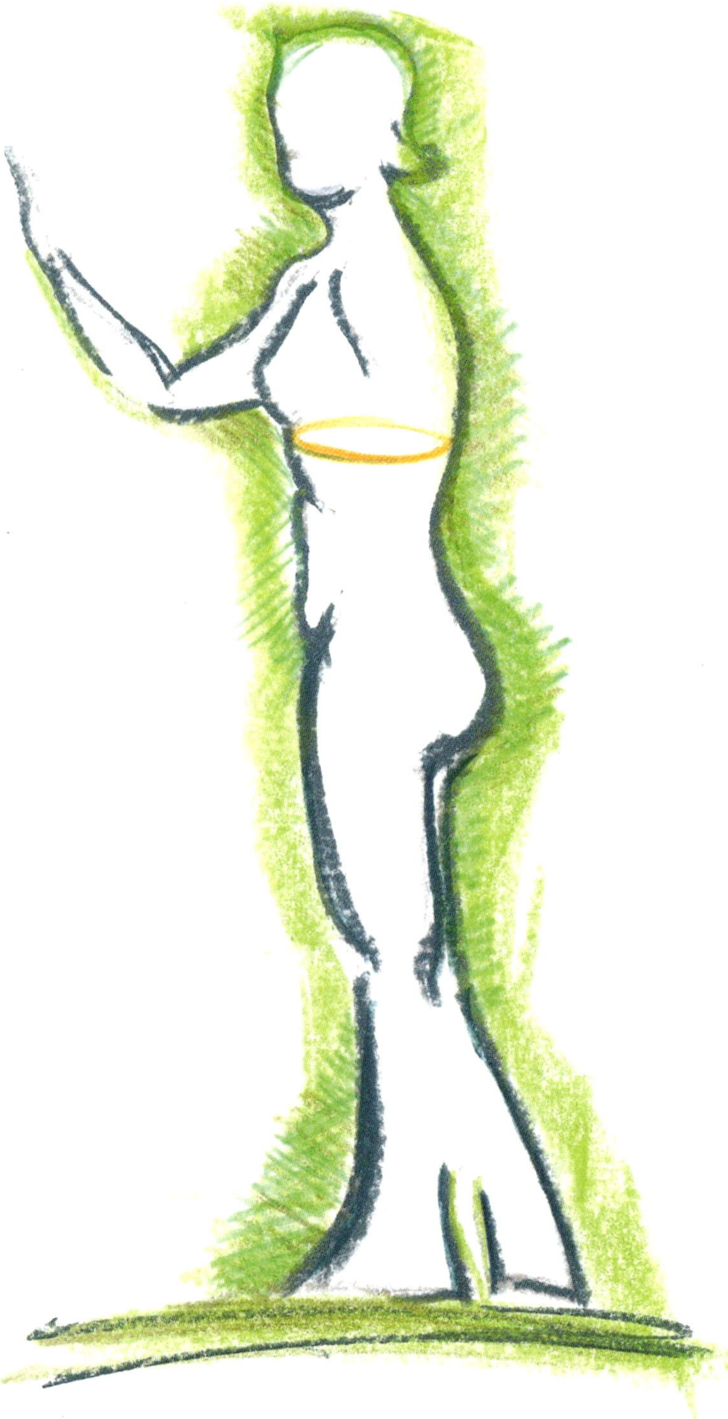

Abb. 28.1 *Tonleiterkreis horizontal*

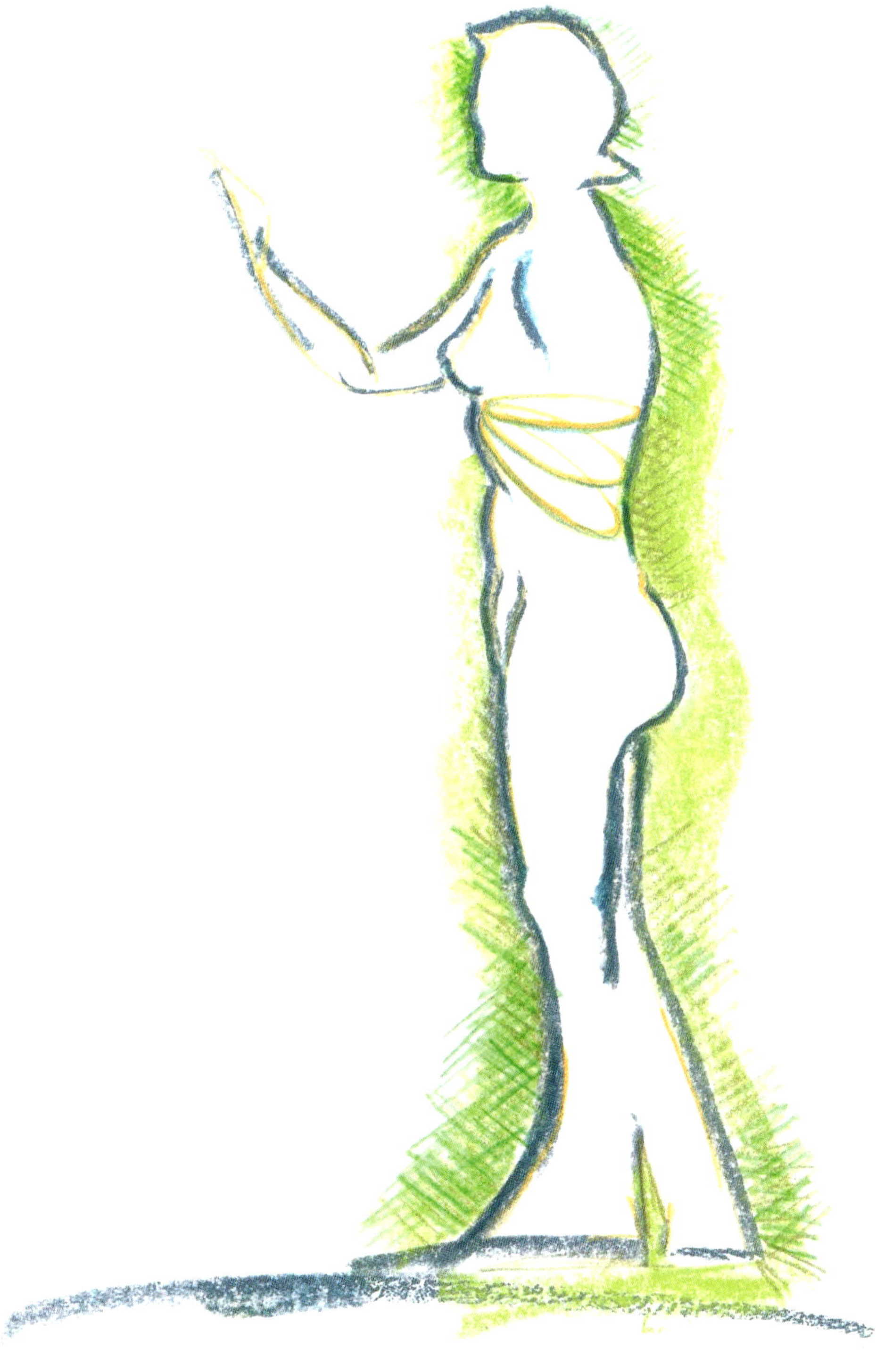

Abb. 28.2 *Tonleiterkreis auf die Zwerchfellursprünge projiziert*

28.1.2 Die schwingenden Tonübungen

Die schwingenden Tonübungen bestehen aus auf- und wieder abwärts gesungenen Läufen im Umfang einer Terz, Quinte, Septime, None oder Undezime, basierend auf den Tönen der diatonischen Dur- oder Moll-Tonleiter *(s. Abb. 28.3)*. Die Auswahl der Intervalle, der Silben und Wörter, der Pausenlänge und der Häufigkeit der Wiederholungen erfolgt gezielt nach funktionellen Gesichtspunkten.

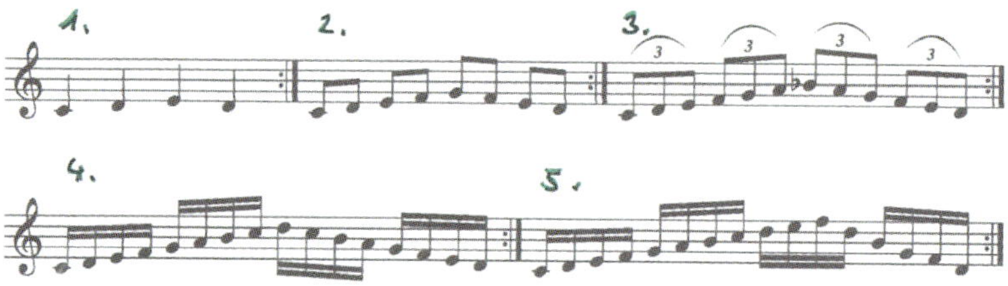

Abb. 28.3 *Die fünf schwingenden Tonübungen*

Den schwingenden Tonübungen liegt die Idee zugrunde, dass ihre Läufe schwingenden Bewegungen entsprechen. Wie diese sind sie zwischen zwei Polen (Grundton und Intervallton) ausgerichtet, deren Hauptmerkmal die Umkehr ist *(s. Kap. 25.2)*.

Auch die schwingenden Tonübungen lassen sich, wie der Tonleiterkreis, wirksam mit einer Figur unterstützen: der Lemniskate (liegende Acht). Das Zeichnen oder Bewegen der Arme oder anderer Körperteile in Form einer Lemniskate macht den schwingenden Charakter, die Polarität und die Umkehrpunkte kinästhetisch und visuell erfahrbar. Durch die Bewegungsimpulse entsteht ein Abwechseln der Qualitäten „schwer und leicht", das sich in der Tonproduktion wiederfindet: betonte und unbetonte Phrasen werden differenziert, was zu einer Ökonomisierung der Stimmfunktionen führt. Je nach Richtung des Bewegungsimpulses werden unterschiedliche Atem- und Stimmfunktionen unterstützt *(s. u. Kap. 28.2)*.

Das Projizieren der schwingenden Bewegung als Lemniskate auf verschiedene Körperebenen (Zwerchfell, Beckenboden usw.) verändert die jeweiligen Spannungsverhältnisse und hat somit Auswirkungen auf den Klangcharakter *(s. Kap. 22)*. Auch hier wird die Hoch-Tief-Vorstellung gesungener Töne ersetzt. Im Gegensatz zur Betonung der Zwerchfellschenkel beim Tonleiterkreis kann die schwingende Bewegung mit der Lemniskate in jede Richtung unterstützt werden, in die diese „gezeichnet" wird *(s. Abb. 28.6)*.

Der Umgang mit den schwingenden Tonübungen dient vor allem der Ökonomisierung der Stimmfunktionen sowie einer Verlängerung der Phonationsbögen. Der Stimmklang wird dynamischer, schwingungsreicher und erhält mehr „Kern". Luftdosierung, Flexibilisierung der Atemmuskulatur und Schulung der reflexartigen Luftergänzung *(s. Kap. 12)* sind weitere Ziele der Arbeit mit den schwingenden Tonübungen *(s. Kap. 28.2)*.

28.2 Anatomisch-physiologische Erklärung

28.2.1 Der Tonleiterkreis

Der Tonleiterkreis ist eine Vorstellungshilfe für das physiologische und ökonomische Zusammenspiel der Atem- und Kehlkopfmuskulatur. Die Wirksamkeit der Übungen mit dem Tonleiterkreis ist im Grundsatz über die Mechanismen zu erklären, die ausführlich im Kapitel über Vorstellungshilfen *(Kap. 22)* erläutert wurden. Je nach Übungsablauf profitiert man zusätzlich von den Wirkungen der kreisenden Bewegung, wie z. B. einer Eutonisierung und Durchblutungssteigerung im Bereich der beteiligten Muskeln, einer Aktivierung der Atemmuskulatur sowie einer geistig-emotionalen Zentrierung *(s. Kap. 25)*. Je nach Auswahl der Silben nutzt man zusätzlich die Wirkung der Laute auf die an der Stimmgebung beteiligten Strukturen *(s. Kap. 29)*.

Neben diesen allgemeinen Auswirkungen zielt der Tonleiterkreis insbesondere auf die folgenden Wirkungen ab:

1. Wie bei der Septime *(Kap. 27)* wird die gewohnte Hoch-Tief-Darstellung der Töne durch eine Vorne-Hinten-Vorstellung ersetzt. Bei beiden Versionen des Tonleiterkreises visualisiert man die hohen Töne im Rücken, die tiefen im Brustbeinbereich. Damit meidet man die negativen Folgen einer vertikalen Darstellung: eine unphysiologische Spannungsverlagerung in die oberen Körperregionen, eine Verengung des Vokaltraktes, eine Rückverlagerung des Stimmsitzes sowie ggf. Anspannungen aus Angst vor der Höhe *(s. Kap. 27)*. Stattdessen erfolgt eine ganzkörperliche Spannungsumverteilung in die untere Körperhälfte. Diese Schwerpunktverlagerung bringt sowohl eine Intensivierung der Zwerchfellspannung, insbesondere auch im Bereich der Zwerchfellschenkel *(Pars lumbalis)*, mit sich als auch, über die elastischen Züge[4], eine Absenkung des Kehlkopfes mit Längung und Spannungsausgleich im Bereich des Vokaltraktes. Diese Reaktionen gehen mit einer Flexibilisierung der inneren Kehlkopfmuskulatur und einer Harmonisierung des Schwingungsverhaltens der Stimmlippen einher.

2. Die Vorstellung, die Zwerchfellursprünge zu umkreisen und die Stimme „in der Körpermitte zu verankern" sowie die begleitende Ausführung der entsprechenden Bewegungen ggf. unter Zuhilfenahme von Arbeits- und Therapiematerial führen zu einer Aktivierung der Zwerchfellmuskulatur und der äußeren Zwischenrippenmuskulatur in diesem Bereich. Auf diese Weise wird die Atemspannung *(Kap. 6)* erhöht, eine kosto-abdominale Atemform gefördert, eine natürliche Tiefstellung des Zwerchfells während der Phonation unterstützt und durch die so verstärkte Atemrückhaltekraft eine der Stimmfunktion angemessene Luftdosierung erreicht.

---

4 Elastische Züge: Elastische Verbindung zwischen Zwerchfell und Kehlkopf über den trachealen und ösophagealen Zug (s. Abb. 6.3 und Kap. 6.2)

Hörbar werden diese Veränderungen am Stimmklang: Dieser wird, insbesondere auch in der Höhe, resonanzreicher, tragfähiger und schwingungsreicher, und die Stimmproduktion wird ökonomischer und müheloser.

28.2.2 Die schwingenden Tonübungen

Auch der Einsatz der schwingenden Tonübungen basiert auf der Wirksamkeit von Vorstellungshilfen. Analog zum Tonleiterkreis (und zur Septime) wird auch hier die vertikale Tonvorstellung ersetzt. In diesem Falle durch eine Rechts- Links-Visualisierung oder -Bewegung in Form einer zwischen der rechten und linken Flanke liegenden Acht (Lemniskate). Tiefer liegende Projektionen, z. B. auf Zwerchfell- oder Beckenbodenebene, sind hier ebenfalls möglich und über die oben genannten Wirkungsmechanismen effektiv.
Da die Lemniskate eine Verbindung von kreisender und schwingender Bewegung darstellt, kommen hier die Wirkungen beider Bewegungsformen auf Atmung und Stimme ebenfalls zum Tragen *(s. Kap. 25)*.
Durch die gezielte Auswahl der gesungenen Laute, Silben oder Texte spielen auch hier die Lautfunktionen *(s. Kap. 29)* eine zusätzliche Rolle.

Neben diesen allgemeinen Wirkungen sind insbesondere folgende Mechanismen von Bedeutung:

1. Durch die im Übungsverlauf immer länger werdenden Phonationsbögen wird die Atemrückhaltekraft trainiert. Die Zwerchfellspannung erhöht sich und das Atemvolumen wird gesteigert.

2. Der Bewegungsablauf erlaubt eine individuelle Anpassung der Pausenlänge zwischen den Läufen, sodass die Anforderung an eine rasche, tiefe Einatmung allmählich gesteigert werden kann, bis hin zu einer reflexartigen Luftergänzung *(Kap. 12)*. Dies führt zu einer Flexibilisierung der Atemmuskulatur.

3. Das rhythmische Abwechseln von Bewegungsschwerpunkten und leichten Bewegungsphasen überträgt sich auf die Kehlkopfmuskulatur und führt so zu einer Ökonomisierung der Stimmproduktion.

4. Je nach Richtung des Bewegungsimpulses werden unterschiedliche Stimmfunktionen unterstützt. Liegt der Schwerpunkt in der Aufwärtsbewegung, werden Leichtigkeit, Kopfstimmanteil, Randkantenfunktion sowie der kostale Anteil einer kosto-abdominalen Atemform unterstützt. Liegt der Schwerpunkt in der Abwärtsbewegung, werden Dynamik, Bruststimmanteil, Glottisschluss sowie der abdominale Anteil einer kosto-abdominalen Atemform verstärkt.

Auch diese Veränderungen werden unmittelbar an der Stimme hörbar: Die Stimme klingt dynamischer, schwingungsreicher und dichter, die Stimmproduktion wird flexibler und ökonomischer.

28.3 Praktische Hinweise

28.3.1 Der Tonleiterkreis

Um mit dem Tonleiterkreis zu arbeiten, stellt man sich das Zwerchfell zunächst als runde Fläche, waagerecht im unteren Brustkorb, liegend, auf der Höhe der untersten Rippen, vor *(s. Abb. 28.1)*. Nun singt man eine Tonleiter aufwärts, deren sieben Töne so auf den Kreis projiziert werden, dass auf der hinteren, dem Rücken zugewandten Kreishälfte mehr Töne liegen (vier) als auf der vorderen (drei). Man beginnt hierbei an der linken Flanke und wandert von vorne (links und rechts vom Brustbein) über die rechte Flanke nach hinten (rechts, in der Mitte und links der Brustwirbelsäule) und mit dem Oktavton wieder zurück zum Ausgangspunkt an der linken Flanke[5] *(s. Abb. 28.4)*.

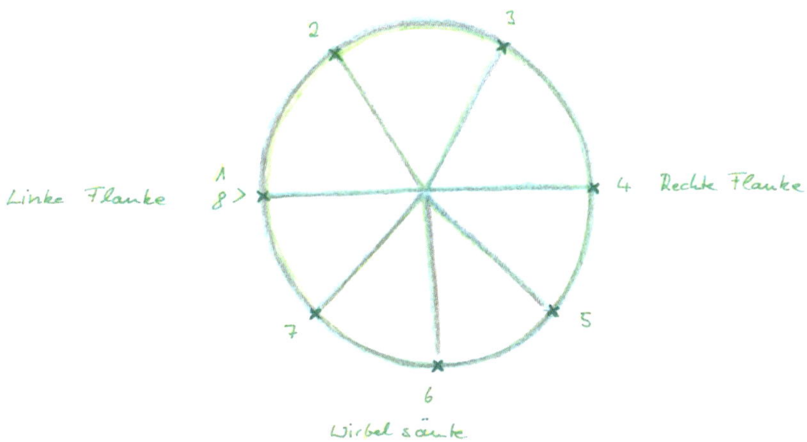

Abb. 28.4 *Der Tonleiterkreis mit einfacher Tonleiter*

Bei der darauf aufbauenden zweiten Variante des Tonleiterkreises wird sowohl die vorwärts- als auch die rückwärts laufende Tonleiter auf einen einzigen Kreis verteilt. Dabei werden die „helleren" Töne auf den hinteren Halbkreis projiziert *(s. Abb. 28.5)*. Nun singt man die Tonleiter in einem Kreisumlauf auf- und wieder abwärts mit der Vorstellung, dass die Töne von vorne (Brustbein) über die rechte Flanke nach hinten (Wirbelsäule) und wieder über die linke Flanke nach vorne zum Brustbein wandern. Die Tonleiter wird bis zum hinteren Punkt über die rechte Seite aufwärts gesungen, von dort über die linke Seite nach vorne wieder abwärts. Die Töne sind so angeordnet, dass dem Grundton (Brustbein) nach rechts zwei Töne folgen, der dritte an der rechten Flanke liegt und dann drei Töne folgen bis zum Oktavton auf dem hinteren Punkt (Lendenwirbelsäule). Die Abwärtsbewegung läuft entsprechend über links wieder zurück. Im hinteren Teil sind wie bei der ersten Version mehr Töne angeordnet als im vorderen.

---

5 Es kann auch mit einer horizontal spiegelverkehrten Version dieser Abbildung zum Rückwärts-Singen der Tonleiter gearbeitet werden (s. Schümann, G.: Der Tonleiterkreis, unveröffentlichtes Manuskript, Eldingen, 1966 u. 1979, Archiv Schlaffhorst-Andersen).

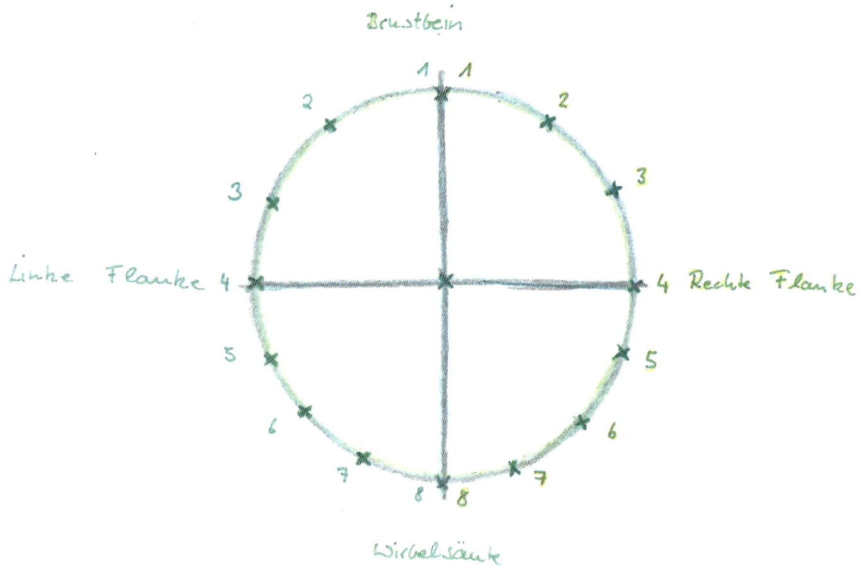

Abb. 28.5 *Der Tonleiterkreis mit vor- und zurücklaufender Tonleiter*

Im Verlauf des Übens wird die zunächst horizontal vorgestellte Kreisfläche auf die Höhe der tatsächlichen Zwerchfellursprünge gekippt. Die hinteren Punkte liegen dann im Bereich der Lendenwirbelsäule und damit tiefer als die vorderen Brustbein- und Thoraxpunkte. Die Töne werden im Verlauf der Tonleiter also nicht nur weiter hinten, sondern auch tiefer visualisiert.

Der Tonleiterkreis kann zunächst gezeichnet und während der Phonation mit dem Finger oder einem Stift nachgefahren werden. Dann kann er ohne zu zeichnen während des Singens mit dem Blick verfolgt werden. Anschließend erfolgt dann die Projektion auf die genannten oder auch auf weitere Körperebenen. Später kann er mithilfe von Arbeits- und Therapiematerial verdeutlicht und durch ganzkörperliche Bewegungen erfahrbar gemacht oder schließlich nur noch mental visualisiert werden.

Grundsätzlich werden bei der Übungsanleitung bewusst Begriffe, die ein Hoch und Tief der Töne vermitteln, durch alternative Begriffe wie „hell-dunkel" oder „vorne-hinten im Tonleiterkreis" ersetzt.

Übungsvorschläge im Einzelnen:

- Nach Aufmalen des Tonleiterkreises auf ein großes Blatt Papier kann man beim Singen mit dem Stift, dem Finger, der ganzen Hand oder Faust auf den jeweiligen Kreispunkt tippen, was auch eine zusätzliche Intensivierung des Tons bewirkt.
  Während der anschließenden Atempause erfolgt die Entspannung der Hand- und Armmuskulatur sowie ggf. weiterer zu lösender Muskelgruppen.

Während der Einatembewegung werden die Ellenbogen seitlich angehoben, um die Weitung des unteren Brustkorbes zu unterstützen. Die Schultern bleiben dabei gesenkt.

- Alternativ dazu kann man den Finger oder Stift vom Kreismittelpunkt aus zum jeweiligen Kreispunkt hin bewegen und währenddessen den Ton singen. Während der anschließenden Atempause legt man die Hand entspannt ab und wartet auf den natürlichen Einatemimpuls. Mit Beginn der kommenden Einatmung bewegt man die Hand zum Kreismittelpunkt zurück, bevor man mit dem kommenden Ton zum nächsten Kreispunkt gleitet. Anstelle des einen Tones kann man auch mehrere Töne der Tonleiter hintereinander singen, z. B. die Stufen 1-4. Dabei bewegt man sich vom ersten Kreispunkt direkt zu den anderen Punkten auf der Kreisperipherie. Auf dem letzten Punkt legt man die Hand ab, wartet die Dauer der Atempause ab und kehrt mit der anschließenden Einatembewegung wieder zum Kreismittelpunkt zurück.
- Will man einen länger ausgehaltenen Ton durch eine Bewegung unterstützen, kann der Punkt mit dem Stift oder dem Finger umkreist werden.
- Man kann die Projektionen der Zwerchfellursprünge auf die Rumpfwand auch mit den Händen berühren und dabei die entsprechende Tonhöhe singen.
- Zur Veranschaulichung des Tonleiterkreises kann Arbeits- und Therapiematerial wie z. B. ein auf die Zwerchfell- oder Beckenbodenebene gehobener Gymnastikreifen oder ein auf den Boden gelegtes Rundseil, Deuser® Band o. Ä. genutzt werden.
- Auch lässt sich in der Vorstellung ein Ball oder eine Kugel durch das Becken kreisen, wobei man die Tonleitertöne singt.
- Man kann sich den Tonleiterkreis auch direkt auf dem Beckenboden vorstellen, was das „Tief-in-den-Körper-Denken" noch intensiviert.
- Die Töne können, je nach funktionellen Erfordernissen, unter Bildung eines Vokals gesungen werden, oder den Vokalen werden gezielt Vollklinger, Halbklinger oder Explosivkonsonanten vorangestellt, was zu verschiedenen Wirkungen auf die Atem- und Stimmfunktionen führt *(s. Kap. 29)*.
- Will man den Tonleiterkreis in Artikulationsübungen einbinden, bietet sich vom Grundton aufwärts die Vokalfolge „o-a-i-a-u-a-i-a" an. Um ausreichende Lockerheit in der Zunge zu gewährleisten, kann man die jeweiligen Vokale mit einem leichten, offenen [ə] verbinden.
- Hat man die Bewegungen oft genug ausgeführt, genügt es, sich die Abläufe beim Singen nur vorzustellen, um die Auswirkungen zu erleben *(s. Kap. 22)*.

28.3.2 Die schwingenden Tonübungen

Die schwingenden Tonübungen werden auf- und wieder abwärts gesungen. Alle Übungen können prinzipiell auf jedem Grundton begonnen und so häufig wiederholt werden, wie es der Atembogen mühelos zulässt, ohne Ausatemhilfsmuskulatur einzusetzen. Die Pausenlänge kann und sollte entsprechend der individuellen Möglichkeiten im Laufe der Zeit verkürzt werden, um die Atemmuskulatur zu flexibilisieren. Die Auswahl der Läufe und der Silben bzw. des Textes erfolgt zielgerecht nach funktionellen Gesichtspunkten. Dabei wird methodisch die Wirkung der Lautfunktionen berücksichtigt *(s. Kap. 29)*. Im Folgenden ist zur Anschauung ein Übungstext aus den unveröffentlichten Manuskripten von Gertrude Schümann[6] aufgeführt. Die Nummerierung von 1.– 5. bezieht sich auf die fünf schwingenden Tonübungen *(s. Abb. 28.3)*.

1. Sturmwind fegt ums Haus.
2. Und der Sturm treibt Regen übers Land.
3. Sturmwinde wirbeln den Sand um die Dünen herum.
4. Und die Stürme toben mächtig über Meer und Wald und Felder hin.
5. Manchmal fegt der Sturm auch noch im Frühling durch die Blütenbäume hin.

Zur Unterstützung der schwingenden Tonübungen dient die Lemniskate (liegende Acht). Diese lässt sich aus zwei nebeneinander liegenden Kreisen entwickeln oder gleich als liegende Acht ausführen. Sie beginnt in der Mitte, kann rechts oder links herum verlaufen und ihren Schwerpunkt entweder oben oder unten haben. Weiterhin kann sie von vorne nach hinten oder auch diagonal eingesetzt werden *(s. Abb. 28.6)*. Die Auswahl der Schwerpunkte erfolgt individuell nach funktionellen Gesichtspunkten *(s. o. Kap. 28.1.2)*. Man beginnt in der Regel mit der dominierenden Hand, bezieht dann aber immer auch die andere Seite mit ein.

Die Lemniskate kann mit den Armen (rechter Arm, linker Arm oder beide Arme) vor dem Körper „geschwungen" werden oder sie wird auf ein Blatt Papier auf dem Tisch gemalt. Lemniskatenbewegungen können auch mit den Beinen, dem Becken, der Nasenspitze, mit einem Ball im Rücken an der Wand oder auf dem Pezziball sitzend ausgeführt werden. Nach ausreichender Übung genügt allein die geistige Vorstellung des Symbols bzw. der Bewegung.

6 Schümann, G.: Der Tonleiterkreis, unveröffentlichtes Manuskript, Eldingen, 1966 u. 1979

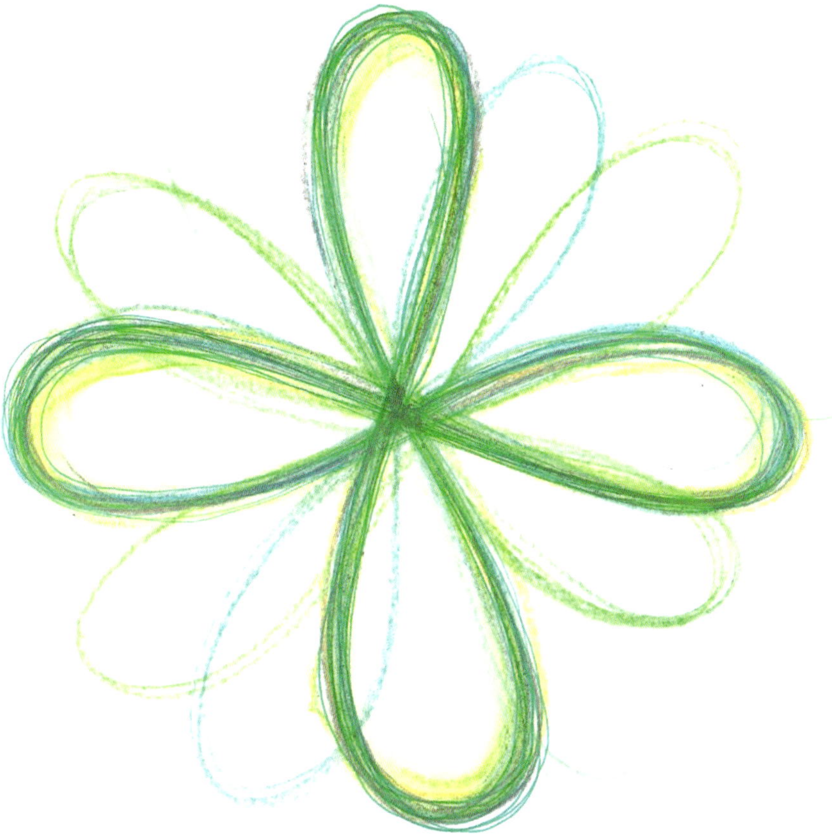

Abb. 28.6 *Lemniskatenrichtungen zur Unterstützung der schwingenden Tonübungen*

28.4 Quellen aus der Schlaffhorst-Andersen-Literatur

Obwohl die Idee, die Tonleiter als Kreis auf die Zwerchfellursprünge zu projizieren, von Clara Schlaffhorst stammt, lassen sich die Begriffe Tonleiterkreis und schwingende Tonübungen in den alten Schriften (z. B. Schlaffhorst, Andersen, Schulze) nicht finden. Die erste Nennung und eine gründliche methodische Aufarbeitung sind bei Schümann zu finden (Tonleiterkreis 1966 und schwingende Tonübungen 1968, s. u.).

28.4.1 Der Tonleiterkreis

1. Schümann, G.:
„Der Tonleiterkreis", unveröffentlichtes Manuskript, Eldingen, 1966, S. 1 und 5

„Den hier aufgezeichneten Übungen liegt die Idee von Clara Schlaffhorst zugrunde, man solle die Tonleiter um das Zwerchfell kreisen lassen (...).

Ü b u n g s a n w e i s u n g e n
Die Fläche des Kreisbildes ist als Entsprechung der Zwerchfellfläche anzusehen. Die bezifferten Punkte bezeichnen die Stufen der Tonleiter. (...)
Die Kreisfläche als Entsprechung des Zwerchfells ist von Flanke zu Flanke in eine vordere und eine hintere Hälfte geteilt. Da die 1. und 8. Stufe der Tonleiter denselben Ton bezeichnen, verbleiben 7 Stufen, die noch auf der Peripherie der Kreishälften zu verteilen sind. Zwei davon entfallen auf die beiden Flanken, von den 5 verbleibenden sind bei der vorwärts laufenden Tonleiter auf der vorderen Hälfte zwei, auf der hinteren drei in gleichen Abständen angeordnet worden.
Jeder singende Mensch wird schon erfahren haben, wie leicht der Kehlkopf bei helleren Tönen in die Höhe steigt und der Ton sich dadurch verengt. Man ist daher bestrebt, Mittel und Wege zu finden, um im Kehlkopf vor allem bei helleren Tönen zwanglos eine tiefere Einstellung zu gewinnen.
(...)
Welch eine Kraft dem Gedanken innewohnt, ist durch das ‚Autogene Training' längst erwiesen worden, und das[s] Vorstellungen sich verkörpern können, wird jeder erfahren haben, der sich schon intensiv damit beschäftigt hat."

„Während bisher die Stufen 1-8 und 8-1 je einen Kreislauf beanspruchten, werden nun die vor- und rücklaufenden Tonleiterstufen auf ein Kreisrund verteilt und zwar so, daß alle helleren Töne sich mit dem Halbkreis der Hinteren Kreis-Zwerchfellfläche verbinden (...)."

2. Schümann, G.:
„Der Tonleiterkreis", unveröffentlichtes Manuskript, Eldingen, 1979, S. 1

„Die hier aufgezeichneten Übungen sind nach einer Idee von Clara Schlaffhorst aufgezeichnet worden, die besagt, man solle die *Tonleiter um das Zwerchfell kreisen lassen*, da durch diese Vorstellung seine Durchblutung gefördert und dadurch seine Stützfunktion beim Singen gestärkt werde.
Folgende Erkenntnisse sind dabei vorauszusetzen:

1.) daß die Tonleiter einer kreisenden Bewegung entspricht
2.) daß kreisende Bewegungen den Blutkreislauf anregen,
3.) daß Vorstellungen und Einbildungskräfte Funktionen zu beeinflussen vermögen."

3. Saatweber, M.:
Einführung in die Arbeitsweise Schlaffhorst-Andersen, Druck Stephansstift, 1. Auflage, Hannover, 1990, S. 107-108

„Zu den wichtigsten Vorstellungshilfen bei der Arbeitsweise Schlaffhorst-Andersen gehört die Vorstellung vom ‚*Tonleiterkreis*'" auf das Zwerchfell projektiert (...)"

„Die Arbeit mit dem *Tonleiterkreis* ergibt eine kreisende Übung. Durch die Vorstellung einer Tonleiter, d. h. eines Höherwerdens der Töne, würde die Tendenz unterstützt, daß der Kehlkopf beim Höherwerden der Töne steigt, sich dadurch die Spannung der Stimme unphysiologisch erhöht und der Raum des Ansatzrohres, der wichtig für die Resonanzerzeugung ist, sich verkleinert.

Arbeit mit dem *Tonleiterkreis* kann dem entgegenwirken. Hier werden die Töne gedanklich auf die Zwerchfellebene verlagert: (...)

Auf der hinteren Hälfte des Zwerchfells sollen sich also mehr Töne als auf der vorderen befinden. Dies sind aber zugleich die helleren (höheren) Töne, wobei die Tendenz des Kehlkopfes ‚hochzurutschen' am größten ist. Durch die Projektion dieser Töne auf den hinteren Rand des Zwerchfells, der die größte Muskelmasse besitzt und gleichzeitig tiefer liegt als der vordere Teil, kann dieser Tendenz entgegengewirkt werden. Durch das Hinlenken der Aufmerksamkeit, das Verinnerlichen dieses Bildes, wird das Zwerchfell in seiner Stützfunktion gestärkt. Zugleich entsprechen kreisende Übungen dem Blutkreislauf und wirken daher durchblutungsfördernd und belebend auf das Zwerchfell. Man kann zunächst, vom Mittelpunkt ausgehend und nach jedem Ton dorthin zurückkehrend, den Kreis auf einem aufgemalten Bild abfahren, später das Bild innerlich schauen. Durch Beachten von Nachhauch und unwillkürlicher Einatmung ist auch die Atmung beteiligt.

Je nach Vitalität und Bewegungsbedürfnis läßt sich der *Tonleiterkreis* auch mit Kreisbewegungen der äußeren Muskulatur unterstützen. Später kann man dann die Tonleiter auf einen Atem um das Zwerchfell kreisen lassen."

4.	Sauer, I.: „Tonleiterkreis – Gedanken und Übungsvorschläge", unveröffentlichtes Manuskript, o. O., 2004, Archiv Schlaffhorst-Andersen

„Der *Tonleiterkreis* ist ebenso wie die Septime aus einer Idee entstanden. Die Idee war folgende, sich über Töne und Tonfolgen den *Organen zu nähern,* die nicht zu greifen oder zu sehen sind. *Atemorgan-Zwerchfell* und dem *Stimmorgan*. Beide Organe sind *Diaphragmen,* die ganz wesentlich die *Atemfunktion* bestimmen."

28.4.2 Die schwingenden Tonübungen

5.	Schümann, G.: „Die schwingenden Tonübungen", unveröffentlichtes Manuskript, Eldingen, 1968, S. 1 u. 3, Archiv Schlaffhorst-Andersen

„Es ist beim *Tonleiter-Kreis* schon darauf hingewiesen worden, daß kreisende Bewegungen eine Entsprechung im Tonbereich haben können.

Ebenso verhält es sich bei den *s c h w i n g e n d e n Tonübungen*. Auch sie sind Entsprechungen von Bewegungen, die als schwingende bezeichnet wurden.

Kreisende und schwingende Bewegungen, die wir mit unseren Gliedern ausführen können, sind im Grunde sichtbare Verwirklichungen von Bewegungsabläufen, die sich schon unsichtbar und z. T. unbewußt in uns vollziehen.

Das Ur- und Vorbild des Kreisens findet sich im Blut-Kreis-Lauf, eine Bewegung, die schon vorgeburtlich vorhanden ist.

Das Ur- und Vorbild des Schwingens ist im Gasaustausch zu erkennen, im Ein- und Aus-, im Hin- und Herschwingen der Lüfte, einer Funktion, die erst bei Beginn des selbständigen Lebewesens eintritt.

Führt man sich die Unterschiede dieser beiden Lebensbewegungen noch einmal vor Augen, so wird man gewahr, daß

Kreisen stets einen einseitig gerichteten Ablauf hat, bei welchem Anfang und Ende zusammenfallen.

Schwingen dagegen ist zweiseitig gerichtet. Die Bewegung vollzieht sich im Durchmessen des Raumes von Pol zu Pol. Ihr Hauptmerkmal ist die U m k e h r.

Als *s c h w i n g e n d e Tonübungen* werden nun all jene bekannten, stufenweise fortschreitenden Tonlinien bezeichnet, die unter- oder oberhalb des *Tonleiterkreises* (Oktav) enden. Der eine Pol ist der Grundton, der andere der Intervallton. Der Zwischenraum wird durch die tonleitergemäßen Stufen ausgefüllt (Dur, Moll).

Beim Üben werden meist nur die ungeraden Intervallzahlen verwandt, weil sie sich besser in das vertraute musikalische Zeitmaß einordnen lassen (...).

Alle Übungen können auf jedem beliebigen Ton begonnen, von jeder beliebigen Silbe begleitet und so oft in beliebigem Tempo wiederholt werden, als der Atemstrom es mühelos zuläßt."

„Es gibt auch ein Zeichenbild, welches diesen schwingenden Übungen entspricht und sie begleiten kann:
Es ist die Lemniskate (Schleife, Schlinge), das Unendlichkeitszeichen, und der sich aus mehreren Schleifen zusammensetzende Lemniskaten-Kreis."

29 Das Nutzen der Lautfunktionen

29.1 Definition

Bei der Bildung von Sprachlauten entstehen neben den kommunikativen Aspekten physische Auswirkungen auf den Gesamtorganismus, die man therapeutisch, pädagogisch und künstlerisch nutzen kann und die im Konzept Schlaffhorst-Andersen unter dem Begriff „Lautfunktionen" zusammengefasst werden.

Die Auswirkungen stellen sich zum großen Teil als Wechselwirkungen dar und betreffen insbesondere

- den Spannungszustand der Atem-, Kehlkopf- und Artikulationsmuskulatur
- die Atem-, Stimm- und Sprechfunktionen
- die Entwicklung physiologischer Atem-, Stimm- und Sprechfunktionen
- die Einbindung der Atem- und Stimmproduktion in die natürlichen physischen Gegebenheiten und Reaktionen des Gesamtorganismus
- die Steigerung der Ausdruckskraft
- psychische, geistige und emotionale Aspekte
- den muskulären und vegetativen Tonus des Gesamtorganismus
- die Erzeugung von Vibrationen, die sich auf die Funktionszustände der Muskulatur und der Schleimhäute bestimmter Körperregionen auswirken
- regenerative und vitalisierende Auswirkungen auf den Gesamtorganismus

Ein wesentliches Ziel des Konzeptes Schlaffhorst-Andersen besteht darin, sowohl den Gesamtorganismus ökonomisch für eine physiologische, sprachlich korrekte, ausdrucksstarke und authentische Lautbildung einzusetzen als auch die Rückwirkungen der Sprachlaute auf den Menschen zu nutzen.

Aufgrund ihrer Erfahrungen mit den hochdeutschen Sprachlauten entwickelten Schlaffhorst und Andersen eine Gliederung nach deren Wirkungen auf die Atem- und Stimmfunktionen, welche über die phonetische Einteilung hinaus geht[1]. Dabei spielen insbesondere der Stimm- und Geräuschanteil, die Formung des Vokaltraktes durch die Artikulationsorgane und die Qualität des Atemflusses eine Rolle. Aus dieser Sichtweise ergab sich für Schlaffhorst und Andersen zwischen den Konsonanten[2] und den

---

1 Andersen, H.: Die artikulatorische Gesetzmäßigkeit der deutschen Sprachlaute, in: Schlaffhorst, C. u. Andersen, H.: Atmung und Stimme, Möseler Verlag, Wolfenbüttel, 1928, S. 45 ff

2 Konsonanten sind Laute, bei denen die ausströmende Atemluft durch Verschlüsse oder Engebildungen gehemmt oder eingeengt wird. Nach Schlaffhorst und Andersen zählen nur jene Laute dazu, die ausschließlich oder überwiegend durch den Geräusch- (nicht Stimm-)anteil charakterisiert sind.

Vokalen[3] eine eigenständige dritte Gruppe, die sie als Klinger (Halb- und Vollklinger) bezeichneten *(s. Tab. 29.2)*. Sie werden wie Konsonanten mit Verschlüssen bzw. mehr oder weniger starken Engstellungen im Vokaltrakt gebildet, unterscheiden sich jedoch durch ihre hohe Sonorität (Klangfülle) von diesen, denn bei der Bildung von Klingern wird, ebenso wie bei der Bildung von Vokalen, ein kontinuierlicher Stimmklang erzeugt.
Entsprechend dieser Eigenschaften sind auch die Rückwirkungen der Klinger auf den Organismus gesondert von den anderen beiden Gruppen zu betrachten. Damit stellt diese Gliederung methodisch nach wie vor eine sinnvolle Unterscheidung dar.

29.1.1 Die Einteilung der hochdeutschen Sprachlaute nach Schlaffhorst-Andersen

Kursiv: von der Schlaffhorst-Andersen-Terminologie abweichende phonetische Bezeichnungen in Hinblick auf den Artikulationsmodus mit Angabe der Stimmbeteiligung nach a) Wängler[4], b) Fiukowski[5], c) Duden[6].

Konsonanten:

Strömungs-konsonanten	Explosivkonsonanten harte	 weiche	Hauchkonsonant
f [f] s („Tasse“) [s], sch [ʃ] ch („ich“) [ç], ch („ach“) [x]	p [p] t [t] k [k]	b [b] d [d] g [g]	h [h]
stimmlos	*stimmlos*	*stimmhaft*	*stimmlos*
a) *Frikativae (Reibe-, Engelaute)*	a) *Fortis-Explosivlaute / Explosivae (Fortis-Verschlusslaute)* fortis, lat.: kräftig	a) *Lenis-Explosivlaute / Explosivae (Lenis-Verschlusslaute)* lenis, lat.: sanft	a) *Öffnungs-konsonant*
b) *Enge- bzw. Reibelaute (mediale Engelaute bzw. Frikative)*	b) *Fortis-Verschlusslaute (Klusile, Plosive, Okklusive),*	b) *Lenis-Verschlusslaute (Klusile, Plosive, Okklusive)*	b) *glottaler oder laryngealer Engelaut / Hauchlaut (Spirant)*
c) *Frikative (starke Reibelaute)*	c) *starke Verschlusslaute (Plosive)*	c) *schwache Verschlusslaute (Plosive)*	c) *Frikativ (Reibelaut)*

Tab. 29.1 *Konsonanten*

3 Vokale sind stimmhafte Laute, bei denen die ausströmende Atemluft ungehindert durch den Vokaltrakt ausströmt.
4 Wängler, H.-H.: Grundriß einer Phonetik des Deutschen, Elwert, Marburg, 1983, S. 120-161
5 Fiukowski, H.: Sprecherzieherisches Elementarbuch, Niemeyer, Tübingen, 1992, S. 93-94
6 DUDEN-Aussprachewörterbuch (Der Duden, Band 6). 7. Auflage, Mannheim, 2015, S. 26-27

Klinger:

Halbklinger	Vollklinger
w [v]	m [m]
s („Sonne") [z], g („Loge") [ʒ]	n [n], l [l]
j [j], r [„Zungenspitzen-r"], r („Gaumenzäpfchen-r") [ʀ]	ng [ŋ]
stimmhaft	*stimmhaft*
[v], [z], [ʒ], [j]:	[m], [n], [l]:
a) *Frikativae (Reibe-, Engelaute)*	a) *Nasales (Nasallaute)*
b) *Enge- bzw. Reibelaute (mediale Engelaute bzw. Frikative)*	b) *Nasenlaute (Nasale)*
c) *Frikative (schwache Reibelaute)*	c) *Nasale (Nasalkonsonanten)*
[r], [ʀ]:	*[l]:*
a) *Vibrantes (Schwingelaute)*	a) *Lateralengelaut*
b) *unterbrochene Verschlusslaute (intermittierende Klusile)*	b) *Seitenengelaut (Lateral-Engelaut)*
c) *Vibranten (Schwingelaute)*	c) *Lateral (Seitenlaut)*

Tab. 29.2 *Klinger*

Affrikaten[7]**:**

	pf („Pferd")	[pf]
	ts, tz, z („Lotse", „Katze", „Zeit")	[ts]
	tsch („Kitsch")	[tʃ]
	g („Gin")	[dʒ]
Vokale[8, 9]**:**	a	[a:], [a]
	e	[e:], [ɛ]
	i	[i:], [ɪ]
	o	[o:], [ɔ]
	u	[u:], [ʊ]

7 Als Affrikat bezeichnet man in der Phonetik die enge Verbindung eines Explosiv- (Verschluss-)lautes mit einem am selben Artikulationsort gebildeten Frikativ (Reibelaut), bei welcher die Plosion direkt in den Frikativ übergeht.

8 Zur besseren Lesbarkeit verwenden wir für die Vokale, Umlaute und Diphthonge im Folgenden Vokalbuchstaben anstelle der Lautschrift immer dann, wenn die durch die Lautschrift erkennbare Differenzierung der Aussprache nicht von Bedeutung ist.

9 a, i, u: Natur- bzw. Urlaute, e, o: Kulturlaute nach Schlaffhorst-Andersen (s. u., Kap. 29.1.2)

Umlaute:	ä	[ɛ:], [ɛ]
	ö	[ø:], [œ]
	ü	[y:], [ʏ]

Doppellaute / Diphthonge:

au	[aʊ̯]
ei, ai, ay, ey	[aɪ̯]
eu, äu	[ɔʏ̯]
(ui	[ʊɪ̯])[10]
(ey	[ɛɪ̯])

29.1.2 Zusätzliche Einteilung der Vokale in Natur-, Ur- und Kulturlaute

Sprachlaute finden sich in emotionalen Lautäußerungen und in körperlichen Reaktionen wie dem Nies- oder Hustenreflex wieder. Auch verbinden wir mit ihnen geistige Vorstellungen und Bilder. Diese Vorstellungen können methodisch zur Entwicklung physiologischer, kraftvoller und ausdrucksstarker Stimm- und Sprechfunktionen genutzt werden.

29.1.2.1 Naturlaute

Die Vokale u, i, a werden auch ohne sprecherische oder sängerische Absicht als akustische Phänomene bei den natürlichen Körpervorgängen Husten (u) und Niesen (i) sowie bei der emotionalen Reaktion des Lachens (a) hörbar. Die Vorstellung dieser Abläufe bewirkt, insbesondere wegen der intensiven Beteiligung der Atemmuskulatur, eine ganzkörperliche Unterstützung der Stimm- und Sprechfunktionen (Integration der Natur- bzw. Atemkräfte nach Schlaffhorst-Andersen).

29.1.2.2 Urlaute

Auch Urgefühle und -triebe, die bei dem Bedürfnis zur Selbst- und Arterhaltung entstehen, können methodisch genutzt werden, um an Ausdrucksstärke und vitaler körperlicher Unterstützung von Stimme und Sprache zu gewinnen (Integration der Vital- und Triebkräfte nach Schlaffhorst-Andersen). Die Vokale u, i und a lassen sich auf diese Weise wirkungsvoll einsetzen und werden daher im Konzept Schlaffhorst-Andersen als Urlaute bezeichnet. Hier werden:

u mit Hunger
i mit Liebe
a mit Behagen assoziiert.

29.1.2.3 Kulturlaute

Die Vokale o und e stellen in Hinblick auf die Artikulationsspannung abgeschwächte Formen von u und i dar. Sie sind insgesamt weniger dazu geeignet, sie mit triebhaften Emotionen oder vitalen Körpervorgängen zu verbinden als mit kognitiven, intellektuellen Inhalten. Schlaffhorst und Andersen haben sie daher in Abgrenzung zu den Natur- und Urlauten als „Kulturlaute" bezeichnet. Auch diese Vokale lassen sich metho-

10 Die Diphthonge [ʊɪ̯] und [ɛɪ̯] existieren im deutschen Wortschatz nur an der Peripherie.

disch wirksam einsetzen, um die Ausdruckskraft und die ganzkörperliche Anbindung an die Phonation zu steigern, indem man sie mit geistigen Vorstellungen assoziieren lässt, wie die folgenden Beispiele deutlich machen sollen:

o	Bilder oder Empfindungen von etwas Rundem, Kreisendem, Vollem oder von Wärme
e	Bilder oder Empfindungen von Weite, Ebene, Helligkeit, Seele etc.

29.2 Anatomisch-physiologische Erklärung

Die konkreten Rückwirkungen der einzelnen Lautgruppen auf den Organismus werden der Übersichtlichkeit halber im Zusammenhang mit ihrer methodischen Anwendung besprochen. In diesem Kapitel wird nur auf die übergreifenden Zusammenhänge eingegangen.

Die Wirkung, die die Bildung eines Lautes auf die Atem-, Sprech- und Stimmfunktionen hat, ergibt sich aufgrund seiner phonetischen Besonderheiten. Dies sind z. B. die deutliche Lippenrundung bei der Formung des Vokals u, die relativ entspannte Zungenmuskulatur beim Tönen des Vokals a, die hohe Spannung der Gaumensegel hebenden Muskulatur bei der Erzeugung von Explosivkonsonanten, die Aktivierung der Gaumensegel senkenden Muskeln bei der Artikulation von [ŋ], die spürbar fließende Luftabgabe bei der Bildung von Strömungskonsonanten etc. Durch den intensivierten Einsatz eines Lautes beim Bilden, beim Tönen oder Sprechen von Übungstexten, die den Laut gehäuft enthalten, werden die funktionellen Auswirkungen dieser Merkmale, also die Lautfunktionen, verstärkt. Dadurch werden die entsprechenden Bereiche der Artikulationsmuskulatur tonisiert oder gelöst und es können Atemfunktionen wie die gleichmäßige Dosierung der Ausatemluft trainiert oder die Wahrnehmungsfähigkeit in Bezug auf Charakter und Ausdruckkraft der Sprachlaute geschult werden. Nach einiger Zeit der Übung etablieren sich die gewünschten Spannungs- und Bewegungsmuster als neue Repräsentationen in den motorischen Zentren des Gehirns dergestalt, dass sie sich anteilig auch auf andere Laute übertragen lassen *(s. Lernen und Gedächtnis, Kap. 22.2)*. Dabei bedient man sich auch des Phänomens der Koartikulation, also der Tatsache, dass die Artikulation eines Lautes grundsätzlich durch seine benachbarten Laute beeinflusst wird.

Zudem werden die Wechselwirkungen genutzt, welche die Spannungszustände der Artikulations-, Kehlkopf- und Atemmuskulatur gegenseitig aufeinander ausüben. Diese Systeme beeinflussen sich direkt funktionell, indem z. B. die Artikulationsorgane der Atmung einen Widerstand entgegensetzen und so die Ausatmung verlangsamen. Das Kohlendioxid im Blut steigt in dieser Zeit an, wodurch die Atemzentren anschließend eine besonders intensive Atembewegung auslösen. Umgekehrt hängt die Spannung der Stimmlippen und der Artikulationsorgane unmittelbar von der Stärke des Ausatemstromes während der Phonation ab, denn zur lautreinen und physiologischen Bildung eines Lautes müssen diese Faktoren aufeinander abgestimmt werden. Darüber hinaus beeinflussen sich die Systeme über die durch die Formatio reticularis sowie durch die Ausschüttung des Botenstoffes Serotonin vermittelte gleichsinnige Spannungsänderung der an der Stimmgebung beteiligten Muskelgruppen sowie über kurze und lange Muskelketten *(s. Kap. 20.2.1)*.

Sensomotorische Reize, wie sie bei der Erzeugung von Sprachlauten gebildet werden, können emotionale Reaktionen und vegetative Tonuswechsel auslösen. Die beteiligten Steuerungszentren sind im Hirnstamm miteinander vernetzt und beeinflussen sich gegenseitig. Zudem werden mit den Sprachlauten unmittelbar emotionale Inhalte assoziiert *(s. u. Kap. 29.3)*.

Das Ausnutzen der Charakteristika der Sprachlaute (Lautgestaltung) steigert die Ausdruckskraft. Inhalte, Intention oder Emotion können verdeutlicht werden, was sich direkt auf die Kommunikation und den Kontakt der Person mit seinem Gegenüber auswirkt.

29.3 Praktische Hinweise

Wie oben dargestellt, verfolgt das Konzept Schlaffhorst-Andersen im Zusammenhang mit den Sprachlauten immer zwei Ziele:
Zum einen zielt es darauf ab, die einzelnen Sprachlaute auf der Basis physiologischer Atem-, Stimm- und Artikulationsbewegungen sowie einer vitalen ganzkörperlichen Unterstützung physiologisch, ökonomisch und korrekt zu bilden. Sprechen und Singen sollen dem Inhalt, der Situation und der emotionalen Beteiligung der Person entsprechen und auf natürliche und authentische Weise Ausdruck verleihen können.

Zum anderen wird die Rückwirkung der einzelnen Laute bzw. ihres Zusammenspiels genutzt, um physiologische Atem-, Stimm- und Sprechfunktionen zu erzielen, den muskulären und vegetativen Gesamtkörpertonus auszubalancieren und eine psychische, geistige und emotionale Ausgeglichenheit zu unterstützen. Auch kann der Charakter eines Lautes eingesetzt werden, um Inhalte, Intention oder Emotion zu verdeutlichen (Lautgestaltung). Durch die Arbeit mit den Lautfunktionen werden Fehlfunktionen von Atem-, Sprech- und Stimmfunktionen abgebaut und die Ausdruckskraft gestärkt. Die Person fühlt sich ganzheitlich wahrgenommen, regeneriert und vitalisiert.

Im Folgenden finden für jede Lautgruppe beide Ziele Beachtung.

Die in der praktischen Arbeit nach dem Konzept Schlaffhorst-Andersen bedeutsame Differenzierung der einzelnen Laute innerhalb der Lautgruppen würde in diesem Rahmen zu viel Raum einnehmen und kann daher nur im Einzelfall angedeutet werden[11]. Das gilt auch für die vielfachen Anbahnungsmethoden der Laute im Falle einer Lautbildungsstörung.

---

11 Eine ausführliche Abhandlung findet sich in: Eulenhöfer-Mann, B., überarbeitet von Rudloff, R.: Die Laute der deutschen Sprache – Bildung, Aussprache, Lautcharakter und Wirkungsweise. Ein Arbeitsskript für die Schülerinnen und Schüler der CJD Schule Schlaffhorst-Andersen, unveröffentlichtes Manuskript, Bad Nenndorf, 1/2002

29.3.1 Konsonanten

29.3.1.1 Strömungskonsonanten

Die Strömungskonsonanten [f], [s], [ʃ], [ç] und [x] werden ohne Beteiligung der Stimme gebildet. Artikulierende Organe bilden an den entsprechenden Artikulationsstellen eine Enge. So wird der ausströmenden Luft ein Widerstand entgegengesetzt, was zur Entstehung eines Geräusches führt. Die Stärke des Geräusches ist abhängig von der Strömungsgeschwindigkeit der Ausatemluft und dem Spannungszustand der an der Artikulation beteiligten Organe. Die Geräuschintensität ist von Laut zu Laut unterschiedlich und wird darüber hinaus von Emotion und Intention des sprechenden oder singenden Menschen beeinflusst.

Strömungskonsonanten haben einen fließenden, strömenden, rauschenden, scharfen, zischenden Charakter, was bei einer intensiven Lautgestaltung zur Steigerung der Ausdruckskraft genutzt werden kann.

Methoden zur Unterstützung der Bildung von Strömungskonsonanten:

- Übungen zur Kräftigung und Flexibilisierung der Atemmuskulatur
- Übungen zur Wahrnehmung und zur Vergrößerung des Atemvolumens
- Übungen zur Steigerung der Atemspannung *(s. Kap. 6)*
- Übungen zum Spannungsausgleich der Artikulationsmuskulatur bei zu hoher oder zu geringer Artikulationsspannung, dabei Nutzen der Wechselwirkung mit der Atemspannung
- Übungen zur Flexibilisierung der Artikulationsorgane, insbesondere der Zungen-, Lippen-, Kiefermuskulatur
- Die Übungen zum Spannungsausgleich und zur Flexibilisierung der Artikulationsorgane werden möglichst atemrhythmisch oder atemverbunden durchgeführt *(s. Kap. 4)*, wobei das Moment der Lösung nach Muskelkontraktion oder -dehnung besonders wesentlich ist
- Übungen mit Arbeits- und Therapiematerial, z. B. das Rollen von Bällen zur Unterstützung der Luftabgabe, das Auseinanderziehen oder kontrollierte Zusammenführen eines Gummibandes und das leichte Pusten von Seifenblasen oder Federn zur Dosierung des Luftstroms, der Einsatz von Thera- oder Deuser® Band zum Spannungsaufbau
- Gezielter Einsatz von Vorstellungshilfen („eine Pusteblume anblasen", „eine Kerze zum Flackern bringen, aber nicht ausblasen", Windgeräusche nachahmen o. Ä.)
- Basale Übungen zur Verbesserung der Gesamtkörperspannung, des Bodenkontaktes *(s. Kap. 18)*, der Aufrichtung und der Durchlässigkeit *(s. Kap. 13)*
- Wahrnehmungsübungen und Korrekturen in Hinblick auf mögliche Fehler bei der Bildung, wie z. B. eine über- oder unterspannte Engebildung an den Lippen, zu starker Exspirationsdruck bei mangelnder Luftdosierung durch die Einatemmuskulatur sowie bei Anspannung der Bauchdecke etc.
- Übungen zum Transfer der Inhalte in die Alltagssituation
- U. a.

Rückwirkungen der Strömungskonsonanten auf den Organismus – therapeutischer, pädagogischer oder künstlerischer Nutzen

Der Einsatz der Strömungskonsonanten ist besonders dafür geeignet, das Atemvolumen zu vergrößern, die Atmung zu rhythmisieren, den eigenen Atemrhythmus wahrzunehmen, die Atemmuskulatur zu kräftigen, die Atem- und Artikulationsspannung auszubalancieren und zu koordinieren sowie den Gesamtkörpertonus auszugleichen. Besonders wirksam ist er daher bei folgenden Indikationen:

- Wahrnehmung des individuellen dreiteiligen Atemrhythmus, insbesondere auch der Phase der Atempause, durch Verlangsamung und Hörbarmachen der Ausatmung
- Gesamtkörperlicher Spannungsausgleich (zum Spannungsaufbau [s], [ç] und [x], zum Spannungsabbau [ʃ], relativ spannungsneutral [f])
- Kräftigung und Flexibilisierung der Atemmuskulatur, bei Staccato-Einsatz auch impulshafter Zugriff auf die Atemmuskulatur möglich
- Vergrößerung des Atemvolumens
- Erarbeitung einer unwillkürlichen Einatmung über die Verlangsamung der Ausatmung *(s. Kap. 11)*
- Erarbeiten einer physiologischen und ökonomischen Atmung bei Alltagsbewegungen (Treppensteigen, schnellem Gehen, Laufen, Haushaltstätigkeiten, körperlicher Anstrengung, Sport u. a.), ggf. Abbau von Hochatmung und Hyperventilation
- Therapie von Hochatmung, gestauter Atmung, Hyperventilation und anderen Atemstörungen
- Dosierung der Ausatemluft und Erhöhung des Innendruckes zur Weithaltung der Bronchien in der Therapie von chronisch obstruktiven Atemwegserkrankungen. Vergleichbar mit der „dosierten Lippenbremse", bei der durch die leicht aufeinandergelegten Lippen langsam ausgeatmet wird, ohne die Wangen aufzublasen.
- Erarbeitung einer physiologischen Phonationsatmung, Verbesserung der Tonqualität, der Tragfähigkeit und der Belastbarkeit der Stimme durch eine fließende, dosierte Luftabgabe
- Optimierung der Stimmlippenspannung
- Anbahnung des vorderen Stimmansatzes ([f] und [ʃ])
- Spannungsausgleich der an der Stimmgebung beteiligten Strukturen in der Therapie von organischen, hyper- oder hypofunktionellen sowie spastischen Dysphonien und Redeflussstörungen
- Förderung des Atemflusses bei Redeflussstörungen
- Gezielte Arbeit an den Atemfunktionen oder am Muskeltonus, solange die Stimme geschont werden soll, z. B. bei stimmlicher Überlastung, Phonationsverdickungen oder Entzündungen der Schleimhäute im Kehlbereich
- Abgabe von Spannung und Druck bei bedrückendem Stress und psychischen Belastungen
- Steigerung der persönlichen und der künstlerischen Ausdrucksfähigkeit
- U. a.

29.3.1.2 Explosivkonsonanten

Bei den Explosivkonsonanten wird im Konzept Schlaffhorst-Andersen zwischen den harten ([p], [t], [k]) und den weichen Lauten ([b], [d], [g]) unterschieden. Die harten Explosivkonsonanten werden stimmlos, mit hoher Artikulationsspannung und (je nach Intention und Stellung im Wort) mehr oder weniger behaucht gesprochen. Die weichen Explosivkonsonanten werden mit mehr oder weniger ausgeprägtem Stimmanteil (abhängig von der Lautumgebung und der Stellung im Wort), mit geringerer Artikulationsspannung und nicht behaucht gebildet. An der jeweiligen Hemmstelle ist der Druck bzw. die Strömungsgeschwindigkeit der Luft bei den harten Explosivkonsonanten höher als bei den weichen.

Die Bildung der Explosivkonsonanten lässt sich in drei Phasen einteilen[12]:

- Bilden eines Verschlusses (Implosion)
- Halten des Verschlusses mit resultierendem intraoralem Luftdruckanstieg (Plosion)
- Aktives Lösen des Verschlusses (Explosion).

Die Verschlussbildung wird, je nach Laut, an unterschiedlichen Artikulationsstellen durch unterschiedliche Artikulationsorgane gebildet. Allen Explosivkonsonanten gleich ist jedoch der velopharyngeale Abschluss. Der artikulatorische Verschluss verlangt eine angemessene Spannung der Artikulationsmuskulatur. Bei der Verschlussphase ist darauf zu achten, dass der Kehlraum weit bleibt und die Glottis offen ist. Zu Beginn der zweiten Phase entsteht durch den plötzlichen Rückstau der Ausatemluft eine geringe, aber spürbare Dehnung des Brustkorbes, die sogenannte exspiratorische Dehnung *(s. Kap. 8)*.

Explosivkonsonanten haben einen impulshaften Charakter, sind kurz und spannungsreich. Durch eine intensive Lautgestaltung sind sie hervorragend dazu geeignet, Spannung, Offensive und Vitalität in den Ausdruck zu bringen. Während harte Explosivkonsonanten dabei knapp, trocken, knackig oder klickend wirken, vermitteln die weichen Explosivkonsonanten eher Empfindungen wie weich und üppig.

Methoden zur Unterstützung der Bildung von Explosivkonsonanten:

- Übungen zum Spannungsausgleich und zur Flexibilisierung der Atem- und Artikulationsmuskulatur unter Ausnutzung der Wechselwirkung beider Muskelgruppen *(s. Kap. 6)*
- Artikulationsübungen, insbesondere für die Zungen-, Lippen-, Kiefermuskulatur (siehe Strömungskonsonanten)
- Aufmerksamkeitslenkung auf die exspiratorische Dehnung *(s. Kap. 8)*, insbesondere auf das sich leicht, kurz und federnd hebende Brustbein und die sich ebenso weitenden Flanken bei der Bildung des Explosivkonsonanten

---

12 vergl. Fiukowski, H.: Sprecherzieherisches Elementarbuch, Niemeyer, Tübingen, 1992, S. 95 und Wängler, H.-H.: Grundriß einer Phonetik des Deutschen, Elwert, Marburg, 1983, S. 120

- Der Einsatz von Arbeits- und Therapiematerial, z. B. das Hochstupsen von Japanischen Papierbällen oder Luftballons zur Erarbeitung der Leichtigkeit in der Lautbildung, das Prellen eines Tennis-, Gymnastik- oder Pezziballs zum Steigern der Impulskraft, Widerstandsübungen mit einem Ball im Kreuzbein-Lendenwirbel-Bereich zum gesamtkörperlichen Spannungsaufbau etc.
- Basale Übungen zur Verbesserung der Gesamtkörperspannung, des Bodenkontaktes *(s. Kap. 18)* und der Aufrichtung
- Wahrnehmungsübungen und Korrekturen in Hinblick auf mögliche Fehler bei der Bildung, wie z. B. eine überspannte Artikulations-, Kehlkopf- oder Bauchmuskulatur, insbesondere in der Verschlussphase oder eine zu niedrige Artikulationsspannung mit verwaschener Artikulation und verhauchter Phonation
- Übungen zum Transfer der Inhalte in die Alltagssituation
- U. a.

Rückwirkungen der Explosivkonsonanten auf den Organismus – therapeutischer, pädagogischer oder künstlerischer Nutzen

Beim Einsatz der Explosivkonsonanten wird nach ihrer Stellung im Wort unterschieden. Besonders wirksam sind sie bei folgenden Indikationen:

Explosivkonsonanten im Anlaut:

Kraft- und Spannungsaufbau der an der Stimmgebung beteiligten Muskelgruppen, z. B. bei mangelndem Glottisschluss, unterspannter Artikulationsmuskulatur oder hypotoner Atemspannung. Unmittelbar verstärkende Wirkung auf die Artikulations-, Stimm- und Atemspannung bei der Bildung der nachfolgenden Laute. Dadurch Verbesserung der Stimmfunktionen bei hypofunktionellen Dysphonien, Paresen u. a.

- Gaumensegeltraining bei Veluminsuffizienz mit Rhinolalia aperta (z. B. bei Lippen-Kiefer-Gaumen-Spalten)
- Flexibilisierung der Atemmuskulatur
- Förderung des impulshaften Sprechens und Singens
- Gesamtkörperlicher Spannungsaufbau, psycho-physische Vitalisierung
- Steigerung der persönlichen und der künstlerischen Ausdrucksfähigkeit

Explosivkonsonanten im Auslaut:

- Flexibilisierung der Atemmuskulatur, insbesondere auch des Zwerchfells, Training eines impulshaften und kraftvollen Zwerchfellzugriffes
- Abfedern der Atemmuskulatur im Anschluss an den Laut, dadurch erleichterte Anbahnung einer schnellen und kraftvollen Einatmung nach der Phonation, Erarbeiten der reflexartigen Luftergänzung *(s. Kap. 12)*
- Förderung von Leichtigkeit und Flexibilität beim Sprechen und Singen
- U. a.

29.3.1.3 Der Hauchkonsonant

Das [h] ist ein stimmloser Konsonant, dessen sanftes Hauchgeräusch durch das druckschwache, stimmlose Ausströmen der Luft gebildet wird, die sich sanft an den genäherten Stimmlippenrändern reibt. Das Gaumensegel ist gehoben, die Luft entweicht durch den Mund. Der Vokaltrakt bildet keine Enge und passt sich in der deutschen Sprache dem nachfolgenden Vokal an.
In der deutschen Sprache ist das [h] in der Regel nur am Wortbeginn, bei zusammengesetzten Wörtern auch am Silbenbeginn hörbar. Nach Vokalen hat es nur eine Dehnungsfunktion und auch nach Konsonanten bleibt es stumm. Allerdings gibt es Ausnahmen wie z. B. bei „aha".

Der Charakter des [h] kann durch eine intensive Lautgestaltung zur Steigerung der Ausdruckskraft genutzt werden. Dabei kommt er immer in Verbindung mit seinem folgenden Laut zum Tragen. Das Hauchgeräusch weckt Empfindungen von Hingabe, Erotik, es wirkt behütend, heimelig oder auch (un-)heimlich und klingt seufzend oder auch humorvoll wie beim Lachen.

Methoden zur Unterstützung der Bildung des Hauchkonsonanten:

Zur Bildung des [h] ist vor allem eine ausreichende Atemspannung Voraussetzung, da die Luft durch den offenen Mund sonst zu schnell entweicht.

- Übungen zur Verbesserung der Atemspannung *(s. Kap. 6)* zur Dosierung der Ausatemluft
- Vorstellungshilfe eines warmen Hauchens – z. B. in die Hände, auf einen Spiegel – oder einer warmen, duftenden Speise im Mund etc.
- Wahrnehmung der warmen und feuchten Luft, die an den Stimmlippen und den Wandungen des Kehl- und Mundrachens sowie des Mundraumes entlangstreicht
- Der Einsatz von Arbeits- und Therapiematerial, wie z. B. das Rollen von Tennis-, Gymnastik- oder Pezziball, um die dosierte, fließende Luftabgabe zu unterstützen oder das Hauchen gegen einen Spiegel, um die warme, feuchte Ausatemluft sichtbar zu machen
- Basale Übungen zur Verbesserung der Gesamtkörperspannung, des Bodenkontaktes *(s. Kap. 18)*, der Aufrichtung und der Durchlässigkeit *(s. Kap. 13)*
- Wahrnehmungsübungen und Korrekturen in Hinblick auf mögliche Fehler bei der Bildung, wie z. B. zu hoher Ausatemdruck, zu enge Stimmlippenstellung, aktive Bauchmuskulatur
- Übungen zum Transfer der Inhalte in die Alltagssituation
- U. a.

Rückwirkungen des Hauchkonsonanten auf den Organismus – therapeutischer, pädagogischer oder künstlerischer Nutzen

Das [h] ist aufgrund der Ansatzraumweite und der stimmlosen fließenden, aber dosierten Luftabgabe besonders wirkungsvoll bei folgenden Indikationen:

- Anbahnung einer Weitstellung des Vokaltraktes, Öffnung von Resonanzräumen
- Anbahnung eines weichen Stimmeinsatzes, z. B. auch bei hyperfunktionellen Dysphonien, Phonationsverdickungen oder Ödemen
- Bei Entzündungen der Schleimhäute zu deren Befeuchtung
- Sekretelimination aus dem Kehlkopf über das Hauchen als Ersatz für stimmhaftes Abhusten oder Räuspern
- Aufbau von Atemspannung, dosierter Luftabgabe und Rückhaltekraft des Zwerchfells *(s. Kap. 6)*
- Entwickeln einer fließenden Luftabgabe bei gestauter Atmung
- In Form des „Huffing" zum produktiven Abhusten in der Therapie von chronisch obstruktiven Atemwegserkrankungen
- Steigerung der persönlichen und der künstlerischen Ausdrucksfähigkeit
- U. a.

29.3.2 Klinger (Halbklinger und Vollklinger)

29.3.2.1 Halbklinger

Die Halbklinger ([v], [z], [ʒ], [j], [r] und [ʀ]) bestehen in einem gleichwertigen Verhältnis aus einem Stimm- und einem Geräuschanteil. Der ausströmenden Luft wird auf zwei Ebenen ein Widerstand entgegengesetzt, auf glottaler und auf artikulatorischer Ebene. Während die ausströmende Luft an den Stimmlippen in regelmäßige Schwingungen versetzt wird (Stimmklang), gerät sie an der artikulatorischen Enge in unregelmäßige Schwingungen (Geräusch). Die Bildung der artikulatorischen Enge stimmt bei jedem Halbklinger mit der des entsprechenden (stimmlosen) Strömungskonsonanten überein ([v] mit [f], [z] mit [s], [ʒ] mit [sch], [j] mit [ç][13]).

Die Halbklinger haben einen spannungsreichen, kraftvoll strömenden Charakter. Bei einer intensiven Lautgestaltung eignen sie sich hervorragend dazu, starke emotionale Kräfte und Naturgewalten auszudrücken. So vermitteln sie Qualitäten wie: gewaltig, wuchtig, wild, rasend, sausend, jauchzend, jubelnd, angriffslustig, rollend, unruhig, rastlos etc.

---

13 Bei [ʀ] und [x] ist der Artikulationsablauf nicht identisch.

Methoden zur Unterstützung der Bildung der Halbklinger:

Wegen der artikulatorischen Übereinstimmung der Halbklinger mit den Strömungskonsonanten sind alle zu deren Unterstützung genannten Methoden auch dazu geeignet, die Bildung der Halbklinger zu verbessern (s. o.). Darüber hinaus bieten sich folgende Übungen an:

- Kombinierte Lautverbindung eines Halbklingers mit dem Strömungskonsonanten, welcher dieselbe Artikulation benötigt wie der entsprechende Halbklinger
  ([f]-[v], [s]-[z], [sch]-[ʒ], [ç]-[j]): Bilden des Strömungskonsonanten, dann Einschwingenlassen der Stimme oder umgekehrt, d. h. Bilden des Halbklingers und Ausschwingenlassen der Stimme oder immer abwechselnd. Unterstützend wirkt eine ein- oder beidseitige Armbewegung z. B. in Form einer Lemniskate. Diese Übung fördert die für die Bildung der Halbklinger notwendige Flexibilität der Kehlkopfmuskulatur bei Stimmein- und -absatz und optimiert deren Zusammenspiel.
- Taktile Wahrnehmung der Körperstellen, an denen die bei der Bildung des Halbklingers erzeugten Schwingungen als Vibrationen zu spüren sind, wie Kopf, Brust, Bauch und Rücken. Je durchlässiger der Organismus und je schwingungsreicher die Stimme ist, desto weiter breiten sich die Vibrationen im Körper aus. Die Wahrnehmung der Vibrationen führt ihrerseits zur Steigerung der Durchlässigkeit und des Schwingungsverhaltens der Stimme und somit zur Intensivierung der Lautfunktion.
- Widerstands- und Balanceübungen zum gesamtkörperlichen Tonusaufbau
- Übungen mit Arbeits- und Therapiematerial, z. B. der Einsatz von Thera- oder Deuser® Band, das Werfen von Sandsäckchen oder das Prellen von Bällen zum gesamtkörperlichen Spannungsaufbau, das Legen eines Pezzi- oder Gymnastikballes zwischen Kreuzbein-Lendenwirbel-Bereich und Wand zur Aktivierung der Mittelkörperspannung *(s. Kap. 19),* das Auseinanderziehen eines Gummibandes zur Unterstützung einer dosierten Luftabgabe u. a.
- Basale Übungen zur Verbesserung des Bodenkontaktes *(s. Kap. 18)*, der Aufrichtung und der Durchlässigkeit *(s. Kap. 13).*
- Wahrnehmungsübungen und Korrekturen in Hinblick auf mögliche Fehler bei der Bildung, wie z. B. eine verhauchte Stimme, zu wenig oder zu viel Geräuschanteil, mangelnde oder fehlende Dosierung des Luftstroms durch die Atemmuskulatur, asymmetrische Artikulation, hyper- oder hypotone Lippenmuskulatur etc.
- Übungen zum Transfer der Inhalte in die Alltagssituation.
- U. a.

Rückwirkungen der Halbklinger auf den Organismus – therapeutischer, pädagogischer oder künstlerischer Nutzen

Durch den doppelten Widerstand, der der Ausatemluft entgegengesetzt wird, sind die Auswirkungen auf die Atem- und Gesamtkörperspannung intensiver als bei den

Strömungskonsonanten. Der Einsatz der Halbklinger ist daher besonders zum körperlichen Spannungsaufbau geeignet. Durch den Einsatz der Stimme profitieren darüber hinaus die Stimmfunktionen von der spannungsaufbauenden Wirkung. Besonders erfolgreich ist der Einsatz der Halbklinger bei folgenden Indikationen:

- Vitalisierung des Organismus
- Unterstützung der Mittelkörperspannung und Aufrichtung über den Spannungsaufbau der Atemmuskulatur
- Spannungsausgleich der Kehlkopf- und Artikulationsmuskulatur, z. B. auch bei hypo- und hyperfunktionellen Dysphonien
- Steigerung der körperlichen Durchlässigkeit *(s. Kap. 13)*
- Steigerung der Schwingungsfähigkeit der Stimmlippen
- Erarbeitung des weichen Stimmein- und -absatzes durch Abwechseln mit den Strömungskonsonanten (s. o.)
- Entwicklung von Dynamik und Lautkraft *(s. Kap. 17)*
- Erarbeiten von Leibanschluss *(s. Kap. 15)* und Tönung *(s. Kap. 16)*
- Optimierung der Resonanzfunktion und der Vokalformung durch Voranstellen von [v] oder [z]
- Vorverlagerung des Stimmsitzes von Vokalen durch Voranstellen von [v] oder [z]
- Mobilisierung des Brustkorbs und der Atemmuskulatur durch impulshafte Bildung von Halbklingern
- Erarbeiten und Trainieren einer dosierten Luftabgabe
- Sekretmobilisation durch Mikromassage im Bereich der unteren Atemwege
- Steigerung der persönlichen und der künstlerischen Ausdrucksfähigkeit
- U. a.

29.3.2.2 Vollklinger

Die Vollklinger sind stimmhafte Laute, bei deren Bildung an verschiedenen Stellen der Mundraum verschlossen ([m], [n], [ŋ]) bzw. verengt wird ([l]), wodurch sie anders als die vergleichsweise offen erzeugten Vokale klingen. Die Luft entweicht durch die Nase (beim [l] auch durch den Mund), ohne dabei ein Reibegeräusch zu erzeugen. Zur korrekten Bildung der Vollklinger muss die Muskulatur der Ansatzräume in einem eutonen Spannungszustand und der Nasenweg frei sein. Wie bei den Vokalen ist eine hohe Atemspannung nötig, um die Ausatemluft dosiert abgeben zu können, damit der Stimmklang ohne Druck erzeugt wird.

Durch ihre feine, schwebende, schwingende Klangqualität haben Vollklinger einen intimen, beruhigenden, klingenden, tönenden, warmen, lustvollen, je nach Intention aber auch einen entschiedenen, abgrenzenden Charakter. Dies kann durch eine intensive Lautgestaltung besonders gut zum Ausdruck von Qualitäten wie zentrierend, innig, umschmeichelnd, mütterlich, warm, träumend (z. B. Schlaflieder), verspielt, erotisch, liebend, lasziv ([l]) oder aber negierend, schleudernd, machtvoll, auffordernd, entschieden („nein!") genutzt werden.

Methoden zur Unterstützung der Bildung von Vollklingern:

- Übungen zur Steigerung der Atemspannung und zur dosierten Luftabgabe
- Artikulationsübungen, Übungen zum Spannungsausgleich für Zungen-, Lippen-, Kiefer- und Gaumensegelmuskulatur (siehe Strömungskonsonanten)
- Übungen zur korrekten Zungenform und -position
- Vorstellungshilfen zur resonatorischen Ausformung
- Kau-Summen (Summen mit sanften Kaubewegungen)
- Übungen zum vorderen Stimmansatz
- Übungen zur Förderung der Nasenatmung (z. B. Nase beklopfen, massieren, reiben, streichen; Zuhalten jeweils eines Nasenloches während der Aus- und Einatmung, schnüffeln, riechen, Einsatz von Duftölen oder olfaktorischen Vorstellungshilfen („an einer Blume riechen", o. Ä.).
- Gustatorische Vorstellungshilfen wie: „Lieblingsspeise schmecken", dabei summen und mit den Händen über den Bauch streichen
- Einatmung mit locker geöffnetem Kiefer und aufgestellter Zunge *(„Luft unter der Zunge", s. Kap. 14)* speziell zur Bildung des [l]
- Ertasten der Stimmvibrationen am ganzen Körper zur Steigerung von Schwingungsverhalten und Leibanschluss *(s. Kap. 15)*
- Einsatz von Arbeits- und Therapiematerial, wie z. B. den Luftballon vor den Körper halten zur intensivierten Wahrnehmung der Stimmvibrationen
- Basale Übungen zur Verbesserung der Gesamtkörperspannung, des Bodenkontaktes *(s. Kap. 18)*, der Aufrichtung und der Durchlässigkeit *(s. Kap. 13)*
- Wahrnehmungsübungen und Korrekturen in Hinblick auf mögliche Fehler bei der Bildung, wie z. B. hyper- oder hypotone Lippen- oder Zungenmuskulatur, interdentale Bildung des [n] oder [l], verminderter Resonanzraum, rückverlagerte Bildung insbesondere des [ŋ], Nasalität, mangelnde oder fehlende Luftdosierung mit gepresstem Stimmklang, etc.
- Übungen zum Transfer der Inhalte in die Alltagssituation
- U. a.

Rückwirkungen der Vollklinger auf den Organismus – therapeutischer, pädagogischer oder künstlerischer Nutzen

Vollklinger haben entspannende, beruhigende Auswirkungen und werden überall da eingesetzt, wo Stimmspannung sowie überhöhte Körperspannung abgebaut werden sollen. Weitere Indikationen der Vollklinger sind:

- Öffnung und Nutzung von Resonanzräumen, insbesondere auch des Nasen- und Nasen-Rachen-Raumes
- Entwicklung von Leibanschluss und Tönung (insbesondere [l])
- Steigerung des Klanganteils beim Sprechen

- Vorverlagerung des Stimmansatzes (insbesondere [m] und [n])
- Gaumensegeltraining ([ŋ])
- Förderung des weichen Stimmeinsatzes
- Entwicklung von Kopfstimmfunktion, Randkantenfunktion, piano
- Therapie funktioneller Stimmstörungen
- Mikromassage, Durchblutungssteigerung und Befeuchtung der Schleimhäute
- Sekretmobilisation, insbesondere im Bereich der oberen Luftwege
- Förderung der Durchlässigkeit des Organismus und muskulärer Spannungsabbau
- Zentrierung und Beruhigung, insbesondere in Verbindung mit kreisenden Bewegungen *(s. Kap. 25)* bei Stress und psychischen Belastungen
- Steigerung der persönlichen und der künstlerischen Ausdrucksfähigkeit
- U. a.

29.3.3 Vokale

Vokale sind stimmhafte, geräuschlose Öffnungslaute. Bei ihrer Bildung entsteht weder ein Verschluss noch eine Enge in den Ansatzräumen. Das charakteristische Merkmal eines Vokales ist seine Klangfarbe. Hinzu kommt noch die Dauer der Phonation (lang, kurz). Durch die Artikulationsorgane werden die charakteristischen Resonanzverhältnisse erzeugt, die wir zur Erkennung des Vokals benötigen. Dies geschieht insbesondere durch Richtung (vorne, Mitte, hinten) und Grad der Zungenhebung (hoch aufgewölbt, mittelhoch, flach), außerdem durch die Lippenrundung (eng, flach-rund oder hoch-rund) und die Stellung des Unterkiefers (Mundöffnungsgrad).

Das Gaumensegel ist bei der Vokalbildung gespannt bei lautgerechten Graden des nasalen Anschlusses[14]. Nach röntgenologischen Untersuchungen von Wängler[15] steigt die velopharyngeale Abschließungstendenz mit dem Grad der oralen Engebildung, d. h. innerhalb der deutschen Vokale ist sie bei [ɑ:] am geringsten, bei [i:] am stärksten, im Gegensatz zu den Verschlusslauten jedoch nie ganz vollständig. Im Konzept Schlaffhorst-Andersen wird bei allen Vokalen ein physiologisch nasaler Anschluss angestrebt, ohne zu näseln.

---

14 Während sich die Autoren früher uneinig waren, ob bei der Vokalbildung der nasopharyngeale Abschluss vollkommen ist oder ob das Velum noch einen Weg zur Nase frei gibt, weiß man heute, dass auch bei den Vokalen der Nasenraum eine Rolle spielt. Die Vokale erhalten also alle einen leicht nasalen Klang, ohne dabei ein offenes Näseln (Rhinolalia aperta) zu erzeugen. Unterschiedliche Auffassungen bestehen weiterhin über den Grad der Nasalität. Das lässt sich zum einen mit subjektiven klangästhetischen Aspekten erklären, zum anderen damit, dass die Stimme umso tragfähiger und der Kehlkopf umso mehr gesenkt und entlastet wird, je mehr die Nasenresonanz genutzt wird. (Aderhold, E.: Sprecherziehung des Schauspielers, Henschel Verlag, Berlin, 1993; Fiukowski, H.: Sprecherzieherisches Elementarbuch, Niemeyer, Tübingen, 1992, S. 100; Wängler, H.-H.: Grundriß einer Phonetik des Deutschen, Elwert, Marburg, 1983, S. 71

15 Wängler, H.-H.: Grundriß einer Phonetik des Deutschen, Elwert, Marburg, 1983, S. 71

Da der Vokalklang rein stimmlich und geräuschlos erzeugt wird, ist hier, ebenso wie bei den Klingern, die Qualität und physiologische Produktion der Stimme besonders entscheidend und kann mithilfe dieser Lautgruppen wiederum besonders gut erarbeitet werden. Insbesondere der subglottische Druck hat eine entscheidende Auswirkung auf den Stimmklang. Daher setzt eine korrekte und physiologische Bildung der Vokale eine angemessene Atemspannung zur dosierten Luftabgabe voraus.

Vokale und Diphthonge eignen sich hervorragend zum Ausdruck von Emotion und Intention, hörbar in einer Anzahl von Interjektionen und menschlichen Naturlauten („aaah", „iiiiih", „au!", „hey!", „hä?", „oooh", „ha, ha", Husten, Niesen). Je nach Klangfarbe lassen sich die Vokale in helle (i, e), neutrale (a) oder dunkle (o, u) Vokale einteilen.

Die einzelnen Vokale haben jeweils sehr unterschiedlichen Charakter, was durch eine intensive Lautgestaltung zur Steigerung der Ausdruckskraft genutzt werden kann:

i vermittelt Empfindungen von hell, spitz, schrill, gewitzt, kichernd, aber auch lieblich und charakterisiert Ausdrücke wie List, Hieb, Stich, Trieb und Liebe. Es wirkt sehr konzentriert und vermittelt einen hohen Aufmerksamkeitswert („Hilfe", Sieh!!!").

e vermittelt Bilder wie Weite, Meer, See und Empfindungen wie Seligkeit, Zufriedenheit oder Ewigkeit. Es wirkt hell, dehnend, spreizend, weit, beseelt oder schmerzlich gequält.

a vermittelt Empfindungen wie offen, weit, allumfassend, harmonisch. Es wird hörbar beim Lachen und charakterisiert kraftvolle Offenheit und Ausdrücke wie Atem, All, Amen und „Ja!".

o vermittelt Empfindungen wie rund, kreisend, ge- oder umschlossen, harmonisch, zugewandt, groß, voll und warm, hohl und dunkel, aber auch erstaunt („Oooh!"). Es drückt volle und tosende Klänge aus und charakterisiert häufig etwas Großes oder Großartiges.

u vermittelt düstere Empfindungen wie dunkel, dumpf, unklar, mulmig und geduckt und charakterisiert Ausdrücke wie summend, murmelnd oder schlucken, lutschen und nuckeln.

Methoden zur Unterstützung der Bildung von Vokalen, Sprachquadrat:

- Durch das Tönen von Vokalen oder Umlauten lässt sich der zur Verfügung stehende Zeitraum für die Wahrnehmung und die Korrektur der Lautbildung verlängern. Anschließend lässt sich das Erlernte auf Silben, Wörter, Sätze, Übungstexte und Spontansprache übertragen
- Übungen zur Steigerung der Atemspannung und zur dosierten Luftabgabe

- Artikulationsübungen, Übungen zum Spannungsausgleich für Zungen-, Lippen-, Kiefer- und Gaumensegelmuskulatur (s. Strömungskonsonanten)
- Übungen zur korrekten Zungenform und -position
- Gaumensegeltraining mit Lautverbindungen aus [ŋ] + Vokal
- Basale Übungen und manuelle Vibrationen zur Verbesserung der Gesamtkörperspannung, des Bodenkontaktes *(s. Kap. 18)*, der Aufrichtung und der Durchlässigkeit *(s. Kap. 13)*
- Kombinierte Lautübungen mit Klingern (z. B. „wo", „lä", ...), um Resonanzräume zu erschließen und um den Leibanschluss *(s. Kap. 15)* zu fördern
- Nasenübungen (siehe Vollklinger), um insbesondere die nasalen Resonanzräume anzuschließen
- Übungen zum vorderen Stimmansatz
- Resonanzübungen
- Kombinierte Lautübungen mit vorangestellten Halbklingern oder Explosivkonsonanten zur Steigerung von Tragfähigkeit, Dynamik und Flexibilität bei Entlastung des Kehlkopfes
- Spannungs- und Bewegungsübungen zur Unterstützung des Glottisschlusses
- Anbahnen eines weichen Stimmeinsatzes mit Hauchkonsonant, Halb- oder Vollklingern
- Nutzen von Vorstellungshilfen, Empfindungen und Emotionen, die für den entsprechenden Vokal charakteristisch sind (s. o.), zur Unterstützung von Lautfunktion und Ausdruckskraft
- Wahrnehmungsübungen und Korrekturen in Hinblick auf mögliche Fehler bei der Bildung, wie z. B. erhöhter Ausatemdruck bei fehlender oder mangelnder Luftdosierung, gepresste oder verhauchte Stimmproduktion, kehliger Stimmklang, harter Vokaleinsatz, über- oder unterspannte Lippen- oder Zungenmuskulatur, zu geringe Kieferöffnung, offenes oder geschlossenes Näseln oder andere unphysiologische Atem- und Stimmfunktionen sowie dialektbedingte Färbung
- Einsatz von geeignetem Arbeits- und Therapiematerial, z. B. eines Schwingegurtes zum gesamtkörperlichen Spannungsausgleich oder eines Luftballons in Verbindung mit Übungen zum vorderen Stimmsitz u. v. a. m.
- Auditive Feedbackübungen
- Übungen zum Transfer der Inhalte in die Alltagssituation
- U. a.
- Anwendung des methodischen Sprachquadrates nach Schlaffhorst-Andersen[16]:

16 Die methodische Form des Sprachquadrates wurde von Schlaffhorst und Andersen aus dem (Sprach-)Quadrat der Kräfte abgeleitet (s. Kap. 1.2.6), welches in der konkreten Anwendung in diesem Zusammenhang jedoch keine Rolle spielt (vgl. Noodt, H.: Atmung Stimme Bewegung, Books on Demand, Norderstedt, 2006, S. 128-143).

Man zeichnet ein Quadrat auf einen großen Block, auf eine Papierfläche, eine Tafel o. Ä. In der Regel sitzt die übende Person vor dem Quadrat und malt mit Wachsmalstiften (oder Kreide). Die Anordnung der Sprachlaute (Vokale und Umlaute) ist in Abbildung 29.3 zu sehen. Zur schnellen Lesbarkeit werden sie als große Vokalbuchstaben geschrieben.

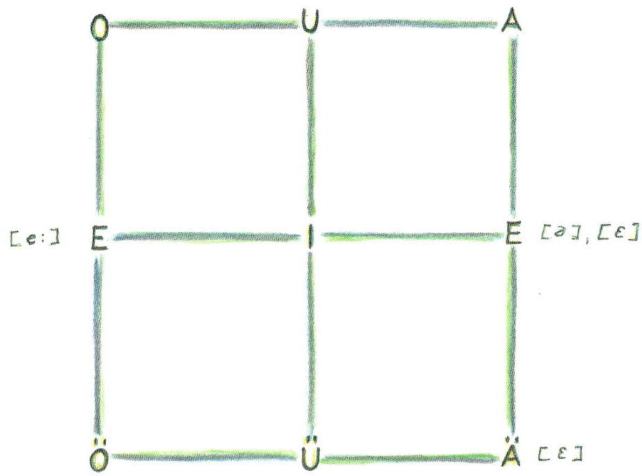

Abb. 29.3 *Das methodische Sprachquadrat*

Bis auf die e-Laute werden die Sprachlaute bei der Anwendung des Sprachquadrates nicht nach ihrer Aussprache differenziert. Die e-Laute *können* bei Bedarf differenziert werden.

Die Laute werden im Zusammenhang mit Übungen auf Laut-, Silben- oder Textebene je nach Übungsziel mit dem Finger gezeigt, mit der Hand oder Faust angeschlagen, mit dem Stift getupft oder mit durchgängigen Strichen verbunden. Während der Einatemphase wird der Arm angehoben.
Nach dem Zeichnen kann eine Visualisierung des Sprachquadrates in den Raum projiziert werden. Man kann es auch mit den Füßen abgehen oder mit der Hand auf dem eigenen Körper oder dem Rücken einer anderen Person zeichnen. Nach längerer Übungszeit kann das Sprachquadrat auch nur noch vor dem inneren Auge gesehen werden *(s. Kap. 22).*

Ein besonderer Aspekt des Sprachquadrates ist die Trennung des Klanges von der Schriftsprache und von der Wortbedeutung. Der Sprachlaut wird so gezeigt, wie er auditiv wahrgenommen wird. Dadurch wird der Fokus auf die Aussprache erhöht, die auditive Wahrnehmung geschult und schließlich die Aussprache präzisiert.

Das Sprachquadrat wird eingesetzt zur Verdeutlichung von Vokalfarben, zur Stabilisierung einer lautreinen Artikulation und insbesondere zur motorischen Unterstützung der Stimmfunktionen, um

- Atmung und Bewegung zu koordinieren
- eine atemrhythmisch angepasste Phonation zu fördern

- die Einatembewegung unwillkürlich zu intensivieren
- den artikulatorischen Zugriff zu verbessern
- den Sprechfluss zu verbessern (Punkte durch Striche verbinden)
- akzentuiertes Sprechen zu fördern (Punkte mit der Faust anschlagen, mit dem Finger, dem Stift antippen o. Ä., mit den Füßen auf den Boden treten oder stampfen)

  Es lässt sich erfolgreich einsetzen in der Sprech- und Sprachtherapie (v. a. Stottern, Poltern, Aussprachestörungen, Aphasie), in der Stimmtherapie und zur Sprecherziehung

Rückwirkungen der Vokale auf den Organismus – therapeutischer, pädagogischer oder künstlerischer Nutzen

Beim Sprechen und, intensiver noch, beim Singen bzw. Tönen von Vokalen treten alle Wirkungen ein, die der Stimmklang allgemein auf den Organismus hat. Besondere Indikationen der Vokale, Umlaute und Diphthonge in Bezug auf ihren therapeutischen, pädagogischen oder künstlerischen Nutzen sind dabei:

- Steigerung der Schwingungsfähigkeit der Stimme
- Erarbeitung der Kopfstimme und der Randkantenfunktion (v. a. u, o, auch in deren Verbindung mit [m])
- Erarbeitung der Bruststimme (v. a. a, ä, i)
- Steigerung der Durchlässigkeit des Organismus für die Vibrationen der Stimme *(s. Kap. 13)*
- Weitung des Vokaltraktes (v. a. a, ä)
- Verbesserung der Resonanzfähigkeit der Stimme und Erschließung von Resonanzräumen (gezielter Einsatz von hellen, neutralen oder dunklen Vokalen)
- Entwicklung von Leibanschluss, insbesondere mit ä, auch in dessen Verbindung mit [l] *(s. Kap. 15)*
- Erarbeitung des vorderen Stimmsitzes (v. a. helle Vokale und Umlaute)
- Kräftigung der Lippenmuskulatur (o, u, ö, ü)
- Steigerung von Stimmkraft, Tragfähigkeit und Lautkraft *(s. Kap. 9)* der Stimme (v. a. Diphthonge)
- Flexibilisierung der Artikulationsmuskulatur (Diphthongreihen wie „auauauau", „eieieiei", „eueueueu")
- Hörbarmachen und Intensivieren des emotionalen und intentionalen Ausdrucks beim Sprechen oder Singen
- Entwicklung der Singstimme
- U. a.

Im Folgenden werden die methodischen Möglichkeiten mit den Vokalen vorgestellt, denen Clara Schlaffhorst und Hedwig Andersen eine besondere Bedeutung zuordneten.

Naturlaute

Die nach Schlaffhorst-Andersen auch als Naturlaute bezeichneten Vokale u, i und a werden methodisch genutzt, indem die Vorstellung körperlicher Vorgänge beim Husten [u:], beim Niesen [i:] oder beim Lachen [a:] in die Lautproduktion einbezogen wird *(s. Kap. 29.1.2.1)*. Dadurch wird, insbesondere wegen der intensiven Beteiligung der Atemmuskulatur, eine ganzkörperliche Unterstützung der Stimm- und Sprechfunktionen erzielt.

Somit bieten sich hier folgende Übungen an:

Naturlaut [u:]:

- Der Aspekt der Einatmung bei einem Hustenreflex wird körperlich nachempfunden: Der Fokus wird dabei auf die tiefe Senkung des Zwerchfells vor dem Hustenstoß gerichtet. Die reaktiv entstehende Aktivierung der Zwerchfellmuskulatur mit Längung des Vokaltraktes durch die elastischen Züge sowie die reflektorisch bedingte weite Öffnung der Glottis wird für die nun folgende Bildung des Lautes [u:] genutzt. Die automatische Vorstülpung der Lippen beim Husten unterstützt darüber hinaus die resonatorische Ausformung bei der Bildung dieses dunklen, gerundeten Vokals.
- Nach dem Sprechen oder Tönen von [u:] werden die erzielten Funktionen auf Texte übertragen, die diesen Vokal gehäuft enthalten, später auch auf andere Texte und in die Spontansprache.
- Beachte: Im Gegensatz hierzu ist es unter stimmphysiologischen Gesichtspunkten ungünstig, den *Ausatem*vorgang beim Husten zu visualisieren, da hier die Ausatemhilfsmuskulatur und Schlundmuskulatur (Musculus constrictor pharyngis) stark aktiv sind, sodass damit ein erhöhter Ausatemdruck sowie eine Enge im Vokaltrakt resultieren würde.

Naturlaut [i:]:

- Der Aspekt der explosionsartigen Kraft der Atemmuskulatur beim Niesen wird körperlich nachempfunden: Der Fokus wird hierbei auf die hohe Zwerchfellspannung während der Einatemphase gerichtet. Während der Ausatemphase fokussiert man die deutlich spürbare Beteiligung des Nasen- und Nasenrachen-Raumes an der Luftführung. Neben der resultierenden Aktivierung der Zwerchfellmuskulatur mit oben genannten Folgen hilft die Vorstellung des Niesens dabei, den Nasen- und Nasenrachen-Raum resonatorisch anzuschließen, den Stimmsitz vorzuverlagern, die Vokale heller klingen zu lassen und die Lautkraft zu verstärken.
- Diese Auswirkungen werden zunächst für die Bildung des Vokales i oder der lautmalerischen Interjektion „Haaaaatschiii" genutzt.
- Anschließend können die erzielten Funktionen auf Texte übertragen werden, die den Vokal i gehäuft enthalten, später auch auf andere Texte und in die Spontansprache.

- Auch hier wird, aus den zuvor genannten Gründen, nicht das explosionsartige Auspressen der Atemluft in die Vorstellung einbezogen.

Naturlaut [a:]

- Der Aspekt der pulsierenden Flexibilität des Zwerchfells sowie die Weite des Vokaltraktes beim Lachen wird körperlich nachempfunden und in die Bildung des Vokals A einbezogen.
- Die resultierende Eutonisierung und Flexibilisierung der Atem- und Artikulationsmuskulatur mit Weitung des Vokaltraktes wird auf die Bildung des Lautes [a:] oder der lautmalerischen Interjektion „Hahaha …" übertragen.
- Anschließend können die erzielten Funktionen auf Texte übertragen werden, die den Vokal a gehäuft enthalten, später auch auf andere Texte und in die Spontansprache.

Urlaute

Die im Konzept Schlaffhorst-Andersen auch als Urlaute bezeichneten Vokale u, i und a werden methodisch genutzt, indem die Vorstellung der emotionalen Vorgänge bei Hunger [u:], Liebe [i:], Behagen [a:] assoziiert und in die Lautproduktion einbezogen wird *(s. Kap. 29.1.2.2)*. Dadurch wird eine emotional beteiligte, vitale, kraftvolle und ganzkörperliche Atem-, Stimm- und Sprechfunktion erzielt.

Dies kann auf folgende Weise geschehen:

- Sprechen oder Tönen des jeweiligen Vokales unter intensiver Vorstellung einer entsprechenden emotionalen Situation.
- Anschließender Einsatz von geeigneten, d. h. emotional entsprechenden Texten oder Liedern, welche den jeweiligen Vokal gehäuft enthalten.
- Transfer der erzielten Atem-, Sprech- und Stimmfunktionen auf andere Texte oder Lieder und in angebrachte Alltagssituationen.

Kulturlaute

Die nach Schlaffhorst-Andersen auch als Kulturlaute bezeichneten Vokale o und e werden methodisch genutzt, indem sie mit geistigen Vorstellungen assoziiert werden, die dem Charakter der Laute entsprechen *(s. Kap. 29.1.2.3)*. Dadurch werden die Ausdruckskraft und die ganzkörperliche Anbindung der Person an die Phonation verstärkt.

Dies kann auf folgende Weise geschehen:

Kulturlaut [e:]:

- Sprechen oder Tönen des Lautes [e:] mit der Vorstellung von Ebene, Weite, Helligkeit, Seele, u. Ä. Alle entstehenden Bilder und Empfindungen werden dabei in der Phonation hörbar gemacht.
- Die Assoziationen werden auf die Atem-, Sprech- und Stimmfunktionen übertragen, z. B. die Weite in den Atem- oder Resonanzräumen fokussiert, die Helligkeit im Klang hervorgehoben, das „Beseelte" im Ausdruck etc.
- Die Ergebnisse werden zunächst auf vokalreiche Texte, später auf andere Texte und in die Spontansprache übertragen.

Kulturlaut [o:]:

- Sprechen oder Tönen des Lautes [o:] mit der Vorstellung von etwas, das rund, kreisend, voll oder warm ist. Alle entstehenden Bilder und Empfindungen werden in der Phonation hörbar gemacht.
- Die Assoziationen werden auf die Atem-, Sprech- und Stimmfunktionen übertragen, z. B. durch eine Fokussierung auf die Rundung der Lippen, die Wärme des Stimmklangs oder die Fülle der Atemräume etc.
- Die Ergebnisse werden zunächst auf vokalreiche Texte und später in die Spontansprache übertragen.

29.3.4 Die Umlaute ä [ɛ:], ö [ø] und ü [y:]

Umlaut [ɛ:]

Der Umlaut [ɛ:] ist aufgrund des bei seiner Bildung relativ offenen und ungeformten Vokaltrakts besonders zur Entwicklung einer resonanzreichen Stimmgebung mit Leibanschluss geeignet.

- Insbesondere das Tönen der Lautverbindung [lɛ:] bewirkt eine Lockerheit der Kiefer-, Zungengrund- und Rachenmuskulatur mit resultierender Weite im Vokaltrakt und führt so zu einem resonanzreicheren Ton.
- Zur Vorbereitung ist das Hochstellen der Zunge in L-Stellung bei der Einatmung („Luft unter der Zunge") besonders geeignet *(s. Kap. 14)*.

Umlaut [ø]

- Der Umlaut [ø] wird im Konzept Schlaffhorst-Andersen auch „Bronchiallaut" genannt, denn beim Tönen mit diesem Laut sind die in den Brustraum fortgeleiteten Vibrationen besonders intensiv ausgeprägt und wahrnehmbar. Taktil unterstützend kann eine Hand auf das Brustbein gelegt werden. Durch Tönen des Lautes [ø] oder der Lautverbindung [vø] können diese Vibrationen zu einer Sekretmobilisierung in den unteren Atemwegen genutzt werden.

- Die in diesem Umlaut enthaltene Mischung der dunklen, runden, warmen Anteile des [o:] mit den helleren, breiteren des [e:] kann methodisch eingesetzt werden, um einen dieser Anteile in der Sprache zu verstärken. Hierzu wird zunächst mit Texten geübt, die viel [ø] enthalten, später wird das Ergebnis in die Spontansprache übertragen.

Umlaut [y:]

- Wegen der starken Lippenrundung bei dennoch hellem, leichten Klangcharakter eignet sich der Umlaut [y:] besonders gut zur Erarbeitung des vorderen Stimmsitzes und der Randkantenfunktion.
- Die in diesem Umlaut enthaltene Mischung der dunklen, runden, weichen Anteile des [u:] mit den strahlend hellen des [i:] kann methodisch genutzt werden, um einen dieser Anteile in der Sprache zu verstärken. Hierzu wird zunächst mit Texten geübt, die viel [y:] enthalten, später wird das Ergebnis in die Spontansprache übertragen.

29.4 Quellen aus der Schlaffhorst-Andersen-Literatur

Nachfolgende Zitate sind der besseren Übersicht wegen unterteilt in Äußerungen zu Lautfunktionen im Allgemeinen, zu Naturlauten, Urlauten und Kulturlauten.

29.4.1 Lautfunktionen

In ihren Ausführungen über die deutschen Sprachlaute (1928, s. u.) schreibt Andersen, Vokale verlangten keine bestimmte Form des Ansatzrohres. Dies ist so nicht richtig. Obwohl bei der Bildung der Vokale die Luft ungehindert durch den Vokaltrakt ausströmen kann, da keine Verschlüsse oder hemmende Engebildungen gebildet werden, ist doch die präzise Formung des Vokaltraktes durch die Stellung der Zunge, die Lippenrundung und die Kieferöffnung entscheidend für den Vokalklang.

In demselben Aufsatz formuliert sie, dass durch die Bildung der Halbklinger und der Explosivkonsonanten die innersten Brustmuskeln gekräftigt werden. Um dies zu präzisieren, muss Folgendes gesagt werden: Beim andauernden Tönen eines Halbklingers trifft dies auf die äußeren Zwischenrippenmuskeln *(Mm. intercostales externi)* zu, sofern sie als Einatemmuskeln zur Dosierung der Luftabgabe eingesetzt werden. Bei der Erzeugung von Explosivkonsonanten können ggf. die zu den Ausatemhilfsmuskeln gehörenden inneren Zwischenrippenmuskeln *(Mm. intercostales interni)* beteiligt sein. Es bleibt offen, ob Hedwig Andersen das in dieser Präzision gemeint hat.

1. Hedwig Andersen:
„Die artikulatorische Gesetzmäßigkeit der deutschen Sprachlaute", in: Schlaffhorst, C. u. Andersen, H.: Atmung und Stimme, Möseler Verlag, Wolfenbüttel, 1928, S. 45 ff

„Die schulmäßige Einteilung unserer deutschen Sprachlaute begnügt sich mit den beiden Gruppen der Vokale (Selbstlaute) und Konsonanten (Mitlaute). Bei genauer Untersuchung ergibt sich, daß diese Zweiteilung nicht zutrifft, in physiologischer Hinsicht nicht ausreicht. Es ergeben sich vielmehr drei Hauptgruppen: Vokale, Konsonanten und – zwischen beiden stehend – die Klinger (l, m, n, ng).
Die drei Gruppen sind folgendermaßen unterschieden: Der Vokal stellt als akustische Einheit einen Ton dar; denn er hat regelmäßige Schwingungen, die nur am Stimmband hervorgebracht werden können. Der Konsonant ist ein Geräusch, weil er unregelmäßige Schwingungen hat, die an irgendeiner Stelle des Ansatzrohres, d. h. in dem vom Stimmband bis zu den Lippen reichenden Raum, entstehen. Zwischen beiden stehen als dritte selbständige Gruppe die Klinger, d. h. diejenigen Sprachlaute, die zwar am Stimmband mit regelmäßigen Schwingungen hervorgebracht werden, aber doch nicht als Vokal betrachtet werden können, weil sie keine bestimmte Form des Ansatzrohres verlangen, die man aber auch nicht zu den Konsonanten rechnen kann, weil sie keine unregelmäßigen Schwingungen, sondern Tönung haben. Wir unterscheiden die Vollklinger: l, m, n, ng und die Halbklinger: w, j, r und das Anlaut-s zwischen zwei Vokalen (z. B. in: Gesang) oder zwischen einem Klinger und einem Vokal (z. B. Anselm). Die Halbklinger sind von den Vollklingern dadurch unterschieden, daß sich zu der Tönung an dem Stimmband noch ein konsonantisches Geräusch im Ansatzrohr gesellt. So z. B. bei w das Luftgeräusch des f, bei

j das des vorderen ch; bei r das Flattergeräusch der schwingenden Zungenspitze und beim tönenden s das Säuselgeräusch des Konsonanten s. (...)
Die Halbklinger spielen eine sehr wichtige Rolle für die Kräftigung der innersten Brustmuskeln; denn da sie dem Luftstrom einen doppelten Widerstand bieten – einmal am Stimmband und zweitens an der Bildungsstelle im Ansatzrohr –, so ist keine andere Übung und keine andere Bewegung so geeignet für die Arbeit dieser innersten Muskelgruppen wie der richtige Gebrauch der Halbklinger. (...)
Die Sprache ist ja nicht nur dazu da, um sich damit zu verständigen und Gedanken und Gefühle auszudrücken. Die Sprache ist vielmehr als Ausfluß seelisch-körperlicher Erregungen zu betrachten und bei physiologisch richtiger Lautbildung ein wesentliches Mittel, alle beteiligten Organe, vor allem auch den gesamten zugehörigen Nervenapparat zu kräftigen. (...)
Bei den Konsonanten gibt es in Bezug auf die Atmung 3 Gruppen:

1. Strömungskonsonanten = f, v, s, ß, sch, vorderes und hinteres ch,
2. Explosivkonsonanten = p, b, t, d, k, g und
3. aus Strömung und Explosiven zusammengesetzte Konsonanten = sp, st, z, tz, pf, x, ks, chs.

Während bei den Strömungskonsonanten die Luft in möglichst gleichmäßigem, langsamen Flusse entweicht, wobei jede Stauung vermieden werden muß, findet bei Explosivkonsonanten an bestimmten Stellen des Ansatzrohres ein fester Verschluß statt, der die Ausatmungsluft staut, die dann beim Aufheben des Verschlusses plötzlich entweicht. (...)
Eine eigentümliche Stellung unter den Konsonanten nimmt das h ein. Es stellt in reiner Form, ohne Beimischung von Ton oder Geräusch den Hauch des Atems dar. In seiner geisterhaften Geräuschlosigkeit ist es das Widerspiel des einströmenden, den Menschen belebenden Odems. Je mehr dieser Hauchlaut in einer Sprache vertreten ist, um so beseelter ist die Sprache. (...)
Bei den Explosivkonsonanten merkt man besonders deutlich, wie wichtig das h ist, denn die Explosivkonsonanten bestehen ja wesentlich aus dem Luftstrom, der nach Auftreten des Verschlusses im Ansatzrohr entweicht und den Konsonanten erst hörbar macht. Jeder der drei Explosivkonsonanten p, t, k hat eine weichere Abart: b, d, g, die auf gleiche Weise gebildet wird und nur durch die Heftigkeit der Luftentladung unterschieden ist. (...)
Bei p, b wird die Luft durch Lippenverschluß zurückgehalten, bei t, d bildet die Zunge den Verschluß, indem sie sich gegen die Oberzähne legt und bei k, g ist es wiederum die Zunge, die sich breit gegen den harten Gaumen legt. Diesen verschiedenen Stellen im Ansatzrohr entsprechen auch verschiedene Ansatzpunkte im Brustkorb. Die energischen Widerstände im Ansatzrohr bewirken im Brustkorb eine exspiratorische Dehnung und eine ähnlich förderliche Beteiligung und Durcharbeitung der inneren Zwischenrippenmuskeln, wie sie bei den Halbklingern bereits besprochen wurde. (...)
Im Gegensatz zu den Konsonanten, bei deren Entstehung äußere Eindrücke wesentlich mitgewirkt haben und die deshalb schon eine gewisse Geistesarbeit voraussetzen, sind die Vokale als unmittelbare Gefühlsäußerungen entstanden."

2. Emge, I.:
Aus dem Arbeitsheft von Clara Schlaffhorst 1940 abgeschriebenes und mit Ergänzungen aus deren Stunden versehenes, unveröffentlichtes Manuskript, Eldingen, 1973, Archiv Schlaffhorst-Andersen

„*Konsonanten*:

Explosivkonsonanten: reine Geräusche
B p – d t – g k
(Marktplatz, Hauptkatalog)

Strömungskonsonanten: reine Geräusche
v – f – s – sch – ch (vorderes) – ch (hinteres)

Zusammengesetzte Konsonanten: reine Geräusche
st – sp = Strömungs/Explosivk.
qu = *kw* /chs – x = *ks* Explosiv,
c z = *tz* /*ts* *pf* Strömungsk."

3. Schulze, A.:
Lebendige Ordnungen durch Atmen, Sprechen und Singen, Möseler Verlag, Wolfenbüttel, 1960, S. 11

„‚Der Laut ist die Hergabe der Kraft an das Hörbare', sagt Clara Schlaffhorst."

4. Schulze, A.:
„Ein Versuch, etwas Zusammenhängendes und Grundlegendes über den Sprechunterricht in unserer Schule zu sagen", unveröffentlichtes Manuskript, o. O., 1969, S. 5, 9, 10, 34, 36, 42, Archiv Schlaffhorst-Andersen

„Die Schule Schlaffhorst-Andersen arbeitet bei der Sprechschulung zuerst vordringlich an den einzelnen Lauten, um ihre jeweiligen Ausdruckswerte herauszuholen. Es ist sehr bereichernd, sie zu allen Regionen des Organismus in Beziehung zu setzen, zu den vegetativen = vitalen (natürliche Tonerzeugung nach Schlaffhorst), zu den naturhaften (Schlaffhorst: Atmungskräfte für die Lauterzeugung), zu den psychisch-geistigen (Lautbildung durch die Artikulation = Schlaffhorst). (...)

Die Gruppe der Klinger wird von vielen Sprechlehrern zu den Konsonanten gezählt als ‚stimmhafte Konsonanten'. Julius Hey (...) nimmt die Klinger mit vollem Recht als Gruppe für sich. Das ist sowohl vom phonetischen als auch vom physiologischen Standpunkt aus berechtigt (...) Sie können (...) Verkrampfungen im Organismus lösen, Stauungen aufheben oder wenigstens angehen, was meistens als Folge ein wohliges Durchatmen bringt. (...)

So geben die Vokale in ihren variierenden Spannungsgraden – in Beziehung zu den verschiedenen Regionen des Organismus – die Leuchtkraft und die Farbennuancen, die Konsonanten das Fließend-Strömende, aber auch die ausdrucksvolle Energie. (...)

Es soll hier noch darauf hingewiesen werden, daß Andersen und Schlaffhorst die Halbklinger zu der Klingergruppe zählten. Das geschieht auch bei den heutigen Sprachlehrern, die die Laute nur in zwei Gruppen teilen: a) Vokale,
b) Konsonanten und zu b) als erste Unterabteilung Voll- und Halbklinger nehmen. Das vorherrschend sich absetzende von den stimmlosen Konsonanten ist bei den Klingern und Halbklingern, daß noch die Stimme dabei ist, wenn auch bei den Halbklingern schon das konsonantische Geräusch hinzu kommt. In der physiologischen Wirkung regen alle im Organismus die Lockerheit – das Spiel zwischen Spannung und Abspannung – an. (...)

Die Strömungskonsonanten, auch Reibelaute genannt, geben – wie der Name sagt – das Strömende, Fließende wieder, das sich an den Artikulationsstellen reibt, ohne daß es dagegen drücken darf."

5. Schümann, G.:
Die Atemschriftzeichen, Florian Noetzel Verlag, Wilhelmshaven, 1991, S. 201

„Sprachquadrat – von Clara Schlaffhorst gefundenes Vorstellungsbild von einer Verteilung der deutschen Vokale nach bestimmten Kriterien innerhalb eines Quadrates. Das Sprachquadrat kann als methodische Hilfe z. B. zur Verdeutlichung von Vokalfarben oder zur gezielten motorischen Unterstützung im Unterricht eingesetzt werden."

6. Noodt, H.:
„Die deutschen Sprachlaute", Mitteilungen des Freundeskreises der Schule Schlaffhorst-Andersen, 2/1996, S. 35 ff u. 9/1996, S. 26

„Was sind Sprachlaute? Eine mögliche Definition ist: Sprachlaute sind zu Geräuschen oder Klängen geformte Ausatmungsluft.
Die Geräusche entstehen dadurch, daß die ausströmende Luft sich an Engebildungen im Mundraum reibt (f, s, sch, [i]ch, [a]ch) oder durch Verschlüsse kurzfristig ganz aufgehalten wird (p, b, t, d, k, g), um anschließend zu ‚explodieren'.
Die Klanganteile versetzen die Ausatmungsluft durch die vibrierenden Stimmlippen in Schwingungen. Durch verschiedene Formungen des Mundraumes resultieren unterschiedliche Klangcharaktere, so durch Verschluß des Mundes die Nasale (m, n, ng) oder durch differenzierte Formung des geöffneten Mundes l und die Vokale.
Sprachlaute werden also durch Atmung und Stimme gebildet, sie sind Atem- und Stimmfunktionen. (...)
Sprechenlernen nach Schlaffhorst-Andersen bedeutet das Abenteuer, den Menschen in allen seinen Kraftbereichen anzusprechen, wachzurütteln, seinen Geist und seine Physis zur Einheit werden zu lassen und zum Instrument für sein Ausdrucksbedürfnis. Ganzheitliche, echte und dadurch den Zuhörer bewegende Ausdrucks- und Gestaltungsmöglichkeiten sind das Ergebnis der fruchtbaren Begegnung der gegensätzlichen Kraftbereiche in uns selbst. (...)
Die Erarbeitung der Sprachlaute fordert und aktiviert den gesamten Organismus. Er ist unser Instrument, wenn wir uns stimmlich und sprachlich äußern wollen. Clara Schlaffhorst und Hedwig Andersen haben also einen Weg aufgezeigt, wie wir unser Instrument bauen und stimmen können, um dann nach Herzenslust darauf spielen zu können, ohne den Organismus zu überfordern, sondern im Gegenteil ihn dadurch zu regenerieren.

Wir sind Spieler und Instrument zugleich. Und es gibt nicht sehr viele Spieler, deren Instrument willig das hervorbringt, was sie als Spieler denken und empfinden. D. h., daß die meisten von uns den Organismus vorbereiten und immer wieder ‚stimmig' machen müssen.
Dabei müssen in vielen Fällen erhebliche Hürden abgebaut werden, sowohl im physischen wie auch im psychischen Bereich.
Lautübungen sind sozusagen Fingerübungen, Sprechübungen die Etüden, die geübt sein wollen, bevor Literatur gut gespielt werden kann.
Sind die Vorübungen gemacht, können wir in jeder Lebenssituation oder in jedem Gedicht und Lied jedes beliebige ‚Register' ziehen und damit ein freies Spielen gewährleisten, um Gedanken und Empfindungen adäquat, also überzeugend zum Klingen zu bringen."

„Ä hieß bei Clara Schlaffhorst auch ‚*Primärlaut*' oder auch Speiseröhrenlaut. Er hat viel Weite, viel Raum mit wenig Muskelfassung, wenig ‚Wandung'. Es kann auch als Schrei ertönen als Ausdruck von Schmerz (siehe *Urlaute*)."

7. Noodt, H.:
Atmung Stimme Bewegung, Books on Demand, Norderstedt, 2006, S. 141

„Von besonderer Bedeutung ist das Sprachquadrat für die Arbeit mit *Stotterern*. (...) Fast immer wird die Sprache flüssig und frei. (...) Je nach Art der Störung ist dabei das impulsgebende Tippen oder ‚Schlagen' der Vokalpunkte hilfreich oder ihre fließende lineare Verbindung mit dem zeichnenden Stift: Das Erste fördert den Einsatz der Atemmuskulatur im Sprechakt, das Zweite bringt Luft und Stimmschwingung in Fluss.
Über solche mehr therapeutischen Anwendungen hinaus bietet sich das Üben mit dem Sprachquadrat für jeden Menschen an, der sich mit Sprechen befasst, ganz besonders bei der Erarbeitung von Gedichten und Liedtexten."

8. Saatweber, M.:
Einführung in die Arbeitsweise Schlaffhorst-Andersen, Schulz-Kirchner Verlag, 6. Auflage, Idstein, 2007, S. 36-37; 40 ff, 131

„So berücksichtigten C. Schlaffhorst und H. Andersen bei der Einteilung der Sprachlaute nicht nur die Lautbildung (Artikulationsstelle und -modus), wie es die Phonetik tut, sondern die Atem- und Stimmfunktionen der Laute. Sie teilten somit die Konsonanten in fünf Lautgruppen ein: Strömungslaute, Explosivlaute, Halbklinger, Klinger und Hauchlaut.
Die Strömungslaute sind stimmlos. Das fließende Luftgeräusch entsteht dadurch, dass sich der Luftstrom an der Enge im Ansatzrohr reibt (Enge- oder Reibelaute). Je nachdem, an welcher Stelle im Mundraum die Enge gebildet wird, entstehen ‚f, s, sch, ch_1' oder ‚ch_2'.
Ein Explosivlaut (Verschlusslaut) wird in drei Phasen gebildet: der Verschluss (Implosion) – Luftstau hinter dem Verschluss (Plosion) – Lösen des Verschlusses mit Geräuschbildung (Explosion). Man unterscheidet die harten Explosivlaute ‚p, t' und ‚k' von den weichen ‚b, d' und ‚g'. Luftstau und Explosion sind bei den harten Explosivlauten intensiver als bei den weichen.
Die Halbklinger setzen der Ausatmung einen doppelten Widerstand entgegen: stimmlich und artikulatorisch. Ein Strömungslaut wird zum Halbklinger, wenn er stimmhaft wird: ‚f - w, ß - s, sch - ge' (wie in Genie, kein deutscher Sprachlaut), ‚ch_1 - j, ch_2-Rachen-R'. Auch das ‚Zungen-R' ist ein Halbklinger, denn es besteht aus Flattergeräusch und Stimmklang.

Die Klinger nehmen eine Zwischenstellung zwischen Vokalen und Konsonanten ein: Sie bestehen aus reinem Stimmklang ohne Geräuschanteile wie die Vokale, sind aber keine Öffnungslaute wie diese, sondern es wird ein Verschluss gebildet, der die Luft bei ,m, n' und ,ng' in den Nasenraum und bei ,l' lateral am Verschluss vorbeileitet.
Die Vokale sind stimmhafte, geräuschlose Öffnungslaute, d. h. das Ansatzrohr ist mehr oder weniger weit geöffnet, und die Ausatemluft streicht ungehindert durch den Mundraum. Akustisch stellt der Vokal einen Ton dar, weil er regelmäßige Schwingungen hat. Er ist reiner Stimmklang ohne Geräuschanteile. Man unterscheidet die dunklen Vokale (a, o, u, ö und ü) von den hellen (ä, e und i). Ferner gibt es drei Doppelvokale (Diphthonge): ,ei, au' und ,eu'. Sie werden durch eine Gleitbewegung von einem betonten zu einem unbetonten Vokal erzeugt."

„Jeder Laut wirkt sich bei physiologisch richtiger Bildung belebend und regenerierend auf Atmung und Stimme und damit auf das allgemeine Wohlbefinden aus. Deshalb eignen sich Sprachlaute ausgezeichnet, um gezielt (in Lautübungen und Übungstexten) oder umfassend (in lyrischen oder Prosatexten und in der Spontansprache) regenerative, anregende, beruhigende oder wohl tuende Wirkungen hervorzurufen. Die Muskulatur der Artikulationsorgane soll sich in einem eutonischen Spannungszustand befinden, um die Laute richtig zu bilden und ihre positiven Wirkungen hervorzurufen. (...)

Wir erkennen, dass gefühlsmäßige Erlebnisse ganz allgemein Auswirkungen auf Atmung, Stimme und Stimmung haben und die damit im Zusammenhang stehenden vegetativen Bereiche beeinflussen. Aber wir können auch feststellen, dass umgekehrt über die Atmung mit Hilfe der Stimme durch die Übung von *Lautfunktionen* vegetative Bereiche positiv beeinflusst werden können. Über diesen umgekehrten Weg positiv auf das Befinden einzuwirken, ist ein wesentlicher Ansatz, auf dessen Möglichkeit C. Schlaffhorst und H. Andersen verwiesen haben. (...)"

„Das „ä" trägt bei Clara Schlaffhorst die Bezeichnung *Primärlaut*. Diese Bezeichnung muss in Zusammenhang gesehen werden mit der Bezeichnung Primärzug. Damit meinte Schlaffhorst die Verbindung von Mund – Magen – Darm und sah entwicklungsgeschichtlich hier Zusammenhänge.
Das „ä" als *Primärlaut* zu erüben bedeutet, an der Weitstellung aller für Resonanzen zur Verfügung stehenden Räume zu arbeiten. Im Ansatzrohr muss die Zunge locker und der Rachenraum weit sein, ebenso sollten Speiseröhre und Leibräume angeschlossen werden."

29.4.2 *Naturlaute*

Die Vokale u, i und a werden bei den natürlichen Vorgängen des Hustens, Niesens und Lachens hörbar, was sich methodisch nutzen lässt *(s. Kap. 29.3)*, weil alle drei Funktionen unter intensiver Beteiligung der Atemmuskulatur stattfinden. Da Schlaffhorst und Andersen die Kraft der Atemmuskulatur als „Naturkraft" bezeichneten, liegt der Begriff „Naturlaute" nahe, der er eben diesen Zusammenhang zwischen der Bildung dieser Vokale mit der „Atemkraft" beschreibt[17].

Dabei wurde allerdings eine Zuordnung der Laute zu Grundfunktionen der Atemorgane hergestellt, die sich auf dem heutigen wissenschaftlichen Hintergrund nicht aufrechterhalten lässt: Schlaffhorst und Andersen ordneten den Naturfunktionen Husten, Niesen und Lachen Funktionen der Lunge und des Zwerchfells zu und leiteten daraus rhythmische Abläufe ab. So schreibt Andersen (1928, s. u.) das Husten entstehe durch stoßweise Zusammenziehung des Zwerchfells (Anspannung), Niesen durch explosive Zusammenziehung der Lunge (Abspannung des Zwerchfells), beim Lachen seien Zwerchfell und Lunge locker (Ruhe, Lockerheit). Dies entspricht allerdings nicht den heute bekannten Tatsachen. Vielmehr sind es sowohl beim Husten als auch beim Niesen die Ausatemhilfsmuskeln, insbesondere die Bauchmuskeln, die sich explosionsartig zusammenziehen und dadurch Druck auf die Lunge ausüben. Die Lunge kann nicht locker sein, auch nicht beim Lachen, da sie über die Pleura an der Thoraxwand, am Mediastinum[18] und am Zwerchfell haftet und dadurch stets unter Spannung steht.

9. Andersen, H.:
„Die artikulatorische Gesetzmäßigkeit der deutschen Sprachlaute", in: Schlaffhorst, C. u. Andersen, H.: Atmung und Stimme, Möseler Verlag, Wolfenbüttel, 1928, S. 51

„Die Natur gibt uns schon in drei verschiedenen Funktionen des Zwerchfells und der Lunge beim Husten, Niesen und Lachen das Vorbild für die drei Vokale u, i, a. Husten entsteht durch stoßweise Zusammenziehung des Zwerchfells (Anspannung), Niesen durch explosive Zusammenziehung der Lunge (Abspannung des Zwerchfells); beim Lachen sind Zwerchfell und Lunge locker (Ruhe, Lockerheit). Eigentümlicherweise sind in unserer deutschen Sprache in den Worten für diese drei Funktionen auch die entsprechenden Vokale enthalten."

10. Schulze, A.:
Lebendige Ordnungen durch Atmen, Sprechen und Singen, Möseler Verlag, Wolfenbüttel, 1960, S. 10

„Der *Naturlaut* will nichts ausdrücken, weder Gefühle noch Vorstellungen, geistig wahrgenommene Merkmale, er ist einfach die Antwort der Atem-Muskulatur auf irgendeinen Reiz, der den Ablauf der rhythmischen Atembewegung stört und damit das Leben bedroht, und er versucht, durch ihren kräftigen Einsatz die Störungen zu beseitigen."

---

17 Noodt, H.: Atmung Stimme Bewegung, Books on Demand, Norderstedt, 2006, S. 87

18 Mediastinum, auf deutsch Mittelfell, ist eine senkrechte bindegewebige Trennwand in der Mitte der Brusthöhe.

11. Schulze, A.:
„Ein Versuch, etwas Zusammenhängendes und Grundlegendes über den Sprechunterricht in unserer Schule zu sagen", unveröffentlichtes Manuskript, o. O., 1969, S. 22

„Als *Naturlaute* – u im Husten, i im Niesen, a im Lachen – sind sie (die Vokale, Anm. d. Verfasserinnen) Reaktionen der Zwerchfellmuskulatur auf Reize, die die rhythmischen Atmungsformen stören, zur Wiederherstellung des nötigen Ablaufes."

12. Schümann, G.:
„Natur im Menschen, Naturkraft, Mitte", unveröffentlichtes Manuskript, Titisee, 1976, S. 3-4

„*Naturlaute*
u, i, a sind die Vokale, die aus den Lauten entstanden sind, die beim Husten, Niesen und Lachen hörbar werden. Weil diese drei Funktionen nicht von Menschen gemacht noch gewollt sind, sondern wirklich von Natur aus, unwillkürlich – uns eigentlich überraschend – geschehen, werden sie *Naturlaute* genannt. Ob dieser Begriff erst von Clara Schlaffhorst geprägt wurde oder schon von anderen Gesangspädagogen vor ihr genannt, das vermag ich nicht mehr zu sagen. Ich habe eine lange Ausarbeitung darüber, möchte hier nur sagen, daß es Laute sind, die aus atmenden Funktionen entstanden sind und auf Grund ihrer verschiedenen rhythmischen Phasen dynamisch sind."

13. Schümann, G.:
Die Atemschriftzeichen, Florian Noetzel Verlag, Wilhelmshaven, 1991, S. 198

„*Naturlaute*
Der Begriff bezeichnet die Beziehung der drei Grundvokale u, i, a zu den Atemfunktionen. Schlaffhorst und Andersen prägten ihn im Wissen um die Entsprechung dieser Vokale zu den spontanen Vitalfunktionen der Atemnatur, den „Naturfunktionen" Husten, Niesen, Lachen.

Naturfunktion	**Zwerchfellbewegung**	**Vokal**
Husten	Anspannung	u
Niesen	Abspannung	i
Lachen	Lockerheit	a"

14. Noodt, H.:
„Die deutschen Sprachlaute", Mitteilungen des Freundeskreises der Schule Schlaffhorst-Andersen, o. O., 9/1996, S. 23

„a, u, i werden auch die ‚starken Vokale' genannt, weil ihre Artikulation die stärkste Ausprägung hat. Schlaffhorst-Andersen nannten sie die drei *Naturlaute*. Für sie entstand ihr Lautuntergrund aus den drei lauthaften Naturfunktionen des Zwerchfells: Lachen, Husten und Niesen. Der Lachlaut entsteht durch lockere Zwerchfellimpulse (zwerchfellerschütterndes Lachen), das Husten durch impulshaftes Anspannen des Zwerchfells, das die Stimmlippen kurz öffnet, und das Niesen durch explosives Steigen/Strecken des Zwerchfells bei gleichzeitiger Zusammenziehung der Lunge.

Die Zwerchfellbewegungen ergeben einen impulshaften Lautuntergrund, aus dem sich durch artikulatorische Formung ein Vokal ergibt. Oder anders herum: Der gesprochene Vokal sollte sich der ‚Lautkraft' des Zwerchfells bedienen."

15. Saatweber, M.:
Einführung in die Arbeitsweise Schlaffhorst-Andersen, Schulz-Kirchner Verlag, 6. Auflage, Idstein, 2007, S. 129-130

„Die Bezeichnung *Naturlaute* leitet Clara Schlaffhorst von Grundfunktionen der Atemmuskulatur beim Husten, Niesen und Lachen ab. Die Laute ‚u, i, a' werden beim Husten, Niesen und Lachen nicht willkürlich gebildet (gemacht), sondern geschehen unwillkürlich, von Natur aus. Gertrude Schümann stellt sie sich als ‚atmende Funktionen' vor und aufgrund ihrer verschiedenen rhythmischen Phasen dynamisch. Die drei Phasen des Rhythmus zeichnen sich wesentlich ab:
Husten – u – Zusammenziehung im Zwerchfell
Niesen – i – Streckung im Zwerchfell
Lachen – a – Lockerheit im Zwerchfell,
auch wenn das Zwerchfell in der Gesamttendenz steigt (Ausatmung). (...)

Der übende Umgang mit ‚u, i,' und ‚a' als *Naturlaute* bewirkt eine Intensivierung und Kräftigung der Atemmuskulatur, insbesondere des Zwerchfells, und der Atemhilfsmuskulatur, die sich auf den Einsatz der Stimme auswirkt. Durch den Rhythmus, dem diese *Naturlaute* unterliegen, wird die Atem- und Stimm-Muskulatur und entsprechend die Tonerzeugung beeinflusst. Auch wenn man weiß, dass bei den natürlichen Funktionen des Hustens, Niesens und Lachens keine reinen Vokale gebildet werden, so können diese Funktionen als Vorstellungsbilder zur Erübung der Laute sehr hilfreich sein.
An den Funktionen der *Naturlaute* ‚u, i, a' wird man immer dann arbeiten, wenn es gilt, die Atemmuskulatur für die Phonation zu aktivieren und rhythmisch dynamische Elemente zu verstärken."

29.4.3 Urlaute

Clara Schlaffhorst bezeichnete die Vokale u und i auch als Urlaute. Es ging ihr hierbei um den Ausdruck von Urtrieben. Nach der bekannten Triebtheorie von S. Freud, die damals hochaktuell war, entstanden die stärksten Triebe u. a. aus dem Bedürfnis nach Ernährung und Fortpflanzung. Schlaffhorst leitete das u vom Hungerempfinden ab, das i vom Gefühl der Liebe. Diese Urtriebe mit den damit verbundenen Emotionen sollten in den Urlauten zum Tragen kommen, dem „vergeistigten" Sprechen ein Gegengewicht setzen und damit dem Laut Vitalität und „Urkraft" verleihen.

Später hat Anka Schulze die Urlaute um das a, als den Laut des Behagens, erweitert. Sie empfand, neben Hunger und Liebe, das Behagen „als Gelöstsein aller Spannungen, die nötige Ruhe vor neuem Einsatz"[19] ebenfalls als ein Urgefühl. Das Bedürfnis nach Behagen entspricht in etwa den Bedürfnissen nach Entspannung und Ruhe, welche S. Freud in seiner Triebtheorie ebenfalls als Primärtriebe bezeichnete.

19 Schulze, A.: Lebendige Ordnungen, Möseler Verlag, Wolfenbüttel, 1969, S. 10

Schümann fügte später den Urlauten noch das Ä hinzu. Sie sah diesen Laut als „Ausdruck eines Schmerzes, der im Gefühlsleben verankert ist"[20] und damit ein Urgefühl widerspiegele. Bei Schmerzen handelt es sich allerdings nicht um einen Trieb, wodurch diese Verknüpfung von der ursprünglichen Systematik abweicht. Die Wirkung auf die Stimmfunktionen ist außerdem kritisch zu sehen, weshalb sich die Anwendung dieser Verknüpfung nicht durchgesetzt hat.

16. Schulze, A.:
Lebendige Ordnungen durch Atmen, Sprechen und Singen, Möseler Verlag, Wolfenbüttel, 1960, S. 10

„Urgefühle sind: Hunger, Liebe, Behagen.
Hunger = nötig zur Erhaltung des Individuums (fehlt er, so ist der Anreiz zur Nahrungsaufnahme nicht da);
Liebe = Urtrieb zur Erhaltung der Art;
Behagen = Gelöstsein aller Spannungen, die nötige Ruhe vor neuem Einsatz.

Der *Urlaut* gibt nun den unmittelbaren Ausdruck solcher Urgefühle."

17. Lehrervereinigung Schlaffhorst-Andersen e. V. – Deutscher Bundesverband der Atem-, Sprech- und Stimmlehrer/innen – dba: „Zusammenstellung von Begriffsdefinitionen aus der Schlaffhorst-Andersen-Arbeit", nach einer Befragung von 1967, unveröffentlichtes Manuskript, Eldingen, 1972, Archiv Schlaffhorst-Andersen

Zitate (alphabetisch geordnet):

Bulgrin, E.: „Die Laute u, i, a entwicklungsgeschichtlich betrachtet: bei den Anfängen der menschlichen Sprache drückte u Unlust aus (Hunger), i die Lust (Liebe), a das Behagen."

Kalk, D.: „Im Gegensatz zu den Naturlauten die Äußerung von Hunger und Liebe, den beiden ‚Grundtrieben'. Der organische Ursprung ist also nicht das Zwerchfell, sondern die Leiborgane. Eine klare Unterscheidung der beiden Begriffe Naturlaut – *Urlaut* habe ich bei Schlaffhorst nicht erfahren; sie unterschied sie, ich kenne aber keine Formulierung in diesem Sinn."

Leutiger, L. u. R.:
„*Urlaute* sind vegetative, triebhaft charakterisierbare Laute wie Hunger, Liebe, Behagen."

Schulze, A.: „Sie drücken Urgefühle aus: Hunger, Liebe (= triebhafte Liebe), Behagen, gehen funktionell an den vegetativen Bereich."

20 vgl. Schümann, G.: Die Urlaute, unveröffentlichtes Manuskript, o. O., 1983

18.	Schümann, G.: „Natur im Menschen, Naturkraft, Mitte", unveröffentlichtes Manuskript, Titisee, 1976, S. 4

„*Urlaute*, u, i, ä (nicht A!), welche nicht aus Funktionen des Atembereiches, sondern aus emotionalen Kräften des Sympathikus entspringen. Bei den Naturlauten ist eine besondere psychisch, menschliche Erregung nicht vorhanden, es ist eben wirklich ein reiner Naturvorgang. Bei den *Urlauten* ist das Gefühl des Hungers, der Liebe, des Schmerzes doch ausgesprochen mit menschlichen Erlebnissen verbunden. Die emotionale Erregung ist so stark, daß sie lauthaft wird. (...)
Von den *Urlauten* sprach Cl. Schlaffhorst auch von wurzelhaften Lauten, (Leib = Wurzel, Brustkorb = Stamm, Kopf = Krone) Volksmund: Das hat mich bis in die Wurzel getroffen / verletzt. (...) Clara Schlaffhorst sprach im Zusammenhang mit den *Urlauten* auch von einer Urseele im Gegensatz zur Naturseele. Wer's versteht."

19.	Noodt, H.: „Die deutschen Sprachlaute", Mitteilungen des Freundeskreises der Schule Schlaffhorst-Andersen, 9/1996, S. 23, 24

„U und i werden von Schlaffhorst-Andersen aber auch als ‚*Urlaute*' bezeichnet.
Während sie die ‚*Naturlaute*' aus ‚Naturkräften', nämlich aus Funktionen der Atemmuskulatur ableiten, sahen sie den Ursprung der ‚*Urlaute*' in Vitalkräften, die eher den Funktionen der Organe des Leibraumes zuzuordnen sind.
Als Untergrund für das u erlebten sie den dunklen Schrei, als Hungergebrüll bei Tieren zu hören, einen gleichsam ansaugenden Ruf des Habenwollens, entstehend aus dem Trieb der Selbsterhaltung: als dem i zugrunde liegend erfuhren sie eher ein grinsendes, lustbetontes Sich-Annähern aus dem vormenschlichen Bereich: der Trieb der Arterhaltung.
Fressdrang und Geschlechtstrieb sind also die Kräfte, den Leiborganen zugehörig, die durch entsprechendes Üben in den Vokalen u und i zum Ausdruck gebracht werden können.
Das ä als Schmerzenslaut, als Urschrei, ist von Gertrude Schümann den *Urlauten* noch hinzugefügt worden."

20.	Saatweber, M.: Einführung in die Arbeitsweise Schlaffhorst-Andersen, Schulz-Kirchner Verlag, 6. Auflage, Idstein, 2007, S. 130

„Die Bezeichnung *Urlaute* beschreibt im Gegensatz zu den Naturlauten keine Atemfunktionen. Als *Urlaut* soll das ‚u' vom Gefühl des Hungers, das ‚i' von Liebe abgeleitet sein, Liebe als Triebhaftes im Menschen. Die von Clara Schlaffhorst als *Urlaute* bezeichneten Laute drücken somit Gefühlswerte aus, es handelt sich um emotionale Äußerungen.
Die *Urlaute* sind untereinander nicht rhythmisch oder dynamisch zu differenzieren. Der übende Umgang mit den Lauten ‚u, i' als *Urlaut* erscheint relevant, wenn die Anteile der emotionalen Kräfte des Menschen im Ton nicht ausreichend vorhanden sind. Anschluss der Leibräume und -organe (...) kann bei der Vorstellung ‚u, i' vorrangig erübt werden."

29.4.4 *Kulturlaute*

21. Andersen, H.:
„Die artikulatorische Gesetzmäßigkeit der deutschen Sprachlaute", in: Schlaffhorst, C. u. Andersen, H.: Atmung und Stimme, Möseler Verlag, Wolfenbüttel, 1928, S. 51

„Wir nennen diese drei Laute (u, i, a, Anm. d. Verfasserinnen) Naturlaute, während e und o, die Umlaute ä, ö, ü und die Doppellaute ei, eu, au als *Kulturlaute* zu bezeichnen wären und sicher auf einer späteren Entwicklungsstufe der Sprache entstanden sind."

22. Schümann, G.:
„Natur im Menschen, Naturkraft, Mitte", unveröffentlichtes Manuskript, Titisee, 1976, S. 4, Archiv Schlaffhorst-Andersen

„*Kulturlaute* oder von Clara Schlaffhorst und Hedwig Andersen auch als Menschenlaute bezeichnet, waren e und o.
Ich habe nur noch in Erinnerung, daß Hedwig Andersen bei e menschliche Empfindungen wie Sehnen, Sehnsucht, das Weite der Ebene, Seele und eben solche Begriffe nannte, die wirklich nur aus psychisch-geistigen Bereichen stammen. Bei o Gott, fromm, hold u.a., was natürlich nicht ausschließt, daß e und o auch in Begriffen vorkommt, die nicht ausgesprochen so einzuordnen sind."

23. Noodt, H.:
„Die deutschen Sprachlaute", Mitteilungen des Freundeskreises der Schule Schlaffhorst-Andersen, o. O., 9/1996, S. 24, 25

„O und e wurden von Schlaffhorst-Andersen die ‚*Kulturlaute*' genannt. Rein artikulatorisch betrachtet sind sie Abschwächungen der ‚starken' Vokale, o vom u und e vom i. Das bedeutet, daß sie weder auf besonderen Atemspannungen, noch auf ausgeprägten Vitalkräften basieren. Wir begegnen in ihnen weder Ur- noch Naturkräften, sondern Kräften, die in besonderer Weise dem Menschen eignen, eben der ‚Kultur'.
O drückte für beide Frauen Gemütskräfte aus, Wärme und Zuwendung auf menschlicher Ebene, sie nannten das o auch ‚Herzlaut'. (...)
E wurde von Clara Schlaffhorst als eigentlicher ‚Menschenlaut' oder auch als ‚Seelenlaut' gesehen."

24. Saatweber, M.:
Einführung in die Arbeitsweise Schlaffhorst-Andersen, Schulz-Kirchner Verlag, 6. Auflage, Idstein, 2007, S. 131

„Schlaffhorst und Andersen bezeichneten die Vokale ‚o' und ‚e' als Kultur- oder Menschenlaute. Im Gegensatz zu den Naturlauten sind beide Laute nicht im Zusammenhang mit Naturfunktionen / Atemfunktionen gesehen. Sie werden beim ‚e' anderen Empfindungen, wie Sehnen, Sehnsucht usw., zugeordnet oder beim ‚o' Geistigem in Gott, fromm."

30 Atemmassage

30.1 Definition

Unter dem Begriff „Massage“[1] versteht man allgemein eine „mechanische Beeinflussung des Körpers durch Berührung, Druck, Beschleunigung und Vibration an der Körperdecke und tiefer gelegenen Schichten, wie z. B. der Muskulatur“[2]. Bei der Atemmassage nach Schlaffhorst-Andersen handelt es sich um ein gezieltes Einwirken auf diese Gewebeschichten unter Berücksichtigung des individuellen dreiteiligen Atemrhythmus.

Das übergeordnete Ziel der Atemmassage nach Schlaffhorst-Andersen ist die ganzheitliche Regeneration und Vitalisierung der Person. Das erfolgt insbesondere über die Rhythmisierung der Atmung, die Ökonomisierung der Atemarbeit, die innere Zentrierung der Person durch die bewusste Wahrnehmung der Atembewegung und den gesamtkörperlichen Spannungsausgleich. Dabei kann es sowohl zu einer therapeutischen Intervention bei beeinträchtigten Atemfunktionen kommen als auch zu einer Optimierung der gesunden Atmung.

Die Ökonomisierung der Atemarbeit erfolgt entsprechend der Ausgangssituation: Bei flacher und hastiger Atmung wird sie über eine Vergrößerung des Atemvolumens mit resultierender Abnahme der Atemfrequenz und zeitlicher Verschiebung der Länge der einzelnen Atemphasen erreicht. Bei erhöhter Atemmittellage mit forcierter und gestauter Einatmung oder bei einer Hyperventilation erfolgt eine Minderung der Atemarbeit über die Verkleinerung des Atemvolumens.
Darüber hinaus wird der Organismus durch die gezielte Erweiterung von Atemräumen durch atemlenkende Maßnahmen zu der ökonomischsten, der kosto-abdominalen Atemform geführt.

Schließlich kann eine Atemmassage gezielt zur Vorbereitung grundlegender Funktionen für eine physiologische Phonationsatmung eingesetzt werden.

Weitere (Unter-)Ziele der Atemmassage sind:

- die Kräftigung, Flexibilisierung und Eutonisierung der Atemmuskulatur
- die Förderung des Atemflusses bei stockender oder gehaltener Atmung
- die Förderung der Eigenwahrnehmung und Zentrierung über das aufmerksame Wahrnehmen von Atemräumen, Atembewegung und Atemrhythmus

---

1 von „massein“, gr.: kneten

2 Hüter-Becker, A. u. Dölken, M.: Physikalische Therapie, Massage, Elektrotherapie und Lymphdrainage, Thieme, Stuttgart, 2007, S. 33-41

- die Steigerung der körperlichen und stimmlichen Belastbarkeit und Ausdauer bei gesunden Menschen oder im Rahmen einer Rehabilitation
- die Mobilisierung und Drainage von Sekret bei Atemwegserkrankungen
- die Verbesserung der Atemfunktion bei Atemstörungen und pneumologischen Erkrankungen
- die Prävention, d.h. das Erhalten der Gesundheit oder das Vorbeugen vor möglichen Krankheitskomplikationen (z.B. durch eine Pneumonieprophylaxe)

Zu den Techniken der Atemmassage gehören:

- Berührungen mit ruhender Hand
- Streichungen
- Haut- und Unterhautreizgriffe (Reibung, Verschiebegriffe, Halte- und Packgriffe)
- Knetungen (mit einer oder zwei Händen oder mit zwei Fingern)
- Punktuelle muskuläre Druckmassage
- Traktionen
- Dehnungen
- Vibrationen (mit der flachen Hand, mit der Faust (großflächig) oder mit den Fingerkuppen (kleinflächig)
- Erschütterungen (Klopfungen)
- Schüttelungen
- Passive Bewegungen insbesondere der Extremitäten oder des Schultergürtels
- Gelenkmobilisationen
- Gezielte Lagerungen oder Lagerungswechsel (Rückenlage, Halbseiten- oder Seitenlage, Bauchlage, Dehnlagerung, Drehlagerung, Drainagelagerung, Kutschersitz u.a.) zur Verbesserung der Lungendurchblutung und -belüftung
- Differenzierter Einsatz von Bällen wie Gymnastik-, Pezzi- oder Igelbällen
- Kontaktatmung (Atemführung durch intentional geführte Berührungen, die die Wahrnehmung der Atembewegung erleichtern und eine Verstärkung derselben provozieren, wie z.B. das lockende „Raum geben" oder das „fordernde" Setzen von Widerständen)

Durch die Massage wird gezielt Einfluss auf die Atmung genommen. Zuerst wird Letztere jedoch in ihrer Ist-Form wahrgenommen. Allein durch die Bewusstmachung der Atmung durch begleitende Berührungen entstehen bei der behandelten Person oft schon erste Assoziationen und Körperreaktionen. Durch aufmerksames Wahrnehmen aller körperlichen Reaktionen auf die Massage, insbesondere der unwillkürlichen Atemreaktionen, erschließt sich für die behandelnde Person das weitere Vorgehen.

30.2 Anatomisch-physiologische Erklärung

Bei der Atemmassage werden verschiedene manuelle Techniken angewandt *(s. o. und Kap. 30.1 und 30.3)*, die unterschiedliche Wirkungen auf mehr oder weniger tiefe Gewebeschichten, auf die Atmung und auf den Gesamtorganismus haben. Hier sind einige Beispiele[3]:

- Streichende Bewegungen regen den Lymphfluss an.
- Reibende Griffe fördern die Durchblutung der oberen Hautschichten.
- Hautreizgriffe wie auch Halte- und Packgriffe aktivieren die Durchblutung und den Stoffwechsel der oberen Hautschichten. Im Bereich des Thorax haben sie außerdem einen Atemlenkungseffekt, d. h., die Atembewegung verstärkt sich in der angesprochenen Thoraxregion.
- Durch gezielt eingesetzte myofasziale Techniken werden „verklebte" Faszien mobilisiert, Durchblutung, Sauerstoffversorgung und Stoffwechsel des Binde- und Muskelgewebes intensiviert, die venöse und lymphatische Drainage verbessert, Muskulatur eutonisiert und Heilungsprozesse im Rahmen myofaszialer Entzündungsprozesse unterstützt.
- Knetende Handgriffe dehnen den Muskel und setzen ihn unterschiedlichen Druckwirkungen aus. Dadurch werden Schmerz-, Spannungs- und Druckrezeptoren gereizt. Als Reizantwort erfolgen eine erhebliche Steigerung der Durchblutung und des Stoffwechsels des Muskelgewebes, eine Schmerzlinderung und eine deutliche Entspannung der Muskelfasern.
- Klopfungen steigern die Durchblutung, intensivieren die körperliche Selbstwahrnehmung und wirken kontraktionsfördernd, also anregend auf die Muskulatur. Im Bereich des Thorax fördern sie außerdem die Sekretmobilisation und -elimination und erleichtern das „Abhusten".
- Vibrationen fördern das Lösen von muskulären und faszialen Verspannungen und können auch zur Reflexzonenmassage eingesetzt werden. Im Bereich des Thorax dienen sie darüber hinaus der Entspannung der Bronchialmuskulatur (Bronchospasmolyse) sowie der Sekretmobilisation und -elimination.
- Wechselnde Massagereize intensivieren die körperliche Wahrnehmung, auch im Bereich des Faszialen Systems.

Diesen und weiteren Wirkungen der Atemmassage liegen biologische, physiologische und neurophysiologische Wirkungsmechanismen zugrunde, die im Folgenden aufgezeigt werden:

- Auf geweblicher Ebene werden durch den mechanischen Reiz Zellen, Flüssigkeiten, Blut- und Lymphgefäße angesprochen und der Stoffwechsel angeregt.
- Aus bestimmten Zellen der körpereigenen Abwehr, den sogenannten Mastzellen, werden gewebsaktive Substanzen wie Histamin und Hepa-

3 Gutenbrunner, C. u. Weimann, G.: Krankengymnastische Methoden und Konzepte, Springer-Verlag, Berlin, 2004, S. 92-100

rin freigesetzt. Dadurch wird eine (nicht infektiöse) Entzündungsreaktion ausgelöst, die im Gewebe einen Heilungsprozess in Gang setzt.

- Auch werden neuroaktive Substanzen ausgeschwemmt, welche die Empfänger für Schmerzreize *(Nozizeptoren)* desensibilisieren und dadurch schmerzsenkend wirken.
- Abfallprodukte aus dem Muskelstoffwechsel werden abtransportiert, was zur muskulären *Ent*-müdung führt. So werden die Muskeln schneller wieder leistungsfähig.
- Langsam einschleichende, wiederholte und mäßige Muskeldehnung durch Massage führt zu einer Adaptation des Regelkreises der Muskellänge mit Herabsetzung der Empfindlichkeit der Dehnungsrezeptoren in der Muskelspindel. Darüber hinaus senkt die Reizung von Wärme- und Mechanorezeptoren in Haut und Muskeln die Aktivität der Gamma-Motoneuronen, welche die Empfindlichkeit der Muskelspindel einstellen. Beide Mechanismen bewirken letztendlich eine Detonisierung des Muskels.[4]
- Durch Atemmassage wird eine Vielzahl der Rezeptoren angesprochen, welche ihre Information an die Atemzentren im Hirnstamm weiterleiten. Von hier aus wird der Befehl an die Atemmuskulatur gegeben, ein unwillkürlicher Einatemimpuls wird ausgelöst. Atemvolumen, Atemfrequenz und Atemrhythmus passen sich dabei an die natürlichen körperlichen Bedürfnisse an *(s. Kap. 11).*
- Des Weiteren können zur Stimulation der Selbstheilungskräfte gezielt Reflexzonen behandelt werden. Jedes Organ hat eine zughörige sog. „Reflexzone" auf der Haut, im Bindegewebe der Unterhaut, in Triggerpunkten der Muskulatur und im Bereich der Knochenhaut und der Wirbelgelenke. Durch Stimulation der dort befindlichen Mechanorezeptoren werden Nervenreize ausgelöst. Durch neurale Verknüpfungen im zugehörigen Rückenmarksegment werden diese an das der Reflexzone zugeordnete innere Organ weitergeleitet. Dadurch werden nachweislich der Stoffwechsel, die Durchblutung und der Muskeltonus im zugehörigen Organ beeinflusst.[5]
- Die durch die Atemmassage erregten sensiblen Nervenenden sind über neurale Leitungsbahnen auch mit übergeordneten Steuerungssystemen, wie z. B. dem Hypothalamus verbunden. So resultieren sowohl regionale Reaktionen im behandelten Segment als auch ganzkörperliche Fernwirkungen auf das vegetative Nervensystem, das limbische System oder das Immunsystem. Ergebnisse sind z. B. Muskeldetonisierung, Schmerzlinderung, regulierende Wirkungen auf innere Organe, Immunstimulation, Angstlösung, vegetativer Tonusausgleich, gesamtkörperliche Entspannung etc.[6]

---

4 Hüter-Becker, A. u. Dölken, M.: Physikalische Therapie, Massage, Elektrotherapie und Lymphdrainage, Thieme, Stuttgart, 2007, S. 33-41

5 Hierzu wurde eine Vielzahl von Untersuchungen durchgeführt und veröffentlicht von Head, McKenzie, Kohlrausch, Teirich-Leube u. a. Eine Übersicht hierzu findet man z. B. bei Michalsen, A., Bühring, M.: Bindegewebsmassage, Wiener Klinische Wochenschrift 105/8, 1993, S 220-227

6 Hüter-Becker, A. u. Dölken, M.: Physikalische Therapie, Massage, Elektrotherapie und Lymphdrainage, Thieme, Stuttgart, 2007, S. 33-41

- Berührung, wie bei der Atemmassage, führt zur Ausschüttung von Botenstoffen, wie z. B. den sogenannten „Glückshormonen" Serotonin und Endorphin, durch welche die Stimmung aufgehellt, der Muskeltonus gesteigert, und die Schmerzwahrnehmung gedämpft wird.
- Richtet die behandelte Person während der Atemmassage bewusst die Aufmerksamkeit auf ihre körperlichen Reaktionen, wird die ganzkörperliche Wahrnehmungsfähigkeit gesteigert. Bei regelmäßigem Wahrnehmungstraining vergrößert sich das entsprechende kortikale Repräsentationsgebiet, also die zuständige Nervenregion der Hirnrinde.[7]
- Da Berührung immer Kontaktaufnahme bedeutet, löst sie entsprechende Reaktionen wie „Zulassen" oder „Abwehren" aus. Dieser kommunikative Prozess wirkt auf ganzheitlicher Ebene auf den Organismus.

Die konkreten Ziele und Wirkungen der Atemmassage in Bezug auf Atmung, Stimme, Sprechen und Ganzkörpermuskulatur werden der Übersichtlichkeit halber direkt bei den methodischen Ansätzen mit besprochen.

30.3 Praktische Hinweise

Grundsätzlich finden alle Techniken unter Berücksichtigung des dreiteiligen Atemrhythmus statt. Die Atembewegung der behandelten Person ist ausschlaggebend für die Behandlung. Die Atempause wird berücksichtigt und nicht unterbrochen. Der unwillkürliche Einatemimpuls kann zur Intensivierung der Einatembewegung aufgegriffen und z. B. durch einen Zug- oder Dehnreiz unterstützt werden. Darüber hinaus begleiten und unterstützen die Bewegungen die Ausatmung, insbesondere auch um ein Anhalten und Stauen der Atmung zu verhindern.

30.3.1 Massieren

- Kneten, punktuelles Massieren, Klopfen oder Dehnen hypertoner Muskeln, die der Atembewegung einen unphysiologischen Widerstand entgegensetzen. Ziel ist deren Spannungsabbau und damit eine Ökonomisierung der Atemarbeit. Dazu gehört insbesondere das Behandeln der Atemhilfsmuskulatur im Schulter-, Nacken-, Thorax- und Rückenbereich
- Massieren mit der Intention „den Atem zu locken", d. h. die Atembewegung an der Stelle des Hand-Körper-Kontaktes bewusst zu machen und dort zu intensivieren
- Das Setzen von Widerständen gegen die Atembewegung mit der Intention, die Atemmuskulatur zu „fordern", zum Spannungsaufbau derselben sowie zur gezielten Atemlenkung
- Massieren und Dehnen der äußeren Zwischenrippenmuskulatur zu deren Flexibilisierung und um die Elastizität des Thorax zu steigern

---

7 Hüter-Becker, A. u. Dölken, M.: Physikalische Therapie, Massage, Elektrotherapie und Lymphdrainage, Thieme, Stuttgart, 2007, S. 33-41

- Massieren im Bereich der Zwerchfellursprünge am inneren unteren Rippenbogen zu deren Eutonisierung
- Massieren im Kreuzbein-Lendenwirbel-Bereich, im Bereich der Beckenschaufeln und der Gesäßmuskulatur, um den Tonus insbesondere der Zwerchfellschenkel zu steigern. Berühren der unteren BWS oder kräftiges Massieren im Bereich des hinteren unteren Brustkorbes, um die Flankenatmung anzuregen.
- Das Setzen sensibler Reize, die eine unwillkürliche Atemreaktion auslösen, über Berührungen, punktuelle Druckmassage, Dehnungen, Traktionen, Gelenkmobilisationen etc.
- Faszientechniken wie oberflächliches und tiefes Verschieben des Bindegewebes mit leichtem oder starkem Zug, langsamer Druck auf verhärtete Faszienstrukturen (sog. „Einschmelzen"), langkettige Dehnung, z. B. durch entsprechende Lagerung, Diagonalbewegungen. Spezifische und differenzierte Faszientechniken stellen einen komplexen Bestandteil der Osteopathie und der Physiotherapie dar und würden den Rahmen dieses Buches sprengen.[8]

Darüber hinaus kann in eine Atemmassage auch die Behandlung von Körperbereichen integriert werden, die für einen gesamtkörperlichen Spannungsausgleich, für die Körperwahrnehmung oder für die Sprechfunktion von Bedeutung sind, z. B.:

- Massieren im Bereich der orofazialen Muskulatur, insbesondere der Kiefermuskulatur, um verbesserte Voraussetzungen für einen flexiblen Artikulationsablauf zu schaffen und Resonanzräume zu erweitern
- Sanftes Massieren der Kiefer- und Mundbodenmuskulatur zur Anregung einer reaktiven Lösung der Bauch- und Beckenbodenmuskulatur mit dem Ziel einer Intensivierung der abdominalen Atembewegung
- Massieren der Schädeldecke, zur Lösung von Muskelverspannungen, zur Förderung der Durchblutung und zur Vitalisierung
- Massieren oder leichtes Beklopfen der Nase im Bereich des Nasenbeins, der Nasenflügel und der Wangenknochen zur Aktivierung der Schleimhaut, zur Bewusstmachung der Nasenräume und zur Aktivierung der Nasenatmung
- Massieren der Füße zur Lenkung der Wahrnehmung nach kaudal mit resultierendem gesamtkörperlichen Spannungsausgleich und Intensivierung der abdominalen Atembewegung
- Massieren der Arm- und Beinmuskulatur zur Steigerung der ganzkörperlichen Wahrnehmung, zur Verbesserung der Durchblutung und zur Eutonisierung der Muskulatur

Voraussetzungen für das ungestörte Wirken einer Atemmassage sind das Wohlbefinden und die Durchlässigkeit auch der *behandelnden* Person. Hierzu gehört eine bequeme und rückengerechte Arbeitshaltung ebenso wie der Rückbezug der behandelnden Person zu sich selbst. Dabei ist es wichtig, dass auch sie ihren eigenen Atem wahrnimmt, ihn ungehindert fließen lässt und in Kontakt zu ihm arbeitet.

---

8 Vergl. Kay Bartrow, K.: Funktionelles Faszientraining in der Physiotherapie, Thieme, 2019

Atemmassage ist ein kommunikatives Behandlungsverfahren. Für eine wirkungsvolle Massage ist ein achtsamer Kontakt Voraussetzung. Wichtig ist, dass der Muskeltonus der behandelnden Person der Intention und den ausgeführten Bewegungen angemessen ist und in sehr differenziertem Bezug zu den körperlichen Reaktionen der behandelten Person steht. Als Hilfsvorstellung kann das von Clara Schlaffhorst überlieferte Bild „Luft unter den Händen" dienen oder es kann zeitweilig mit geschlossenen Augen gearbeitet werden.

Die Hände der behandelnden Person sollten warm sein. Oft reicht der durch das Auflegen einer warmen Hand gesetzte Reiz aus, um über die Thermo- und Berührungsrezeptoren die Atemzentren zur Intensivierung der Atmung anzuregen.

Darüber hinaus ist es wichtig, dass sich die behandelnde Person über die Auswirkungen des „Berührens" im Klaren ist und achtsam auf die andere Person zugeht. Für einen vertrauensvollen Kontakt ist es erforderlich, dass alle Berührungen in einem sehr differenzierten Bezug zu den nonverbalen und verbalen Reaktionen der behandelten Person ausgeführt werden.

Strömungskonsonanten, Halbklinger u. Ä. können zur Verlangsamung der Ausatmung und zum auditiven Feedback eingesetzt werden. Seufzen, Stöhnen oder Gähnen des Behandelten sind unterstützend für das Lösen innerer und äußerer Verspannungen und Blockaden.

Die Atemmassage kann im Liegen (entspannteste Situation), im Sitzen und im Stehen durchgeführt werden. Vor Beginn des „Schwingens" *(s. Kap. 25)* kann z. B. eine vorbereitende Atemmassage im Stehen sinnvoll sein.

„Massiert werden" ist äußerlich gesehen ein passiver Vorgang für die behandelte Person, die bei innerer Bereitschaft auf unbewusster Ebene eine tiefe Wirkung erzielt. Um einen bewussten und selbstständigen Umgang mit den neu erlebten Körperfunktionen erlangen zu können, ist deren bewusste Wahrnehmung Voraussetzung. Aus diesem Grund wird die behandelte Person innerhalb des Konzeptes Schlaffhorst-Andersen dazu aufgefordert, der Atemmassage mit innerer Aufmerksamkeit zu begegnen und sie als kommunikativen Prozess, der ggf. auch verbale Rückmeldungen zulässt, zu erleben.

30.3.2 Vibrieren

Das Vibrieren ist eine Mikromassagetechnik, welche die Durchblutung fördert, die Wahrnehmungsfähigkeit steigert, den Muskeltonus ausgleicht, der Atembewegung Raum verschafft und damit zu einer innerlichen und äußerlichen Wohlspannung und Vitalisierung führt.

Das Erzeugen von Vibrationen setzt bei der behandelnden Person eine große Lockerheit in den Hand- und Fingergelenken voraus. Nur so kann die geeignete Vibrationsfrequenz und -dauer erreicht werden. Der Druck der aufliegenden Handfläche, Faust oder Fingerspitzen und die Intention der Vibration werden auch hier der Situation und den Reaktionen der behandelten Person angepasst.

Vibrationen im Kopfbereich fördern die Durchblutung in diesem Gebiet und wirken vitalisierend. Durch gezieltes Vibrieren, z. B. der „Maske", lassen sich über die Sensibilisierung dieser Region und durch die resultierenden Spannungsveränderungen der an der Stimmgebung beteiligten Muskelgruppen gezielt Resonanzräume für die Stimme erschließen. Vibrationen im Nasenbereich regen die Nasenatmung an und können zur Sekretmobilisation und -elimination der oberen Atemwege eingesetzt werden.

Ein Vibrieren des Thoraxbereiches bietet sich an, um die Flexibilität der Atemmuskulatur zu steigern und um indirekt Resonanzräume für die tiefen Frequenzanteile der Stimme zu erschließen. Vibrationen im Bereich der Bronchien dienen der Sekretmobilisation und -elimination der unteren Atemwege.

Eine Variante der Vibrationstechnik ist die Schüttelung. Diese Bewegung erfolgt mit einer niedrigeren Frequenz. Sie wird u. a. dazu eingesetzt, die tiefe Muskulatur zu detonisieren und Gelenke zu mobilisieren.

Vibrationen des Bauch- und Beckenbereiches führen zu einer Eutonisierung der Mittelkörpermuskulatur und lockern die Beckenbodenmuskulatur. Sie aktivieren die Zwerchfellatmung und fördern den Leibanschluss *(s. Kap. 15)*.

Äußerliches Vibrieren kann durch innere, durch die Stimme erzeugte Vibrationen (z. B. durch das Tönen von Halbklingern, Vollklingern und Vokalen) unterstützt werden und umgekehrt. Auch ein Vibrato kann durch gezieltes Vibrieren in entsprechender Frequenz genutzt und ausgebaut werden.

30.3.3 Erschüttern (Klopfen)

Die gezielte Klopfung ausgewählter Regionen oder das Abklopfen des gesamten Körpers bewirkt eine Steigerung der körperlichen Wahrnehmungsfähigkeit, eine Zunahme der Durchblutung sowie eine Eutonisierung der Muskulatur mit entsprechender Verbesserung der Durchlässigkeit *(vgl. Kap. 13)* des Organismus.

Beim Klopfen ist es wichtig, dass die Handgelenke ebenfalls sehr locker und beweglich sind. Zur differenzierten Wirkung sind Vorstellungshilfen *(vgl. Kap. 22)* wie „Luft unter den Fingern haben", „in den Körper hinein oder aus ihm heraus klopfen" sowie eine klare Intention in Bezug auf die angezielte Körperschicht (Haut, Muskulatur, Bindegewebe, Knochen, Hohlräume) sinnvoll.

Sensible Körperbereiche (z. B. Gesicht und Kopf) werden entsprechend leichter behandelt als kräftige Muskelpartien (z. B. Arm-, Oberschenkel- oder Gesäßmuskulatur). Nicht beklopft werden dürfen Nierenbereich, Wirbelsäule, vorderer Hals im Bereich des Kehlkopfes und Augen.

Auch bei der Klopfung ist es wichtig, einfühlsam die Atmung zu beachten, sodass der Atem fließen kann und durch den Klopfvorgang nicht in seinem Ablauf gestört wird oder stockt.

30.4 Quellen aus der Schlaffhorst-Andersen-Literatur

In den Schriften von Clara Schlaffhorst und Hedwig Andersen sind keine Ausführungen über Atemmassage zu finden. Waltraut Seyd (1993)[9] berichtet allerdings über die Forderung von Schlaffhorst und Andersen nach „Luft unter den Händen" für jegliche Arbeit mit der Hand.
In Leo Koflers Buch „The Art of breathing"[10], das Schlaffhorst und Andersen übersetzt und kommentiert haben *(s. Kap. 6.4.3 u. Historischer Rückblick, Kap. 31),* werden außerdem differenzierte Anweisungen zu Klopfungen von Brust, Rücken und Schultern während einiger der von ihm entwickelten Atemübungen gegeben.

1. Krüger, I.:
Atemfibel, CJD Schule Schlaffhorst-Andersen (Hrsg.), gedruckt bei Isensee, Oldenburg, 1979, S. 13

„Das sogenannte ‚Klopfen' der Lunge wird bei richtiger Ausführung sehr wohltuend empfunden. Es muß sich den verschiedenen Konstitutionen anpassen. Die Stärke des Anschlags hängt davon ab, und immer fordert es lockere, durchlässige Arme. Die Bewegung darf nicht an der Schulter blockiert sein, sie läuft durch bis zur Mitte."

2. Kofler, L.:
Die Kunst des Atmens, Bärenreiter, Kassel, 1952, S. 64 u. 65

„Öffnen der Lungen durch Beklopfen der oberen Brust und der Schultern

Man steht gerade und atmet ganz allmählich durch die ein wenig geöffneten Lippen ein, wie bei Übung III. Während die Lungen sich langsam mit Luft füllen, klopft man die Brust mit den Handflächen zuerst sanft, dann etwas stärker. Wenn die Einatmung beendet ist, hält man den Atem an und klopft noch stärker. Wenn man die Luft nicht länger halten kann, hört man mit Klopfen auf und läßt die Luft durch den weit geöffneten Mund heraus. Darauf macht man sofort Übung II."

„Beleben der Lungen durch Beklopfen des Rückens

Man steht gerade, mit niederhängenden Armen, nimmt einen tiefen Atemzug durch die Nase und während man den Atem etwas anhält, beugt man den Oberkörper etwas nach vorn und läßt sich von jemand den Rücken klopfen. Wenn man den Atem nicht länger halten kann, richtet man sich auf, läßt mit Klopfen aufhören, atmet durch den Mund aus und macht danach Übung II."

---

9 Seyd, W.: Schwingen und Atemmassage, Neckar-Verlag, Villingen-Schwenningen, 1993, S. 117

10 Kofler, L.: Die Kunst des Atmens, Bärenreiter Verlag, Kassel, 1897

3.	Seyd, W.: Schwingen und Atemmassage, Neckar-Verlag, Villingen-Schwenningen, 1993, S. 116, 117-118, 120

„In der *Atemmassage* wird durch die (...) Behandlungsarten unterschiedlich auf die Atmung eingewirkt. Die Atemmassage kann im Liegen, Sitzen oder Stehen durchgeführt werden. (...)

Behandlungsformen
Die ruhende Hand (...)
Die drückende Hand (...)
Die knetende Hand (...)
Die streichende Hand (...)
Das Streichen mit den Fingerspitzen (...)
Die vibrierende Hand (...)
Die klopfende Hand (...)

Durch die Behandlung nimmt der Behandelnde Einfluß auf die Atmung und ihre möglichen Fehlformen. Er geht vom momentanen Zustand der Atmung aus und wählt die Behandlungsformen im Hinblick auf bestimmte Ziele aus.
Die Bewegungen führt der Behandelnde entweder mit seiner eigenen Atmung verbunden aus oder verbunden mit der des Behandelten. Bei den Behandlungsformen wird der Spannungsauf-, -abbau und die Lösung auf unterschiedliche Weise mit der Atmung koordiniert. Entweder kann die Ausatmung durch vermehrten Druck unterstützt werden, oder die Einatmung kann durch den Druck zu einer Gegenreaktion, d. h. kräftigere und tiefere Einatmung, veranlaßt werden.
Die Lösung der Muskulatur in der Atempause gewährleistet, daß in der nachfolgenden Einatmung die Atembewegung den ganzen Rumpf erfaßt. (...)
Durch die bewußt geführte Ausatmung wird die Voraussetzung für eine Lösung in der Atempause geschaffen."

4.	Saatweber, M.: Einführung in die Arbeitsweise Schlaffhorst-Andersen, Schulz-Kirchner Verlag, 6. Auflage, Idstein, 2007, S. 91-92, S. 148

„Zu den manuellen Hilfen bei Atembehandlungen zählen: Atemvibrationen, Klopfen, Streichen, Spüren, taktile Wahrnehmung. (...)
Durch den direkten Körperkontakt können Durchblutung und Stoffwechsel verbessert und Muskulatur gelöst oder gekräftigt werden. (...)
Obwohl Atemvibrationen Einflussnahmen des Atemlehrers sind, die den Übenden passiv lassen, sind sie von großer Wirkung für den Muskeltonus. Die Hand des Atemlehrers vibriert die Muskulatur des Brustraums, und zwar so, dass sich die Vibrationen so leicht wie möglich fortsetzen können. Behutsames Vorgehen und Einfühlungsvermögen ist hier wichtig. (...)

Durch das Abklopfen des Körpers mit den Händen bzw. den Fingerkuppen erreichen wir einerseits eine bessere Durchblutung und damit Tonisierung der Muskulatur, andererseits, um später ein inneres Raumgefühl entwickeln zu können, das Bewusstmachen des Körpers."

Teil III

Anhang

31 Historischer Rückblick

Geschichte der Schule Schlaffhorst-Andersen im Überblick von Rüdiger Kröger

1898 ließen sich die Musiklehrerin Hedwig Andersen (1866-1957) und die Gesangslehrerin Clara Schlaffhorst (1863-1945) gemeinsam in Berlin nieder. Vorangegangen war die gemeinsame Beschäftigung mit dem Buch „The Art of Breathing" von Leo Kofler (1837-1908) und dessen Übersetzung ins Deutsche („Die Kunst des Atmens". Breitkopf und Härtel, Leipzig 1897). Kofler entwickelte darin den Gedanken einer kosto-abdominalen Atmung im dreiteiligen Rhythmus einer natürlichen Einatmung, einer kunstgemäßen Ausatmung sowie einer folgenden Atempause. Die Arbeit an dieser Übersetzung war für die beiden Frauen derart einschneidend, dass man den Ursprung der späteren Schule Schlaffhorst-Andersen ohne Weiteres damit verbinden kann.[1] Dies schlug sich nieder in der erstmals im Berliner Adressbuch aus dem Jahre 1900 zu findenden erweiterten Berufsangabe H. Andersens als „Musik- und Athemgymnastik-Lehrerin". Schlaffhorst hatte damals schon einige Zeit mit dem Gesangspädagogen Julius Hey (1831-1909), dem Verfasser einer Gesangs- und Sprecherziehungslehre[2], zusammengearbeitet. Auf Grundlage dieser Arbeiten und der eigenen praktischen Erfahrungen in Selbststudium und Unterricht bildeten die beiden Frauen eine eigene Schultradition heraus, die Atmung (Atemgymnastik), Sprache (Sprechtechnik), Stimme (Gesang) und atemrhythmische Bewegung miteinander verband. Sie entwickelten ein ganzheitliches Konzept, welches sich auf alle Lebensbereiche erstreckt. Im Kontext der von ihnen geforderten und gelebten Lebensreform beteiligten sie sich an Diskussionen in den Bereichen Reformkleidung, Reformpädagogik, Hygiene der Atmungsorgane und Sprechwerkzeuge sowie der Musikerziehung und rhythmischen Gymnastik, die für sie untrennbar miteinander verbunden waren, eben nur verschiedene Aspekte derselben Grundprobleme darstellten. Die Erkenntnis der elementaren Bedeutung einer Harmonisierung von körperlicher, geistiger und seelischer Entwicklung führte umgehend zur Forderung nach deren Berücksichtigung in der Erziehungsarbeit.[3]

---

1 Es kann hier keine umfassende Geschichte der Schule Schlaffhorst-Andersen geboten werden. Dazu siehe die ausführliche Darstellung von Heidi Noodt: Chronik der Schule Schlaffhorst-Andersen. Hrsg. von dem Freundeskreis der Schule Schlaffhorst-Andersen e. V., Wunstorf, 1994.

2 Hey, J.: Deutscher Gesangs-Unterricht, Schott, Mainz, 1885 u. ö.; vgl. auch: Die Kunst des Sprechens. Nach dem Urtext von Julius Hey neu bearbeitet und ergänzt von Fritz Reusch, Schott, Mainz, 52. Aufl., 2006
Vgl. schon Andersen, H.: Die Atemgymnastik bei der Erziehung, Kindergarten, Bewahranstalt und Elementarklasse, 39. Jg. (1898), S. 105-107

3 Vgl. schon Andersen, H.: Die Atemgymnastik bei der Erziehung, Kindergarten, Bewahranstalt und Elementarklasse, 39. Jg. (1898), S. 105-107

Daneben beschäftigte sich vor allem H. Andersen mit der therapeutischen Wirkung von Atemübungen, während C. Schlaffhorst mehr an Fragen der Stimme und Stimmbildung arbeitete. Sie arbeiteten dabei anfangs eng mit Prof. Dr. Albert Eulenburg (1840-1917) zusammen, der 1904 auch ein Vorwort zu H. Andersens Übersetzung der Kofler-Kurzfassung „Richtig atmen"[4] verfasste. Im Rückblick resümiert C. Schlaffhorst die anfänglichen Probleme, die einer Klärung näher gebracht werden mussten[5]:

„Aber auch über das rein körperlich Wahrnehmbare der Atmung herrschten vor dreißig Jahren und herrschen zum Teil vielleicht noch heute die widersprechendsten Ansichten in der Wissenschaft. Ob Hoch- oder Tief-, Flanken-, Zwerchfell- oder Bauchatmung; ob die Frau diesen oder jenen Typus aus physiologischen Gründen haben müsse oder dürfe; ja ob das Korsett nützlich oder schädlich oder gar notwendig sei – mit solchen und ähnlichen Fragen mußten wir uns damals ernstlich herumschlagen."
C. Schlaffhorst aber suchte nach einem tieferen Zusammenhang, der Verbindung von Kunst und Natur im Menschen und seiner Stimme.

H. Andersen und C. Schlaffhorst hatten nicht nur den Mut zum Ablegen des Korsetts, von dessen „Sicherheit" sich Schlaffhorst zunächst nur ungern trennen wollte, sondern auch dazu, im Unterricht diesen Brückenschlag zwischen Körper, Geist und Seele zu wagen. In der Öffentlichkeit wurde dies nicht gleich sichtbar. Ein etwa auf das Jahr 1900 datierbares Berliner Plakat pries an[6]:

„Erlernung der natürlichen, auf vereinter Thätigkeit aller Atmungsmuskeln beruhenden Einatmung.

Atemübungen zur Stärkung der Lungen und zur Erweiterung des Brustumfanges. Ärztlich verordnet gegen Bleichsucht, allgemeine Nervosität, speziell nervöse Herz- und Magenleiden, Lungenleiden, Asthma, Verdauungs-Störungen.

Übertragung der richtigen Atmungsthätigkeit auf Sprache und Gesang.

Kunstgemäße Beherrschung der Ausatmung als Basis der Tonerzeugung. Wiederherstellung kranker, durch Überanstrengung und unnatürliche Atmung verdorbener Stimmen. Behandlung von Sprachfehlern, Stottern etc."

---

4 Kofler, L.: Richtig atmen, Breitkopf und Härtel, Leipzig, 1904 u. ö.

5 Schlaffhorst, C.: Die Bedeutung der Atmung. Vortrag bei der Tagung für Körperschulung in Berlin [1922], Unsern Schülern und Schülerinnen als Manuskript gedruckt. [Leipzig 1923], S. 17-28; desgl. Pallat, L. u. Hilker, F. (Hrsg.): Künstlerische Körperschulung, Ferd. Hirt, Breslau, 1. Aufl. 1923, S. 71-80, hier: S. 72, erweiterte 3. Aufl. 1926, S. 116-127; desgl. Atmung und Stimme. Gesammelte Aufsätze und Vorträge von Clara Schlaffhorst und Hedwig Andersen. (Rotenburger Schule). 1. Aufl., G. Kallmeyer, Wolfenbüttel, Berlin, 1928, S. 69-82

6 Faksimile: Noodt, H.: Chronik der Schule Schlaffhorst-Andersen. Hrsg. von dem Freundeskreis der Schule Schlaffhorst-Andersen e. V., Wunstorf, 1994, S. 28

1910 richteten die beiden Lehrerinnen in Neu-Babelsberg (Potsdam) ihre eigene Schule mit acht Logierzimmern ein.[7] Kurz darauf schrieb Alexandra von Holmblatt[8]:
„Das Ziel, das sich diese Damen stellten, ist zwar nicht die Behandlung von Kranken, sondern die Ausbildung von Lehrkräften für Atemkunst und Atemgymnastik, als Vorbedingung zum Gesang und zur Förderung der Gesundheit. Daß in dieser Anstalt Hand in Hand mit dem Studium Kräftigung des Organismus, ja Heilung von gewissen Krankheiten erreicht wird, habe ich an mir selbst erfahren und an vielen anderen gesehen."

1912 präsentierten H. Andersen und C. Schlaffhorst ihre Arbeit in Berlin auf der Ausstellung „Die Frau in Haus und Beruf" in der Sparte „Die Frau in Sport und Körperkultur". Sie hatten bei dieser Gelegenheit die Möglichkeit, mit Persönlichkeiten der Körperkulturbewegung und Begründern der rhythmischen Gymnastik zusammenzutreffen, wie Bess Mensendieck, Emile Jacques-Dalcroze oder Hedwig Kallmeyer.
In dieser Zeit (1910-1914) ordnete das preußische Ministerium der geistlichen und Unterrichtsangelegenheiten die Einführung von Atemübungen in den „Lehrplänen des schulischen Gesangsunterrichts" an, die jedoch wegen der verbreiteten Unkenntnis der Lehrer mehr schaden mussten, als Hilfe sein konnten. Der damalige Gesangsunterricht diente in erster Linie der Gehörbildung. Seine Bedeutung wurde aber auch in der Bildung des Willens, des Geistes sowie des Herzens und Gemüts gesehen.[9]
Demgegenüber sah H. Andersen die Bedeutung des Gesangs in der „Betätigung und Auslösung der überschüssigen und überströmenden seelischen Kräfte und Empfindungen". Das physisch-seelische Leben der Kinder dürfe durch den Schulgesang nicht unterdrückt, sondern müsse erhalten und gefördert werden.[10]

Sie diskutierte in den pädagogischen Fachzeitschriften unter Bezug auf ihre eigenen praktischen Erfahrungen und Beobachtungen sowie der Kenntnis aktueller Berichte und Literatur.

Mit dem Umzug der Schule nach Rotenburg a.d. Fulda im Jahr 1916 verbindet sich in der Erinnerung zahlreicher Schülerinnen und Schüler die eigentliche Begründung der „Rotenburger Schule für Atmungs-, Sprech- und Gesangskunst". Von dort aus gelangte sie in den Zwanziger Jahren zu großer Bekanntheit. Doch wurde die Arbeit

---

7 Brief von Hedwig Andersen an Alexander von Debrogoisky, 25. Februar 1947, Abschrift, Archiv Schlaffhorst-Andersen

8 Holmblatt, A. von: Die Lehrerin für Atemkunst und Atemgymnastik, in: Daheim. Ein deutsches Familienblatt mit Illustrationen, Leipzig, 1. Juni 1912

9 Rolle, G.: Didaktik und Methodik des Schulgesangunterrichts. Dritte durchges. Aufl. (Sonderausgabe aus Dr. A. Baumeister's „Handbuch der Erziehungs- und Unterrichtslehre für höhere Schulen".) Beck, München, 1915, S. 16; vgl.: Lehrplan für den Gesangunterricht in den Volksschulen, Zentralblatt für die gesamte Unterrichtsverwaltung in Preußen, 1914, S. 226-231.

10 Andersen, H.: Die Atmung bei der Erziehung, Monatsschrift für Schulgesang, 10. Jg. (1915), Heft 6 und 7; desgl. in Schlaffhorst C. u. Andersen H.: Atmung und Stimme. Gesammelte Aufsätze und Vorträge von Clara Schlaffhorst und Hedwig Andersen. (Rotenburger Schule). 1. Aufl., G. Kallmeyer, Wolfenbüttel, Berlin, 1928, S. 36-52, hier S. 51; überarbeitet („Die Bedeutung der Atmung für die Erziehung"): Atmung und Stimme, neu hrsg. von Wilhelm Menzel, Möseler, Wolfenbüttel (1951), S. 14-15 und 19-27

zunächst – vor allem wegen der äußeren Zeitumstände – im Stillen fortgeführt. Ein wichtiger Schritt war 1918 die Einrichtung eines Kinderheims in unmittelbarer Nachbarschaft der Schule. Es wurde von Marie Selbmann (1881-1958), Schwester Clara Schlaffhorsts und examinierte Kinderheimvorsteherin, erfolgreich geleitet. Hier konnten die Ergebnisse der Arbeit überprüft werden. Wie sie später mitteilte, war ihr – als ihre Schwester mit H. Andersen ihr Werk mit der Kofler-Übersetzung anfing – die Idee gekommen, „daß die Entwicklung aus dem Rhythmus der Atmung heraus bei Kindern anfangen müßte, daß dadurch Kräfte gehoben werden könnten, die ganz neue und beglückende Möglichkeiten für die Erziehung der Jugend bringen würden."[11] In die Arbeit des Kinderheims war der Schulunterricht unter Berücksichtigung der Lernziele derjenigen Schulen integriert, die die Kinder besuchten: Er wurde wesentlich von Atem-, Sprech- und Gesangsunterricht befruchtet.[12]

Die Zeit nach dem verlorenen Ersten Weltkrieg brachte in allen Lebensbereichen erhebliche Veränderungen mit sich.

War bei Pädagogen[13] vor allem die Kenntnis der ganzheitlichen Zusammenhänge für den Lehr- und Lernbetrieb von Bedeutung, so ergaben sich ganz individuelle Ansätze für die weibliche Körperkultur, die zwischen den beiden Weltkriegen eine große Verbreitung fand.[14] Auch hier begegnen die Zeitgenossen C. Schlaffhorst und H. Andersen bei der ersten und zukunftsweisenden Veranstaltung, der „Tagung für künstlerische Körperschulung" des „Zentralinstituts für Erziehung und Unterricht" in Berlin[15], wo Schlaffhorst die eigene Arbeit vorstellen konnte und folgende Erfahrung machte: „Wir haben [...] die bekanntesten Gymnastiksysteme gesehen; aber ich muß leider feststellen: Gut und richtig geatmet wurde bei keinem System [...]; von einer Einbeziehung der Atmungsbewegung in die Körperbewegung, von einer systematischen Entwicklung der Atmungsmuskulatur in Übereinstimmung mit der Körpermuskulatur war nirgends eine Spur."[16]
Verschiedene Gymnastinnen wollten sich bei C. Schlaffhorst und H. Andersen weiterbilden oder suchten Heilung von Erkrankungen, die durch unnatürliche Atmung und Bewegung hervorgerufen wurden. Der Gießener Mediziner Dr. Hermann Aubel (†1964) und seine Ehefrau Marianne, geb. Rau (1897-1986), eine ausgebildete

---

11 Selbmann, M.: Die Entwicklung der gestaltenden Kräfte aus dem Rhythmus der Atmung, in: Pallat, L. u. Hilker, F. (Hrsg.): Künstlerische Körperschulung. 3., erweiterte Aufl., Ferd. Hirt, Breslau, 1926, S. 211-216 (nicht in 1. bzw. 2. Aufl. enthalten!), hier: S. 211

12 Selbmann, M. u. Krüger, I.: Rotenburger Schule für Kinder und Jugendliche in Rotenburg a. Fulda. [Hausprospekt. Rotenburg 1930], Abschrift, Archiv Schlaffhorst-Andersen

13 Wie z. B. dem Gießener Kreis um Prof. Dr. Paul Natorp und den Landerziehungsheim- bzw. Siedlungsgründern Otto Erdmann und Hermann Harleß, die 1919/20 in Kontakt mit Clara Schlaffhorst standen.

14 Einen guten Überblick über die Körperkulturbewegung bietet Steinaecker, K. von: Luftsprünge. Anfänge moderner Körpertherapien, Urban und Fischer, München/Jena, 2000.

15 Pallat, L. u. Hilker, F. (Hrsg.): Künstlerische Körperschulung, Ferd. Hirt, Breslau, 1. Aufl. 1923, 2. Aufl. 1925, erweiterte 3. Aufl. 1926

16 Schlaffhorst, C. u. Andersen, H.: Entwicklung der gestaltenden Kräfte aus dem Rhythmus der Atmung. Vortrag, gehalten beim Zentralinstitut für Unterrichtswesen, Berlin, 26.4.1926, Atmung und Stimme (1928), S. 96-112, hier: S. 99; desgl. in Atmung und Stimme (1951), S. 57-71

Schlaffhorst-Andersen-Lehrerin, bemühten sich die Grundsätze der Arbeitsweise in dem erfolgreichen Bildband „Der künstlerische Tanz unserer Zeit" mit speziell unter dem Aspekt einer möglichst idealen Verbindung zwischen Atmung und Bewegung ausgewählten Fotografien zu propagieren.[17]

Mit der Aufbruchszeit der Zwanziger Jahre wird der Beginn einer regen Vortragstätigkeit von C. Schlaffhorst und H. Andersen außerhalb der Schule erkennbar, die – wo immer möglich – durch praktische Vorführungen ergänzt wurde. Angeregt durch diese Tätigkeit wuchs der Plan eine eigene Tagung zu veranstalten. Um sich allein über die „rein wissenschaftlich-physiologische Seite" der Atmung „klarzuwerden, müßte eigentlich bei der ungeheuren Wichtigkeit der Sache ein eigener Kongress von Medizinern, Gesangskünstlern und -lehrern veranstaltet" werden. Zu diesem kam es zwar nicht, aber 1926 traf sich eine große Anzahl von Schülern, Freunden und Interessierten, Wissenschaftlern wie Laien zu einer Arbeitswoche, um sich erstmals umfassend mit den verschiedenen Aspekten von Atmung und Stimme zu beschäftigen und die bereits erprobten Möglichkeiten der Arbeitsweise der Rotenburger Schule für Erziehung, Kunst und die Gesundheit kennenzulernen. Diese „Rotenburger Woche" war ein Meilenstein in der Schulgeschichte. Bei der Tagung fand sich ein Kreis von Teilnehmern zusammen, der beschloss eine „Gesellschaft der Freunde der Rotenburger Schule (Schlaffhorst-Andersen)" zu gründen. Die Satzung wurde im Dezember 1927 beschlossen und legte u. a. fest: „Die unter dem Namen „Gesellschaft der Freunde der Rotenburger Schule (Schlaffhorst-Andersen)" bestehende Vereinigung hat das Ziel, die Arbeit der Rotenburger Schule, die den Menschen in seiner Gesamtheit durch Atmung und Stimme zu erziehen sucht zu fördern." Sie stellte sich unter anderen zunächst folgende Aufgaben:
„Behörden, Lehrer, Aerzte, Musiker u. a. für die Rotenburger Arbeit zu interessieren, jungen Leuten, die hervorragend für die Rotenburger Arbeit geeignet sind, die Ausbildung zu ermöglichen, räumliche Erweiterungen von Mutterhaus und Versuchsschule herbeizuführen, weitere Kreise durch Tagungen, Vorträge, Chorkonzerte u.s.w. mit der Rotenburger Arbeit bekanntzumachen."[18]

Im Oktober 1926 verließen C. Schlaffhorst und H. Andersen Rotenburg, um ein größeres Haus in Hustedt-Jägerei in der Lüneburger Heide zu beziehen. Das Haus in Rotenburg wurde von einer Schülerin, Anka Schulze (1886-1977), für junge Frauen bis etwa zum 30. Lebensjahr weitergeführt. In Celle wurde 1928 die zweite Arbeitstagung abgehalten, zu der auch Vertreter der Musikantengilden[19] eingeladen waren. 1928

17 Aubel, H. u. Aubel, M. (Hrsg.): Der künstlerische Tanz unserer Zeit. Neudruck der Erstausgabe 1928 nebst Materialien zur Editionsgeschichte bearbeitet von Hans-Curt Köster. Mit einem einführenden Essay von Frank-Manuel Peter (2002). Hrsg. von der Albertina, Wien. (Die Blauen Bücher). Langewische, Königstein im Taunus, 2002; H. Aubel unterstützte durch ein medizinisches Vorwort auch eine Neuauflage des Kofler im Jahr 1929.

18 Rundschreiben der Gesellschaft der Freunde der Rotenburger Schule (Schlaffhorst-Andersen) vom 20. Januar 1928, Abschrift, Archiv Schlaffhorst-Andersen

19 Zur Jugendmusikbewegung gab es spätestens seit dem ersten Chorauftritt von Schülerinnen unter Gerhard Schwarz bei der Rotenburger Woche engere Beziehungen. Der Schulchor trat mit gutem Erfolg bis 1941 auf.

gab der Freundeskreis eine Dokumentation über die „Rotenburger Woche" heraus.[20] Zusammen mit einer im selben Jahr erschienenen Sammlung von Vorträgen und Aufsätzen mit dem Titel „Atem und Stimme"[21] musste er die so sehr von den Schülern und Freunden gewünschte – von C. Schlaffhorst und H. Andersen aber immer abgelehnte – Gesamtdarstellung der Arbeitsweise ersetzen. Die inzwischen erreichte Bekanntheit der Rotenburger Schule wurde nun bald zu einem Problem. Lehrdiplome mussten erteilt werden, die zum Unterrichten unter dem Namen von Schlaffhorst-Andersen berechtigten. Auch namentlich wurde die Abgrenzung von nicht autorisierten Schülern notwendig. Sie erfolgte 1930 mit der Umbenennung in „Schule Schlaffhorst-Andersen für Atem-, Sprech- und Gesangskunst". Bis 1936 gab es etwa 20 selbstständige Lehrkräfte. Neben dem 1926 noch nach Hustedt bei Celle verlegten Haupthaus waren inzwischen vier sogenannte Zweigschulen mit jeweils besonderen Aufgabenschwerpunkten entstanden.
In freundschaftlich-nachbarlicher Verbindung stand darüber hinaus die „Heilstätte für Übungsbehandlung und Schule für gesundheitliche Ertüchtigung" (seit 1924 in Gießen, ab 1930) in Hustedt mit der dort dann hinzugetretenen „Anstalt für Atem-, Bewegungs- und Stimmforschung" von Hermann Aubel.
Vielversprechend war die Einrichtung einer privaten Mittelschule, die an das Haus von Marie Selbmann in Rotenburg seit 1933 angegliedert war. Hier sollten neben der „üblichen geistigen Ausbildung auch die in jedem Kinde liegenden Anlagen zur praktischen Tätigkeit" geweckt und entwickelt und so „eine harmonische Bildung des ganzen Menschen" erstrebt werden. In den Fächern Deutsch, Turnen und Singen wurden die Erfahrungen der Schule Schlaffhorst-Andersen im Klassenunterricht angewendet. Die Schule wurde wie andere private allgemeinbildende Schulen 1938 aus politischen Gründen geschlossen, die sichtbaren guten Erfolge konnten es nicht verhindern.

Der Vorstand der Gesellschaft der Freunde der Rotenburger Schule (Schlaffhorst-Andersen), die 1938 die Trägerschaft der Schule übernommen hatte, besonders Gräfin Maria Bredow, entwickelte den Plan für eine Übersiedlung der Schule auf das Gut Seefeld in Pommern. Im Sommer 1942 erfolgte der Umzug. Trotz des Krieges kamen alte und neue Schülerinnen und Schüler in das Haus. Eine neue Aufgabe entstand mit der Behandlung von Kriegsversehrten, die mit Verletzungen der Atmungs- und Sprechorgane nach Seefeld kamen. C. Schlaffhorst starb wenige Tage vor dem Einmarsch der russischen Armee am 17. Januar 1945 in Seefeld und wurde dort begraben. Unter Hinterlassung der gesamten Habe – inklusive der Dokumentation der Lebensarbeit[22] – flohen die letzten Seefelder bald darauf Richtung Westen. H. Andersen fand Aufnahme bei der Familie einer Schülerin auf einem Obstgut in Schönborn bei Eutin.
Für die Suche nach einem neuen Quartier der Schule bedurfte es neuer konzeptioneller Überlegungen. H. Andersen machte noch einmal deutlich, worauf es ihrer Meinung nach ankam:
„Die Arbeitsweise der Schule beruht auf sehr realen Einsichten in das Naturgeschehen im menschlichen Organismus, gewonnen durch intensives Studium für künstlerische,

20 Franz, A. (Hrsg.): Die Rotenburger Woche. Öffentliche Arbeitstagung der Rotenburger Schule für Atmungs-, Sprech- und Gesangskunst. 26. - 31. Juli 1926. Vorträge und ein Bericht, Fleischer, Leipzig, 1928

21 Schlaffhorst, C. u. Andersen, H.: Atem und Stimme, G. Kallmeyer, Wolfenbüttel, 1928

22 Eine Schülerin kehrte bald darauf noch einmal zurück und konnte einige Aufzeichnungen retten.

gesangliche und sprachliche Betätigung. Beständig erneuerte Erfahrung bestätigte die Tatsache, daß durch bewußte, nach physiologischen Gesetzen geregelte Schulung der untrennbar zusammenhängenden Atmungs- und Stimmfunktionen neue, bisher noch nie genutzte Aufbaumöglichkeiten für den gesamten geistig- und leiblich-seelischen Organismus des Einzelnen wie seiner Nachkommenschaft gewonnen werden." [Das Wesen der Arbeit ist] „ganz und gar auf die Weckung und Erhaltung innerer Kräfte, auf Verbindung von Natur und Geist in Sprache, Gesang und Bewegung gerichtet."[23]

1949 erhielt die Gesellschaft der Freunde der Rotenburger Schule (Schlaffhorst-Andersen) die Genehmigung zum Betrieb einer Privatschule für Sprech- und Musikerzieher unter dem Namen „Schule Schlaffhorst-Andersen in Lieme, Kreis Lemgo." Das neue Schulkonzept wurde maßgeblich von Gräfin Bredow gestaltet. Als offizielle Leiterin trat H. Andersen zwar in Erscheinung, ihre Aufgaben sollten aber von einer ausgebildeten Schlaffhorst-Andersen-Lehrerin wahrgenommen werden. Als sich die Zielrichtung der neuen Schule andeutete, hatte H. Andersen bereits an ein Komitee aus der gesamten Lehrerschaft gedacht, sodass „alle gemeinsam an dem neuen Werden der Schule teilhaben und daß sie eine gemeinsame Kenntnisnahme der Entwicklungen, die die Schule nun nehmen werde, haben könnten."[24] Anlässlich der Schuleröffnung kam es schließlich zur Gründung einer „Lehrervereinigung der Gesamtschule Schlaffhorst-Andersen"[25]. Über die Interessenvertretung hinaus sollte sie der Verbindung untereinander dienen und bei der Anerkennung und Erteilung von Lehrdiplomen mitwirken.

In den 50er Jahren verschwanden aus verschiedenen Gründen die Zweighäuser. 1959 zog die Liemer Schule nach Rotenburg um, wo Anka Schulze ihr Haus zur Verfügung stellte. Der Erlös des Hausverkaufs ermöglichte dann 1961 den Kauf von Schloss Eldingen bei Celle, wohin die Schule dann umzog. Bevor diese Entwicklung ihren Abschluss genommen hatte, starb Hedwig Andersen am 28. März 1957 in Schönborn im Alter von 90 Jahren. Mithilfe des Mediziners Prof. Dr. Paul Vogler (1899-1969) und des Germanisten Prof. Dr. Wilhelm Menzel (1898-1980) gelang ihr zuvor noch eine überarbeitete Neuauflage von „Atmung und Stimme" sowie von „Die Kunst des Atmens" (1951/52). Ihren Schülern und allen Freunden legte sie als besonderes Vermächtnis ans Herz, das Werk, das sie mit ihrer Freundin C. Schlaffhorst in ihrem langen gemeinsamen Leben geschaffen hatte, zu bewahren und weiterzuführen. „Eine jede neue Generation unserer Schüler muß unsere Gedanken auf ihre eigene Weise neu in sich leben und gestalten."[26]

Seit dem Tod von H. Andersen hat sich Vieles weiterentwickelt. Etappenweise erfolgte die staatliche Anerkennung des Ausbildungsganges (1969 als Ergänzungsschule, seit 1982 als Ersatzschule). 1984 zog die Schule nach Bad Nenndorf um, wo ihr 1986 eine

---

23 Gesuch um die erneute Niederlassung der Schule in Niedersachsen, 1. Februar 1945, Abschrift, Archiv Schlaffhorst-Andersen

24 Brief von Elisabeth Goebel an Hedwig Andersen, 1. August 1948, Abschrift, Archiv Schlaffhorst-Andersen

25 Seit 1992: Deutscher Bundesverband der Atem-, Sprech- und Stimmlehrer/innen (dba). Lehrervereinigung Schlaffhorst-Andersen e. V.

26 Testament von Hedwig Andersen vom 16. Februar 1951, eröffnet am 23. Mai 1957, Abschrift, Archiv Schlaffhorst-Andersen

Praxis für Atem-, Stimm- und Sprachtherapie angegliedert wurde. 1977 wechselte die Trägerschaft der Schule von der Gesellschaft der Freunde der Rotenburger Schule (Schlaffhorst-Andersen)[27] zum Christlichen Jugenddorfwerk Deutschlands e. V. Ebenfalls 1977 erfolgte die Anerkennung seitens der Krankenkassen für die Durchführung von Sprach-, Sprech-, Stimm-, Hör- und Schlucktherapien durch staatlich geprüfte Atem-, Sprech- und Stimmlehrer*innen, 1992 erschienen die Empfehlungen der Spitzenverbände der Krankenkassen zur Gleichstellung mit den Logopäden. 2006 wurde das Qualitätsmanagement der Schule ebenso wie das der angeschlossenen Praxis nach ISO 9001-2000 durch den TÜV zertifiziert und in den folgenden Jahren nach ISO 9001-2008 rezertifiziert.

27 (heute Freundeskreis der Schule Schlaffhorst-Andersen e. V.)

32 Danksagung der Autorinnen

Zunächst danken wir all unseren Schüler*innen, Kursteilnehmer*innen, Klient*innen und Patient*innen, die uns durch ihr Interesse und ihre Fragen bereichert und so ausdauernd motiviert haben, dieses Buch zu schreiben.

Der CJD Schule Schlaffhorst-Andersen sind wir durch Torsten Bessert-Nettelbeck, Torsten Lindner und Irmhild Heiligentag zu großem Dank verpflichtet. Sie haben den zeitlichen und finanziellen Rahmen für dieses Projekt ermöglicht.

Allen Mitarbeiter*innen des Schulz-Kirchner Verlages danken wir für die angenehme und konstruktive Zusammenarbeit. Der Lektorin, Doris Zimmermann, sind wir besonders dankbar dafür, dass sie von Anfang an mit uns an dieses Projekt geglaubt hat. Ihre Fachkompetenz und ihr Feingefühl beim Lektorieren haben dieses Buch sehr bereichert.
Petra Jeck danken wir sehr für das formvollendete Layout und ihr offenes Ohr für unsere Wünsche.

Rebekka Vahldieck gilt natürlich unser besonderer Dank für die wunderschönen Zeichnungen und die ebenso kreative wie professionelle Zusammenarbeit.

Dr. Rüdiger Kröger, dem einstigen Archivar des Archivs Schlaffhorst-Andersen, danken wir ganz herzlich für das Extrakt seines umfassenden Materials, wie es im Kapitel „Historischer Rückblick" Platz gefunden hat. Allein seine Materialsammlung wäre schon ein eigenes Buch wert.

Unseren lieben Kolleginnen und Kollegen danken wir für den stetigen fachlichen Austausch und für ihre freundliche Zustimmung zum Abdruck der Zitate auch aus ihren unveröffentlichten Manuskripten. Auch Waltraut Seyd hat uns zu ihren Lebzeiten so umfangreich mit Material über das Schwingen versorgt. Heidi Noodt und Ingrid Sauer danken wir für ihre rasche und ausführliche Beantwortung der Fragen in unseren Briefen und Telefonaten. Unsere Recherchen wurden dadurch sehr erleichtert. Unser besonderer Dank gilt Dietlind Jacobi, die sich durch das gesamte Manuskript gearbeitet und uns mit ihren professionellen Rückmeldungen sehr bereichert hat.

Sehr dankbar sind wir auch allen Ärzt*innen, Hochschullehrer*innen und Professoren sowie all den anderen Fachleuten, die uns auf den angrenzenden Fachgebieten weitergeholfen haben. Besonders erwähnen möchten wir hier Prof. Nelson Annunciato, der mit der ihm eigenen herzlichen und humorvollen Offenheit all unsere neurophysiologischen Fragen beantwortet hat, Prof. Johan Sundberg, der uns so umfassend mit seinen Forschungsergebnissen zum Thema Atmung und Stimme versorgt hat, Prof. Wolfgang Angerstein, der uns für alle Fragen, insbesondere zu den historischen und aktuellen Diagnostikverfahren der Stimme, so freundlich zur Verfügung stand, Dr. Klaus Lang für seine unbezahlbaren Ratschläge aus den vielen Jahren seiner Berufserfahrung als Journalist und Buchautor, Prof. Robert Lang für seine so wertvollen Rückmeldungen und Hilfestellungen zu all unseren musiktheoretischen Fragen und Jens Kramer für seine hilfreichen fachkundigen Hinweise zu allen Fragestellungen im Bereich der Sprachwissenschaft.

Holger Bechtel gilt besonderer Dank für seine kreativen Ideen, seine kritischen Reflexionen und die fundierten Rückmeldungen aus seiner langjährigen Berufserfahrung als Atem-, Sprech- und Stimmlehrer und Opern- und Konzertsänger.

Ohne die unglaubliche Geduld und den geistigen und seelischen Beistand unserer Familien und Freunde wäre dieses Werk nicht möglich gewesen. Sie waren immer für uns da und ihnen verdanken wir einen großen Teil unseres Durchhaltevermögens auf dem Weg zu diesem Werk.

Antoni Lang
Margarete Saatweber

Stimm- und Sprechtraining
Coaching – Fortbildung – Weiterbildung:

- **CJD Institut Schlaffhorst-Andersen (ISA)**
  www.stimmprofis-institut.de

Informationen über die Ausbildung zum/zur staatlich geprüften Atem-, Sprech- und Stimmlehrer*in und -therapeut*in sowie Adressen von Atem-, Sprech- und Stimmlehrer*innen in Ihrer Nähe:

- **CJD Schule Schlaffhorst-Andersen Bad Nenndorf**
  www.stimmprofis.de

Informationen über das Berufsbild des/der Atem-, Sprech- und Stimmlehrer*in und -therapeut*in
Beratung von Mitgliedern, Nicht-Mitgliedern und Patient*innen sowie
Adressen von Atem-, Sprech- und Stimmlehrer*innen in Ihrer Nähe:

- **Deutscher Bundesverband der Atem-, Sprech- und Stimmlehrer/innen (dba)**
  Lehrervereinigung Schlaffhorst-Andersen e. V.
  www.dba-ev.de

Historische Literatur und Briefe aus dem Archiv Schlaffhorst-Andersen:

- **Freundeskreis der Schule Schlaffhorst-Andersen e. V.**
  www.freundeskreis-schlaffhorst-andersen.de

A

B

C

D

E

L

M

Q

R

S

T